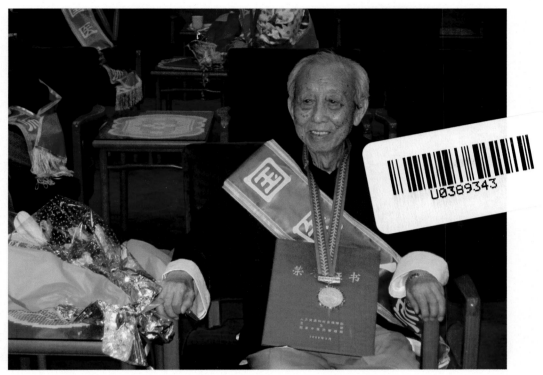

国医大师李玉奇

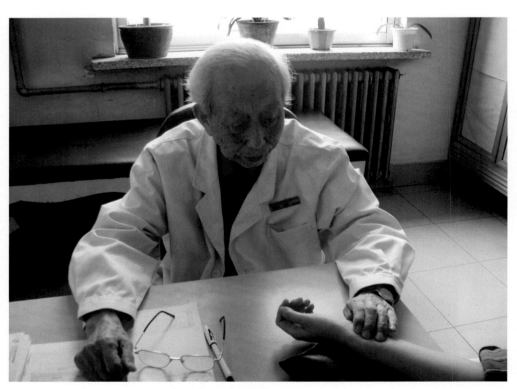

李玉奇诊病

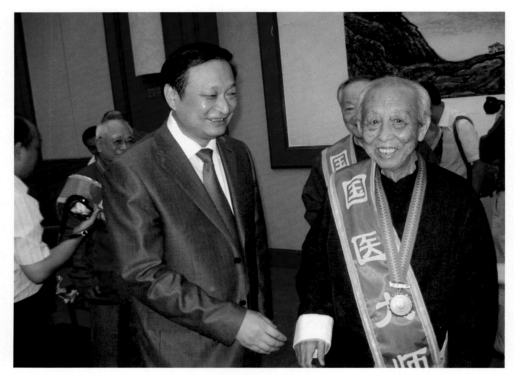

王国强接见李玉奇

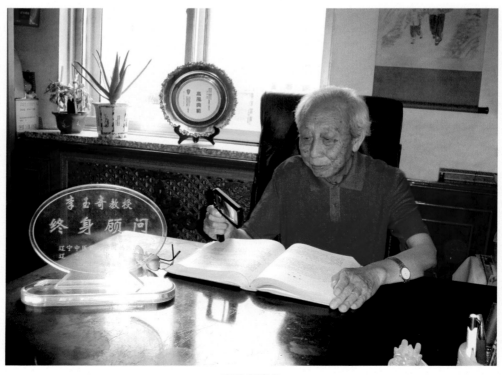

李玉奇读书

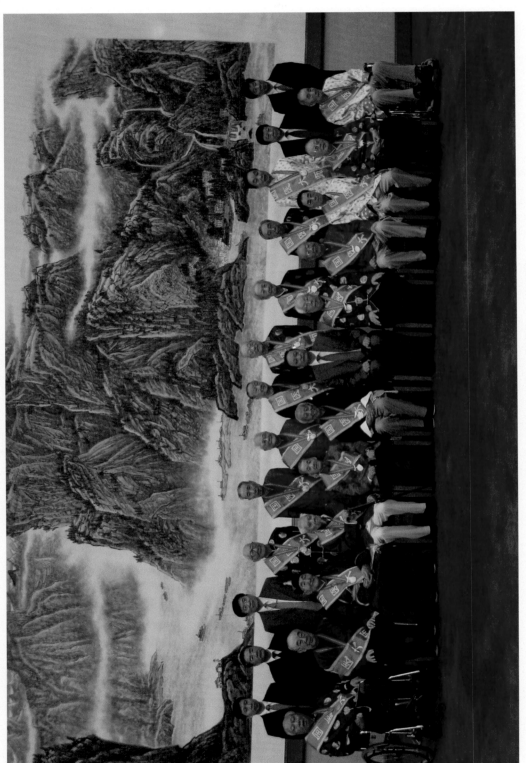

国医大师合影（前排左六为李玉奇，左七为王国强）

医经

李玉奇题

李玉奇题词

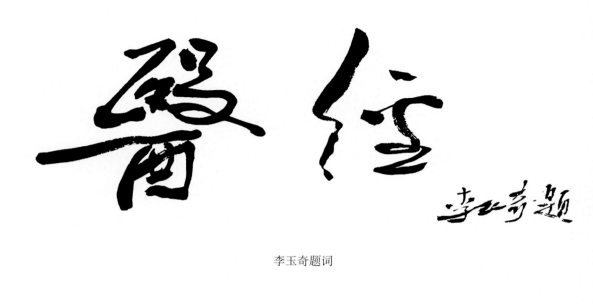

李玉奇手稿

国家出版基金项目
NATIONAL PUBLICATION FOUNDATION

"十二五"国家重点图书出版规划项目

国医大师临床研究

中华中医药学会 组织编写

# 李玉奇

# 学术思想及临床医案

王垂杰

主编

科学出版社
北京

# 内 容 简 介

本书是"'十二五'国家重点图书出版规划项目"之一,获得国家出版基金资助。编者系统总结了首届国医大师李玉奇教授毕生临床经验,整理其临床医案和学术思想成册,主要内容包括大师传略、萎缩性胃炎、常见脾胃病精论、杂病心法、医论医话和验案撷英共六篇,医案部分附有李老按语。全书内容丰富,学术价值高,尽量展现李老中医学术思想之原貌。李老博览兼收中医经典著作及中医各家学说,熔古铸今,中西并蓄,行医 70 余载,功擅内科,尤精于脾胃疾病。

本书可供广大中医药临床及科研工作者阅读参考,具有较高的临床参考价值和学术价值。

**图书在版编目(CIP)数据**

李玉奇学术思想及临床医案／王垂杰主编 .—北京:科学出版社,2014.1
(国医大师临床研究)

国家出版基金项目·"十二五"国家重点国书出版规划项目
ISBN 978-7-03-038896-4

Ⅰ.李… Ⅱ.王… Ⅲ.中医学-临床医学-经验-中国-现代 Ⅳ.R249.7

中国版本图书馆 CIP 数据核字(2013)第 245246 号

责任编辑:郭海燕／责任校对:郑金红
责任印制:赵 博／封面设计:黄华斌 陈 敬

**科学出版社**出版
北京东黄城根北街 16 号
邮政编码:100717
http://www.sciencep.com
北京虎彩文化传播有限公司印刷
科学出版社发行 各地新华书店经销

\*

2014 年 1 月第 一 版 开本:787×1092 1/16
2024 年 3 月第七次印刷 印张:17 1/2 彩插:2
字数:494 000
**定价:98.00 元**
(如有印装质量问题,我社负责调换)

# 《国医大师临床研究》丛书编辑委员会

# 《国医大师临床研究》丛书序

2009年6月19日，人力资源和社会保障部、卫生部和国家中医药管理局在京联合举办了首届"国医大师"表彰暨座谈会。30位从事中医临床工作（包括民族医药）的老专家获得了"国医大师"荣誉称号。这是新中国成立以来，中国政府部门第一次在全国范围内评选国家级中医大师。国医大师是我国中医药事业发展宝贵的智力资源和知识财富，在中医药的继承创新中发挥着不可替代的重要作用。将他们的学术思想、临床经验、医德医风传承下来，并不断加以发展创新，发扬光大，是继承发展中医药学，培养造就高层次中医药人才，提升中医药软实力与核心竞争力的重要途径。

为了弘扬中华民族文化，广泛传播和充分利用中医药文化资源，满足中医药人才队伍建设的需要；进一步完善中医药传承制度，将国医大师的学术思想、经验、技能更好地发扬光大。科学出版社精心组织策划了"国医大师临床研究"丛书的选题项目，这个选题首先被新闻出版总署批准为"十二五"国家重点图书出版规划项目，后经科学出版社遴选后申报国家出版基金项目，并在2012年获得了基金的支持。这是国家重视中医药事业发展的重要体现，同时也为中医药学术传承提供良好契机。国家出版基金是国家重大常设基金，是继国家自然科学基金、国家社会科学基金之后的第三大基金，旨在资助"突出体现国家意志，着力打造传世精品"的重大出版工程，在"弘扬中华文化，建设中华民族共有精神家园"方面与中医药事业有着本质和天然的相通性。国家出版基金设立六年以来，对中医药事业给予了持续的关注和支持。

作为我国成立最早、规模最大的中医药学术团体，中华中医药学会长期以来为弘扬优秀民族医药文化、促进中医药科学技术的繁荣、发展、普及推广发挥了重要作用。本丛书编辑出版工作得到了中华中医药学会大力支持。国家卫生和计划生育委员会副主任、国家中医药管理局局长、中华中医药学会会长王国强亲自出任丛书主编。

作为中国最大的综合性科技出版机构，60年来科学出版社为中国科技优秀成果的传播发挥了重要作用。科学出版社为本丛书的策划立项、稿件组织、编辑出版倾注了大量心血，为丛书高水平出版起到重要保障作用。

本丛书同时还得到了各位国医大师及国医大师传承工作室和所在单位的大力支持，并得到各位中医药界院士的支持。在此，一并表示感谢！

本丛书从重要论著、临床经验等方面对国医大师临床经验发掘整理，涵盖了中医原创思维与个性诊疗经验两个方面。并专设《国医大师临床研究概览》分册，总括国医大师临床研究成果，从成才之路、治学方法、学术思想、技术经验、科研成果、学术传承等方面疏理国医大师临床经验和传承研究情况。这既是对国医大师临床研究成果的概览，又是研究国医大师临床经验的文献通鉴，具有永久的收藏和使用价值。

　　文以载道,以道育人。丛书将带您走进"国医大师"的学术殿堂,领略他们深邃的理论造诣,卓越的学术成就,精湛的临床经验;丛书愿带您开启中医药文化传承创新的智慧之门。

《国医大师临床研究》丛书编辑委员会
2013 年 5 月

# 序 一

中华民族有着 5000 年灿烂的文明史,祖国医学更是源远流长,无数辈中医人注以毕生心血使其代代相传。在历史长河中,中医文化以其独有的魅力焕发着青春,发挥着不可替代的作用。然而西学东渐至今,中医理论受到多次冲击,人议鼎沸,医患共迷茫,去留两相望。于此非常时机,祖国医学多次盛装出席,向世人展现她的华丽缤纷,以其卓越的临床疗效在医学史上勾勒出浓墨重彩的一笔。杏林春暖,2009 年 6 月,人力资源和社会保障部、卫生部、国家中医药管理局联合表彰正式隆重加封当代 30 位中医界顶级中医师为首届"国医大师",代表当今中医药学最高水平,中医学泰斗李玉奇先生名列其中。

李玉奇先生系辽宁银州人士,"青衿之岁,高尚兹典;白首之年,未尝释卷"。先生早年热衷于传统文化,尤醉心于医学,研学轩岐奥旨,穷究仲景方药,兼融各家学说,熔古铸今又中西并蓄,于是学日进,医日精,终成一代大师,医界泰斗,其千锤百炼的学术造诣享誉业界。"凡大医治病,无欲无求,无作功夫形迹之心。"正是如此之苍生大医,以其顽石般执着的信念和腾沸的热血,擎撑起祖国医学的天空。

工雕精刻乃成家,建言立说方为师。先生临证一丝不苟,行医诊病不分贫富,不计官民,对患者殚精竭虑,秋毫无漏。常教育后辈:患者托性命与医生之手,生死安危顷刻之间,岂能儿戏!先生博采众家所长,功擅内科,尤其精研脾胃病,于 20 世纪 70 年代提出"萎缩性胃炎'以痈论治'"一说,其论之精,效之著,轩然医界。"观舌识病"、"排斥脉象"、"补益心肾以治冠心病"等新辟之论,因其可靠的疗效,声誉桑梓。先生以其独步医林的学术观点和身后耀如星日的橘井伟绩,为后生树杏林之楷模,立轩岐之丰碑。

悬壶耕耘七十载,俯首甘为杏花开。李玉奇先生直至九旬仍然坐诊,步入诊室的那一刻俨然是辽宁中医药大学附属医院的一道风景。先生常说,"我为医者,亦是患者,我深知患者之求医,如渴之求饮,饥之索食,迫不容待"。在先生 70 多年的行医生涯中,尽心竭力为患者诊治,时时刻刻心系国医发展,全心全意为中医事业而奋斗。他一生清贫守志,将毕生心血奉献给中医事业,福泽中医后辈,"倚天照海花无数,高山流水心自知",先生之风,山高水长,春雨来时,杏满花香。

值得一提的是,李玉奇先生晚年亲自整理其临床经验,众多高徒朝花夕拾,经数月编撰而成此书,希冀该书成为伐山之利斧,入道之津梁,能助国粹之繁荣,推医学之发展。行远自迩,登高自卑,年轻学者,若能在李老毕生研究成果基础上,师法不泥,举一反三,则我大中医学可谓有根深而枝繁叶茂,柴高而薪火不断,祖国医学春暖花开,必昂首可待!

辽宁中医药大学校长　杨芳林

2013 年 7 月

# 序　二

　　国医大师李玉奇先生是我国现代著名的中医学家,也是中医教学大家、中医院管理专家。先生临床造诣堪称一流,被医界誉为"当代扁鹊"。先生一生不计甘苦,宠辱不惊,治学严谨,教学有方,医术高明,医德高尚,文史兼通,志远豁达;他呕心沥血,孜孜不倦,为中医事业操劳一生,赢得了整个中医药界的爱戴和敬仰。

　　李玉奇先生秉承中医诗礼传家,一专多能,工精内、妇、儿三科,尤其对脾胃病的治疗有独到经验,提出"萎缩性胃炎'以痈论治'"学说,在脾胃病领域独树一帜,先生提出的"观舌识病"、"排斥脉象"等诊疗技法堪称"医林一绝"。先生提倡"茹古涵今,兼收并蓄,立足临床,发展创新"的治学思想,对冠心病、肝病、肾炎、堕胎小产、小儿疳积等杂病,不墨守成规,敢于探索,立论别具匠心,用药胆大心细,可谓自成一派。他所提出的"冠心病从肾论治"、"滑胎小产从气论治"等学术观点,无不是根于临床又结合长期临床实践总结而成。

　　先生恪守言传身教的授业思想,坚持不懈地传教授业,答疑解惑,不厌其烦。为将自己的毕生经验传承下去,他将几十年积累起来的治疗心得、经验秘方毫无保留地让弟子们传抄。耄耋之年,先生更是感到时不我待,不顾身体虚弱,冒着严寒酷暑,多次开办经验讲座,亲传口授。先生这种扶掖后人,全力助推后人早日成才的无私奉献精神向我们展示了一位中医大家的宽广胸怀。身为先生弟子,能受业于恩师,平生一大幸事。

　　自先生晚年,从国家到医院十分重视先生宝贵经验的传承工作。为此,医院专门成立了国医大师研究所,总结传承先生临床经验。弟子一刻不敢怠慢,唯恐有未闻先生之学者。自先生辞世以来,一直延续先生之讲习班,但受益者仍寡。为此,弟子们搜集先生远年近日临床医案,整理零星处方,并建立专门数据库,系统整理先生临证经验,连同先生早年著作,融汇编辑,形成本部专著。希望借此专著,使更多的中医学者受益于先生之学。弟子心随恩师,愿借此告慰先师。

王垂杰

2013 年 7 月

# 前　言

　　李玉奇教授为我国当代著名中医学家，全国首批 500 名老中医之一，2009 年入选"两部一局"评选的首届"国医大师"。作为医者，李老一生矢志杏林、传承仁术。他耕耘杏林 70 余载，积累了丰富的临床经验，在国内首创"萎缩性胃炎'以痈论治'"，将外科与内科治疗理念有机结合，在业内独树一帜；慢性肝病施以"排兵布阵"、分期论治；对冠心病的治疗提出"心肾同治、补心先补肾"；以精专药对治疗贪食症；用非常规用法或剂量的水蛭和熊胆治疗中风及肝病；滑胎小产从气论治不从血治；更有"观舌识病"及"排斥脉象"。其用药强调平剂建功，顽疾缓图，拨四两于千斤，扭乾坤于凶吉。古方今用，旧药新知，其识之准，验之效，常为同道折服，诸多别具匠心之论，无不深切病机，临床用之，每起桴鼓之效。

　　作为中医界的斗士，饱经"穷年屡月、枪林弹雨"，李老从未退缩。他的一生，是战斗的一生。李老从未放弃与疾病做斗争，非典肆虐期间，举国上下，人心惶惶，他忧国忧民，向国务院献方以抗击"非典"。他不断地和"反中医"的思想潮流做斗争。几年前有人提出废除中医，李老据理力争，提出拯救、发展中医的十点建议和意见。他是一位不折不扣的中医界的斗士，精神中闪耀着百折不挠的斗志！那丰富多彩的阅历本身就是一部华丽的乐章。

　　作为师者，李老对中医经典著作及各家学说博览兼收，又结合自己的临证经验对其多有发挥，继承而不泥古。向弟子们传道、授业、解惑，严厉却循循善诱、举重若轻。晚年不顾年迈体弱，为国家中医药管理局优秀临床人才以及其他中医爱好者开办讲习班；连续数月编撰《处方借镜》，将自己毕生临床经验传授弟子。他曾经的告诫时常回荡在我们耳边："不要成为带着听诊器的中医的掘墓人！中医药历经千载，饱受劫难却经久不衰，其确切的疗效是中医生命之本"。

　　李老晚年亲自将毕生经验整理成册，并予弟子口传心授，我们有幸跟随李老身边将片段点滴记录并加以整理，历经数月编撰此书。本书分为大师传略、萎缩性胃炎、常见脾胃病精论、杂病心法、医论医话和验案撷英共六篇。大师传略中主要体现李老从医成才之路。萎缩性胃炎部分详述萎缩性胃炎"以痈论治"理论，展现整个理论的提出历程、主要内容及成果；萎缩性胃炎研究部分是应用现代研究方法对所提出理论的科学研究与论证。常见脾胃病精论列举了李老对常见脾胃病的独特见解。杂病心法则是李老对冠心病、肝病、哮喘、慢性肾衰竭、再生障碍性贫血、中风、肿瘤等 20 余种常见病、多发病病证的经验之谈，多有精妙创新之论断。医论医话包括中医药回眸与展望、脾胃养生、用药心法等三部分。验案撷英则是精选李老百余则验案，原汁原味体现李老诊疗思路，以备临床参考。

　　读其书如见其人，本书所集旨在尽量展现李老学术之原貌，使读者目睹"国医大师"之风范。希冀后辈从大师手中接过这光明长存的灯盏，照亮中医前行之路。

编　者

2013 年 7 月

# 目　录

# 第五篇 医 论 医 话

# 第六篇 验 案 撷 英

第一篇
大师传略

# 第一章 李玉奇自传

吾少年时代爱好绘画,欲想借此径而通幽。然又深受执岐黄之术外公之影响和感染,看到疾病折磨着人的健康甚至危及生命,叹济世活人之术确实崇高无瑕,医者以仁术为怀,"普度众生"之天降大任,亦仰慕古代医和、医缓等医高亮节,深受人民爱戴,功誉于三秦者,乃能术挽天心也,于是改弦意念,不想去寻桃花源,亦不狂想去登艺术殿堂,毅然拜在银州名医明星垣先生门下,孜孜七载寒窗学医学书法,学业终于有成。一日师召曰:"汝功底略渐成熟,可以'下山'悬壶问世。"于是走向从医之路。

史载董奉望杏林春暖而告慰,堪为医家明镜。20 世纪 50 年代初,吾被选送至北京学习,归后留辽宁省卫生厅工作。在厅长支持下,首先开办中医进修学校,从提高中医理论水平入手,开办徒弟学习班,培养新一代精英,以期后继有人,冀抢救老中医学术经验,免于散失。为摸清辽宁全省中医状况,组织全面普查,建立中医技术档案。为提高科研水准,每年召开一次全省性的论文研讨会,在综合医院成立中医科,使其占有一席之地,提倡有条件的市、县率先成立中医院,让中医有个"家"。引导中医走向现代化,创办西医学习中医班,融汇两种不同学术理论的交流和合作。

参与策划辽宁省中医院和辽宁中医学院的建立,中医工作正是方兴未艾之际,十年浩劫,曾受到迫害被下放,20 世纪 70 年代初奉召"归汉",派往辽宁中医学院工作,后鉴于困难重重而辞职,在省委机关门诊部做了五年保健医生。之后经省领导委以重任任辽宁省肿瘤医院副院长,不久任辽宁中医学院副院长兼附属医院院长。重操旧业,首先正式宣布恢复中医院姓"中";明确办院方向与方针;指出中西医结合正确途径,立即拜接被遣返回家的老中医还朝临床,以培养人才梯队形式补充后备力量,开设荐医台向患者介绍本院医疗阵容;举办技术考试,建立健全规章制度;干部和技术人员进行大调整及大归队;抢救老中医学术经验,配以高徒继承;积累资金,购进先进设备;八方求援,兴建职工宿舍;给职工首次发放奖金等一系列措施。励精图治,整军经武,苦战四载,中医院终于得到复兴。后限于年事已高,急流勇退,选定接班人。

虽退居为布衣,还为辽宁省中医院组建一幢现代化病房大楼。依然以院为家,组成胃炎组,带领团队从事脾胃病的研究。先后在卫生部、国家科学技术部(原国家科学技术委员会,简称国家科委)立题中标。研制出胃福冲剂、养阴清胃冲剂等新药。

进入 20 世纪 90 年代初,于沈阳市主持召开了辽宁省中医药国际学术会议。与会的中外学者700 多人,盛况空前。去科伦坡出席国际传统医学代表大会,发表"中国传统医学凭借她独特理论体系将为全世界人类健康做出巨大贡献"一文,博得好评;会议期间受斯里兰卡总统夫人特别接见和宴请并授予红宝石奖章,授予中医学博士学位,载誉归来。

继而出访北美旧金山斯坦福大学,东道主提出愿与我合作研究中国天然药物。随后去莫斯科与苏联卫生部部长会谈,他方目的是兴建具有东方特色的苏联国家疗养院,希望我提供中医药(包括传统理疗)设计方案,并聘请我为该疗养院中医药顾问。后因苏联解体而中断。

在此期间先后去韩国首尔、中国台北等地访问,广泛做学术交流。在首尔明知大学演讲,校方拟于该校成立中药系,希望我提供资料和技术人员支援。

1994 年人事部、卫生部遴选全国 500 名老中医指定带高徒者,通知我率高徒出席北京拜师认徒大会。

值得提出的是,沈阳市电视台三位作家登门造访,写李玉奇传奇七幕电视连续剧,真是受宠若惊,小小动作,何足挂齿,岂能登大雅之堂,婉言谢绝。

　　转年被选为辽宁省中医药学会会长,恢复辽宁省政协委员,社会兼职颇多,不另赘述。

　　辽宁省中医院院方安排余带硕士研究生和作为培养跨世纪人才的导师,吾多年来发表的论文不载,《萎缩性胃炎"以痈论治"》、《脾胃病与胃癌癌前期病变研究》、《医门心镜》等著作均已付梓。院方并为余制作了《李玉奇慢性胃炎辨证施治专家系统》,在临床亦卓有成效。

　　回顾毕生,余能享受国务院颁发的第一批特殊津贴待遇和受到的国外荣誉,国内部级、省级卫生先进工作者称号,以及 2009 年由国家人力资源和社会保障部、卫生部、国家中医药管理局联合授予吾"国医大师"称号,令余倍感欣慰,在吾有生之年能够得到如此荣誉,一方面是缘于患者对医者的认可,更是对吾多年来为中医事业奋斗和付出的一种肯定。如把我所做过的工作归纳起来共有四点:①为辽宁省中医事业开拓鞠躬尽瘁;②为辽宁中医学院和辽宁中医学院附属医院的开创,制订了宏伟蓝图;③在职期间,两袖清风,一尘不染;④清贫守志,别无所图。

(李玉奇)

# 第二章　成　才　之　路

　　李玉奇,1917年出生于辽宁银州(今之铁岭)。他天资聪颖,机敏过人,饱读诗书,过目而不忘,十余岁便通读四书五经,并于乡试大考独占鳌头。他爱好绘画艺术,并亲受两位书法大家指导,欲想走此途径而通幽。然而又受其外公影响和感染,看到当时许多百姓身染沉疴痼疾,备受疾病煎熬,济世活人之术确实崇高无瑕。为解苍黎之苦,他不择仕途,发奋学医济世,毅然拜在银州名医明星垣先生门下,同时加入铁岭医士讲习会,孜孜七载寒窗,刻苦攻专医术。他求知若渴,先后又从师于丁乙青、姜弼臣两位先贤,博采众家之长,撷取临床秘验。28岁终于学业有成,悬壶济世,走向从医之路。他勤奋好学,彻夜秉烛长读,从经书中找真知,从实践中得领悟,未到而立之年,救治恶疾即以显露锋芒,在铁岭地区名声大噪,被人们颂以"小李神医"之称号。不仅如此,他还注重个人修为,涉猎诸多领域,酷爱古典文学,石印书画,京剧戏曲、弹奏古筝,无一不通。他先拜前清秀才赵炳如先生学习古典文学,又拜银州著名书法大家陈秉初先生挥毫习墨,这一切都为其从医后精研医经奥旨,开拓辨证思路奠定了深厚的文化底蕴。

## 一、医事传记

　　李老以济世活人为宗旨,恪守医德,解病人之疾苦,不计得失,对生活贫困者,有的不收一文钱,免费为其诊病。由于其德技双高,口碑上佳,大众力推其担任辽源市中西医师研究会会长,主理中医发展工作。此后又担任辽源市立医院医务主任、副院长,辽东省中医进修学校讲师、主任等职,使其获得展示才能之机。由于成绩卓著,20世纪50年代初被选送北京学习,归来后留省卫生厅工作。在厅长支持下,首先开办中医进修学校,从提高中医理论水平入手,开办徒弟学习班,为培养中医后备人才,塑造新一代精英做出了贡献。为引导中医走向现代化,他还创办了西医学习中医班,融汇两种不同学术理论的交流和合作。参与策划了辽宁省中医院和辽宁中医学院的建立,此时,中医工作正是方兴未艾之际。十年浩劫,他受到迫害而被流放,20世纪70年代初奉召"还朝",以非正式宣布职位派往辽宁中医学院工作,鉴于困难重重而辞职,到省委机关门诊部当了五年保健医生。后经省领导决定,被委任以辽宁省肿瘤医院副院长,正当李老想在此重振中医事业时,又接到紧急调令,任命为辽宁中医学院副院长兼附属医院院长,使命是重振辽宁省中医院雄风,将中医事业继承发扬开来。怀着对中医事业的执着,他毅然挑起重担,面对往昔名驰遐迩的辽宁省中医院,今日却是"古道西风瘦马",经济崩溃,人才流失,杏林橘井满目疮痍。"昔人已乘黄鹤去,此地空余黄鹤楼",不禁令他百感交集。他首先明确办院方向与方针,指出中西医结合的正确途径,立即拜接被遣返回家的老中医还朝,网罗人才,建立健全规章制度,抢救老专家中医学术经验,配以高徒继承,积累资金,购进先进设备,励精图治,整军经武,苦战四载,辽宁省中医院终于得到中兴。

　　限于年龄,急流勇退,选定接班人。李老于退岗之后不为金钱所诱,依然以院为家,组成胃炎组,带领一班人马从事脾胃病的研究。他精研医术,揣摩医理,不拘泥于经书医典,敢于大胆阐述自己的真知灼见,提出萎缩性胃炎"以痈论治"的崭新观点。2005年,澳大利亚科学家巴里·马歇尔和罗宾·沃伦因1982年研究发现幽门螺杆菌,得出"幽门螺杆菌是导致人类罹患胃炎、胃溃疡和十二指肠溃疡的罪魁"的结论获得诺贝尔生理学或医学奖。而李老早在20世纪70年代便提出了相似的中医治疗胃炎学说,即"萎缩性胃炎'以痈论治'"的观点。但对于当时别说是西医界,就连中医界都出现了不少反对的声音。乍听起来许多人都不能理解，"胃里怎么会长痈呢?"从现代医学角度来看，中医的"痈"大多同细菌和微生物有关，而中医治以清热解毒之法虽表面看来与传统的"苦寒害胃"观点相矛盾，但就李老 30 余年的实践经验证明临床疗效确实显著。而经大量药理实验研究，这些清热解毒中药都有不同程度的抗菌作用，这恰恰说明了中西方医学的不谋而合。中医以其独特的运行轨迹前进着，虽然与诺贝尔奖失之交臂，但真理的诞生都要经历一番痛苦的分娩过程，李老对于疾病认识的独到见地将永远为后人铭记。他在行医实践中不断发明创造，另外两项发明就是他运用舌象和脉象诊断胃肠道疾病的独特认识，在临床上都一一得到了验证。他先后在国家卫生部、国家科委课题中中标，主持了国家"七五"、"八五"攻关课题，先后研制出胃福冲剂、养阴清胃冲剂等部批三类新药。为此李老及其弟子们做了大量的探索、研究和统计工作。对待医学事业，李老总是孜孜不倦、精益求精将毕生之心血倾注其中。

20 世纪 90 年代初期，李老于沈阳市主持召开了辽宁省中医药国际学术会议。到会的中外学者700 多人，盛况空前，堪为国内中医药界一大壮举。同年，李老代表中医界去科伦坡出席国际传统医学代表大会，会上发表"中国传统医学将为全人类健康做出巨大贡献"一文，博得全场喝彩。会议期间受斯里兰卡总统夫人特别接见和宴请，并授予红宝石奖章，并由大会执委会决定授予中医学博士学位，载誉归来。

继而，李玉奇教授出访北美旧金山斯坦福大学，参观了中药科学研究中心，东道主提出愿与李老合作研究中国天然药物，并邀请其成为斯坦福大学客座教授，给予优厚待遇，百般挽留，终被李老婉言谢绝。随后又去莫斯科与苏联卫生部部长举行会谈，其目的是兴建具有东方特色的苏联国家疗养院，希望李老提供中医药(包括传统理疗)设计方案，并明确提出，聘请其为该疗养院中医药顾问，后因苏联解体而中断。在此期间李玉奇教授又先后去韩国首尔、中国台北等地访问，广泛进行学术交流，受到当地学者的热烈欢迎。

为表彰李玉奇教授对发展我国医疗卫生事业所做出的巨大贡献，国务院授予其享受政府特殊津贴待遇，并颁发了证书。1994 年李玉奇教授被国家人事部、卫生部遴选为全国 500 名老中医指定带高徒者，并率高徒出席了北京拜师认徒大会。后又被选为辽宁省中医药学会会长，恢复为辽宁省政协委员，社会兼职颇多，不另赘述。李玉奇教授虽贵为高龄老人，仍鞠躬尽瘁，为辽宁中医培养硕士研究生和跨世纪人才导师 10 余名。多年来发表论文数篇，并著有《萎缩性胃炎"以痈论治"》、《脾胃病与胃癌癌前期病变研究》、《医门心镜》等著作。

李老在任职及行医期间，两袖清风，一尘不染，清贫守志，别无所图。我有幸跟随李老左右，记录老人家毕生之所学，听其教诲，受益匪浅。耳濡目染李老行医及做人的一言一行，不禁深深被其感动。当时已是身为 90 岁高龄的他，仍然挺着虚弱的身躯工作在医疗第一线，只为帮助被病魔缠身的病人解除痛苦，满足来自四面八方的病人求医的渴望。李老素患肺疾，每因天气寒冷而多次入院治疗。病床上老人家还时刻惦念着那些可能中途断药的老患者，因自己生病不能及时为患者诊病而深深自责。而即使是在李老住院期间专程找李老看病的患者仍是络绎不绝，大家都用一种焦急的心态盼望李老能够早日康复。为防止与患者接触产生交叉感染，家人坚决不同意他继续出诊，但老人一想到患者也正饱受着疾病的煎熬便寝食难安。出院后，在身体允许的情况下李老采用义诊的形式回报患者对他的关心和信任。他让我们这些学生将复诊患者的症状详细记录下来，然后再交由他亲自为患者进行药味的调整。他时常教育他的弟子，作为一名医生，首先要注重医德，其次要钻研医术。没有医德，医术便缺乏植根的土壤;没有医术，作为医生他就根本不懂生命的真正价值，只有具备良好医德的人才能真正领悟中医的博大精深，体会济世活人的深层含义，才能真正把医术发挥至极致，达到天人合一的境界。

# 二、读 书 心 要

　　李老从接受儒家教育为始，自幼便熟读四书五经，任意提起其中的某一篇章都能朗朗上口，儒家的仁、义、礼、智、信思想在李老头脑中留下了深深的烙印，故在其祖父影响下立下"行医济世"的鸿鹄之志，并终生恪守着"医乃仁术"的信条，在从医之路上孜孜探求着真理。在萌生了学医的念头之后，跟随启蒙恩师明星垣老师一边临床一边开始了《内经》及《伤寒论》的学习，可以说这种读书靠的是一种领悟，没有课堂的讲解，老师的解答也只是只言片语，更多的学习是在临床实践中发现问题，然后再在书中找答案，对于书中难于理解的句段，再从实践中得领悟。悟性在学习中是至关重要的环节。

　　作为中医学的第一部理论专著《黄帝内经》，它以朴素的唯物主义理论阐释了阴阳五行，"天人合一"的整体观及辨证论治思想，成为了后世医家遵循的典范，它所包含的辨证思想是一切辨证理论的基础，是经典中的经典，故当熟记。初读只是浏览的过程，基本了解了书中所渗透出的唯物辩证的整体观，再读有了接触病人的经历，对于五脏为病的相互影响、相生相克有了更深入的体会，对于六淫致病，气血津液的输布运行增加了由感性向理性认识的转化。三读《内经》从老师的遣方用药中追溯理论源头，终于在《内经》条文中找到了未解的答案。李老尤其推崇仲景先师的《伤寒杂病论》，称其不愧为方书之祖。其独创的六经辨证理论以六经总领十二经脉及其所属脏腑以及阴阳、气血、津液、精神的生理功能，将人体分为六大功能体系，对于认识疾病的发展、演变及循经辨治具有重要的临床意义。其书中许多方剂被世人尊称为经方，流传上千年经久不衰。李老认为《伤寒论》所载方剂不止像世人所认识的那样只能治疗伤寒类疾病，广义伤寒，即是指一切外感热病的总称。如阳明病变证——湿热发黄证，阳明热入血室证，阳明蓄血证等均可看作温热病之证型。如湿热疫毒夹杂为患身上多湿多黄者以茵陈蒿汤和连翘赤小豆汤加减可获立竿见影之效；阳明蓄血证以抵当汤治之，瘀血除则正气自复。李老援引了张仲景的黄芪建中汤、调胃承气汤、旋覆代赭石汤、桂枝汤、黄连汤之方意，临证变化加减，自组成方，形成了独特的以痈论治之方剂。并在此基础上继承了仲景《伤寒论》的基本治则思想：治病求本，祛邪扶正，调和阴阳，正反论治，重视扶阳气，保胃气，存津液。这些思想均在李老临证遣方用药中有所体现。

　　李老十分钟爱金元四家的论著，他们四位不仅具有独特的理论建树，突出的学术成就，而且更有卓越的医学贡献和深远的历史影响。刘完素的"六气皆从火化"，"五志过极皆为热病"理论为其火热论的立法根本，并深刻的阐释了五运六气学说，将其与五脏功能及机体发病密切联系起来，形成了完整的病机学说。张从正继承了刘完素的寒凉学说，批评了世人论病先固元气的说法，尖锐地指出治病应重在祛邪，邪去则正安，不可畏攻而养病，并在此基础上阐发出独立见解，提出了著名的"汗、吐、下"三法，"凡上行者吐之，凡解表者皆汗之，凡下行者泻之"，为攻邪指点出具体途径。李杲乃易水学派继承人，他在临证实践中认识到脾胃功能在维持人体生命中的重要性，遂提出了"有胃气则生，无胃气则死"的著名论断。在治疗中他重视补脾升阳，善用升麻、柴胡等升阳之品，党参、黄芪等健脾之物，自成一派，被世人尊为补土派。伴随着"脾胃学说"一同而来的是他的"内伤学说"，创立了内伤病辨证论治体系，形成了完整的内外伤辨证系统，也为后世医家治疗内科杂病指明了方向。尤其他所提出的"阴火"学说具有十分独到的见解，其实质是对于内伤发热的阐述，并有针对性的制定了补中升阳散火的用药法度，即甘温除大热，相应的发明了补中益气汤、升阳散火汤等一系列方剂，为后世医家治疗内伤发热提供了范例。朱丹溪为刘完素三代弟子，他在继承先师的思想基础上独自创新领悟，有所发挥，提出了著名的"阳常有余，阴常不足"学术观点，创立了滋阴学派。丹溪临床常于杂症，多从气、血、痰、瘀四处论治，气用四君子，血用四物汤，痰用二陈汤，郁用越鞠丸，参差互用，各尽其妙。丹溪尤对痰证有较深入的研究，指出了治痰的基本法则和各种痰证的具体治疗方法，对于各种顽症怪病均应手而解。李老对金元四家大加褒扬，他们不仅具有革新医学的思想，而且他们所创立的每一种学说都经得起时间与临床的检验,虽处方用药,寒热温凉各有所偏,攻补之间各有侧重,但均不失辨证论治的基本原则、祛邪扶正的根本大法。他们在学术上的争鸣,促进了祖国医学的发展,在理论上的建树,丰富了祖国医学的内容,而各自别具一格的治病方法,则为我们今天临证诊病开辟了无限法门。

李老的读书体会就是边读书边临床,要在悟字上下工夫,没有领悟,没有个人的思想创新就等于抄书、背书、读死书,中医学就不会有发展。

# 三、临证要诀

在临证中,李老主要强调了以下五点:

## (一)多观察、多思考

四诊中首先的一项就是望诊,从患者的面色、神情、精神状态即可断之病情轻重。有的面色少华欠润,多由劳累气损而来;有的面色萎黄少神,多由长期脾胃运化失司为病;有的面色淡滞,神情焦虑多由肝郁情志不舒所得;有的面色黧黑缺少神气,多由气血涩滞,日久成瘀所致。尤其中医四诊主要参考舌象的变化,舌象的微小改变都可反映出疾病的变化转归,如果对于舌象一无所知便无从谈及辨证施治。对于脾胃病的舌象研究李老已积累了30余年的临证经验,详见萎缩性胃炎以痛论治篇,这里已不再赘述。诸如舌象这类较为深奥且与临床经验所得密切相关的诊病手段跟随老师同步学习是一条必经之路。在李老的指点下,参照患者的舌形、舌态多积累相似病例,总结出一套与该病症相关的舌象理论是一项十分具有现实意义的工作,故边观察边思考是临证中十分重要的一条。

## (二)重视脉诊

脉诊作为中医的一项重要诊查手段是提示病情轻重的最为灵敏的指标,病势轻则脉来平和,病势重或是疾病急速进展期则脉来数、大、弦、实,此为燥象,提示内有病邪欲与正气相搏之势,见此脉象切不可掉以轻心,此种脉象往往隐藏着大疾,必当详查明确诊断以免贻误病情。

## (三)问诊要简明扼要,重点突出

问诊中有的患者自顾陈述病情,拖沓冗长毫无重点,这时就需要医生有针对性的引导问话,将辨证要点更为明确突出出来。有的患者自诉胃痛、头痛、周身不适,测量之血压正常,故当问其感觉最痛苦的症状是什么而针对性用药。患者有时只是含糊地述说胃病已有二三十年了,我们定当追问是痛得明显还是胀得明显,有时胀、痛均不明显,患者只是主诉胃脘不舒服,故当详辨之。痛往往伴有充血、糜烂、溃疡之表现,胀多由低酸少酸消化不良所致,而胃脘不舒多为寒热交错,脾胃之气不调而引起。胀在饭前或整日脘腹闷胀多由湿、食实邪阻滞,腑气不畅所致,胀在食后或少食即胀为脾胃虚失于运化所为,故均应分辨之。欲食而不能食与毫无食欲当有所区别,前者为胃气虚弱阴阳之气不能顺接所致,后者则是气滞湿阻,毒邪蕴内阻遏胃气,脾胃阳气不得舒展之故。问及饮食喜好可辨病性寒热。喜热饮、喝热饮为脾胃虚寒之征;喜凉饮,畏凉饮,遇热则舒为虚寒化热之变化过程;喜凉饮、喝凉饮为胃脘郁热之典型表现;口干渴而不欲饮,乃瘀血内结,痰饮阻络之征。仅从凉饮热饮中便可窥其大观,奥妙之所在也。腑以通为用,故胃肠疾病必当问及大便情况,通则令其顺,闭则令其通。掌握了如此要点,辨证不为其难也。

## (四)熟识药性,灵活遣方

李老在遣方用药中以苦参、黄连为先,此二味药性苦寒,有清热燥湿之效,然用于脾胃病的治疗却并无碍胃之弊。此缘于胃家病多实,腑以通为用之说。《本草经百种录》云:"苦参专治心经之火,与黄连功用相近。但黄连似去心脏之火为多,苦参似去心腹小肠之火为多,则以黄连之气味清,而苦参之气味浊也。按补中二字,亦取其苦以燥脾之义也。"李老尤善用苦参治疗各类疾病,称其为一味神药。李老以此药治疗虫积,加味治疗心肌梗死,与黄连配伍治疗中毒性痢疾,与祛风药配伍治疗荨麻疹,与蝉蜕配伍治疗产后风,伍用夏枯草治疗粗脖病,并以此为君药组方抗癌、治疗厌食等症均在临床取得丰厚的疗效。房颤是令众多医生都感到大为棘手的一种疾病,许多医书都未提及苦参兼有治疗心脏疾病的功用,李老偶从《肘后方》中得到启示,将其应用于房颤的治疗果然取得了意想不到的疗效,此原理恰出于其清心火,坚肾阴之故尔。

在脑中风的治疗中李老更是敢于险中取胜。

曾有一例患者以蛛网膜下隙出血入院,神昏40余天,伴见高热,正在众医家无计可施之时,患者家属找到李老愿谋一良策。李老经反复思考,给予安宫牛黄丸,鼻饲水蛭粉疏通经络,祛瘀化滞,最终使昏迷了42天的患者苏醒,健康出院。在用药中李老投以水蛭曾遭到大家的非议,因众医家通常认为脑出血禁用活血药,而水蛭恰恰是活血化瘀药物,为医家用药之大忌。然李老认为水蛭有双向作用,即破血亦能吮血,吮血可加速溢血吸收,且可除瘀通络,祛瘀血而生新血,实为逐瘀之良药。李老运用水蛭采用经滑石粉炮制后的炙水蛭,既可减轻毒性又可增强逐瘀止血之效。水蛭入药时先从小剂量开始,逐步增加药量,最多加到10g,临床用之往往可奏起死回生之效。此唯有深谙药性,胆大心细之人方能将其运用自如。李老博览群书,对药性之掌握了然于胸中,故敢于在重症危机时刻大胆施为。

（五）寒温平调,攻补兼施

在治疗脾胃病当中李老虽大力倡导以痈论治,立以清热消痈,燥湿解毒之药味组方。但临证中较为多见的仍是以寒热互见、虚实错杂为病机表现之证型。故李老在苦寒药中配伍小茴香、干姜温胃散寒,佐制苦参、黄连之寒凉之性,或以白豆蔻、砂仁、草果仁温中行气,运化水湿以助脾胃气机的运行。在治疗胃脘郁热证、邪毒湿热内盛之病证时,李老以苦参、地榆、公英、败酱之品清热毒,化腐生新,却又以神曲、麦芽、水红子、黄芪等消食化积,健脾益气,扶正固本以防正虚邪陷。这种寒热相佐,攻补兼施的立法处方均为李老在深刻认识疾病病机的基础上所领悟的一种整体观的辨证思想。

# 四、传承经验

中医是一门实践医学,由于它自身的特殊性决定了它的学习与传承过程只有通过师带徒的方式才能更好地发挥出它的优势与特点。自古以来中医学的发展就是由师傅心传口授,一脉相承,历经了上千年的沿革仍在高科技的现代社会里发挥着重要作用,这足以说明了其顽强的生命力及对于人类健康所具有的现实意义。李老先后拜明星垣、丁乙青、姜弼臣三位先贤为师。对于一个求学的徒子来说,年轻的李玉奇吃苦耐劳,刻苦勤奋,一边跟随师父出诊、抓药,还要在生活上关心照顾老师的起居,几乎不离其左右。明星垣老师把这一切看在眼里,被他的真诚和勤奋所打动,被被不吝将自己的宝贵经验倾囊传授。明星垣老师属于伤寒学派,对伤寒论的研究十分深入,善运用经方治疗内科杂病,李老在老师的影响下开始了对《伤寒论》的研究。通过反复临床及阅读《伤寒论》,他将桂枝汤、甘麦大枣汤、小柴胡汤、三承气汤、平胃散及四君子汤等证加以发挥、辨证加减,发明了一些在临床中行之有效的方剂。丁乙青老师善于《黄帝内经》的研究,尤其对"生气通天论篇"、"阴阳应象大论篇"、"阴阳别论篇"研究比较深刻。许多经典条文熟记于心,脱口成章。在跟随老师学习的过程中,李老也从《内经》中得到启迪。《素问·生气通天论》云:"营气不从,逆于肉理,乃生痈肿。"此正是饮食不节,情志失调所致气血失和,久郁生痈之理论根据,奠定了李老对于姜缩性胃炎以痈论治理论临床研究的基础。"壮火之气衰,少火之气壮。壮火食气,气食少火。壮火散气,少火生气。"此条文恰恰解释了郁热、瘀血之患者本应表现以实证却反而呈现一副脾胃虚弱之征的道理,内有壮火耗伤脾气,乃为壮火食气之故,故临床所见多为虚实夹杂之证,进一步发展到严重阶段即呈现出"大实有羸状"之征象,临床辨证不仅要考虑到疾病的因,且要考虑到邪气致病的发展演变及对于全身的影响,才能从根本上认识这个疾病进行有理有据的辨证论治。"二阳结,谓之消。"乃热结为患;"三阳结,谓之隔。"气机不畅而不通;"三阴结,谓之水。"三阴肺不能通调,脾不能转输,肾不能主水、司气化则必犯水患;"一阴一阳结,谓之喉痹。"乃阴阳互结,寒热交错之证;"阴搏阳别,谓之有子。"阴阳欲合二为一故交争于脉上体现出往来滑利,如盘走珠之象,此为人体生理之排斥现象,体现于病象上亦是如此。体内有疾,或是外感,或是内生,内阻于筋骨肌肉或是脏腑腠理,影响正常之气血运化,故也表现出强烈的排斥反应,即反应于脉上表现出实大弦长,脉来数而有力,这就是李老从《内经》中得到的重大启示,为后来的脾胃病研究提供了重要的诊断参考依据。李老既是伤寒学派的忠实拥护者,且不排斥百家,为了获取更多的临床秘验,吸收更多名家的思想精粹,他又复拜在姜弼臣老先生门下。姜老先生也属伤寒派医家,善用经方治疗各类疾病,老先生对于内外妇儿无所不精,在临床辨证上也使李老进一步开拓了思路,增加了更广泛的临证经验。李老在学习期间阅读了大量书籍,这其中包括吴鞠通的《温病条辨》、叶天士的《温热经纬》、《医宗金鉴》及《金元四家名著》。李老十分崇尚金元四家的思想及敢于发展前人另立学说自成一家的学术精神。李老常说继承固然是重要的,但更重要的是在于发展前人的学说,对疾病有更深入的认识和领悟,这样中医才能发展,才能不落后于时代,才能真正地发扬光大。李老常教导我们,学习的过程要不断认知,不断领悟,勤于思考才能发现问题,进而找到解决新问题的思路和方法,才能最终领悟到"山穷水尽疑无路,柳暗花明又一村"的境界。平时多阅读,广泛涉猎一些著名医家的书籍以获得启发,只有打下夯实的基础才能在稳固的根基上树立起高楼大厦。现在,像李老这样保留有浓厚的传统中医特色、知识底蕴深厚且医术高超、医德高尚的名老中医已经不多了,能有幸陪在李老身旁随侍学习是我们的荣幸。与老专家一起临证学习吸取的是直观真切的活人经验,这与课堂讲授及书本所述的条条框框简直是天壤之别,我们吸取到的是老师毕生经验的心血结晶,在某些方面让我们避免了走许多弯路。李老也不止一次指出,中医的传承走这种随侍的道路是比较可取的,这种面对面的教与学并参与到临证诊治中,既有直观的感性认识,又有真实可靠的病例来认证理论的正谬,对于教学相长十分有益。

李老也曾担任过中医院的老领导,虽已退居多年仍时刻关注着医院的生存和发展,尤其对年轻一代的中医培养更是十分关心。李老提倡,传授临床课程应由门诊德高望重、医技超群的老专家担任,为后辈中医学子传授其宝贵的临床经验是他们的责任,也是脱离书本的教条,将经验传承落实到实处的行之有效的办法,只可惜健在的老专家并不多矣,能登台传经的人更是寥若晨星,但传承工作还是要继续下去,不论有多大的困难,我们都相信,中医人一定会走出困顿的泥沼,走出一条光明的中医特色之路。

中医的成才之路历时漫长,又是一份十分艰苦的工作。李老劝诫我们,要想正医,首先正身,只有具有良好医德的人才能领悟医学的真谛,"多阅读,多思考,勇于立说,敢于挑战权威,丰富中医理论",这才是中医得以不断延续、发展、并充满生机和活力的关键所在,才是中医人走上成才之路的至真秘诀。

# 附　大师年谱

1917 年　生于辽宁省铁岭市。
1924 年　在家乡铁岭读书。

1933 年　银州中西医学校学习。

1936 年　拜师于明星垣老师门下学习。

1944 年　在铁岭考取中医师资格,并悬壶行医。

1948 年　被选为吉林省辽源市中西医联合会会长。

1949 年　任吉林省辽源市市立医院院长。

1951 年　调辽宁省卫生厅主管卫生工作。

1952 年　被辽宁省卫生厅选送到北京中医进修学校师资班学习。

1955 年　任辽宁省卫生厅中医处处长。

1957 年　策划组建辽宁省中医院、辽宁中医学院,被选为辽宁省政协委员(蝉联三届)。

1975 年　承担国家卫生部"七五"中标课题"萎缩性胃炎"的研究工作。

1977 年　任辽宁省肿瘤医院第一任副院长。

1978 年　任辽宁中医学院副院长、辽宁中医学院附属医院院长。

1985 年　承担国家科委"八五"攻关课题——"胃癌癌前病变研究",研制出国家三类新药"胃福冲剂"、"养阴清胃冲剂"、"胃复欣"。

1988 年　被聘为北京光明中医函授大学顾问。

1989 年　获得国家卫生部、辽宁省卫生厅"先进工作者"称号。

1989 年　任辽宁省药品评审委员会副主任委员。

1989 年　中华全国中医学会辽宁省分会理事长。

1991 年　享受国务院颁发的第一批特殊津贴待遇。

1991 年　国家人事部、卫生部遴选全国 500 名老中医之一,指定带高徒。

1991 年　于沈阳市主持召开辽宁省中医药国际学术会议。

1991 年　应邀率团出席第二十四届世界替代医学大会(科伦坡)。

1991 年　应邀率团去苏联访问。

1992 年　任辽宁省干部保健会诊专家委员会委员。

1992 年　应邀率团去中国台北做学术报告。

1993 年　应邀率团去美国旧金山斯坦福大学的美国国家中药科学研究中心访问。

1993 年　应邀率团到韩国首尔明知大学演讲。

1993 年　任辽宁省中医技术评审委员会主任委员。

1993 年　辽宁省老年科技工作者联合会副会长。

1993 年　担任《辽宁中医杂志》主编。

1994 年　被聘为辽宁中医学院教授、硕士生导师。

1994 年　被聘为沈阳药科大学中药系兼职教授。

2001 年　每周一、三、五在辽宁中医学院附属医院专家门诊出诊。

2005 年　开始"心传口授"系列讲座。

2008 年　被辽宁中医药大学附属医院授予"终生顾问"荣誉称号。

2009 年　被国家人事部、卫生部、中医药管理局授予首届"国医大师"称号。

2009 年　被辽宁中医药大学授予"终生教授"荣誉称号。

2011 年　大师离世。

第二篇
萎缩性胃炎

# 第三章　萎缩性胃炎与"以痈论治"

　　往昔,在治疗萎缩性胃炎众多病例中也曾视为胃脘痛,从因于寒、因于火、因于气滞……而予以辨证施治。实践证明行于这种途径,在治疗本病的效果上虽证减而病经久不愈。在临床研究中读张仲景在著《金匮要略》中首先提出肺痈为病从脉辨证,并创立方药,为内痈命名和治疗开辟了先河,又张仲景治五痨极虚之证不用大补其气血之剂,反以用大黄䗪虫丸攻坚破积,悟其意旨在化瘀而后生新。得此启示顿开茅塞,敢于跳出框庭之外另立学说"以痈论治"。按此观点也并非凭空设想,而是鉴于胃痈与萎缩性胃炎病变机理相同。以痈论治的宗旨意在补气于脾,化腐于胃,调和阴阳,逐瘀生新。亦即从本治于血,从标治于气。十多年来运用这种学术观点治疗数千例萎缩性胃炎,收到了满意效果,并将此理论用于阻断癌变的研究。为便于理解上述观点的形成,不妨阐述一下祖国医学对痈之为病认识的由来沿革。

　　病痈医家每视为疮疡门类,认为皮表多生痈疽,鲜有内痈为患。单单就"痈"而言,古医学常视胃腑疾患为痈,痈乃胃阳遏阻所致。后世医家将"痈"逐渐演化为痈。实际上五脏六腑皆可为痈。考《灵枢·脉度》指出:"六府不合则留为痈"。《素问·病能》指出:"诊此者当候胃脉,其脉当沉细,沉细者气逆,逆者人迎甚盛,甚盛则热。人迎者胃脉也,逆而盛,则热聚于胃口而不行,故胃腑为痈也。"张仲景继《黄帝内经》之后,首先在临床上发现肺痈与肠痈并创立了治疗大法。而后到隋·巢元方在《诸病源候论》中曾立痈候,其谓:"痈者,由六腑不合所生也,六腑主表,气行经络而浮。若喜怒不测,饮食不节,阴阳不调,则六腑不合。荣卫虚者,腠理则开,寒客于经络之间,经络为寒所折,则荣卫稽留于脉。荣者血也,卫者气也。荣血得寒则涩而不行,卫气从之,与寒相搏,亦壅遏不通。气者阳也,阴气蕴积,则生于热,寒热不散,故聚结成痈。"由是指出病痈成因。待《圣济总录》有关胃痈及痈的论述又做了精辟的分析说:"胃脘痈者,由寒气隔阳,热聚胃口,寒热不调,致血肉腐坏……"并提出以连翘升麻汤、犀角汤、射干汤、麦门冬汤、芍药汤等方药辨证论治,为胃脘痈之治疗奠定了根基。尤有效法者可见清·沈金鳌氏在著《杂病源流犀烛》一书中,正式提出胃脘痈为病,并做了卓有见地的论述。不仅继承了先贤的理论又有了新的发展:因于嗜酒,因于七情火郁……并很有远见地提出用薏苡仁汤、清胃散、牡丹散、千金内消散、内消沃雪汤、东垣托里汤等方药,随证治疗胃痈之为病。

　　上述援引作为"以痈论治"治疗萎缩性胃炎的依据。按胃痈之为病,乃胃阳之气不得宣发而受遏抑,所谓胃阳遏抑亦可视为胃之表证,即寒气隔阳。所谓胃的里证乃热聚于胃口。故治疗萎缩性胃炎,不以胃痞论治,不以胃脘痛论治,不以"九心痛"论治,是因脾胃俱病而出现的寒热交错诱发为瘤痈。可见虚寒则胀呕,实热则胃脘灼热而不适,瘀血则吐血便血,非调气所能治之于病本。以痈论治的立论,是李玉奇先生多年来在治疗胃疾中经过系统观察和运用现代科学检测手段总结出来的。在治疗过程中有些病例在抽取胃液过程中不时发现血水积于胃中。众多病例胃镜下可见胃黏膜充血、糜烂和溃疡。病理活检屡屡看到胃黏膜充血、水肿、大量炎细胞浸润、胃黏膜腺体减少、呈不同程度萎缩,有的胃黏膜呈局灶性隆起,疣状胃炎,不同程度肠上皮化生改变。电子显微镜下看到有的病例胃黏膜炎性细胞变异……萎缩性胃炎病变的发展也是由量变到质变的过程,一般是由继发而来的,罕有原发的。这和胃痈形成因于寒凉不备、饮食不节、劳役伤脾、抑郁伤肝,久而积郁为瘀,瘀久化腐,败腐为痈相对照十分吻合。

　　萎缩性胃炎之病变,中医临床医学泛指中焦胃口病。历代医家多视为胃脘痛。而胃脘痛概括了脾与胃、肝与胃、胃与胆、胃与胰、胃与心、胃与肠等所关联的胃腑疾患相似症状。恰恰上述脏腑发病其症状亦多围绕胃部出现,故视为胃脘痛。无怪乎有"九心痛"之说。可见是一个证的显露并非确切的病。大凡中医治胃,首以理脾,方为治本之道。因为脾乃一身之本,统约四脏,为十二经之根本。脾胃二气互为表里,胃为水谷之海主受盛饮食,脾气磨而消之,以运化气机言之,脾主运,故治胃先应理脾。从病机言之,脾虚可以导致胃阳不足,因脾胃不足之源乃阳气不足阴气有余。若脾阳不振,无疑不能为本身行其津液,虚则火邪乘之而灼热。若脾阳不振,不能为胃散精于肺,下输膀胱,致水道不畅,可致肿亦可致痛还可致大小便失常。临床常见暴饮暴食或劳役过度而伤脾。故《难经·十四难》云:"损其脾者调其饮食适其寒温"。综析胃脘病变从因从证分,可见有胃虚寒、胃实热、胃寒肠热、胃热肠寒、脾胃不和、肝气犯胃、胃口痛、胃反、虫心痛、心腹痛、臌胀、膈气痰结、哕逆、痞气、酒癖、伤胃吐血、胃中风……

《内经》曰:"脾胃者,仓廪之官,五味出焉"。"饮入于胃,游溢精气,上输于脾,脾气散精,上归于肺,通调水道,下输膀胱,水精四布,五经并行。"此充分说明脾胃营养周身四肢百骸、调节机体脏腑机能,维持人体正常生命活动的"后天之本"作用。李老认为脾胃为病病在血分而不在气分,脾胃往往同时俱病,因脾乃一身之本,统约四脏,为十二经之根本,十二经脉皆注于脾胃,为后天宗气所主。胃可化生水谷精微,然其有赖于脾为其运行津液,脾气旺则血荣而津润;脾气弱则血枯而形衰;脾气虚则运化失调而形瘦。故论脾胃运化,功在脾,胃为用,所以临床辨证多论脾而不言胃。医家每见胃疾先行补脾,调其脾气以和阴阳,原因是阳根于阴,阴根于阳,孤阴不生,孤阳不长,求之阴阳互根,脾胃相依之机理,故治胃当先治脾。

脾喜燥恶湿,阴常有余而阳常不足,故多论以脾阳虚,脾阳不足,鲜有以脾阴论道;胃为水谷之海,喜润恶燥,胃火多旺而阴不足,故多以胃阴不足论之,独不言胃阳虚损;脾胃同气连枝,相辅相成,互为表里,密不可分,故温阳则健脾,养阴则益胃,阴阳调和则脾胃共济。

脾阳不足多宜补之,胃阳有余多宜泻之。脾家虚多表现为气虚,乏力,懒言,阳气不能布达于外而畏寒。可予性味甘温之药物口服,甘可滋脾,温可暖脾,甘入脾,化液为涎,清气生发,阴生阳长;清气上行,充实腠理,固阳卫外;脾家实,表现为湿邪为困,身重头蒙,阳气不得舒展,疲乏、纳呆、嗜睡;湿邪久稽,郁而化热,常见午后潮热,渴不欲饮,尿赤溲短,宜清热祛湿,健脾助运,此宜泻亦为补也。仲景云:"阳明病胃家实。"《内经》云:"六腑者,传化物而不藏,故实而不能满也。"胃家实者可见胃气独盛,消谷易饥;胃血独旺,吐血便血,迫血妄行;胃热独多,口干口苦,嘈杂泛酸;胃为仓廪之官,盛化物,生气血,食积生热,故多气多血多热;实者泻之,宜选苦寒之品,苦可泻热,寒可清火,热除则津存,胃阴得以保全。胃家虚多表现为胃阴不足,口干少津,饥而不食;阴虚则火旺,亦表现为多火多热之证,治宜壮水之主以制阳光,养阴清热,热退津生。总之,脾胃为病,虚证乃气虚阳虚,治以温阳益气,健脾和胃;实证为气滞,热壅,血瘀,治以行气导滞,清热消痈,凉血化瘀,最终达到消积化滞,去腐生新,热去存阴之目的,清亦是补,补亦是清。

# 第一节　病　因

众多病人叙述病情的由来与方书记载,其罹病之因是一致的。但由于时代进化随之而带来新的致病因素。诸如情志、气候、饮食失度、土地失宜、环境污染、起居失度、职业性、嗜酒、劳役过度及衰老等诸方面因素都与本病的成因密不可分。通过临床病例观察发现,肝火素盛和内向型疾病人群中,罹患本病的机会较多。特别是经过统计学处理发现,生活环境和生活规律失去正常状态的人,易发生本病。如汽车司机、汽车售票员、野外作业人员、渔业人员、化学接触人员、高炉旁作业人员、演员、纺织工人、教员、航海员及从事文字工作的职员等致本病者屡见不鲜。此外本病的发生还与遗传因素有关,值得进一步研究。尤其不可忽视的是在酷暑季节暴饮暴食,在严寒时令不注意温食,往往是诱发此病的直接原因。从年龄组分析,本病多发生在中年以后,而青少年人群中并不多见。此年龄组的病人即使胃病发作也多是因寒凉刺激或一时性的暴饮暴食,服药或不服药都能逐渐痊愈。应当看到人到中年是脾胃功能由盛变衰的开始,其病源多起于脾肾两经虚衰,肾虚无力涵肝,致肝气乘脾,脾失健运,累及胃腑,生化气机失调,久之由胃脘作痛演变为胃脘痛。此乃脏腑相生相克之理。究其脾肾二经虚衰导致本病成因如何,仅就统计229例萎缩性胃炎,从年龄组来看,45~75岁占66.8%,男性占70%。经统计学处理表明,年龄组显示本病多发生在中年以后到暮年之际,也基本符合天癸盛衰之说。且男性多于女性,由此可以推论肾经耗损与本病有内在的联系。以职业而论,职员多于工人,工人多于农民,这也不难看出脑力劳动与体力劳动两者患本病的差异。有人做过流行病学调查,本病近乎多发病。特别是情志失调是导致本病的重要原因。因为抑郁、忧思、恐惧、悲伤、兴奋等都能有害于脾,不利于胃,由此而引起食少纳呆或拒食,食而不消,为积为痞,久之腐熟成痈矣。

# 第二节  舌  诊

通常认为舌乃心之苗,脾开窍于口。而舌象在望诊中,颇具极为重要的地位。舌象学概括起来包括舌体、舌质、舌苔的改变。然而它的改变每每反映在热性病、血液病较为明显。但是多年治疗萎缩性胃炎经验表明,发现萎缩性胃炎的发展过程中反映在舌象方面异乎寻常地敏感。从胃腑虚寒、胃腑实热、胃腑瘀血,仅从舌象学观察可以直观判断出本病的轻重与险恶以及恢复程度。这不仅是凭借临床经验,还可同检查数据相对比,其误差也是极小的。按李老的临床经验从舌象学可以初步诊断出浅表性胃炎、萎缩性胃炎、胃黏膜脱垂、糜烂性胃炎、十二指肠球炎和溃疡,重度不典型增生、癌变前期。这是经过胃内镜活检得到病理证实,符合率达到95%。对于舌象学在本病的特征性表现分述如下。

# 一、舌  体

人的舌体一般说来有肥瘦与长短之分,而萎缩性胃炎从浅表性胃炎伊始,就明显地出现改变。归纳起来可分为四种类型,即:

**1. 板状舌体**

舌伸出口腔舌体如薄木板,看上去很规整,舌面平坦,舌尖部呈椭圆形,舌体展伸自如,舌体多平直。这样的舌体表明了其人脾胃素虚,病势发展较为缓慢,长期未能得到恰当的治疗,多是停留在浅表性胃炎或浅表萎缩性胃炎阶段。

**2. 香蕉样舌体**

舌体伸出口腔外呈香蕉形或似锥体样,近舌根部较粗,从舌中央到舌尖部垂细而下,舌体多不垂直而呈小弯形,舌体表面不平坦,多附着颗粒样改变,舌呈圆柱形同香蕉无异,当舌体伸出口腔外显得展伸困难,不自觉地回缩频频。这样的舌形出现反映病势加速进展。每每出现在萎缩性胃炎的中、重度期。之所以出现此类舌形,其病因是咎于胃阴耗损太过,脾气大伤,导致胃体逐渐萎缩而反映到舌体上来。从众多的该型病人口诉多为经久治疗未得奏效,病势愈演愈发展。

**3. 胖鱼样舌体**

舌体伸出口腔膨胀占满腔,舌体伸展相当困难,显得蠢笨而难看,病人自诉味觉不敏感,舌体在口腔内自感很不舒服,多有灼热和苦味感,这样的舌形出现多是基于湿水积蕴于脾,脾被湿困,日久湿气化热,累及脾阳不振,胃内停饮,水湿上蒸于舌,而出现的这类舌形。此外也常见于女子更年期前后,或七情郁结,或心经火盛也曾出现此类舌形。就胃疾而言,大凡这类舌形的出现多见萎缩性胃炎发展期,或十二指肠溃疡活动期,常伴便血。

**4. 锯齿样舌体**

舌体偏薄偏长舌体伸出口腔明显地看到舌体周边呈锯齿样,锯齿凹陷排列很规则但其深浅不一,近舌根部齿状沟较浅,从舌中央到舌尖锯齿状沟较深,呈上浅下深延伸,舌系带多弯曲。据多数病例观察,凡出现此类舌形,多是一致的,即具有一定的规律性,故称为锯齿样舌形。出现这类舌形的病因多是由于胃阴素亏,水不济火,胃腑积热成痛,上授于舌。多见中、重度萎缩性胃炎,或糜烂性胃炎,或胃溃疡,或术后残胃病变,或疣状胃炎,或胃黏膜脱垂等。

# 二、舌　　质

临床经验表明,从舌质的改变初步可以判断出胃腑虚、实、寒、热、瘀血及腐痛。舌质的改变,可以显示出正邪交争的盛衰,从正的方面讲可分为舌质有神(表明正气存内,邪不可干),舌质有根(表示血脉充盈)。舌神与舌根乃舌质之本源。临床医生应当注意到舌诊之关键在于查明舌质本源,明其本源而后方能判断其病之所在。从舌质深层及表面又可分为舌质绛、舌质蓝、舌质黑、舌质褐、舌质瘀血、舌质苔云叠……,几个方面的变化。为了剖析舌诊为脾胃病治疗提供特有诊断价值,不妨再加以赘述如下。

(1)舌质有神:当舌体伸出口腔,舌质显得格外有神,形若荷花浮露水面,滴雨而红润,娇嫩而轻柔,舌面津液覆被,淡红透润,有如婴儿之舌,显得分外有神。这样的舌质表明脾胃之气互根,胃气未伤,病变在初期,多见于浅表性胃炎初期。

(2)舌质有根:当令病人将舌伸出口腔外,舌体适中,舌质显露出质壮而气充,舌质淡黄中衬托红润,若牡丹绽放,舌面津泽无遗,津液欲滴而流,显示出正气未受邪干。此际脾尚能为胃行其气,脾气未伤,其病在表。

从观舌质随之而演化出来的质变,又可分为:

**1. 舌质紫绛**

多数病例均不同程度地同时出现近舌根部褐色质腻,近舌中央至舌尖部质紫绛,若瘀血死血之状,所奇特表现出的规律性的舌质(指全舌体)周边约0.5cm的亮带圈,环舌体周边改变,浅红而反光,与舌质紫绛鲜明对照,界限分明,同若泾渭之水。从众多病例中看出,凡有亮带圈出现的舌象,均是萎缩性胃炎重度期的反映,除此之外,其他胃疾鲜有此类舌象出现,故对此亮带圈命名为舌周边瘀血带。病变多发生在萎缩性胃炎进展期。从病因分析,病变多是未能及时有效的治疗,脾阴耗损太过,水不济火。另外,如过服辛燥之药也能伤及脾阴。

**2. 舌质深紫**

舌质呈现红褐,唯所特异的是舌面并不干燥,看上去还有津液弥漫,但是舌质神、根俱无,黯然失色。舌面如镜面反光,整个舌体全无苔,这意味着失去正气的卫护,舌质形同"猪腰子"断面,显得凄凉失泽,似红非红,似紫非紫。此类舌质出现,舌体多薄,舌面展开不平,舌体中间多凹陷;从放大镜下可看出舌面的菌状乳头肌、丝状乳头肌、叶状乳头肌,几乎全部消失。舌背面舌系带呈黑瘀血状并有斑点出现。病人苦诉舌体痛楚感,舌灼热有如火燎难以忍受,喜将舌体伸出口腔外,但遇冷风刺激,舌尖又骤凉难忍,尽管如此困扰,但并不感到大渴引饮,口干欲饮,又不欲咽下。由是不难看出病在胃但非阳明胃火。此舌质称为瘀血性镜面舌。而镜面舌可以显露出两种状态,一是舌的表面往往附着环状小圈,其色色淡,排列不整,格外分明;二是近舌根部舌质散在小隆起,其色较深紫。究其病因,多病后伤阴过甚,病在血分。临床经验表明,大凡出现如此舌质,多是萎缩性胃炎重度进展期,或不典型增生,或胃癌前期。应引起足够的重视。

**3. 舌质苔云叠**

舌根至舌中间质苔厚如晚秋老云,层次交错难以分清,质浅淡而腻,呈灰白色而深层透以黄褐,最基底呈紫色。尽管质苔如云叠,但舌体多偏瘦而萎缩,近舌尖部呈瘀血状而失泽。此多为脾胃之气俱败,阳气欲去,阴亦将竭。临床多见胃癌前病变,或癌变早期。

舌诊经验证明,舌质与舌苔是密不可分的,质在苔下,苔覆其上,苔可分为病象,亦可视为正气存在,如有质无苔说明失去正气运作,有苔无质证明神根俱失。苔从色深辨证,质从根基反映病变。可见热性病苔黄而褐,虚寒证苔淡而薄,大便燥结苔黄而腻,泄泻病苔薄而淡,女子虚劳血虚而无苔,所以无苔说明病在血分未在气分,有苔病在气分少在血分。仅从众多的病例中以舌质论之,舌质愈红愈无苔,病势发展愈快愈险恶,这在判断萎缩性胃炎进展过程中是一个极为关键性的指征,绝不应认为没有苔是个吉兆,而实际上舌质失去苔的保护,等于孤家寡人,是个恶兆。恰恰相反,当病势好转,舌质随之变淡,逐渐有神有根,据已所见,在舌的周边往里出现浸润性的舌苔,近而往舌的中间和根部扩散,薄如白纱覆被于舌面,舌尖显露出淡红色,这可证明胃气逐渐来复,水火既济,水之来复预示脾胃之气得救,从而其火得以旺盛,足使脾阳与胃阳之气得以生发,阴助阳生,病势得以转机。反之,舌面愈光滑愈无苔,证明胃失所养,预兆脾胃之气濒临绝境,阴阳互不为根,陷于阴阳离绝之势,临证当须留意。

若见舌质瘀血呈紫蓝色,舌体萎缩,舌面有条状黄腻苔,或苔如朵朵白云散落在舌的中央,此乃脾胃之气衰败,清阳不升,浊阴不降,脾失合于胃,胃腑炽热,炎已成痛。从胃内镜下和病理活检提示:多为重度萎缩性胃炎伴有重度肠上皮化生改变,或不典型增生。

# 三、舌　　苔

应当看到,从浅表性胃炎、浅表萎缩性胃炎、萎缩性胃炎的发病全程中,舌苔的出现并不多见,即或苔之出现也多在恢复期,由是可以这样地认为,萎缩性胃炎病在血分不在气分。故而通常概念中称为胃脘痛应该指的是气分为病;而萎缩性胃炎乃器质性病变,两者有所不同。它之所以无苔,非胃腑实火上炎,而苔色变又来反馈于火,实则乃胃腑腐痈为患,故很少出现舌苔。

# 第三节　脉　　象

脉乃取之三部九候,举按推寻所见,来辨别浮沉迟数,总谓七表八里可代表脉象学之真谛。而萎缩性胃炎反映在脉象,非常微妙,有时从脉辨病,有时舍脉从证。本病脉来通常所见:沉细沉弦居多,弦实有力居少,浮大弦紧则少见。若脉来洪大有力,多为萎缩性胃炎加速进展期,或癌前病变,或早期胃癌之病理反映。

通常按脉学理论言之,久病当虚,脉已应之,应当见诸沉伏缓弱,才谓脉证相符,今脉来反躁,如是脉证殊异,这不能理解为病人元气未伤,误认为脉来有神,药到豁然而愈。乃是机体内存在异乎寻常的病态因子,此乃格阳脉象,其因基于阴不内守,孤阳外越,有如强弓之弩,这是临床经验的结晶,此刻临证应舍脉从证,切毋为之所惑。

切脉经验证明,萎缩性胃炎凡脉来洪大或弦数,可见三种病象:①萎缩性胃炎重度期并伴重度肠上皮化生改变;②早期发现胃癌;③或体内隐藏着其他肿瘤。

对此曾做过实验。选癌症患者8例,其中肝癌2例,有手术价值予以手术,选胃癌中、晚期各3例,全部进行手术治疗。肝癌2例中其中1例行肝叶切除手术,但靠近门静脉的病灶无法进行彻底扫荡而关闭。此例术前脉来洪大有力,术后脉来立刻转为缓弱无力。但当术后2个月,脉来由缓弱又复出现弦实有力,术后4个月癌细胞扩散而不治。由是可以说明问题的是癌症术前脉来洪大有力,术后脉来转缓弱,复又转回原有脉象,足可以证明机体内存有危险因子,而从脉理上反映出来。另一例肝癌手术脉来同样洪大有力,而术后也同样变为沉弱无力而持续下去,结果这个病例存活下来。胃癌中晚期6例全部进行手术,而术前脉来均洪大有力,术中2例成功,这2例脉来立刻转为沉细无力。其他4例中1例手术切除病灶不理想,3例手术打开后无法进行而关闭。1例不理想的手术病人脉来由术前的洪大有力转为弦实。其他3例不适合手术的病患,脉来依然洪大有力。这应理解为手术失败,脉来回应现象。从上所述不难看出,肿瘤一旦根治,脉来由术前的洪大有力转为术后的脉来细弱而濡,几乎成为脉象规律。就脉来沉细言之,不应理解为手术当时大伤元气失血所致,这是脉象回应的自然反映。也可理解为恶性肿瘤切除后,机体逐渐恢复平静,气血重新加以调整,邪之已去,正气有待恢复,亦即正邪交争后,正能胜邪之病理生理征兆。由是不难看出,单纯用血流动力学原理去解释脉搏跳动次数,是很不全面的。可见病势左右于脉,而脉又反应于病。重度萎缩性胃炎进展期,所出现的脉来弦实有力而洪大,是强弓之弩的排斥现象,故称为李氏排斥脉象。这种排斥脉象从好的方面说已有先例。如女子受孕,约在40天后,脉来呈滑象,滑脉如珠,往来流利,珠行而转富有生气告知机体内有小生命存在,而同时出现的恶阻,又告知想要用自然吐祛,将突如其来附寄机体内的生命排斥掉,妊娠恶性呕吐,即是强烈的排斥现象,而这种排斥是生理一过性的,待适应后,这种排斥现象也就消逝了,而滑脉反应也不敏感了。不难看出同样出现排斥现象,但得出不同的结果,那就是有生命的排斥是短暂的,无希望的排斥是与病同时俱没的。

再举通常一个例证脉象反应于病,如热性病——温热病,解表后均认为汗后脉静身凉则安(愈),汗后身热脉躁(洪大)则不安(未愈)。所谓不安,一是汗后伤津,一是病变传里而误汗,这都说明正与邪争反映于脉的道理。萎缩性胃炎从脉象观察,病之好转脉转弱,病之告急脉转强,所谓强则邪胜于正,所谓弱则正胜于邪。弱乃平脉,洪大弦实乃病脉。上述反复说明脉象之变化,目的在于引起注意,也可从脉象来判断病之安危。

# 第四节　诊　　法

李老善于运用望闻问切四诊合参之法诊断萎缩性胃炎,结果多与胃镜回报相吻合,其诊法独特,乃毕生经验之积累,非常值得临床医家所借鉴。

**1. 望身形改变**

几经确诊为萎缩性胃炎病患,突出表现出体态消瘦,面色灰垢少华,面容憔悴,目睛少神,眼球活动呆滞,两颊凹陷,精神委靡不振,少气乏力,呈现出一派苦楚表情。胃脘部呈收缩状态,脾区按之作痛,按痛处向两胁下和背部放射。萎缩性胃炎由中度到重度之际,体重明显下降,每每在3个月以内体重减轻3~5kg。这是本病消耗津液,气血虚亏之特征。值得提出的是体重虽然剧减,并未引起病人的十分关注,疑为过劳或营养不良所致,而忽略了极为重要的病象出现。体重如此剧减不同于一般胃脘痛,多年临床经验证明,胃、十二指肠溃疡、黏膜脱垂等病患,体重往往不减,甚或不仅不减相对还有发胖趋势,而通过1000多例萎缩性胃炎病人的体重测量统计,无一例不消瘦者。这应该说是萎缩性胃炎综合证候中一个重要的发现,为本病的诊断提供了有价值的指征。萎缩性胃炎患者体重之所以明显下降,亦可视为病变向广度、深度发展的必然结果。从众多的病例中得出的结论是:体重每下降一分病情加重一分,呈反比发展。此乃消谷为瘠的一种特殊反应,临床应重视这一病象。

**2. 腕骨诊法**

李老常嘱患者将衣袖撸起,望其腕骨两旁肌肉,用手轻轻按捏,如肌肉丰满有弹性为气血旺盛之表现;如皮肤松弛,肌肉松软缺乏弹性为气血亏虚,病邪深入,久病耗损之特征。

**3. 指诊**

嘱患者伸出右手,医者轻按患者中指,如指尖皮肤迅速恢复常色为气血充盈之表现,如指尖发白皮肉瘪皱为气血耗损,久病入络之征象,由此可辨别虚实及病邪深浅,并判断预后。

**4. 食管贲门切诊法**

患者常述咽部不适,有物如梗在喉,吞之不下,咳之不出;或言吞咽困难,梗噎不顺,心口堵闷。李老将三指平铺于患者咽喉下方或剑突下,嘱患者做吞咽动作,如唾液通过时闻得咕咕有声则说明存在食管贲门水肿或是贲门失弛缓之表现。治当行气化痰,利水消肿。

# 第五节　用　药

李老常说审病之要重辨证,治病之要在组方。遣方用药犹如排兵布阵,知人善用,方能百战百胜;熟识药性,辨详寒温,补泻得当,精研药量,临床治病方能得心应手,施药百应。

## 一、变通用药

药有寒热温平,功能有一二三四,功效相近之药,何止一味。不同药物的各种功效又有相同之处,故而欲选出治病祛邪的最佳药物并非易事。如桃仁、莪术,其作用一是活血祛瘀,治疗癥瘕积聚,二是行气止痛治疗气滞脘腹胀痛。然而桃仁、莪术之治疗食积脘腹胀痛之功能,罕为医家选用。但是李老却惯用桃仁、莪术治疗脘腹胀痛,为治疗萎缩性胃炎的首选之药,取得理想疗效。还有一些药物的最佳功效和主治,方书尚未记载,若想知道这些,则要求医生必须苦心钻研,才能有所发现,才能在疗疾去病组方过程中,组成至妙之方,获收奇异之效。因此,深究药性,实为医生组方之关键一环。李老说:"读神农之经重尝百草,组仲师之论格外生方。"只有这样才能在杏林之中显示出自己的风格。

## 二、寒热平调

治病之方,药之寒热乃据病之寒热而选。而同一方中,寒药热药并用,有时令人费解,殊不知寒热之气虽异,共为一方,异气同行,旨在寒热并治,阴阳双调,共奏功效。亦因临证之中,多数病例寒热错杂相兼、唯程度不同而已,或热多寒少,或热少寒多,或寒热相当。故治病之方,寒热并用可收阴阳双调之功,双向调解之力。即或是纯寒纯热之证,若药性一派温热或一派寒凉,也有导致机体不受或矫枉过正之弊。相反寒热并用,或以某药之小寒制方之过热,或以某药之小热制之大寒,以防寒热偏盛过激,收双向调解之功。然而寒热并用之治,必晓病证寒热之孰轻孰重,病家气血阴阳之盛衰。恰当匹配寒热药物之比例,令方既针对病因病机关键又符合机体内涵,才能组成至微至妙之方,才能正确理解老师之教。此等组方用药之玄妙,非一日之功可得,必须持之以恒,不断学习研究,方可获得组方理论之真谛。

## 三、平剂建功

顽疾恶症,邪之气盛,病位浅深,病势危险。一般认为平和无毒之品药力浅薄,难达病所,难胜邪气,故病难愈。殊不知凡病此顽症恶疾之人,正气已虚或已虚甚,实不耐大毒性烈之药所伤。即使方中加入参芪归胶河车之类峻补之品,也只能是理论上的攻补兼施扶正祛邪,达不到扶正兼祛邪的真正目的。若已虚之气,已亏之血再受烈药所伤,机体有何力量斡旋药物驱邪?治疗痼疾大证必缓图其功。投以药性平和无毒之味,缓消邪势,暗扶其正,实为至微至妙之法。李老临床一贯慎用剧毒之品,然而屡收满意疗效。吾辈必当潜心学习之,切勿妄为。大毒性烈力洪之药,必在正盛体强邪实之时,方可斟酌使用。《素问》云:"大毒治病,十去其六;常毒治病,十去其七;小毒治病,十去其八;无毒治病,十去其九。"为用药之明鉴。

## 四、精研药量

一般医生阅读资料,观看处方,一见药物平平,均为普通常用之药,缺少峻力之品,便以为这张处方无可取之处,随手弃之。哪里知晓所弃方剂中寓有奇妙的配伍法度,精湛的剂量比例。因此,学习前辈处方时,必须仔细推敲,才能悟出其中奥妙所在。正如李老常以干姜配黄连、吴茱萸配黄连,在不同的病证中两种药物的剂量变化很大,而变化恰到好处,因而疗效显著。再如李老说败酱草的最低有效剂量为25g。治疗胃黏膜糜烂出血之证白茅根可用到40g以上。因此,学习处方组合之玄机,不仅在于药物的种类,还要着重学习药物的剂量和配伍。仲景三承气汤,药物组合之妙,剂量变化之绝,是我们选药组方的最好模式。

# 五、内 痈 外 治

白及、白蔹,同为解毒消肿,敛疮生肌之药。胃炎一证,详析病机,可归痈肿疮疡之类。而白及、白蔹二药既可内服又可外用。胃炎患者用之内服,一可发挥解毒消痈之力,二可与胃中病灶直接接触,奏外治敛疮生肌之功。况且白蔹解毒托里,从内向外;白及固表护膜,从外向内,二药同用,内外合治,功效岂能不著。此即两药联合玄机所在。另外据现代医学研究,胃炎有从肌层向黏膜发病者,有从黏膜向肌层发病者。白蔹善治前者,白及善医后者,因此,不论先于肌层的胃炎,还是先发于黏膜的胃炎,二药同用实为至佳之法。

# 六、善 用 药 对

两药组合成对古方中屡见不鲜,如苍术黄柏名曰"二妙"清热燥湿,治疗湿热之邪相搏着于下肢的痹证;湿热不攘,筋脉弛缓的痿证以及湿热带下等证。黄柏苦寒清热兼燥湿,苍术健脾燥湿,二药相合湿去热清,故湿热之邪为患诸疾,药后病解。其他诸如乳香没药、桃仁红花、五灵脂生蒲黄、三棱莪术等两味中药配对入方,看似习惯用法,其实内含玄机。古人用对药或取两药功效相助,或意在两药药性相制,或求方剂滋补而不腻,或旨在减低方药辛燥之性。李老自创配对药物亦寓此意。

**1. 高良姜、黄连**

治胃寒用高良姜,为防其辛热太过损伤真阴,故佐用适量黄连,形成良姜、黄连为对。良姜祛寒,黄连坚阴,阴存养胃,寒去阳复,胃病自然得解。李老临证,凡胃寒之治,必用此二药为对入方,屡获良效。

**2. 白及、白蔹**

白及、白蔹为伍,治疗慢性胃炎,配合非常巧妙,独得天工。两药均有解毒消痈,敛疮生肌之功,又具有奇妙的托里护膜之力,疗效颇著。前文已述,此不赘述。

**3. 红豆蔻、白豆蔻**

红豆蔻、白豆蔻联手成对入方,治疗胃腑疾患,功效相资,药力相助。共奏温胃散寒行滞消胀之效。二药均善治胃中酸盛,对吞酸反胃有良好效果。既有乌贼骨、煅瓦楞的抗酸之力,又无乌贼骨、煅瓦楞之助热伤阴之弊。并且乌贼骨、煅瓦楞子功效狭窄,以治酸为主。红豆蔻、白豆蔻二药功能较多,各种功效皆益于祛除胃腑诸疾。此两种药物组合,堪称最佳之对。脾胃虚寒气滞中焦,脘胀腹满乃常见之证。组方用药同选红豆蔻、白豆蔻疗效大增。白豆蔻长于暖胃行滞消痞,降浊除湿;红豆蔻温中散寒,与白豆蔻合用共奏暖胃之功。特别是红豆蔻内服,能驱肠胃之风,故而二药合用消滞除胀之力互资,祛寒除湿之力相助,故而方药疗效必佳。

**4. 丹参、豆豉**

李老在治胃腑疾病中,又常把丹参、豆豉组成对药,合并入方。其中之奥妙,非一言能尽。胃病种种见症迥异。但是,腐化水谷饮食之力减退,为胃腑疾病共有之。豆豉为大豆发酵之品,配行气活血之丹参,则腐化水谷饮食之作用胜于麦芽数倍。丹参借助豆豉消食化积之作用,则化瘀止痛之力远胜于乳香元胡数倍。两药配伍相得益彰。

**5. 黄连、马齿苋**

黄连清热燥湿泻火解毒,善治痈肿疮疡。马齿苋解毒凉血,亦为疮疡肿毒常用之药。胃炎成痈亦可被视之为疮疡之类。胆汁反流性胃炎为胃炎中症状较重者。病家常感胃脘灼热而痛，疼痛较剧难以忍受。舌赤少苔多属热证。黄连、马齿苋两药均为寒性，清热力强解毒效佳，二药联合同入方中，既清胃中热郁，又解胃疮之毒，故药后病家症状多迅速缓解。胃疮亦自然渐渐向愈。现代医学研究证实，胆汁为碱性液体，马齿苋酸性之药，酸碱中和大减胆汁伤胃之力。李老常说一钱马齿苋等于五钱乌梅。因此，可见黄连、马齿苋两药配伍为治疗胆汁反流性胃炎的要药。

**6. 百合、蚕沙**

李老治疗胃腑之病，常以百合蚕沙相伍，同入方中。凡病人自诉胃脘似痛非痛，似胀非胀，似饥非饥莫名所苦时，选药组方必有百合蚕沙。复习本草及各家方书方知老师之意。乃借百合清心除烦安神之力，助蚕沙和胃化浊之功，在方中其他药物的协力下，共解患者胃脘似痛非痛、似胀非胀，似饥非饥等难明之苦。仲景《金匮要略》治"百合病"即以百合为主药，立百合地黄汤为主方。胃脘上述莫名所苦之疾，详析病机，为湿浊阻遏中焦，困于脾胃，脾升胃降之功失职，中焦气滞，复因湿浊化热，上扰心神而致上症，百合加蚕沙除湿化浊清心除烦，恰对病机，病证焉能不解。

# 第六节　萎缩性胃炎演变临床辨析

通过胃内镜、病理活检、胃液生化分析、气钡双重照影及超微电镜等检查，所诊断出来的萎缩性胃炎发展过程也有它的规律性，即由浅入深，由轻变重的自然发展经历，罕见有原发性萎缩性胃炎的存在。俨若伤寒六经传遍，所不同者没有直中。其疾病发展乃是由浅表性胃炎—浅表萎缩性胃炎—萎缩性胃炎—重度萎缩性胃炎（伴中、重度肠化及不典型增生）的过程。据疾病演变的不同时期具有不同的临床特征加以辨证，施以相应的临床治法，可以在疾病早期起到防微杜渐，阻断或逆转癌变的目的。

## 一、浅表性胃炎

由于脾虚胃热而引发，从四诊所见：形体一般并不显得消瘦，神态自如，面色润泽，舌体多偏胖，偶伴有齿痕，舌尖有津液附着，舌质淡有少许白苔，舌苔多润泽，脉多沉细或弦细。胃脘按之有轻微疼痛，胃上脘（近贲门部）多有压痛，偶有吐血或大便潜血，沈金鳌谓："胃痛邪干胃脘为病也。胃秉冲和之气，多气多血，壮者邪不能干，虚则着而为病，偏寒偏热，水停食积，皆与真气相搏而痛，唯肝气相乘为尤甚，以木性暴且正克也，痛必上支两胁，里急，饮食不下，咽膈不通，名曰食痹。""谓食入即痛，吐出乃止。盖以肝木相乘为贼邪，肾寒厥逆为微邪，挟他脏而见症。与心痛相同。但胃经本病胀满，或呕吐吞酸，或不食，或便难，或泄痢，或面浮黄，四肢倦怠，此等本病必与客邪参杂而见……"。本浅表性胃炎的病症特征为：胃脘疼痛，胀满不显，嘈杂，胃部不适，呃逆上气，堵塞咽部感，大便多溏，或大便先硬后溏，食少纳呆较为明显。据众多病例统计：儿童发病逐渐上升，从胃内镜下所见：胃黏膜多光滑，皱襞多规整，胃黏膜红白相间以红为主，少有隆起或糜烂，唯急性反应居多，常见胆汁反流。胃内镜下所见多无异常病变。但不容忽视的是浅表性胃炎经胃黏膜钳取活组织，病理发现胃黏膜不典型增生，或肠上皮化生改变亦并非偶见，这易漏诊为早期发现胃癌癌前病变的征兆，应引起足够的重视！临床以证属虚寒为多。附子理中丸、八宝瑞生丹……辛温燥热之品应为禁忌，而补中益气汤等则少人问津，因为过用苦寒而伤胃阳，过于泄下而伤脾阴，过于辛温则燥盛伤津，过于行气而伤宗气。应宜升阳益胃，升清而降浊，浊化而瘀消，所谓炎症随浊去而化。

## 二、浅表萎缩性胃炎

本病由重度浅表性胃炎发展而来，为第一阶段病变的继续。胃脘郁热形成，炽热化腐，病在血分。浅表萎缩性胃炎经胃内镜和病理区分为：轻、中、重三度。病程的演变多在 1~3 年。四诊所见：形体消瘦,面垢神疲,脉来多弦细或弦实有力。舌体瘦薄,有板状样舌,有香蕉形样舌,有锥样舌形,舌枯萎干燥少津液,苔白腻,症见中脘胀闷,疼痛并不明显,痛则多在饭后 1~2 小时发作,持续 2~3 小时渐止。时有呃逆,口吐清水或苦水、胃脘嘈杂、灼热,口干饮水但不欲咽,因病在血分不在气分,为血燥之特征。食少纳呆,厌油腻,体重急剧下降与伴随脉来有力相为伍,且腹胀不得缓解,大便又不正常,经用健脾和胃、宽中行气、活血化瘀、疏肝理气、豁痰化结等法,屡治不奏效时,应当考虑大肠传导失常,下气受阻,每因肿瘤所致,急须做结肠镜以求确诊。从胃内镜下所见:胃黏膜红白相间,血管暴露明显,胃皱襞不规整,近胃窦部多有水肿和急性反应,胃窦和胃角部有隆起或花斑状。于隆起部钳取活组织 3~7 块,病理所见腺体萎缩,而其病变程度划为轻、中、重三度。轻、中度常伴有肠上皮化生或出现轻度不典型增生,多为郁热。在治疗上应重视益气养阴兼以活血化瘀,疗程当在 1~3 年,坚持治疗可告逆转。治疗应在胃内镜监护下进行,4 个月应做一次检查。因本病多乏酸,故碱性药物应慎用。

# 三、萎缩性胃炎

萎缩性胃炎为浅表性胃炎逐渐发展而来。然而幽门螺杆菌、胆汁反流性胃炎对本病已构成很大威胁。临床辨证为瘀血证,胃脘已成痼,从四诊所见:病人面色灰垢无华,面容憔悴,神疲倦怠,懒言,消瘦,脉多弦实有力。按久病当虚,脉来亦应微弱,今脉来反大,表明胃津已亏,阴虚火旺,水火不济,呈现强弓之弩,乃为反跳脉。不能误认脉来有力而胃气未损,就舌象而论,可以看到舌体多薄瘦形若木板而萎缩无神无根,舌面光滑如镜呈紫色而全无苔,呈猪腰子断面,形若死血毫无润泽,表明胃津耗竭,血瘀脉络胃气受阻。一旦舌质灰黄相间而枯燥无津,舌面上 1/2 处苔呈老云层叠堆积而黄褐,舌尖鲜红,加诸脉来亦伴随有力,每每为中晚期胃癌有之。

本病从胃内镜所见:胃黏膜颗粒样或结节状隆起和胃黏膜变薄,颜色以苍白或灰白为主,胃壁蠕动弱。多伴有胃黏膜充血发红、水肿、糜烂和溃疡等。活检病理所见常和胃镜观察所见一致。针对病变程度可分为轻、中、重三度。而中、重度萎缩性胃炎在取活检中,时而发现胃黏膜不典型增生和肠上皮化生改变,亦分属为中、重度所相一致。重度萎缩性胃炎伴有重度不典型增生,实际已进入胃癌癌前病变。

萎缩性胃炎的表现:胃脘胀满甚而疼痛并不明显。少数病例痛胀并作,多在饭后 1~3 小时隐作痛,厌油腻,偶有欲呕,肠鸣嗳气,多便秘,食少纳呆,呃逆频频。由于病势发展和摄取营养不足,体重往往在 2~4 个月下降 3~10kg,此为萎缩性胃炎的特有指征。萎缩性胃炎发展至重度期,经过系统治疗并在胃镜监护下进行是可以逆转的,需 3~5 年方可逐渐恢复,实践证明在短期内治愈是不可能的。在胃镜监护下,其治疗周期为 3~4 个月。一旦发现早期胃癌,应立即手术,以防贻误手术机会。一般对萎缩性胃炎的治疗,常以益胃健脾、疏肝理气、润燥生津或攻下法等,平胃散为首方。而李老在多年研究本病中,采取祛腐生新,益气养阴方法而收到满意效果。

# 四、胃癌术后抗复发

胃癌早期发现早期手术,术后一般预后良好,但临证时若没有 X 线和胃内镜检查,很难早期发现。因为胃癌早期胃部症状并不明显,只是时感胃脘胀满,食少纳呆,往往被忽视。在一般健康体检中发现中晚期胃癌并不偶见。待胃脘疼痛无休止,食少纳呆,大便秘结,欲呕,低热,体重剧减,经胃镜下和活检发现胃癌,多为中晚期,进行手术,术后亦不理想。为了延长生存期,投以中药扶正固本,清热解毒,去腐生新,长期观察治疗,一般效果较为满意。可予:

黄芪 50g　土茯苓 20g　皂刺 15g　炙刺猬皮 10g　蒲公英 25g　苦参 20g　白蔹 20g　山慈菇 10g　重楼 10g　甘草 10g　薏苡仁 30g　卷柏 10g　莪术 10g

水煎服。经李老多年临床观察,服用此方后,患者不仅在缓解胃痛,纳差,乏力等症状上可以得到明显改善,还可有效延长患者的生存期,大大提高了生存质量。

# 第七节 慢性萎缩性胃炎"以痈论治"

胃脘为疾之辨证,首先辨其成因之虚实寒热气滞血瘀,咎其成因所表现出来的征象,而后予以辨证施治。慢性萎缩性胃炎通常治法是寒则温之,虚则补之,实则泄之,热则凉之,瘀则化之。而"以痈论治"是李老治疗萎缩性胃炎学术思想的根本体现。治本从病而治,治标从症而治。治本扶正补脾,去腐生新,治标知犯何逆随证治之。萎缩性胃炎的病变乃是由郁变瘀,由瘀变腐,由腐而成痈。故李老根据疾病发展及演变过程将其分为四个证型:即脾胃虚寒证、虚寒化热证、胃脘郁热证和胃脘瘀血证。

**1. 胃脘虚寒证**

症状:胃痛,胃胀,喜温畏寒,若食生冷胃痛加重,或伴见呕恶,大便稀溏,舌淡绛,苔白滑,脉紧或沉细。

治法:温胃理脾,行气止痛。

方药:救胃导滞汤:

党参 10g 黄芪 10g 升麻 15g 黄连 10g 桃仁 5g 柴胡 15g 砂仁 10g 厚朴 10g 白芥子 15g 小茴香 5g

水煎服。连服 12 剂为 1 个疗程。

若症见恶心,法以平胃理脾治之。且分虚、实为病,虚者乃脾虚胃寒,宜温之健之,加干姜 5g、丁香 10g。实者乃胃中停有宿食不化而作恶,加藿香 15g、木瓜 15g、神曲 15g、代赭石 15g、旋覆花 15g、莪术 10g。若遇腹泻不止者可加用芡实 20g、诃子 15g。若咽梗呃逆,气闷膻中,加桔梗 20g、昆布 20g。若两胁下痛:加姜黄 15g、郁金 15g。

**2. 虚寒化热证**

症状:若病程日久气郁而化热可见胃痛,胃胀,吞酸,口干,大便干而不秘,对冷饮喜之又怕,舌淡绛或红,苔或白或根部微黄,脉弦滑。

治法:健脾清热,行气解郁。

方药:救胃化滞汤:

香附 15g 橘核 20g 茯苓 20g 白扁豆 15g 当归 20g 桃仁 15g 沉香 5g 甘松 15g 黄连 5g 苦参 10g

水煎服。连服 15 剂为 1 个疗程。

若胃酸过多,可加乌贼骨 20g、煅瓦楞子 20g、葛根 15g。若症见口干舌燥,渴而不欲饮,此乃脾阴虚,火灼津液,不宜苦寒,不宜泻下,法以补脾生津治之,方用党参 20g、白芍 20g、白术 20g、石斛 25g、知母 40g、天花粉 15g、桃仁 15g,水煎服。若症见两胁作痛,脾区尤甚,病人苦诉以手搔按为快,常以太息,此为肝气横逆乘脾,以化郁法治之,方用香附 15g、川楝子 15g、桃仁 15g、使君子 10g、榧子 15g、薤白 15g、丹参 20g、白芥子 15g、砂仁 15g、三棱 15g,水煎服。

**3. 胃脘郁热证**

症状:胃脘灼热,疼痛且胀,食少纳呆,饮凉觉舒,大便干燥或秘结,口干口苦,舌质红绛,苔黄或黄腻,脉洪或弦数。

治法:清热和胃,滋阴通便。

方药:养阴救胃汤:

柴胡 15g 马齿苋 20g 黄连 10g 苦参 15g 知母 15g 郁李仁 15g 桃仁 15g 连翘 20g 败酱 20g 芦根 20g 麦门冬 20g

若胃酸减少甚而无酸,喜食酸,可加五倍子15g、焦山楂20g、乌梅15g、枸杞子20g。若便秘过甚,可加桑椹子20g、火麻仁15g、桃仁15g、大黄10g、黑芝麻15g、当归20g、枳壳10g。若症见烦躁不安,此乃二阳之病发心脾,法以健脾宁心治之,加冬瓜仁15g、莲子心15g、麦芽20g。若症见吞酸口吐清水,经谓:"诸呕吐酸,皆属于火。"法以清火润燥治之,加黄连20g、红豆蔻15g、百合20g、茯苓25g。

**4. 胃脘瘀血证**

症状:胃脘痛、痛势较剧,或如锥刺或如撕裂,入夜加重,或痛势莫可名状,形体消瘦,大便色黑,面色晦暗无华,舌质紫绛无苔,或边有亮带,或舌如猪肾,脉沉细而涩或见洪大弦实有力之脉象。

治法:活血化瘀,健脾益气。

方药:救胃化瘀汤:

三棱10g　莪术10g　桃仁15g　当归20g　苦参15g　黄连10g　地榆20g　槐花25g　白扁豆15g　山药20g　白花蛇舌草20g　黄药子5g

若症见胃脘作痛,而痛又多在饭后,此乃胃气大伤,导致血瘀气滞。通常认为劳疫伤脾者按之不痛,饮食伤脾者按之痛,其实乃胃脘瘀血作痛。法以去瘀生新治之,加用生蒲黄15g、五灵脂15g、白芍35g、当归25g、马齿苋20g、姜黄10g、三七5g、莪术15g。若症见食少纳呆,身体消瘦过快,应足以引起重视。经验证明,大凡此类病象出现,从病理、胃镜所见,多为重度萎缩性胃炎或重度肠上皮化生改变,或出现不典型增生,要采取监护治疗。而治疗要分三步进行:首先理脾,拯救脾阴不足,重在清理胃腑陈腐郁热。第二步助理脾阳,化腐去瘀。第三步补益胃气,和中健脾。

在治疗全程中除了凭借四诊来确立治则外,尚需在胃内镜、病理活检、X线监视下进行。遇有重患须进行监护治疗,3个月进行一次复查,并建立合乎科研要求的病志进行严密记录。倘若在治疗期间发现癌变,应立即转为手术治疗,不得有误。术后为了防止复发,还应进行为期3年的抗复发治疗,除以上四个证型之外临床还常见以其他兼证为主的脾胃疾患,临床可参辨之。

---

若胃脘痞满不适,形体消瘦,面色灰垢无华,唇干齿燥,脉来弦实有力。舌质绛全无苔,舌面稍有津液覆被。精神委靡不振,倦怠无力,食少纳呆,胃脘隐隐作痛,时有胀闷感,轻微欲呕,口舌咽干,口干欲饮但不欲咽下,大便偏秘结,体重剧减,治以扶正固本,理脾益胃,救阴和血,去腐生新,药以胃醒饮治之:

黄芪20g　白术15g　茯苓20g　薏苡仁20g　白蔻15g　文蛤15g　羊角屑15g　蚕沙15g　丹参20g　三棱15g　莪术15g　党参40g

水煎服。

若症见痞满中焦,经云:太阴所致为痞中满。通常辨证认为,虚痞不食大便利,实痞能食大便闭,故当治脾以消痞。基本处方为:

桂枝5g　黄连15g　白蔻仁10g　榧子10g　使君子10g　五灵脂15g　生蒲黄15g　香橼15g。

若湿热太甚,土乘心下为痞,可酌加苍术15g、大黄10g;若因误下邪气乘虚为痞者,可酌加党参20g、升麻10g;若阴火上炎而痞闷者,可去黄连,改为胡黄连10g;若肝气不舒犯胃为痞者,可酌加柴胡40g、川楝子15g;若内伤劳疫,清气下陷,浊气上犯为痞者,可酌加升麻10g、白芍20g;若悲伤多郁,痰挟血瘀为痞者,可酌加桃仁15g、麦芽20g、竹茹10g;若症见胃脘灼热,此乃脾阴虚亏,燥火独盛,宜益胃养阴法治之。处方:

茯苓20g　黄连15g　鱼腥草20g　连翘15g　沙参20g　炙马兜铃15g　射干15g　百合20g　白蔻15g　乌梅15g　葛根10g

水煎服。

若症见子夜过后至寅时之间,胃脘倍感不适,黎明趋止,此乃胃气来复被遏,阳不胜阴。法当理脾和胃,疏肝清燥治之。方用百合汤化裁:

百合40g　射干15g　蚕沙15g　白术15g　桃仁15g　黄连15g　白扁豆15g　昆布15g　柴胡20g　莪术15g　党参20g　姜黄10g

水煎服。

若症见噎膈,首先除外肿瘤。经谓:三阳结谓之膈。按小肠热结则血脉燥,大肠热结则便秘,膀胱热结则津液涸。三阳既结,便秘不通,火迫上行,因而噎膈不下。初则养阴清肺,久则滋肾益脾,脾旺则心肾得交,脾健而津自生,法以养阴润燥。方用五君子汤:

威灵仙40g　昆布25g　枇杷叶5g　青皮15g　桃仁20g

水煎服。

噎膈分五种,有气滞者加莪术20g,有血瘀者加五灵脂20g,有火郁者加芦根50g、韭汁10g,有痰凝者加胆南星10g,有食积者加使君子10g。

若症见呃逆,首先除外肿瘤。按经谓:诸逆冲上皆属于火。法以清热化痰理气治之。宜养阴清胃汤:

紫菀15g　羊角屑10g　昆布15g　前胡15g　柿蒂15g　白芥子15g　苏木花15g　桃仁15g　胡黄连15g　麦门冬15g

水煎服。

呃逆有三种成因,一为热逆,胃火与气上逆而呃,加芦根20g、白茅根20g;二为阴火上炎而呕呃,加山栀15g、郁金15g;三为胃中停饮痰阻上逆而呃,加橘络20g。此外尚有因中气太虚而呃,加黄芪40g、升麻10g。

若症见呕吐,除外肿瘤。法以清火化瘀治之。四方饮:

竹茹10g　柿蒂15g　桃仁15g　槐花40g

水煎服。

呕吐病情复杂,尚须作如下鉴别治疗:

(1) 闻食而吐者,乃胃中有热,加鲜石斛20g、枇杷叶20g、半夏10g。

(2) 食入即吐者,乃胃中有寒,加吴茱萸10g、生姜10g。

(3) 食后方久而吐者,此乃风邪犯胃,加防风10g、桂枝10g、丁香15g。

(4) 翻而不忍,吞酸嘈杂,全不入食,多为暑邪犯胃,加香薷15g、木瓜15g、白扁豆20g。

(5) 心烦口渴,腹痛泄泻而吐者,每因胃中有脓,可加苡米20g、鱼腥草30g、败酱草30g。

(6) 作痛吐水,得食暂止者,乃胃中停饮,加冬瓜仁20g、大腹皮15g、茯苓皮40g。

(7) 心下怔忡,渴欲饮水,水入吐者,乃胃中多痰,加竹沥20g、紫菀20g。

若症见口干舌燥,渴而不欲饮,此乃脾阴虚,火灼津液,不宜苦寒,不宜泻下。法以补脾生津治之。方用甘露煎:

党参20g　白芍20g　白术20g　桑椹子25g　石斛25g　知母40g　天花粉15g　桃仁15g　鱼腥草20g

水煎服。

若症见大便秘,此乃胃阴被耗,肠间实热而燥结,法以润肠软坚治之。方用大通幽汤:

黄芪40g　党参25g　黑芝麻20g　胡桃仁15g　桑椹子25g　郁李仁10g　桃仁20g

水煎服。

若症见泄泻便溏,此乃脾阳虚衰,完谷不化,渐为飧泻,法以补脾养胃治之。方用补脾汤:

党参20g　当归15g　莲肉15g　芡实10g　白术20g　苡米20g　木瓜15g　黄连15g

水煎服。

若症见吞酸口吐清水,经谓:诸呕吐酸,皆属于火。法以清火润燥治之。方用五堂饮:

黄连20g　连翘20g　红豆蔻15g　百合40g　茯苓25g

水煎服。

若症见嘈杂,法以和胃平肝治之。方用三香饮:

公丁香10g　木香15g　檀香15g

水煎服。嘈杂一证胃实者居多,加鸡内金15g;脾虚者少见,加白术20g;虚寒者居多,加藿香15g、干姜10g;实热者鲜见,加石斛20g。

若症见恶心,法以平胃理脾治之。宜用独参汤:

白人参15g

水煎服。按恶心须分虚、热、实三因为病。虚则脾虚宜温之补之,党参20g、白术15g、干姜5g、丁香10g;热者乃胃脘郁热,石斛20g、白术15g、白扁豆15g、黄连15g、紫苏15g;实者乃胃中停有宿食不化而作恶心,藿香15g、木瓜15g、代赭石15g、旋覆花15g、莪术15g。

若症见血虚,或呕或吐或眩晕,此乃脾胃失职难以化生水谷之精微,故现虚劳血虚之证。法以大补气血治之。方用补中益气汤化裁:

白参10g　党参20g　当归40g　胡桃仁15g　桑椹子20g　马齿苋20g　乌梅15g　莪术15g　桃仁15g　白术20g　牡蛎40g

水煎服。

若症见背痛,此乃脾阳不振,脾被湿困,湿犯经络,引经作痛于背,法以宣痹通络治之。方用宣痹通络饮:

防己20g　炮山甲15g　苍术15g　红花15g　白芥子15g　僵蚕15g　地肤子15g　蚕沙20g　天台乌药15g　沉香15g

水煎服。

若症见自感食管堵塞咽下困难,实际饮食无阻,此乃肝气上逆,导致食管痉挛,或因郁火所致,以化瘀法治之,方宜失笑散化裁:

生蒲黄15g　五灵脂15g　威灵仙25g　黄连15g　柴胡25g　姜黄10g　郁金香15g　苏木花15g　荜澄茄10g

水煎服。

若症见两胁作痛,脾区尤甚,病人苦诉以手掮按为快。常以太息,此为肝气损伤脾土,以化郁法治之,方用:

香附子15g　川楝子15g　桃仁15g　使君子10g　榧子15g　薤白15g　丹参20g　白芥子15g　砂仁15g　三棱15g

水煎服。

若症见食少纳呆,身体消瘦过快,足以引起注意。经验证明,大凡此类病象出现,从病理、胃镜所见,多为重度萎缩性胃炎或重度肠上皮化生改变,或出现不典型增生,要采取监护治疗。而治疗要分三步进行:

第一步,理脾。拯救脾阴不足,重在清理胃腑陈腐郁热。法以益脾饮,方用:

乌梅15g　山楂15g　鸡内金20g　石斛20g　麦芽20g　马齿苋30g　水红花子15g　马蔺子10g　白蔹15g　焦山栀15g

水煎服。

第二步,助理脾阳,化腐祛瘀。方用:

鹿角霜40g　白术15g　槟榔15g　沉香10g　三棱15g　莪术15g　生蒲黄15g　当归20g　神曲15g　马齿苋50g

水煎服。

第三步,益胃补气,和中健脾。方用大补元煎:

黄芪40g　党参25g　白术20g　莪术20g　薏苡仁20g　败酱草25g　白花蛇舌草50g　炮山甲15g　香橼15g　桃仁15g

水煎服。

如身体虚弱逐渐恢复,体重渐增,表明病势得以控制,倘体重继续急剧下降,重在去腐化瘀,方药加以调整,切勿轻易投之补品。须知虚不受补,本来胃纳不佳,投之以补,脾气受腻,易出现厌食证候。此际应重视病理,应请病理专家会诊,如不能排除癌变,应及时手术。

若症见吐脓血,乃胃痈已成。治以消痈化瘀,凉血止血。方用:

茯苓20g　生石膏15g　山栀炭15g　槐花50g　白茅根50g　三七5g　败酱草40g　陈皮16g　薏苡仁20g　生侧柏20g　白及25g

水煎服。

若症见并病,从胃内镜和病理可见萎缩性胃炎并发十二指肠球部溃疡,或疣状胃炎,或胆汁反流性胃炎或糜烂性胃炎同时存在。症见胃痛明显,口苦欲呕。应先清理并病。

如并发十二指肠球部溃疡,法以理脾益胃,方用:

党参20g　黄芪20g　乌贼骨20g　煅瓦楞子25g　川楝子15g　桃仁15g　大黄20g　紫花地丁20g　甘草20g

水煎服。

如并发反流性胃炎,常症见口苦,胃脘灼热明显,大便易燥结。宜蠲胃饮治之,方用:

黄芪40g　党参25g　缩砂仁15g　草果仁15g　葛根10g　乌梅20g　焦山楂20g　黄连15g　大黄10g

水煎服。

如并发糜烂性胃炎,致使胃脘部饭后疼痛加剧,饮温凉均不适应,频频出现欲哕,此为胃气大伤。宜补胃汤治之。方用:

茯苓20g　薏苡仁20g　败酱草25g　黄芪25g　白及40g　山栀子15g　三七5g　浙贝母20g　蒲公英20g　连翘15g

水煎服。

如并发疣状胃炎,首应化痈软坚,方用:

昆布(清水洗净)30g　牡蛎25g　乳香15g　没药15g　大黄10g　金银花50g　白芷15g　天花粉15g　升麻10g　甘草20g

水煎服。

如胃内镜所见胃窦部黏膜出现隆起病变而病理切片尚未察觉,也须注意恶变。宜托里软坚汤治之。方用:

黄芪40g　白芷15g　昆布20g　三棱15g　莪术15g　乳香15g　地龙15g　全虫5g　炮山甲15g

水煎服。

综上各证,乃为萎缩性胃炎常常伴有的症状。对其出现各证所立的方药,也是李老多年积累下来的宝贵经验。

在长期治疗胃疾中，李老借鉴先辈经验，援引了张仲景的黄芪建中汤、调胃承气汤、旋覆代赭石汤、桂枝汤、黄连汤；孙思邈的温脾汤，许叔微的槐花散；钱乙的泻黄散；李东垣的补阳益胃汤、通幽汤、清燥汤、散肿消坚汤、补中益气汤；罗天益的扶阳助胃汤；朱丹溪的保和丸；张元素的丁香柿蒂汤；《圣惠方》的金铃子散；沈金鳌的薏苡仁汤、清胃散、牡丹皮散、千金内消散；《局方》的失笑散、藿香正气散；王清任的三逐瘀汤等著名方剂，从中化裁其药味而组方，并将个人体会融汇其中。李老总结60年来治疗胃疾的探索路程，也曾从胃脘痛论治，当时借鉴于平胃散、五积散、附子理中丸、乌药顺气汤、八宝瑞生丹、越鞠丸、四七汤、温脾汤、木香顺气丸、左金丸……化裁于实践之中，结果对胃脘属气属寒等胃脘运化失司之病变有效，但对胃腑实质性病变，收效甚微，此其一也。起初是凭借四诊来辨虚实寒热。自从20世纪80年代，正式成立萎缩性胃炎研究组后，李老将胃内镜、病理、生化实验室、放射线、计算机、电子显微镜等先进检查技术配套应用于临床科研中，从而使诊断及病变转化，有了客观的依据。随着临床实践的不断丰富，在先贤理论启迪下，经过潜心研究，逐渐形成了对"萎缩性胃炎'以痛论治'"的学术思想。用"以痛论治"的理论去对萎缩性胃炎进行治疗与研究，收到了初步的成果。而对每笺方剂的组成和药量的多少，是经过成千上万次不断修正锤炼出来的，绝不是主观臆测，这其中凝集了李老及其弟子们的心血和汗水。李老的"萎缩性胃炎'以痛论治'学说"打破了重度肠化及不典型增生不可逆转之学说，在临床中救治了众多患者，他对于医学界的影响是举足轻重的，对维系人类健康所做出的贡献更是无法估量的(图3-1)。

# 附 名 家 名 方

李东垣·补中益气汤(从略)。

朱丹溪·越鞠丸(从略)。

《局方》平胃散(从略)。

李东垣·和中丸：治病久虚弱，厌厌不能食，或便秘或便溏，为胃气弱。治以和中理气，消痰去湿热，厚肠胃，进饮食。方用：白术二两，厚朴、陈皮、半夏各一两，木香、槟榔、枳实、甘草各半两，姜汁和蒸饼为丸如胡椒大。每服30粒。

《三因》方·养胃汤：治脾胃虚寒，呕逆恶心，腹胁胀痛，肠鸣泄泻。方药：

藿香、厚朴、半夏、茯苓各钱半，草果仁、陈皮、人参、附子短片、白术各一钱，甘草五分，加姜枣水煎服。

《千金》大养胃丸：人参、白术、扁豆、陈皮、三棱、砂仁、甘草、豆蔻、莪术、茴香、良姜、茯苓、益智仁、胡椒、木香、藿香、薏苡仁、红豆、丁香、山药、枳壳、神曲、麦芽、桔梗为细末炼蜜为丸，如弹子大，每服一丸。

《御药》参苓平胃散：治脾胃不和，不思饮食，心腹胁胀刺痛，口苦无味，胸满短气，呕哕恶心，嗳气吞酸。方用：苍术、厚朴、陈皮各五两，甘草、人参、茯苓各二两，为末每服三钱。

《本事》温脾散：治温中开胃进食，利气散寒。方用：白术、陈皮、砂仁、厚朴各一两，良姜、桔梗、白芷、茴香、木香、麦芽、香附、甘草各半两，红豆、干葛各三钱。

《仁斋》加味保和丸：治消痰利气去湿热，扶脾胃，进饮食。方用：山楂、神曲、半夏、茯苓各三两，陈皮、连翘、莱菔子各二两，白术、枳实各一两，香附、厚朴各二两，黄芩、黄连各一两，为末姜汁为丸，胡椒大，每服50粒。

注：李老将萎缩性胃炎的演变大致分为四个阶段：浅表性胃炎、浅表萎缩性胃炎、萎缩性胃炎、重度萎缩性胃炎伴肠化及不典型增生。治疗亦根据四个不同病理阶段制定了相应的临床治法。分别治以疏肝理脾，降逆和胃，养阴清热，化腐生肌之法，经过一段时间的治疗有效地逆转了萎缩及肠化，使疾病向愈。李老通过多年经验积累及领悟，发现了李氏排斥脉象，通过四诊及早发现癌变，不仅阻断了疾病进一步恶化，也同时挽救了无数患者的生命，运用简单的诊法，在未进行任何检查之前提早预知癌变，这对于临床早期诊断及早期治疗均具有重要的现实意义。李老由此总结了阻断胃癌癌前病变周期表，进一步阐释了疾病发展演变规律并在疾病发展的各个阶段提出了相应的诊疗策略。

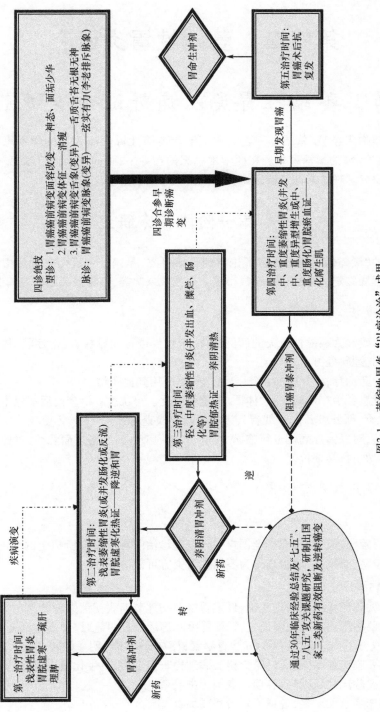

图3-1 萎缩性胃炎"以痛化治"成果

31

# 第四章 萎缩性胃炎研究

## 第一节 萎缩性胃炎以痛辨证论治研究总结

李老根据多年临床经验,总结了一整套辨证治疗萎缩性胃炎(CAG)的学术思想体系,提出了"萎缩性胃炎以痛论治"的学术思想。在此学术思想的指导下,我们连续进行了第一阶段和第二阶段的实验与临床研究。现将其两个阶段研究概况回顾与展望如下。

## 一、第一阶段临床研究

本阶段进行的"萎缩性胃炎中医辨证论治的临床研究"是国家中医药管理局中标课题,并通过了国家中医药管理局鉴定,其成果分获省、市重大科技成果奖等,现将该课题研究情况分述如下。

### (一)研究方法

(1)随机选取确诊为萎缩性胃炎的病例,由临床医生进行四诊检查,把症状、体征输入计算机,按科研方案打印出诊断、处方。

(2)患者服中药治疗,6个月为1个疗程,其间不服用其他药物。

(3)详细记录患者治疗期间症状、体征、体重等变化。每位患者治疗前后都经本院系统化验(五项)、胃镜、病理检查,部分患者作X线胃气钡双重造影检查。

(4)科研总结,对经治疗病例进行临床、化验、胃镜、病理、X线等方面总结,对照治疗前后变化,进行统计学处理,做出科学评价。

### (二)诊断及疗效判定标准

**1. 诊断标准**

萎缩性胃炎胃镜病理诊断标准按全国慢性胃炎的诊治问题座谈会所拟定的标准(试行方案)为依据。经本院实验室、胃镜、病理检查均为萎缩性胃炎方可确诊。

**2. 疗效判定标准**

(1)治愈:主要临床症状及表现消失,纤维胃镜及病理萎缩病变消失者。

(2)显效:主要临床症状及表现消失,纤维胃镜及病理检查明显减轻(萎缩病变范围缩小或病理改变程度减轻),或胃生化检查(主要为五肽胃泌素胃酸分泌试验)明显好转者。

(3)有效:主要临床症状减轻,纤维胃镜及病理检查无进展,胃生化检查(同上)有好转者。

(4)缓解:主要临床症状减轻,各项检查均无进展者。

(5)无效:临床症状无减轻,各项无好转甚或加重者。

其中主要临床症状及表现是指:胃脘疼痛,胀满、纳呆、嗳气、呃逆、恶心、呕吐、嘈杂、便溏、便秘、便时干时稀、口干、口臭、倦怠无力、体重减轻及舌诊、脉诊等表现。

该项研究工作从1984年7月开始,截至1986年4月共观察治疗萎缩性胃炎102例。患者均经详细临床观察,治疗前后经我院实验室、胃镜、病理等项检查。现将研究结果报告如下。

### (三) 第一阶段临床研究结果

**1. 一般资料**

本组共102例,其中男性72例(占70.58%),女性30例(占29.41%);年龄最小28岁,最大64岁,平均年龄48.15岁;其中干部78例(占76.47%),工人23例(占22.55%),农民1例(占0.98%);病程3年及3年以下43例(占42.16%),病程3年以上59例(占57.84%),门诊病例82例(占80.39%),住院病例20例(占19.61%);102例治疗前后经五肽胃泌素胃酸分泌测定、胃镜及病理检查,20例治疗前后经胃气钡双重造影检查,30例治疗前后经胃黏膜屏障功能测定。

**2. 观察方法**

(1) 辨证分型依据及治疗原则:根据中医四诊所见,按照专家经验,经计算机辨证分型,共分三型。

A. 虚寒型:胃脘隐痛,胀满,喜热食或热饮,食少,便溏,体重未减,舌淡而胖,苔薄白或白腻,脉沉细等。

治则:温胃健脾。

B. 郁热型:胃脘疼痛,食后尤甚,胃脘灼热,喜凉食,嗳气,便秘,尿黄,口臭,口干渴,体重下降,形体消瘦,面色灰垢无华,舌红或绛,舌体瘦,苔黄腻,脉弦实或数等。

治则:养阴清热。

C. 血瘀型:胃脘疼痛,子夜痛甚或刺痛,黑粪,体重急剧下降,消瘦,面色黧黑,舌绛紫或有瘀斑,苔少或无苔,脉滑实而数或沉等。

治则:活血化瘀,祛腐生新。

(2) 治疗方法及药物:按李玉奇教授经验方剂。①虚寒型:萎缩性胃炎一号方;②郁热型:萎缩性胃炎二号方;③血瘀型:萎缩性胃炎三号方。

煎剂。水煎服。每次100ml,日2次,口服。6个月为1个疗程。治疗6个月后复查,本组病例平均疗程为7.84个月。

治疗期间一律停用其他治疗药物。对服药后症状不缓解者,仍按中医辨证的知犯何逆,随证治之精神酌拟了五种散剂。

**3. 治疗结果分析**

治疗后102例萎缩性胃炎患者临床、化验、胃镜、病理、X线观察结果如下:

(1) 临床治疗结果:治疗后临床症状变化见表4-1。由表4-1可见,经中药治疗后临床症状消失占28.43%,基本消失占38.24%,明显减轻占25.49%,减轻占6.86%,无效占0.98%,明显减轻以上共占92.60%。

**表 4-1　102 例临床治疗效果统计**

| 分型 | 消失 | | 基本消失 | | 明显减轻 | | 减轻 | | 无变化 | | 总例数 | |
|---|---|---|---|---|---|---|---|---|---|---|---|---|
| | 例 | % | 例 | % | 例 | % | 例 | % | 例 | % | 例 | % |
| 虚寒型 | 10 | 25.64 | 17 | 43.59 | 10 | 25.64 | 2 | 5.13 | 0 | | 39 | 38.24 |
| 郁热型 | 18 | 31.03 | 20 | 34.48 | 14 | 24.14 | 5 | 8.62 | | 1.72 | 58 | 56.86 |
| 血瘀型 | 1 | 20.00 | 2 | 40.00 | 2 | 40.00 | 0 | | 0 | | 5 | 4.90 |
| 合计 | 29 | 28.43 | 39 | 38.24 | 26 | 25.49 | 7 | 6.86 | 1 | 0.98 | 102 | |

治疗前后平均临床症状数,胃脘痛、胀及体重变化见表4-2。由表4-2可以看出,本组患者经治疗后平均症状数明显减少,疼痛和胀满病例减少或症状转轻,患者体重增加,各项数字前后对比均有

非常显著性差异。

**表 4-2    102 例治疗前后临床症状变化**

|  | 平均症状数/个数 | 疼痛/例数 | 胀满/例数 | 平均体重数/kg |
|---|---|---|---|---|
| 治疗前 | 6.68 | 91 | 85 | 58.52 |
| 治疗后 | 3.03 | 35 | 40 | 60.98 |
| 前后对比 P 值 | 0.005* | <0.005* | <0.005* | <0.005* |

*表示有非常显著性差异。

（2）实验室检查结果分析：本组病例五肽胃泌素胃酸测定，胃黏膜屏障功能测定等检查结果如下。

A. 胃泌酸功能测定（表 4-3）。由表 4-3 可见，治疗后 BAO 无明显变化外，MAO、PAO、壁细胞数均有升高，pH 有下降，前后对比都有非常显著性差异。

**表 4-3    治疗前后胃酸分泌试验结果（$M \pm SD$）**

|  | BAO/(mEq/h) | MAO/(mEq/h) | PAO/(mEq/h) | 壁细胞数/亿个* | pH(空腹胃液) |
|---|---|---|---|---|---|
| 正常参考值 | 3.34±2.31 | 17.03±2.54 | 21.30±3.42 | 10.71±1.71 | 1.99±0.56 |
| 治疗前 | 1.68±2.15 | 8.65±6.11 | 11.05±7.66 | 5.05±3.88 | 5.14±2.25 |
| 治疗后 | 1.59±2.02 | 11.15±6.77 | 14.08±8.49 | 7.04±4.25 | 4.46±2.31 |
| P 值 | >0.05 | <0.001 | <0.001 | <0.001 | <0.01 |

*表示推算法。

治疗后胃泌酸结果判定见表 4-4。从表 4-4 可见治疗胃泌酸功能恢复为正常者为 25.49%，总有效率为 73.53%。

**表 4-4    102 例治疗后胃酸分泌判定结果**

|  | 治愈 | 显效 | 好转 | 无效 |
|---|---|---|---|---|
| 例数 | 26 | 28 | 21 | 27 |
| % | 25.49 | 27.45 | 20.59 | 26.47 |

本组病例中治疗前有 17 例呈高酸分泌，治疗结果见表 4-5。从表 4-5 可见，治疗后胃酸分泌下降者 14 例，有效占 82.35%，其中下降至正常者 8 例，占 47.06%。

**表 4-5    17 例高酸治疗结果分析**

|  | 治愈 | | 好转 | | 无效 | | 合计 | |
|---|---|---|---|---|---|---|---|---|
|  | 例 | % | 例 | % | 例 | % | 例 | % |
| BAO | 4 | 44.44 | 2 | 22.22 | 3 | 33.33 | 9 | 52.94 |
| MAO | 2 | 50.00 | 2 | 50.00 | 0 | 0 | 4 | 23.53 |
| PAO | 2 | 50.00 | 2 | 50.00 | 0 | 0 | 4 | 23.53 |
| 合计 | 8 | 47.06 | 6 | 35.29 | 3 | 17.65 | 17 | 100 |

B. 胃黏膜屏障功能测定：本组病例有 30 例测定了胃黏膜屏障功能，结果见表 4-6。由表 4-6 看出，治疗前后对比，$H^+$ 净流量和三羟胆酸无显著性差异（$P>0.05$），但 $Na^+$ 流出量，$H^+$ 反弥散量，$H^+$ 分泌量，幽排量均有非常显著性差异（$P<0.001$）。在 30 例中胃黏膜屏障功能得到完全或部分恢复的有 27 例，有效率达 90%。可见中药治疗可以促进胃黏膜屏障功能的恢复。

**表 4-6 治疗前后胃黏膜屏障功能测定结果($M \pm SD$)**

| | $H^+$净流量 mEq/15′ | $Na^+$净流量 mEq/15′ | $H^+$反弥散量 mEq/15′ | $H^+$分泌量 mEq/15′ | 幽排量 ml/15 | 三羟胆酸 μg/ml |
|---|---|---|---|---|---|---|
| 本院正常参考值 | 1.97±1.85 | 0.77±1.00 | −1.94±1.00 | 4.33±2.01 | 21.51±27.31 | 20.4±9.53 |
| 治疗前 | 1.18±6.16 | 1.96±2.14 | −9.74±14.65 | 10.99±16.10 | 125.82±26.42 | 35.78±37.16 |
| 治疗后 | 0.78±2.83 | 0.92±1.65 | −5.52±2.97 | 6.43±3.23 | 35.75±40.22 | 50.98±57.46 |
| $P$ 值 | >0.05 | <0.001 | <0.001 | <0.001 | <0.001 | >0.05 |

（3）内镜检查疗效总结：本组病例为尽力取得观察结果的一致性，均由专人负责治疗前后的检查，并要求对病变的部位、范围、程度作详尽的描述。其结果见表4-7。

**表 4-7 内镜检查疗效统计表**

| 疗效级别 | 治愈 | 显效 | 好转 | 无变化 |
|---|---|---|---|---|
| 例数 | 14 | 23 | 27 | 38 |
| % | 13.73 | 25.55 | 26.47 | 37.26 |

注：总有效率为62.75%。

其中，胃窦部病变恢复比胃体部为好（表4-8）。

**表 4-8 萎缩性胃炎窦部病变程度治疗前后对比**

| 萎缩程度 | − | + | ++ | +++ | 合计 |
|---|---|---|---|---|---|
| 治疗前 | 7 | 22 | 51 | 5 | 85 |
| 治疗后 | 22 | 27 | 31 | 5 | 85 |

注：$P<0.005$。

（4）病理检查疗效总结：本组病例，治疗前后胃黏膜活组织的取材，都是在胃镜检查的基础上，选择有病变的部位钳取2块或3、4块，对胃镜检查没发现异常的部位不做取材，其结果见表4-9。

**表 4-9 病理检查疗效统计**

| 疗效级别 | 痊愈 | 显效 | 好转 | 无好转 | 合计 |
|---|---|---|---|---|---|
| 例数 | 9 | 9 | 14 | 70 | 102 |
| % | 8.82 | 8.82 | 13.73 | 68.63 | |

其中，治疗前后萎缩程度的变化见表4-10。

**表 4-10 治疗前后萎缩程度的变化**

| 萎缩程度 | 无萎缩 | 轻度萎缩 | 中度萎缩 | 重度萎缩 | 合计 |
|---|---|---|---|---|---|
| 治疗前 | 0 | 71 | 29 | 2 | 102 |
| 治疗后 | 11 | 56 | 34 | 1 | 102 |

其中，治疗前后肠上皮化生的变化见表4-11。

**表 4-11 治疗前后肠上皮化生的变化**

| 肠化程度 | 无 | 轻度 | 中度 | 重度 | 合计 |
|---|---|---|---|---|---|
| 治疗前 | 40 | 38 | 21 | 3 | 102 |
| 治疗后 | 38 | 41 | 19 | 4 | 102 |

以上表明,本组 102 例中,病理检查总有效率为 31.37%。其中治愈者均为轻度萎缩,胃窦部治疗效果较好,与胃镜观察基本一致。其余病例治疗前后无显著差异,总的表现为控制和中止了病变的发展。

(5)胃钡气双重造影疗效总结:对本组 102 例的患者,其中 20 例治疗前后进行了胃钡气双重造影检查,通过 X 线观察,运用中医药辨证分型治疗对本病有确切疗效。本组病例采用日本东芝产 UG-10 摇篮床放射诊断机进行胃钡气双重造影透视检查,其结果见表 4-12、表 4-13。

表 4-12 治疗效果统计表

| 疗效 | 治愈 | 显效 | 好转 | 无效 | 有效率 |
|---|---|---|---|---|---|
| 例数 | 0 | 7 | 9 | 4 | 80% |

表 4-13 20 例患者治疗前后 X 线影像分布情况

| X 线表现 | 胃小区大小/mm | | | 胃小区破坏 | | | 胃小沟粗细/mm | | | 胃窦部黏膜展平情况 | | |
|---|---|---|---|---|---|---|---|---|---|---|---|---|
| | 2~4 | 3~4 | 4~6 | − | + | ++ | <1 | =1 | >1 | 展开 | 不易展 | 不展 |
| 治疗前 | 1 | 13 | 6 | 1 | 14 | 5 | 0 | 14 | 6 | 6 | 9 | 5 |
| 治疗后 | 10 | 9 | 1 | 10 | 10 | 0 | 3 | 15 | 2 | 11 | 9 | 0 |
| P 值 | <0.005* | | | <0.005* | | | >0.05 | | | <0.05* | | |

*表示有显著性差异。

以上表明,经过严格的系统治疗,部分病例萎缩性胃炎病变得到控制,并有部分病例好转,总有效率达到 80%,疗效确切。

从表中看出,多数病例的胃小区缩小,胃小沟变细,并逐渐规则,胃小区破坏减少或消失,胃壁变软,黏膜易展平。

(6)疗效综合判定:按科研设计的疗效判定指标,将 102 例患者的临床、实验室、胃镜、病理等各项结果综合分析判定见表 4-14。

表 4-14 102 例萎缩性胃炎综合疗效分析

| 分型 | 治愈 | | 显效 | | 有效 | | 缓解 | | 无效 | | 总计 | |
|---|---|---|---|---|---|---|---|---|---|---|---|---|
| | 例 | % | 例 | % | 例 | % | 例 | % | 例 | % | 例 | % |
| 一型 | 1 | 2.56 | 20 | 51.28 | 16 | 41.03 | 2 | 5.13 | 0 | | 39 | 38.24 |
| 二型 | 2 | 3.45 | 15 | 83.33 | 34 | 58.62 | 6 | 10.35 | 1 | 1.72 | 58 | 56.86 |
| 三型 | 1 | 20 | 1 | 20 | 2 | 40 | 1 | 20 | 0 | | 5 | 4.90 |
| 总计 | 4 | 3.92 | 36 | 35.29 | 52 | 50.98 | 9 | 8.82 | 1 | 0.98 | 102 | |

注:总有效率 90.2%,缓解 8.82%,无效 0.98%。

有关临床、实验室、胃镜、病理、X 线等诊断和疗效判定标准等详见相关专业书籍。

# 二、第二阶段临床研究

第一阶段研究课题"萎缩性胃炎中医辨证论治的临床研究"于 1986 年通过部级鉴定后,为进一步研究其药效学机制,改革合理剂型,扩大临床应用,特制定了辽宁中医学院附属医院与辽宁中医学院中药系、辽宁省药品检验所、沈阳天益堂中药厂等共同协作对课题"治疗萎缩性胃炎中药剂型改革与药理作用和临床研究"的科研计划。经辽宁省科委组织专家进行可行性分析论证,作为省科委重点科研课题,经 2 年多实验与临床研究,1989 年 11 月通过辽宁省科委鉴定,认为此项研究已达到"国内外先进水平"。

第二阶段临床研究,仍采用第一阶段使用的临床研究方法,为确切反应剂改后的临床效果,仍采用第一阶段临床研究的诊断及疗效判定标准,因前期临床研究表明瘀血证临床少见,故此次对其未进行系统研究。

## (一) 临床资料

按科研设计要求选取经胃镜、病理检查确诊为 CAG 病例,本组共 128 例病人,其中男 89 例,女 39 例;最小年龄 29 岁,最大年龄 75 岁,平均 52 岁;干部 74 例,占 57.81%,工人 47 例,占 36.72%,农民 4 例,占 3.13%,无业 3 例,占 2.34%。胃病史最短者半年,最长者 20 年,平均 7.27 年。

## (二) 治疗方法及药物

Ⅰ型:温中养胃冲剂:胃炎Ⅰ号方。
Ⅱ型:养阴清胃冲剂:胃炎Ⅱ号方。
用法:开水冲服,一次 1 袋(每袋 30g),每日 2 次,早、晚空腹服用。

## (三) 临床治疗结果

128 例 CAG 均进行了临床、胃镜、病理的治疗前后观察,其中 62 例患者还进行了胃低张双重造影观察,75 例患者还进行了胃液分析等前后检查。其结果如下。

**1. 临床症状治疗结果**

(1) 128 例 CAG 临床症状疗效见表 4-15。由表 4-15 可见经胃炎Ⅰ号、Ⅱ号冲剂系统治疗后,临床治愈占 65.63%,显效占 21.88%,好转占 10.16%,无效占 2.34%,临床有效率为 97.66%。

表 4-15　128 例 CAG 临床症状疗效统计

| 证型 | 治愈 | 显效 | 好转 | 无效 | 合计 |
|---|---|---|---|---|---|
| | 例(%) | 例(%) | 例(%) | 例(%) | 例(%) |
| 虚寒证 | 31(68.89) | 8(17.78) | 5(11.11) | 1(2.22) | 45(35.16) |
| 郁热证 | 53(63.86) | 20(24.10) | 8(9.64) | 2(2.41) | 83(64.84) |
| 合计 | 84(65.63) | 28(21.88) | 13(10.16) | 3(2.34) | 128 |

(2) 45 例虚寒证治疗前后临床症状变化见表 4-16。
(3) 83 例郁热证治疗前后临床症状变化见表 4-17。
从表 4-16、表 4-17 中可以看出:CAG 虚寒证与郁热证经温中养胃和养阴清热冲剂的系统治疗,临床症状明显减少,平均体重增加,各项指标治疗前后对比有显著和非常显著性差异($P<0.005\sim0.05$)。

表 4-16　45 例虚寒证治疗前后临床症状变化

| | 胃痛/例 | 胃胀/例 | 食少/例 | 嗳气/例 | 大便异常/例 | 平均症状/个 | 平均体重/kg |
|---|---|---|---|---|---|---|---|
| 治疗前 | 39 | 40 | 26 | 28 | 32 | 4.8 | 61.4 |
| 治疗后 | 8 | 4 | 1 | 7 | 6 | 0.6 | 62.2 |
| P 值 | <0.005 | <0.005 | <0.005 | <0.005 | <0.005 | <0.005 | <0.05 |

表4-17 83例郁热证治疗前后临床症状变化

| | 胃痛/例 | 胃胀/例 | 胃热/例 | 食少/例 |
|---|---|---|---|---|
| 治疗前 | 72 | 75 | 48 | 60 |
| 治疗后 | 12 | 19 | 4 | 8 |
| $P$ 值 | <0.005 | <0.005 | <0.005 | <0.005 |
| | 嗳气/例 | 大便异常/例 | 平均症状/个 | 平均体重/kg |
| 治疗前 | 44 | 53 | 4.96 | 59.1 |
| 治疗后 | 10 | 16 | 0.96 | 60.1 |
| $P$ 值 | <0.005 | <0.005 | <0.005 | <0.05 |

**2. 胃镜检查疗效总结**

（1）128例CAG胃镜检查疗效见表4-18。治疗结果表明：经中药冲剂的系统治疗，其胃内窥镜观察治愈率为15.62%，显效39.06%，好转22.66%，无效22.66%，有效率为77.34%。

表4-18 128例CAG胃镜检查疗效统计

| 疗效级别 | 治愈 | 显效 | 好转 | 无效 |
|---|---|---|---|---|
| 例数 | 20 | 50 | 29 | 29 |
| % | 15.62 | 39.06 | 22.66 | 22.66 |

（2）窦部CAG病变程度治疗前后对比见表4-19。

表4-19 窦部CAG病变程度治疗前后变化

| | 萎缩程度 | | | | 合计 |
|---|---|---|---|---|---|
| | 无 | 轻度 | 中度 | 重度 | |
| 治疗前 | 0 | 34 | 65 | 8 | 107 |
| 治疗后 | 13 | 71 | 21 | 2 | 107 |

（3）窦部CAG病变范围治疗前后对比见表4-20。

表4-20 窦部CAG病变范围治疗前后变化

| | 无萎缩 | 局限性 | | 弥漫性 | 合计 |
|---|---|---|---|---|---|
| | | <1/2 | >1/2 | | |
| 治疗前 | 0 | 25 | 43 | 38 | 107 |
| 治疗后 | 13 | 58 | 15 | 21 | 107 |

（4）体部CAG病变程度治疗前后对比见表4-21。

表4-21 体部CAG病变程度治疗前后变化

| | 萎缩程度 | | | | 合计 |
|---|---|---|---|---|---|
| | 无 | 轻度 | 中度 | 重度 | |
| 治疗前 | 0 | 18 | 35 | 12 | 65 |
| 治疗后 | 17 | 28 | 17 | 3 | 65 |

（5）体部CAG病变范围治疗前后对比见表4-22。

#### 表 4-22 体部 CAG 病变范围治疗前后变化

| | 无萎缩 | 局限性 | | 弥漫性 | 合计 |
|---|---|---|---|---|---|
| | | <1/2 | >1/2 | | |
| 治疗前 | 0 | 31 | 26 | 8 | 65 |
| 治疗后 | 17 | 37 | 9 | 2 | 65 |

表 4-18~表 4-22 的统计结果表明:经胃炎 I 号、II 号冲剂的系统治疗,纤维胃镜下观察胃窦部和胃体部病变,无论是萎缩程度还是萎缩范围均明显减轻和缩小,统计学处理结果显示与治疗前比较均有非常显著差异($P<0.005$)。

（6）CAG 伴随病变治疗前后对比见表 4-23。表 4-23 的统计结果显示治疗后胃黏膜充血水肿、糜烂、胆汁反流等伴随病变发生率均较治疗前明显降低,统计学处理前后有显著差异($P<0.05~0.005$)。

#### 表 4-23 CAG 伴随病变治疗前后变化

| | 充血水肿 | 糜烂 | 胆汁反流 |
|---|---|---|---|
| 治疗前 | 86(76.19) | 19(14.84) | 43(33.59) |
| 治疗后 | 57(44.53) | 9(7.03) | 26(20.31) |
| P 值 | <0.005 | <0.05 | <0.01 |

注:括号内为百分数。

### 3. 病理检查疗效总结

（1）病理检查疗效见表 4-24。表 4-24 统计结果表明病理检查有效率为 72.66%。

#### 表 4-24 病理检查疗效统计

| 疗效级别 | 治愈 | 显效 | 好转 | 无效 | 有效率 |
|---|---|---|---|---|---|
| 例数 | 30 | 47 | 16 | 35 | |
| % | 23.44 | 36.72 | 12.5 | 27.34 | 72.66 |

（2）虚寒证治疗前后胃黏膜萎缩程度的变化见表 4-25。

（3）郁热证治疗前后胃黏膜萎缩程度变化见表 4-26。

从表 4-25、表 4-26 中的统计结果可以看出,45 例虚寒证、83 例郁热证经胃炎 I 号、II 号冲剂的系统治疗其胃黏膜萎缩程度均由治疗前的轻、中、重度萎缩向着治疗后的无、轻、中度萎缩方向逆转。即治疗后二证胃黏膜萎缩程度明显减轻,前后比较有非常显著差异($P<0.005$)。

#### 表 4-25 虚寒证治疗前后胃黏膜萎缩程度的变化

| | 萎缩程度 | | | | 合计 |
|---|---|---|---|---|---|
| | 无 | 轻度 | 中度 | 重度 | |
| 治疗前 | 0 | 18 | 22 | 5 | 45 |
| 治疗后 | 12 | 24 | 9 | 0 | 45 |

#### 表 4-26 郁热证治疗前后胃黏膜萎缩程度的变化

| | 萎缩程度 | | | | 合计 |
|---|---|---|---|---|---|
| | 无 | 轻度 | 中度 | 重度 | |
| 治疗前 | 0 | 41 | 31 | 11 | 83 |
| 治疗后 | 29 | 35 | 18 | 1 | 83 |

（4）虚寒证治疗前后胃黏膜肠化程度变化见表4-27。

（5）郁热证治疗前后胃黏膜肠化程度的变化见表4-28。

从表4-27、表4-28中可以看到CAG二证经治疗在胃黏膜萎缩程度呈现明显减轻以至痊愈的同时，其伴随的肠上皮化生改变亦表现为不同程度的减轻，前后比较均有显著和非常显著差异（$P < 0.005 \sim 0.05$），表明温中养胃及养阴清胃冲剂不仅具有促使胃黏膜萎缩逆转之效，而且同时兼备减轻以致消除肠化的作用。

**表 4-27　虚寒证治疗前后胃黏膜肠化程度的变化**

| | 肠上皮化生程度 | | | | 合计 |
|---|---|---|---|---|---|
| | 无 | 轻度 | 中度 | 重度 | |
| 治疗前 | 11 | 12 | 14 | 8 | 45 |
| 治疗后 | 17 | 19 | 8 | 1 | 45 |

**表 4-28　郁热证治疗前后胃黏膜肠化程度的变化**

| | 肠上皮化生程度 | | | | 合计 |
|---|---|---|---|---|---|
| | 无 | 轻度 | 中度 | 重度 | |
| 治疗前 | 17 | 26 | 28 | 12 | 83 |
| 治疗后 | 34 | 29 | 19 | 1 | 83 |

**4. 胃低张双重造影检查疗效总结**

本组128例患者中有62例（虚寒证27例、郁热证35例）治疗前后采用日本东芝产UG-10摇篮床放射诊断机进行了胃低张双重造影检查，其结果如下。

（1）胃低张双重造影检查疗效见表4-29。

**表 4-29　胃低张双重造影检查疗效统计**

| | 例数 | 治愈 | 显效 | 好转 | 无效 | 有效率% |
|---|---|---|---|---|---|---|
| 虚寒证 | 27 | 3 | 12 | 8 | 4 | 85.19 |
| 郁热证 | 35 | 6 | 14 | 10 | 5 | 85.71 |
| 合计 | 62 | 9 | 26 | 18 | 9 | 85.48 |

（2）虚寒证治疗前后X线影像变化见表4-30。

**表 4-30　虚寒证治疗前后X线影像变化**

| | 胃小区大小/mm | | | 胃小区粗细/mm | | 胃小沟形态边缘 | | 胃小区融合 | | |
|---|---|---|---|---|---|---|---|---|---|---|
| | 1~3 | 1~4 | 2~6 | <1 | >1 | 规则 | 不规则 | 无 | 轻度 | 显著 |
| 治疗前 | 1 | 6 | 20 | 2 | 25 | 11 | 16 | 0 | 6 | 21 |
| 治疗后 | 10 | 13 | 4 | 15 | 12 | 25 | 2 | 16 | 9 | 2 |
| $P$ 值 | <0.05 | | | <0.01 | | <0.01 | | <0.01 | | |

| | 胃小沟积钡 | | | 结节样变 | | 颗粒样变 | | 胃黏膜展平 | | 胃窦部痉挛 | |
|---|---|---|---|---|---|---|---|---|---|---|---|
| | 无 | 轻度 | 显著 | 无 | 有 | 无 | 有 | 展平 | 不易展平 | 无 | 有 |
| 治疗前 | 5 | 5 | 17 | 23 | 4 | 17 | 10 | 6 | 21 | 6 | 21 |
| 治疗后 | 21 | 6 | 0 | 27 | 0 | 26 | 1 | 23 | 4 | 22 | 5 |
| $P$ 值 | <0.01 | | | <0.05 | | <0.01 | | <0.01 | | <0.01 | |

（3）郁热证治疗前后 X 线影像变化情况见表 4-31。

**表 4-31 郁热证治疗前后 X 线影像变化**

| | 胃小区大小/mm | | | 胃小区粗细/mm | | 胃小沟形态边缘 | | 胃小区融合 | | |
|---|---|---|---|---|---|---|---|---|---|---|
| | 1~3 | 1~4 | 2~6 | <1 | >1 | 规则 | 不规则 | 无 | 轻度 | 显著 |
| 治疗前 | 0 | 10 | 25 | 3 | 32 | 6 | 29 | 5 | 16 | 14 |
| 治疗后 | 10 | 17 | 8 | 19 | 16 | 21 | 14 | 23 | 10 | 2 |
| $P$ 值 | <0.05 | | | <0.01 | | <0.01 | | <0.05 | | |

| | 胃小沟积钡 | | | 结节样变 | | 颗粒样变 | | 胃黏膜展平 | | 胃窦部痉挛 | |
|---|---|---|---|---|---|---|---|---|---|---|---|
| | 无 | 轻度 | 显著 | 无 | 有 | 无 | 有 | 展平 | 不易展平 | 无 | 有 |
| 治疗前 | 5 | 15 | 5 | 27 | 8 | 25 | 10 | 13 | 22 | 10 | 25 |
| 治疗后 | 24 | 10 | 1 | 32 | 3 | 33 | 2 | 32 | 3 | 29 | 6 |
| $P$ 值 | <0.01 | | | >0.05 | | <0.05 | | <0.01 | | <0.01 | |

从以上表中可以看出：CAG 虚寒证与郁热证患者经温中养胃与养阴清胃冲剂的系统治疗，胃低张双重造影检查治愈 9 例，显效 26 例，有效 18 例，有效率为 85.48%，前后观察对比表明多数病例的胃小区缩小，胃小沟形态趋于规则、变细，其小区融合现象及胃窦部痉挛现象明显减少，胃黏膜变得易于展平，统计学处理表明除郁热证患者 X 线影像结节样变这一指标前后比较未见显著差异（$P$>0.05）外，其余各项观察指标均有其显著性差异（$P$<0.01~0.05）。

**5. 实验室检查疗效总结**

本组 128 例患者中，有 75 例（其中虚寒证 31 例，郁热证 44 例）做了治疗前后的胃酸分泌试验等实验室检查，其结果如下。

（1）虚寒证治疗前后胃酸分泌试验结果见表 4-32。

**表 4-32 虚寒证治疗前后胃酸分泌试验结果**

| | BAO/(mmol/h) | MAO/(mmol/h) | PAO/(mmol/h) | 壁细胞数/亿 | pH |
|---|---|---|---|---|---|
| 治疗前 | 1.04±1.71 | 6.26±5.87 | 8.53±7.41 | 4.29±3.84 | 5.50±2.23 |
| 治疗后 | 1.80±2.07 | 7.28±6.42 | 12.24±8.44 | 6.12±4.24 | 3.89±2.29 |
| $P$ 值 | <0.05 | <0.005 | <0.001 | <0.001 | <0.001 |

（2）郁热证治疗前后胃酸分泌试验结果见表 4-33。

**表 4-33 郁热证治疗前后胃酸分泌试验结果**

| | BAO/(mmol/h) | MAO/(mmol/h) | PAO/(mmol/h) | 壁细胞数/亿 | pH |
|---|---|---|---|---|---|
| 治疗前 | 1.78±2.19 | 9.14±6.37 | 11.65±7.61 | 5.85±3.81 | 4.55±2.35 |
| 治疗后 | 2.56±2.44 | 13.18±11.17 | 14.57±7.84 | 7.44±3.99 | 3.67±1.97 |
| $P$ 值 | <0.05 | <0.01 | <0.005 | <0.005 | <0.01 |

（3）胃酸分泌功能检查疗效判定结果见表 4-34。

**表 4-34　虚寒证与郁热证的胃酸分泌功能检查结果**

| | 治愈 | | 显效 | | 好转 | | 无效 | | 有效率 |
|---|---|---|---|---|---|---|---|---|---|
| | 例 | % | 例 | % | 例 | % | 例 | % | |
| 虚寒证 | 10 | 32.26 | 82 | 5.81 | 6 | 19.35 | 7 | 22.58 | 77.42 |
| 郁热证 | 15 | 34.09 | 13 | 29.54 | 10 | 22.73 | 6 | 13.64 | 86.36 |
| 合计 | 25 | 33.33 | 21 | 28.00 | 16 | 21.33 | 13 | 17.33 | 82.67 |

表 4-32 至表 4-34 的统计结果显示：CAG 虚寒证与郁热证经温中养胃和养阴清胃冲剂的系统治疗，胃泌酸功能的各项观察指标数值均有显著和非常显著性升高（$P<0.001\sim0.05$），pH 明显下降（$P<0.001\sim0.01$），表明胃泌酸功能有显著的改善，其疗效判定有效率分别为：虚寒证 77.42%，郁热证 83.36%，合计为 82.67%，结果提示：以上两种中药冲剂具有明显的促进胃泌酸功能恢复的作用。

（4）虚寒证治疗前后胃液 IgG、IgA、SIgA 测定结果见表 4-35。

**表 4-35　虚寒证治疗前后胃液 IgG、IgA、SIgA 测定结果**

| | IgG/（mg/L） | IgA/（mg/L） | SIgA/（mg/L） |
|---|---|---|---|
| 治疗前 | 91.00±121.70 | 109.30±143.30 | 150.30±200.6 |
| 治疗后 | 44.8±95.40 | 69.60±187.30 | 31.80±57.70 |
| P 值 | <0.005 | <0.005 | <0.005 |

（5）郁热证治疗前后胃液 IgG、IgA、SIgA 测定结果见表 4-36。

**表 4-36　郁热证治疗前后胃液 IgG、IgA、SIgA 测定结果**

| | IgG/（mg/L） | IgA/（mg/L） | SIgA/（mg/L） |
|---|---|---|---|
| 治疗前 | 42.00±69.30 | 43.20±62.10 | 80.50±135.90 |
| 治疗后 | 29.50±61.10 | 30.10±57.90 | 36.50±117.20 |
| P 值 | <0.05 | <0.01 | <0.005 |

**表 4-37　虚寒证与郁热证治疗前后 NANA 测定结果**

| | 虚寒证 | 郁热证 |
|---|---|---|
| | NANA/（mg/dl） | NANA/（mg/dl） |
| 治疗前 | 3.47±2.37 | 3.51±3.61 |
| 治疗后 | 1.43±1.81 | 1.65±2.15 |
| P 值 | <0.001 | <0.001 |

从表 4-35、表 4-36 中可以看到：经两种冲剂治疗后，CAG 虚寒证与郁热证患者胃液内三种免疫球蛋白均有显著性降低（$P<0.005\sim0.05$）。提示两种冲剂对胃的局部免疫具有重要的调节作用。

（6）虚寒证与郁热证治疗前后 NANA 测定结果：本组病例中有 48 例（虚寒证 16 例，郁热证 32 例）做了治疗前后 NANA 测定见表 4-37。

表 4-37 的统计结果表明：治疗后 CAG 两证患者胃液内唾液酸含量明显减少（$P<0.001$），提示两种冲剂具有降低胃液内唾液酸含量的作用。

（7）虚寒证与郁热证治疗前后三羟胆酸的测定结果见表 4-38。

从表 4-38 中可以看出治疗前后二证患者胃液内三羟胆酸含量明显降低，与治疗前比较差异显著（$P<0.05$），表明温中养胃与养阴清胃冲剂具有较强的抗胆汁反流等作用。

**表 4-38　虚寒证与郁热证治疗前后三羟胆酸的测定结果**

| | 虚寒证 | 郁热证 |
|---|---|---|
| | 三羟胆酸/（ng/ml） | 三羟胆酸/（ng/ml） |
| 治疗前 | 40.57±29.29 | 40.24±43.95 |
| 治疗后 | 28.15±22.34 | 22.33±17.96 |
| P 值 | <0.05 | <0.05 |

（8）虚寒证治疗前后胃蛋白酶、乳酸的测定结果见表4-39。

**表4-39　虚寒证治疗前后胃蛋白酶、乳酸的测定结果**

|  | 胃蛋白酶 | | | 乳酸 | | |
|---|---|---|---|---|---|---|
|  | + | ± | − | + | ± | − |
| 治疗前 | 10(32.26) | 1(3.23) | 20(64.51) | 24(77.47) | 1(3.23) | 6(19.35) |
| 治疗后 | 19(61.29) | 1(3.23) | 11(35.48) | 8(25.80) | 1(3.23) | 22(70.97) |
| P | <0.05 | | | <0.01 | | |

（9）郁热证治疗前后胃蛋白酶、乳酸的测定结果见表4-40。

**表4-40　郁热证治疗前后胃蛋白酶、乳酸的测定结果**

|  | 胃蛋白酶 | | | 乳酸 | | |
|---|---|---|---|---|---|---|
|  | + | ± | − | + | ± | − |
| 治疗前 | 22(50.00) | 4(9.09) | 18(40.91) | 27(61.36) | 6(13.64) | 11(25.00) |
| 治疗后 | 30(68.18) | 6(13.64) | 8(18.18) | 6(13.64) | 5(11.36) | 33(75.00) |
| P | <0.05 | | | <0.01 | | |

从表4-39、表4-40中可以看到：治疗后两证的胃蛋白酶阳性检出率明显升高，与治疗前比较有显著差异（$P<0.05$）；而治疗后的乳酸阳性检出率却明显降低，与治疗前比较差异显著（$P<0.01$）。提示经温中养胃和养阴清胃冲剂系统治疗后，通过多种作用途径，抑制了有机酸的生成，造成了良好的胃内酸性环境，从而保持了胃液内胃蛋白酶的活性，增强了消化能力。

**6. 疗效综合判定**

按科研设计的疗效判定标准，将128例CAG患者的临床、胃镜、病理、X线、实验室等各项结果综合分析判定见表4-41。表4-41的统计结果表明：应用温中养胃与养阴清胃冲剂治疗本病治愈及显效率达69.54%，总有效率为96.88%。

**表4-41　综合分析疗效判定结果**

|  | 治愈 | 显效 | 好转 | 无效 | 总计 |
|---|---|---|---|---|---|
|  | 例(%) | 例(%) | 例(%) | 例(%) | 例(%) |
| 虚寒证 | 10(22.22) | 19(42.22) | 15(33.33) | 1(2.22) | 45(35.16) |
| 郁热证 | 20(24.10) | 40(48.19) | 20(24.10) | 3(3.61) | 83(64.84) |
| 总计 | 30(23.44) | 59(46.10) | 35(27.34) | 4(3.12) | 128 |

# 三、临床阳性药物对照研究

为更客观地反映中药系列冲剂治疗慢性萎缩性胃炎的实际疗效，在临床上采用阳性对照药物（维酶素）的方法进行了系统的疗效观察研究，其受试对象，治疗方法、诊断及疗效判定标准仍然采取前二期的方法与标准。

（一）一般资料

见表4-42。

表 4-42　一般资料

| 组别 | 例数 | 男 | 女 | 年龄(岁) | | | 平均年龄 |
| | | | | <30 | 30~50 | >50 | |
|---|---|---|---|---|---|---|---|
| Ⅰ 号组 | 24 | 17 | 7 | 1 | 10 | 13 | 48.2 |
| Ⅱ 号组 | 32 | 23 | 9 | 2 | 13 | 17 | 49.4 |
| 对照组 | 18 | 12 | 5 | 1 | 8 | 9 | 48.9 |

## (二) 治疗结果

### 1. 临床症状观察结果

从表 4-43 可以看出经系统服药治疗,慢性萎缩性胃炎患者胃脘痛、胃脘胀、胃热、食少、嗳气、倦怠乏力、便秘、便溏等症状有显著改善,其治愈显效率及总有效率分别为Ⅰ号组为 83.33%、95.83%;Ⅱ号组为 81.24%、96.87%,对照组为 50%、77.88%。经统计学处理,治疗组均高于对照组,有显著性差异。

表 4-43　临床症状疗效统计结果

| 组别 | 总例数 | 治愈 | 显效 | 好转 | 无效 | 总有效率/% |
| | | 例(%) | 例(%) | 例(%) | 例(%) | |
|---|---|---|---|---|---|---|
| Ⅰ 号组 | 24 | 15(62.50) | 5(20.83) | 3(12.50) | 1(4.17) | 95.83* |
| Ⅱ 号组 | 32 | 19(59.37) | 7(21.87) | 5(15.63) | 1(3.13) | 96.87* |
| 对照组 | 18 | 6(33.33) | 3(16.67) | 5(27.78) | 4(27.22) | 77.88* |

*P<0.05。

### 2. 胃镜疗效观察结果

表 4-44 统计结果各组胃镜观察治愈显效率及总有效率分别为:Ⅰ号组 45.83%、75.00%。Ⅱ号组 50.00%、78.13%。对照组 33.33%、72.22%。统计学处理结果未见显著差异(P>0.05)。

表 4-44　胃镜疗效统计结果

| 组别 | 总例数 | 治愈 | 显效 | 好转 | 无效 | 总有效率/% |
| | | 例(%) | 例(%) | 例(%) | 例(%) | |
|---|---|---|---|---|---|---|
| Ⅰ 号组 | 24 | 2(8.33) | 9(37.50) | 7(29.17) | 6(25.00) | 75.00 |
| Ⅱ 号组 | 32 | 6(18.75) | 10(31.25) | 9(28.13) | 7(21.87) | 78.13 |
| 对照组 | 18 | 2(11.11) | 4(22.22) | 7(38.89) | 5(27.78) | 72.22 |

### 3. 病理疗效观察结果

从表 4-45 可以看出各组活检病理观察治愈显效率及总有效率分别为:Ⅰ号组 58.34%、70.83%;Ⅱ号组 59.38%、71.88%;对照组 27.78%、50.00%,统计学处理表明各组间治愈显效率及总有效率未见显著差异(P>0.05)。

表 4-45　病理疗效统计结果

| 组别 | 总例数 | 治愈 | 显效 | 好转 | 无效 | 总有效率/% |
| | | 例(%) | 例(%) | 例(%) | 例(%) | |
|---|---|---|---|---|---|---|
| Ⅰ 号组 | 24 | 7(29.17) | 7(29.17) | 3(12.50) | 7(29.17) | 70.83 |
| Ⅱ 号组 | 32 | 9(28.13) | 10(31.25) | 4(12.50) | 9(28.13) | 71.88 |
| 对照组 | 18 | 3(16.67) | 2(11.11) | 4(22.22) | 9(50.00) | 50.00 |

# 四、结　语

（1）应用李玉奇教授自拟中药方剂辨证分型治疗萎缩性胃炎,可以在短时间内明显减轻以至消除患者的症状,临床观察效果是满意的。

运用上述方法治疗本病是基于专家本人"以痈论治"的学术观点,体现了中医辨证分型治疗的系统性及随机调节的灵活性。

按专家本人系统经验输入计算机,科研病例按计算机分型,严格按科研设计系统观察,提供了大量重复试验的可能性。

（2）两组病例的实验室检查结果表明:经过严格治疗后的病例,实验室检查结果有明显的改善,治疗前后除 BAO、三羟胆酸无显著差异外,其余七项 pH、MAO、PAO、壁细胞计数、$NA^+$ 流出量、$H^+$ 反弥散量、幽排量（$P<0.001\sim0.01$）均有显著和非常显著性差异。

运用中医药辨证分型治疗本病,不仅能改善和消除临床症状,同时,实验室检查数据有力表明促进了胃黏膜屏障和胃酸分泌功能及免疫功能的恢复,并且具有双向调节功能。

（3）二组病例通过胃镜观察有效率分别为 62.75% 和 77.34%,而且以窦部治疗效果较体部为好,治疗前后有非常显著性差异（$P<0.005$）,病变在胃窦部,局限,病损程度轻,恢复较好。提示本病的早期诊断和严格、系统的内科治疗是非常必要的,对有肠上皮化生与有典型增生的病人应定期复查。

（4）剂改后的温中养胃冲剂和养阴清胃冲剂具有便于长期服用的特点。曾急慢性毒性试验证明无毒副作用（此不赘述）,通过临床、胃镜、病理、实验室、X 线等治疗前后对比观察,均有力说明冲剂保持了原煎剂的药物疗效。

（5）阳性药物对照结果表明:临床症状疗效判断结果温中养胃冲剂与养阴清胃冲剂的治愈显效率及总有效率分别为 83.33%、95.83% 和 81.24%、96.87%,与对照组比较（50.00%、77.88%）有显著性差异。胃镜及病理疗效观察:温中养胃冲剂分别为:45.83%、75.00%、58.34%、70.83%,养阴清胃冲剂分别为 50.00%、78.13%、59.38%、71.88%,与对照组 33.33%、72.22%、27.78%、50.00% 比较统计学处理虽未见显著差异,但从治愈显效率及总有效率看,还是有较明显差别的,有待进一步扩大样本,详细观察。

（6）有关本病与证的实质、发病的原因与机制、证型之间的宏观与微观辨证的计量化、客观化、成功的 CAG 动物模型（国外已有用狗造瘘热水反复刺激方法）、药效学明确作用机制、近期与远期疗效的科学评价、与本病相关的并发症的防治及其相关的生化、免疫、细菌学、形态学与动态变化规律、超微结构改变、癌前变化的演变规律与预兆等,尚应充分利用现代科学技术与方法。结合中医四诊、辨证施治、调护的认识规律与方法不断深化研究,以期对本病的诊断与治疗达到一个新的水平。

# 第二节　胃脘痛（萎缩性胃炎）纤维胃镜的检查

国医大师李玉奇教授提出"萎缩性胃炎'以痈论治'"的学术思想,我组对其经治中的 1279 例,其中经病理组织学证实为萎缩性胃炎者 960 例,胃镜与病理符合率为 74%。在李老的分型指导原则下,通过纤维胃镜进行了胃内望诊、对胃脘痛的三种中医临床证型的胃黏膜改变,进行了对比观察。

## 一、胃内望诊与胃脘痛辨证分型的关系

根据中医诊断学的理论,我们对胃脘痛患者通过纤维胃镜进行了胃内望诊,为中医望诊扩大了

眼界，"望以目察诊病情"，我们通过纤维胃镜观察到的胃黏膜改变与胃脘痛的辨证分型有一定的内在联系提供了一些客观指标。《望诊遵经》中指出"……故凡欲知病色、必先知常色。"胃镜下正常的胃黏膜呈橘红色，光泽而有神。胃壁蠕动正常，黏膜上有津液敷布。橘红色为红黄隐隐、黄中透红，黄色属土，为脾胃之本色，透红表明气血充沛；光泽有神为黏膜荣润光泽、生机勃勃，表明胃气旺盛、受纳腐熟和运动功能健全。

胃脘痛的胃内望诊所见为胃黏膜色淡、以灰色或白色主调、缺少光泽而无神、黏膜变薄，黏膜下血管显露，胃内津液减少，胃壁蠕动较弱等。这些都是脾胃虚弱的征象。胃脘痛的胃黏膜除了上述表现之外，还可见到胃黏膜充血水肿呈花斑状，甚至还可伴有糜烂，出血、溃疡及胆汁反流等。胃脘痛的胃黏膜改变是由于脾失健运，胃阳元气不得宣发，导致脾胃虚弱所致。脾气和胃气不足则虚，虚又有阳虚和阴虚之别，寒凝气滞，气滞热郁，气滞血瘀，寒热错杂、虚中挟实等而致胃脘痛。这是胃脘痛(慢性萎缩性胃炎)中医辨证的本质。

胃脘痛辨证分为三型：即虚寒证、郁热证和血瘀证。通过纤维胃镜进行胃内望诊发现此三种证型的胃黏膜改变各有其特点。

虚寒证患者的胃黏膜表现是黏膜以灰白或苍白色为主，失去正常的光泽、黏膜变薄、皱襞变小，血管显露、胃液稀薄量多，胃壁蠕动较弱等。该型患者的临床证候有面色萎黄，胃脘隐痛且胀，嗳气，食少纳呆，喜热食，便溏，小便清长，舌质淡，苔薄白，脉沉或沉细。

郁热证患者的胃黏膜表现为黏膜红白相间，以白为主，充血也明显，呈花斑状，黏膜下显露的血管颜色较红，可伴有糜烂出血，出血点的颜色也较红，胃液黏稠，多伴有胆汁反流。此型患者的临床证候有胃脘灼热、胀痛不舒，口干渴、喜凉食、舌质红或绛、苔薄黄或黄腻，脉数或弦数。

血瘀型患者的胃黏膜表现除有部分虚寒证或有部分郁热证特点外，同时又有局部黏膜增厚、粗糙，呈颗粒样或小结节样隆起，黏膜颜色灰暗无光泽，显露的血管颜色暗红，出血点呈紫色。此型患者临床证候有面色黧黑，胃脘刺痛，子夜尤甚，喜酸食、食少便秘、舌质绛紫或有瘀斑苔少、脉弦或弦涩。

胃脘痛的胃内望诊所见的基本表现为脾胃虚弱征象，在此基础之上，又常出现虚中挟实或寒热错杂等兼证。若症见渴不欲饮，脉滑数，舌苔黄腻，则为湿热并存，镜下可见黏膜水肿明显。若症见痰热互结或瘀热交阻的证候，无论是虚证还是实证，只要兼有"瘀"、"痰"、"热"，镜下就多见黏膜粗糙、呈颗粒样或结节样隆起。此为胃小凹上皮增生或肠上皮化生或不典型增生。若症见肝胃郁热或脾虚肝郁的证候，镜下多见有胆汁反流。

胃脘痛患者多见于低张型胃，亦称无力型。此种胃型在镜下可见胃体中部较细，将胃分成上、下两囊腔，胃下缘位置较低，张力弱，胃角明显，胃壁蠕动弱，常出现胃下垂。也可见于钩形胃及少数其他胃型。

通过胃内望诊，观察到的胃黏膜改变与胃脘痛的各种证型有一定的相关性，能够为中医辨证的客观化和微观化提供一些依据。

# 二、"以痛论治"萎缩性胃炎胃镜下疗效观察

李氏集先贤名医各家所长，融汇各家的理论，创造性地提出了慢性萎缩性胃炎属于中医"胃脘痛"的新见解。开创了"以痛论治"慢性萎缩性胃炎的辨证思想体系，取得了明显的疗效。我们通过纤维胃镜对其疗效进行了系统观察。

在严密的科研设计指导下，随机地选择病人，设立专人专镜，对病人治疗前后进行详细检查和准确诊断。对每个病人都进行定点取材，做病理组织学检查。进行治疗前后的疗效对比，最后经过统计学处理。

纤维胃镜下的疗效判定标准分为治愈、显效和好转。

治愈：治疗后，通过纤维胃镜观察，无论在胃窦部，还是在胃体部均无萎缩改变者。

显效：治疗后，胃黏膜萎缩的程度和范围都有明显好转。如窦体均有萎缩改变的病例经过治疗，其中有一个部位（窦或体部）的萎缩完全消失，或者原为重度萎缩，经治疗变为轻度萎缩，或者原为弥漫性，经治疗变为局限性，或者萎缩的程度和范围同时都有所减轻者。

好转：治疗后，萎缩的程度或范围其中某一方面有轻度减轻者。

纤维胃镜下对萎缩的程度观察分为轻、中、重度。轻度萎缩改变者表现为适量注气后，胃黏膜色泽呈灰色或灰黄或苍白色，轻微地显露出黏膜下纤细的血管；中度萎缩改变者表现为少量注气后，胃黏膜变薄，黏膜下血管明显显露；重度萎缩改变者表现为在极少注气的情况下，胃黏膜就出现上述改变，并且黏膜色泽变暗而失去光泽，局部出现黏膜增厚、粗糙及微绛红等。

纤维胃镜下对萎缩病变的范围观察是按胃窦部和胃体部及在胃四个壁所占面积进行判断的。分为弥漫性和局限性，对局限性病变，又根据其范围的大小分为大于 1/2 和小于 1/2。

我们还观察了胃液的性状和量，胃壁的蠕动情况及慢性萎缩性胃炎的其他伴随表现，如充血、水肿、出血、糜烂及胆汁反流等。

从 1984 年至今，我们曾先后进行了两组病例的系统观察。第一组病例 102 例，按照胃脘痛的辨证分型用中药煎剂进行治疗，每个疗程为 6 个月，进行复查，纤维胃镜的观察结果是治愈者 14 例，占 13.73%，显效者 23 例，占 25.55%，好转者 27 例，占 26.47%，其总有效率为 62.76%；第二组病例 128 例，用剂型改革后的温中养胃和养阴清胃冲剂进行治疗。纤维胃镜的观察结果是治愈者 20 例，占 15.6%，显效者 50 例，占 39%，好转者 29 例，占 22.7%，其总有效率为 77.3%。

通过纤维胃镜观察也发现经过治疗，慢性萎缩性胃炎的伴随病变，如充血、水肿、出血、糜烂、胆汁反流等，都有明显的好转。

上述两组病例的疗效研究工作都已分别通过了部级和省级的鉴定，达到了国内外先进水平。

### 三、胃脘痛病人胃镜检查的护理

胃脘痛病人多数年龄较大，常同时患有其他疾病。如何使胃镜检查时的痛苦降低到最低限度和避免并发症的发生，与护理工作有直接关系。做胃镜检查的患者多有紧张、恐惧和忧虑的心理，给予相应的心理护理是很重要的。在检查前，详细询问病史和做必要的查体及其他检查，严格掌握其适应证和禁忌证，了解用药的副作用和过敏反应。检查时，医护人员态度和蔼亲切，给患者以鼓励和安慰，严密观察患者的表情、面色、神志和脉搏等变化。对反应严重者，按压或针刺其内关、足三里等穴位。通过加强护理工作，使胃镜检查工作得以顺利进行，使胃脘痛患者乐于接受胃镜复查。

## 第三节　胃脘痛（慢性萎缩性胃炎）的病理学基础研究

我们按照国内名老中医李老"以痛论治"慢性萎缩性胃炎（以下简称 CAG）的学术观点治疗 CAG已取得了显著疗效，本文对 CAG 中医辨证施治的病理学基础及疗效进行了研究，现将结果报告如下：

资料与方法：CAG 的胃黏膜组织由胃镜室定点取材获得，标本经 AF 液固定、石蜡包埋后连续切片，HE 染色后由专人镜下观察。

CAG 的病理学改变与中医辨证的关系，共观察 562 例，按初诊时中医辨证结果分为虚寒型组 236 例，郁热型组 302 例，瘀血型组 24 例，各中医证型 CAG 的组织病理特征如下。

**1. 虚寒型 CAG 患者胃黏膜组织病理特征**

胃固有腺有轻、中度萎缩和胃黏膜上皮轻、中度肠上皮化生。肠化生区黏膜变薄,腺体排列稀疏。肠化生上皮有杯状细胞和吸收细胞。固有膜可见淋巴细胞、浆细胞浸润,中性粒细胞浸润少见。

在本文观察的 562 例病例中,236 例临床表现为虚寒型,符合上述病理特征的 207 例,占同类型例数的 88%。有 29 例为重度胃固有腺萎缩和重度肠上皮化生,不符合上述病理特征,但固有膜炎性反应较轻。

**2. 郁热型 CAG 患者的胃黏膜病理特征**

胃固有腺有中、重度萎缩和胃黏膜上皮中、重度肠上皮化生。肠化生区黏膜较厚,腺管迂曲密集,常有呈囊状扩张的腺体。肠化上皮为杯状细胞、吸收细胞和潘氏细胞。固有膜较多数淋巴细胞、浆细胞和中性粒细胞浸润。

在观察的 562 例病例中,有 302 例临床表现为郁热型,符合上述病理特征的 244 例,占同类型例数的 81%。有 58 例为轻度胃固有腺萎缩和轻度肠上皮化生,不符合上述病理特征,但固有膜炎性反应较重。

**3. 瘀血型 CAG 患者胃黏膜组织病理特征**

胃黏膜常有糜烂病灶。固有膜有大量浆细胞、淋巴细胞和中性粒细胞浸润,可见淋巴细胞呈灶状浸润和较多的淋巴滤泡。胃固有腺萎缩和肠上皮化生程度及类型与郁热型基本相同。

在观察的 562 例病例中,有 24 例临床表现为瘀血型,其中符合上述病理特征数为 19 例,占同类型例数的 79%,有 5 例为轻度胃固有腺萎缩和轻度肠上皮化生不符合上述特征。

本文通过 562 例 CAG 患者治疗前病理活检资料的分析研究,初步认为本病的中医辨证有着一定的病理学基础,其不同的中医证型的 CAG 病理特征可认作为今后本病中医辨证施治的客观指标,同时认为"以痈论治"本病的学术观点是值得今后深入研究的。

按照李玉奇教授"以痈论治"的观点对 CAG 进行辨证施治疗效结果如下。

**1. 综合疗效判定标准**

(1) 治愈:治疗后胃黏膜萎缩改变消失并且伴有的肠化生改变也消失,最后病理诊断为浅表性胃炎者。

(2) 显效:治疗后胃黏膜萎缩或肠化生二项指标中,有一项指标改变或消失者;治疗后较治疗前胃黏膜萎缩的程度和肠化程度同时减轻者,或其中一项指标减轻达两级者。

(3) 有效:治疗后较治疗前在萎缩改变或肠化改变中的某一项减轻一级者。

(4) 无效:治疗后胃黏膜萎缩和肠化改变仍保留治疗前改变者,或其中一项指标改变减轻同时另一项改变加重者,或二项指标较治疗前改变加重者。

胃黏膜固有腺体萎缩的分级和胃黏膜肠化生的分级标准,是根据全国胃癌防治研究协作组病理组 1978 年及 1979 年在郑州市召开的胃黏膜活检病理讨论会会议资料来判定。

共观察 128 例慢性萎缩性胃炎的疗效,治疗后病理检查为治愈者 30 例(23.44%),显效 47 例(36.72%),有效 16 例(22.50%),无效 35 例(27.34%),总效率为 72.66%,其中以治愈率和显效为主。

**2. 治疗前后胃黏膜萎缩程度的变化**

虚寒型共 45 例,治疗前无萎缩 0 例,轻度萎缩 18 例,中度 22 例,重度 5 例。治疗后无萎缩 12 例,轻度萎缩 24 例,中度 9 例,重度 0 例。

郁热型共 83 例,治疗前无萎缩 0 例,轻度萎缩 41 例,中度 31 例,重度 11 例。治疗后无萎缩 29 例,轻度萎缩 35 例,中度 18 例,重度 1 例。

根据上述统计学处理结果可以看出,45 例虚寒证,83 例郁热证经胃炎 I 号、II 号冲剂的系统治疗其胃黏膜萎缩程度均由治疗前的轻、中、重度向着治疗后的无、轻、中度萎缩方向逆转。即治疗后二证胃黏膜萎缩程度明显减轻,前后比较有显著差异($P<0.005$)。

**3. 治疗前后胃黏膜肠化生程度的变化**

虚寒型共45例,治疗前无肠化生11例,轻度肠化12例,中度14例,重度8例。治疗后无肠化生17例,轻度肠化19例,中度8例,重度1例。

郁热型共83例,治疗前无肠化17例,轻度肠化26例,中度28例,重度12例。治疗后无肠化34例,轻度肠化29例,中度19例,重度1例。

上述统计学处理结果可以看出,慢性萎缩性胃炎二证经治疗在胃黏膜萎缩程度呈现明显减轻以至痊愈的同时,其伴随的肠上皮化生改变亦表现为不同程度的减轻,前后比较均有显著和非常显著差异($P<0.005\sim0.05$)。表明温中养胃及养阴清胃冲剂不仅具有促使胃黏膜萎缩逆转之效,而且同时兼备减轻以至消除肠化的作用。

# 第四节　以痛论治慢性萎缩性胃炎的实验研究

慢性萎缩性胃炎(CAG)是严重危害人类健康的常见消化系疾病,李玉奇教授对本病治疗积累了丰富的经验。我室为了配合李玉奇教授的学术研究,在客观上认证其所提出的萎缩性胃炎以痛论治的学术思想,在临床上对萎缩性胃炎患者的胃泌酸功能、胃黏膜屏障等客观指标作了对比观察,数据如下。

# 一、诊断及疗效判定标准

**1. 实验诊断标准**

(1) 胃酸分泌试验:本院正常参考值。

BAO:($3.34\pm2.31$)mmol/h,MAO:($17.03\pm2.54$)mmol/h。

PAO:($21.30\pm3.42$)mmol/h。

壁细胞数:($10.71\pm1.71$)亿个。

(2) 空腹胃液 pH:$1.99\pm0.56$。

(3) 胃液免疫球蛋白测定:IgG、IgA、SIgA 参考值均为 0mg/L。

(4) NANA 测定:($16.2\pm1.40$)mg/L。

(5) 胃液三羟胆酸测定:正常参考值($20.44\pm9.53$)mg/L。

(6) 胃蛋白酶:正常阳性。

(7) 乳酸:正常阴性。

**2. 疗效判定标准**

按科研设计要求,疗效判定分为四级:治愈、显效、好转、无效。

(1) 治愈:治疗后的胃酸分泌值、pH、三羟胆酸、NANA 均达到正常参考值。其他指标:Ig、IgA、SIgA,乳酸全部转阴,胃蛋白酶转阳者。

(2) 显效:治疗后的胃酸分泌值:BAO 升高 0.49mmol/h;MAO 升高 1.3mmol/h;PAO 升高 1.6mmol/h;壁细胞数升高 0.83 亿个以上,pH 下降 0.45;三羟胆酸下降 $<9.53$g/L;NANA 下降 8.0mg/L,IgG、IgA、SIgA 下降一半;乳酸、胃蛋白酶转弱阳性者。此界限值是我组按成对数据平均差异的 $T$ 检验制定的。

(3) 好转:治疗后胃酸有所上升,其他各项指标也有好转者。

(4) 无效:治疗后胃酸分泌等于或低于治疗前者,其他各项指标均无好转者。

以上均以胃酸分泌试验为主,其他试验为辅。

## 二、胃黏膜屏障功能测定

在我组前期临床研究 102 例的总结中有 30 例做了治疗前后胃黏膜屏障功能的测定,结果胃黏膜屏障功能的五项参数中,治疗前后除 $H^+$ 净流量无显著性差异($P>0.05$),其余四项 $P$ 值均<0.001,有 27 例胃黏膜屏障功能得到恢复,有效率达 90%,证明本方剂疗效的显著与可靠。

## 三、三羟胆酸测定

胆汁中三羟胆酸约占总胆酸的 60%,研究表明胆汁反流是引起 B 型萎缩性胃炎的主要原因之一。

我们运用中药系列冲剂对治疗前后慢性萎缩性胃炎的三羟胆酸含量进行了测定,其中虚寒证 31 例,治疗前 $\overline{X}$=40.57±29.29mg/L,治疗后(28.15±22.34)mg/L,$P<0.05$,有效例数为 20 例,有效率为 64.50%;郁热证 44 例,治疗前 $\overline{X}$=40.24±43.95,治疗后为 22.33±17.96,$P<0.05$,有效例数 33 例,有效率达到 75%。说明了系列冲剂有显著的阻止胆汁反流,增强幽门括约肌张力的作用。

## 四、胃泌酸功能的研究

我们应用国产五肽胃泌素对 75 例慢性萎缩性胃炎进行了治疗前后的胃酸分泌试验,其中虚寒证 31 例,结果见表 4-46。

**表 4-46 虚寒证萎缩性胃炎治疗前后的胃酸分泌实验**

| | BAO/(mmol/h) | MAO/(mmol/h) | PAO/(mmol/h) | 壁细胞数/亿个 | pH |
|---|---|---|---|---|---|
| 治疗前 | 1.04±1.71 | 6.26±5.87 | 8.53±7.41 | 4.29±3.84 | 5.5±2.23 |
| 治疗后 | 1.80±2.07 | 9.28±6.42 | 12.24±8.44 | 6.12±4.24 | 3.89±2.29 |
| $P$ 值 | <0.05 | <0.005 | <0.001 | <0.001 | <0.001 |

郁热证 44 例,治疗前后胃酸分泌结果见表 4-47。

**表 4-47 郁热证萎缩性胃炎治疗前后的胃酸分泌结果**

| | BAO/(mmol/h) | MAO/(mmol/h) | PAO/(mmol/h) | 壁细胞数/亿个 | pH |
|---|---|---|---|---|---|
| 治疗前 | 1.78±2.19 | 9.14±6.37 | 11.65±7.61 | 5.85±3.81 | 4.55±2.35 |
| 治疗后 | 2.56±2.44 | 13.18±11.17 | 14.57±7.84 | 7.44±3.99 | 3.67±1.97 |
| $P$ 值 | <0.05 | <0.01 | <0.005 | <0.005 | <0.01 |

从表 4-47 中可见两型之间无论治疗前后,胃泌酸功能均有显著性差异。两证经治疗后泌酸功能均有极明显的提高,而郁热证较虚寒证更为突出,其中有效率虚寒证为 77.42%,郁热证为 86.36%。

胃泌酸试验其 PAO 在很大程度上取决于壁细胞的数目,因为 5000 万个壁细胞 1 小时分泌 1mmol 盐酸,所以提高 1mmol 盐酸就是增加 5000 万个壁细胞,而壁细胞的数量又取决于胃黏膜腺体萎缩的程度,因此,胃泌酸的测定可同时反映壁细胞数量等多种因素,能较全面地反映胃总体机能,给疗效判定带来了很大的可比性,这是研究、治疗胃疾病,特别是萎缩性胃炎很有价值的一项试验。

有的学者提出 50 岁以上男性,如胃液低酸或无酸者,尤以胃窦弥漫病变者,应定期复查胃镜,可见胃酸检测的重要性。关于高酸型萎缩性胃炎的辨析及中药对高酸低酸分泌的调节作用。在以往的著作中均提到有高酸分泌型的萎缩性胃炎,在我们前期总结 102 例中确有 17 例萎缩性胃炎呈高酸分泌,本院 BAO 正常参考值高限为>5.6487mmol/h,有 9 例高于此限,占 102 例的 8.82%,PAO、MAO 高于正常参考值的各有 4 例,占 102 例的 3.3%。

这些患者经一段时间的中药治疗,胃镜、病理检查,萎缩区域变小,病理组织萎缩程度减轻,测胃酸含量明显降低,达到治愈标准及好转者 BAO 分别为 44.44% 及 22.22%,MAO、PAO 均达到 50%。102 例 BAO 酸值分析结果:其中 16 例治疗前 BAO 为 0mmol/h,治疗后 9 例胃酸有不同程度的提高,有效率为 43.75%,而低于本院正常参考值上限<1.037mmol/h 的病例,治疗前计 48 例,治疗后只有 32 例,有效率 33.33%。

通过以上实验证明,中药不但能促进低酸病例的胃酸分泌功能,而且还能调节高酸病例恢复正常酸度。可见中药确有高酸能抑制,低酸能促酸的双向调节作用,这是中医治疗的突出特点,这种双向调节的机制尚不清楚,值得深入探讨。

## 五、关于空腹胃液 pH 测定的意义与评价

采用 ZD-2 型酸度计测定。

空腹胃液 pH 测定对判断疗效是一个重要指标,而且 pH 的下降与上升制约、影响着多方面的变化。空腹胃液 pH 真正代表胃内环境所处的状态。本组治疗前后 pH 差异显著($P<0.01$),这是一般药物治疗较难达到的疗效,是治疗好转的重要依据。

这一检测方法简单,精确可靠,是研究与检查中不可缺少的项目。

## 六、$N$-乙酰神经氨酸测定价值

$N$-乙酰神经氨酸测定(NANA)测定采用改良的硫代巴比酸法,胃液正常参考值(16.2±1.4)mg/L,正常胃黏膜分泌岩藻糖型糖蛋白,而不分泌或极少量分泌唾液酸型糖蛋白,在某些胃黏膜病变时,胃液中唾液酸含量增多,通过病理检查,在 NANA 增多的病例与肠化有密切关系。

小肠黏膜上皮细胞分泌唾液酸型和岩藻糖型两种糖蛋白,结肠黏膜上皮细胞分泌唾液酸型糖蛋白和硫酸黏蛋白,由此可见,胃液中增多的唾液酸,主要来源于胃黏膜的异位组织肠上皮化生。我们总结了 31 例慢性萎缩性胃炎治疗前后的 NANA 含量,其中虚寒证治疗前 NANA 为 $\overline{X}=(3.47±2.37)$mg/L,治疗后为(1.43±1.81)mg/L,郁热证治疗前(3.51±3.61)mg/L,治疗后降为(1.65±2.15)mg/L,以上结果说明了药物不但可以促使萎缩黏膜逆转,而且即使是已经肠化的胃黏膜,经过治疗以后也可以逆转,并具有抑制 NANA 分泌和阻截癌变作用。NANA 是一个既有诊断价值,又有疗效判定的良好测定指标。

## 七、萎缩性胃炎与免疫检测

近年来认为萎缩性胃炎与免疫关系密切,所以我们围绕着免疫功能测定做了大量工作,发现中药系列冲剂具有显著的免疫调节作用。

在前期 102 例中,治疗前 IgG $\overline{X}=(97±154.60)$mg/L,治疗后 IgG $\overline{X}=(49.9±80.7)$mg/L,$P<0.01$,有效率为 74.51%,IgA 治疗前 $\overline{X}=(53.2±98.7)$mg/L,治疗后 $\overline{X}=(65.4±108.2)$mg/L,$P>0.05$,有效率 68.68%。

在后期治疗的 128 例 CAG 患者中,有 75 例进行了治疗前后的实验室检查,以证型分组 31 例虚寒证:胃液 IgG 治疗前 $\overline{X}=(91\pm121.7)$ mg/L,治疗后 $\overline{X}=(44.8\pm95.4)$ mg/L,$P<0.005$,有效率 93.55%;IgA 治疗前 $\overline{X}=(109.30\pm43.30)$ mg/L,治疗后 $\overline{X}=(69.60\pm187.30)$ mg/L,$P<0.005$,有效率 90.32%;SIgA 治疗前 $\overline{X}=(150.30\pm200.60)$ mg/L,治疗后 $\overline{X}=(31.80\pm57.70)$ mg/L,$P<0.005$,有效率 93.55%。44 例郁热证:胃液 IgG 治疗前 $\overline{X}=(42.00\pm69.30)$ mg/L,治疗后 $\overline{X}=(29.50\pm61.10)$ mg/L,$P<0.05$,有效率 88.64%;IgA 治疗前 $\overline{X}=(43.20\pm62.10)$ mg/L,治疗后 $\overline{X}=(30.1\pm57.90)$ mg/L,$P<0.01$ 有效率 88,64%;SIgA 治疗前 $\overline{X}=(80.50\pm135.90)$ mg/L,治疗后 $\overline{X}=(36.50\pm117.20)$ mg/L,$P<0.005$,有效率 93.18%。

两证经治疗后 IgG 明显下降,说明 CAG 系列冲剂对免疫功能有明显的调节作用。

胃液 IgA 测定在胃癌及十二指肠疾病诊断中有着重要的价值。尤其对萎缩性胃炎的疗效判定,也是极好的试验。当然也应该指出,该试验及检测手段如采用免疫化学检测,则灵敏度会有更大的提高。

## 八、胃内乳酸测定

正常人胃液 pH 0.3~1.2,酸性很强,不宜于细菌生长。胃液中有时也能检出细菌,多是随着食物、饮水、唾液,咽下入胃的,数量很少,细菌种类以表皮葡萄球菌、四联球菌,革兰阴性杆菌为主。关于胃黏膜中幽门螺杆菌另有专述。

正常人胃液中是没有乳酸存在的,只有当胃液 pH 升高时,由于细菌繁殖才有乳酸。并认为是患有胃癌的征兆,其实这是看重了。

胃液中乳酸测定,是采用三氯化铁法。经过 128 例追踪随访,虚寒证治疗前 24 例乳酸(±),占 77.42%,治疗后乳酸仍为(±)的 8 例,占 25.8%($P<0.001$)。治疗前乳酸(-)者 6 例,占 19.35%,经治疗(-)者上升到 22 例,达 70.97%($P<0.001$)。郁热证乳酸(+),治疗前 27 例,占 61.36%,治疗后 6 例,下降到 13.64%,而治疗前乳酸(-)为 11 例,治疗后上升到 33 例,达 75%。以上结果说明,治疗前后虚寒证,郁热证两型之间,乳酸(+)率有显著差异($P<0.01$)。也可以看出中药疗效的显效。萎缩性胃炎系列冲剂,能抑制有机物的生成,以造成更好的 pH 环境,本实验操作方法简单,无须仪器设备,能确切反映疗效,与胃酸分泌、胃液 pH、胃蛋白酶含量有明显的正负相关性,因此列为常规观察指标。

## 九、胃蛋白酶的测定

胃是消化器官,患萎缩性胃炎时,消化功能不良,很多症状都是随着消化功能低下而出现或加重,胃蛋白酶原经盐酸激活,才能发挥胃蛋白酶的作用,因此胃的消化功能受胃泌酸功能及胃蛋白酶分泌量的多少所制约。作者曾观察到萎缩性胃炎虚寒型,胃蛋白酶治疗前(+)者占 35.49%。治疗后上升到 64.52%,郁热型治疗前占 59.09%,治疗后上升到 81.82%,两型治疗前后均有显著性差异($P<0.05$)。说明应用中药治疗萎缩性胃炎不仅能促进胃酸的分泌,同时也能促进胃蛋白酶的分泌或增加酶的活性,胃蛋白酶测定从另一角度反映了胃消化功能的好坏。

# 第五节 胃脘痛(慢性萎缩性胃炎) 中医分型的 X 线研究

为了研究胃脘痛的发展规律,我们通过对胃双重造影时胃小区、胃小沟大小及形态等项指标做系统观察和分析,以探讨胃脘痛虚寒证、郁热证、瘀血证的X线特征及其演变规律。

# 一、一 般 资 料

本文 135 例均为 1984 年 10 月至 1987 年 5 月 10 日经临床、胃镜、病理、X 线胃双重造影确定为胃脘痛的病例,其中男 77 例,女 58 例,其中最大年龄 70 岁,最小年龄 28 岁,40～60 岁 105 例。知识分子及干部 98 例,工人和农民 37 例。

中医分型按科研组统一标准,把"四诊"检查的症状和体征输入计算机,计算机按科研方案打出分型诊断,其中虚寒证 34 例,占 24.83%,郁热证 93 例,占 69.63%,瘀血证 8 例,占 5.54%。全部病例均按精细法胃钡气双重造影检查,并拍胃微黏膜结构片 2～5 张,其中 X 线诊断虚寒证 43 例,占 31.84%,郁热证 82 例,占 60.74%;瘀血证 10 例,占 7.42%。

X 线征象与中医分型关系见表 4-48。

表 4-48　X 线征象与中医分型的关系

| 分型<br>项目 | 虚寒证(43 例) | | 郁热证(82 例) | | 瘀血证(10 例) | |
|---|---|---|---|---|---|---|
| | 例数 | % | 例数 | % | 例数 | % |
| 胃小区大小:3～4mm | 40 | 93.03 | 2 | 2.46 | 0 | 0 |
| 3～5mm | 3 | 6.97 | 56 | 68.27 | 0 | 0 |
| 4～5mm | 0 | 0 | 42 | 29.27 | 10 | 100.00 |
| 结节状透光区 | 1 | 2.33 | 28 | 34.15 | 10 | 100.00 |
| 靶样征 | 1 | 2.33 | 2 | 2.44 | 8 | 80.00 |
| 胃小沟宽度:<1mm | 0 | 0 | 0 | 0 | 0 | 0 |
| =1mm | 42 | 97.67 | 54 | 65.85 | 0 | 0 |
| >1mm | 1 | 2.33 | 28 | 34.15 | 10 | 100 |
| 胃小沟:形态规则 | 2 | 4.65 | 0 | 0 | 0 | 0 |
| 粗细不均 | 41 | 95.35 | 75 | 91.46 | 0 | 0 |
| 极不规则 | 0 | 0 | 7 | 8.54 | 10 | 100.00 |
| 胃小沟:边界清 | 21 | 48.84 | 11 | 13.41 | 0 | 0 |
| 模糊 | 22 | 51.16 | 71 | 86.59 | 10 | 100.00 |
| 易展平 | 39 | 90.10 | 26 | 31.71 | 0 | 0 |
| 不易展平 | 4 | 9.90 | 50 | 60.98 | 1 | 10.00 |
| 不展平 | 0 | 0 | 6 | 7.31 | 9 | 90.00 |
| 狭窄性胃窦炎 | 0 | 0 | 0 | 0 | 5 | 50.00 |

4～5mm 42 例,占 29.27%,胃小区 3～4mm 仅有 2 例,占 2.46%。郁热证胃小区比虚寒证明显增大,胃小区 3～5mm 及 4～5mm 的百分率比虚寒证明显升高,卡方测验 $P<0.01$。瘀血证胃脘痛的胃小区 100% 在 4～5mm 大小。比郁热证胃小区 4～5mm 的 29.27% 明显升高。卡方测验 $P<0.01$。

郁热证 82 例中有 28 例可见大于 5mm 的结节状透光区,占 34.15%;而虚寒证 43 例中有结节状透光区 1 例,占 2.33%。郁热证有结节状透光区的百分率比虚寒证明显升高,卡方测验 $P<0.01$。

从胃小沟宽度分析,虚寒证胃小沟宽 1mm 41 例,占 43 例的 95.35%,胃小沟宽大于 1mm 的 1 例,占 2.33%,郁热证胃小沟宽 1mm 的 54 例,占 65.85%,胃小沟宽大于 1mm 的 28 例,占 34.15%。郁热证胃小沟大于 1mm 的百分率比虚寒证明显升高卡方测验 $P<0.01$。瘀血证胃小沟宽度 100% 大于 1mm。

从胃小沟的形态看,虚寒证胃小沟粗细不均的 42 例,占 97.67%,较规则的 2 例,占 4.65%,郁热证胃小沟粗细不均的 75 例,占 91.46%,胃小沟极不规则 7 例占 8.54%,瘀血证 10 例 100% 胃小沟极不规则的百分率明显高于郁热证,卡方测验 $P<0.01$。

从胃小沟边界模糊情况分析,虚寒证胃小沟清晰 21 例,占 43 例的 48.84%,郁热证胃小沟清晰 11 例,占 82 例的 13.4%,胃小沟边界清晰郁热证的百分率比虚寒证明显降低,卡方检验 $P<0.01$,瘀血证 100% 胃小沟模糊。

胃窦低张良好胃窦黏膜展平情况分析,虚寒证胃窦黏膜不易展平 4 例,占 43 例的 9.9%,郁热证胃窦黏膜不易展平 50 例,不展平 6 例,两者总和 56 例,占 82 例的 68.29%。胃窦黏膜不易展平和不展平郁热证的百分率比虚寒证明显增高,卡方测验 $P<0.01$。瘀血证 100% 胃窦黏膜不易展平或不展平,并有 5 例伴有狭窄性胃窦炎,8 例有靶样征。

X 线分型与临床分型比较(表 4-49)。

虚寒证 43 例其中 34 例与临床分型一致,X 线分型与临床。

**表 4-49　X 线分型与临床分型比较**

|  | 虚寒证 | 郁热证 | 瘀血证 | 总计 |
|---|---|---|---|---|
| 放射线分型数 | 43 | 82 | 10 | 135 |
| 临床分型数 | 34 | 93 | 8 | 135 |
| X 线与临床不符数 | 9 | 11 | 2 |  |
| 符合率(%) | 79.07 | 87.09 | 80.00 |  |

分型符合率 79.07%。郁热证 X 线诊断 82 例,临床分型 93 例,X 线与临床符合率 87.09%,瘀血证 X 线与临床符合率为 80%。

# 二、临证体会

## (一)中医分型与放射、病理关系的阐述

对于萎缩性胃炎中医界多数学者认为居于胃脘、嘈杂、胃痞等范畴。我院名老中医李老,依多年临床实践,吸诸家之长,结合本地区土地方宜的特点,总结出一整套辨证施治萎缩性胃炎的学术思想体系。认为本病同《素问》和《圣济总录》所述的胃脘痛很相似,提出了"萎缩性胃炎'以痈论治'"的学术观点。在中医四诊方面总结了本病在病史、症状、体征、面色、舌象、脉象等方面特征为萎缩性胃炎的临床诊断、辨证提供了重要依据,在辨证上把本病分为虚寒证、郁热证、瘀血证。

### 1. 虚寒证

胃双重造影多数病例,胃小区在 0.3~0.4cm,胃小沟 1mm 左右,约半数胃小沟边界清楚。胃脘痛虚寒证主要病机为"寒气隔阳……寒热不调……"因而临床表现胃脘隐痛、胀满、喜热食或热饮、食少、便溏、体重不减,舌淡而胖,苔薄白或白腻,脉沉细等。本证病理变化仅有黏膜充血、炎细胞浸润、胃黏膜固有腺管萎缩,但腺管缺失不足 1/3。

### 2. 郁热证

胃双重造影多数患者胃小区大小不均,在 0.3~0.5cm,胃小沟宽度等于或大于 1mm,胃小沟粗细不均,边界模糊,在胃窦低张良好情况下,约有 68.29% 病例胃窦黏膜不易展平或不展平。中医认为"逆而盛则热聚于胃口而不行,故胃脘为痈也。"临床表现为胃脘疼痛,食后尤甚,胃脘灼热、喜凉食、嗳气、便秘、尿黄、口臭、口干渴、体重下降,形体消瘦,面色灰垢无华,舌红或绛,舌体瘦,苔黄而腻,脉实或数。其病理基础为胃黏膜充血水肿、炎细胞浸润至肌层,腺巴滤泡、脂肪和纤维组织增生,黏膜固有腺管萎缩明显,腺管缺失超过 1/3,但不足 2/3,并伴有肠上皮化生等。由于炎细胞浸润到

肌层及纤维组织增生,使胃窦黏膜增粗,柔软度降低,低张时,窦部黏膜不易展平。由于胃黏膜固有层充血,炎细胞浸润,腺管囊状扩张,间质增生等原因,使胃小区扩大。由于胃小区扩大,且胃小区大小不均。使胃小沟深浅不一,粗细不均,故胃小沟形态不规则。胃小沟模糊的病理改变为萎缩性胃炎时胃小区的边缘由正常的直角,逐渐变平坦之故。

**3. 瘀血证**

中医认为"胃阴虚,则温热为多,病在血分。"其临床表现胃脘痛,子夜痛甚或刺痛、黑粪、体重急剧下降、消瘦、面色黧黑、舌紫或有瘀斑,无苔,脉滑实而数或沉。本证X线征象明显,胃小区显著扩大,0.4~0.5cm,常伴有大于0.5cm的结节状透光区。胃小沟宽度大于1.2mm,形态极不规则,边界模糊。约有半数病例伴有狭窄性胃窦炎和糜烂性胃炎。其病理基础是胃黏膜固有层大量炎细胞浸润,固有腺管萎缩显著,腺管缺失2/3以上,常伴有中、重度肠上皮化生。

通过中医分型与放射、病理关系讨论,我们从中看到胃脘痛虚寒证临床表现较为轻微,只是"寒气隔阳,寒热不调"初病阶段。X线检查仅有胃小区轻度扩大及胃小沟略为增宽,病理表现也轻微,固有层腺管缺失不足1/3。郁热证机理为"逆而盛则热聚胃口",症状明显,X线改变及病理改变亦较重。瘀血证则"胃阴虚,温热为多,病在血分。"临床表现X线检查胃小区明显扩大,并有结节状透光区,胃小沟明显增宽,形态极不规则等。病理活检表现也重,胃固有腺管缺失2/3以上,常伴有中重度肠上皮化生。因而我们认为从虚寒证到郁热证直至瘀血证是胃脘痛由轻到重的不同演变阶段,它们的发生和发展即有不同的各个阶段,又有不可截然分割的内在连续性,这就清楚地说明了X线分型与临床分型不能百分之百相符合的缘故。瘀血证是萎缩胃炎晚期表现,病理证实其肠化程度重,有异型上皮增生,恶变可能性大。早期治疗虚寒证、坚持较长时间治疗郁热证,积极彻底治疗瘀血证是阻断恶变的有效措施。

**(二)关于胃脘痛各证的X线表现**

**1. 虚寒证**

X线表现:①胃小区轻度增大,在0.3~0.4cm,大小较为均等。②胃小沟粗细在1mm之内,粗细较均一,形态较规则,边界约半数清楚。③无其他X线改变。

**2. 郁热证**

X线表现:①胃小区大小不等,胃小区在0.3~0.5cm。②胃小沟约1mm或大于1mm宽,粗细不均,形态不规则,边界模糊。③胃窦黏膜在胃低张良好的情况下,不易展平,少数病例可不展平。④少数病例可有少量结节状透光区或靶样征。

**3. 瘀血证**

X线表现:①胃小区明显扩大,0.4~0.5cm,大小不均。②胃小沟增宽,大于1mm,多数在1.2mm左右,小沟极不规则,边界模糊。③胃窦黏膜不展平。④常伴有结节状透光区或靶样征。⑤约有半数有狭窄性胃窦炎改变。

**(三)胃脘痛X线分型与临床分型之比较**

本组135例,临床通过病史、症状、体征、脉象、舌象等检查,把所得资料输入计算机,由计算机打出中医分型诊断。临床诊为胃脘痛的病例分别进行胃液、生化、X线、胃镜及病理各项检查。它们依各自的检查结果作出诊断。X线低张双重造影诊断萎缩性胃炎135例,并根据其不同改变,按中医分型亦分为虚寒证、郁热证、瘀血证。其中X线诊为虚寒证43例,临床计算机诊断虚寒证34例,X线与临床分型相符合79.07%;X线诊断郁证80例,计算机诊断瘀热证93例,X线与计算机符合87.09%;X线诊断瘀血证10例,计算机诊断8例,瘀血证X线与计算机符合80%,由此可见,通过X线征象可进行胃脘痛辨证的探讨,为发展中医影像学尽一份力量。

# 三、结　语

本文 135 例胃脘痛中医分型与放射、病理关系的讨论结论为从虚寒证到郁热证直至瘀血证是由轻到重的不同演变阶段。

通过 135 例 X 线征象分析,初步制定了虚寒证、郁热证、瘀血证,各证的 X 线诊断依据。

通过 X 线分型与临床(计算机)分型之比较,结论是通过 X 线征象可进行胃脘痛的辨证分型。X 线分型与临床分型各型符合率分别为 79.07%、87.09%、80%。

# 第六节　胃癌癌前期病变临床与科研

## 一、胃癌癌前期病变与慢性胃炎临床研究目的与意义

所谓胃癌癌前期病变,顾名思义,其与胃癌的发生关系十分密切。胃癌癌前期病变是一种病理学的概念,系指胃黏膜上皮不典型增生(又称非典型增生、异型增生)和不完全性结肠型肠上皮化生两种病理学改变,这种病变可以伴随许多慢性胃疾患中,如慢性萎缩性胃炎、胃溃疡,但是仍以慢性萎缩性胃炎伴随上述两种病变的出现率最高。因此,比较公认的是凡见有胃黏膜上皮不典型增生和(或)不完全性结肠型肠上皮化生可认为是胃癌癌前期病变。一般认为,胃癌是严重威胁人类生命健康的恶性肿瘤之一,发达国家死亡率为(30~300)/10 万人。在我国因胃癌死亡者占居民总死因中的 2.26%;在恶性肿瘤死因中占 23.02%,居各种恶性肿瘤之首。即使早期发现,及时手术,其 5 年、10 年生存率亦不是十分理想的,且仍有部分病例或术中直接死亡,或出现复发和转移。由于胃癌的发病率居高不下,使人类苦无良策来明显地降低胃癌的发病率,这已成为医学界亟待攻克的难题。

进入 20 世纪 80 年代后,美国、日本等许多发达国家逐渐认识到,要想降低胃癌对人类生命的危害,就必须在降低胃癌发病率上进行探讨,由于认识上的转变,导致了理论上的突破,并且把研究胃癌的治疗重心转移到了控制癌症的发生和降低发病率方面上。故而,人们开始逐渐注重胃癌癌前期病变这一新的课题,并致力于此项研究。近些年来我国医学界以及美国、日本等学者关于此项研究课题及学术论文有一定的报道,但以理论及实验性研究居多,临床治疗方面的研究中医药方向有所进展,但在世界范围内尚无有效的药物问世。

在我国,早在"六五"、"七五"期间,中医药界就开始对慢性胃炎,尤其是慢性萎缩性胃炎进行了系统的研究与治疗,并开发研制出了一系列的新药,由于这些新药的问世,的确使慢性胃炎这一极常见的高发病得到了一定程度的控制,研究结果亦表明,萎缩性胃炎的发病率确有一定程度的下降。实践证明"六五"、"七五"期间的科技攻关是卓有成效的。随着研究工作的不断深入,中医药工作者发现,在慢性胃炎中,包括浅表性胃炎和萎缩性胃炎等,尤其是萎缩性胃炎,其中有相当一部分病例在病理组织学检测中,胃黏膜上皮伴有不典型增生和不完全性结肠型肠上皮化生改变,即所称的胃癌癌前病变,治疗难度相当大。追踪观察的结果表明此类病例的癌变率较高。迄今为止的研究资料表明:不完全性结肠型肠上皮化生、不典型增生的癌变率在 10% 左右,被公认为癌前病变,而大肠化生的检出率为 36.4%,不典型增生的检出率约在 10.6%。从上述数据可见,每年将有数以百万计的病人处于胃癌这一恶性肿瘤的边缘。

由于医学科技工作者的这一发现,在"七五"末期中医药学者在这一领域进行了大胆的探索,在当时尚无有效药物治疗的现状下,应用中药对本病进行试验性的监护治疗,经过这一有益的探索,看到了可喜的苗头,如北京、广州、上海、辽宁等多家省级中医院通过临床初试,均得出相近的结果,即

胃癌癌前期病变不是不可逆的。胃黏膜上皮不典型增生、肠上皮化生经及时有效的治疗,经病理学证实确实可以逆转乃至消失。实践证明对以往"不可逆"的论点有了一定的突破。有鉴于此,我国在确立国家"八五"攻关中医药项目中,把该项目确立为85-919-01-01号项目,即"中医药治疗胃癌癌前期病变的临床及实验研究",并明确提出攻关要求:通过中医药治疗胃癌癌前期病变的临床及实验研究,探索反突变及抑制癌细胞的规律,研制出疗效好的预防胃癌的新药,使胃癌的发病率有所下降。

　　有关胃癌癌前期病变的治疗方面的研究报告国外尚不多见,国内在西医西药方面亦无较好的治疗方法和药物,而在中医中药治疗方面有一些散在的临床报告,有效率为40%~80%不等,但尚存在一定的问题,如在中医病证的诊断上,疗效评定上,病理改变轻重程度判定方面较缺乏客观依据。我们研究组从"六五"至"七五"期间在全国著名中医专家李老的主持下开始研究中医药治疗慢性萎缩性胃炎,先后立项国家中医药管理局科研课题和辽宁省科委课题,均已通过专家鉴定并三次获省、市科技进步奖。李玉奇教授在继承古代医家经验的基础上结合自身数十年临床实践体会,提出了萎缩性胃炎"以痈论治"的新观点,受到国内同行专家的高度重视,并不断有学者在其发表的论著上加以引证,同时李玉奇教授还出版了他的个人专著《萎缩性胃炎以痈论治与研究》。以及在他指导下发表的本专题研究论文等数十篇,在国内外产生了较大的影响。在临床研究方面,临床辨证用药采用已通过卫生部鉴定的"李玉奇教授治疗萎缩性胃炎计算机专家系统"进行统一辨证处方,第一阶段治疗萎缩性胃炎患者102例经1个疗程(3个月为1个疗程)治疗后,痊愈28.43%,显效38.24%,有效25.49%,总有效率96.60%。疗效比较令人满意。观察结果发现临床上萎缩性胃炎以虚寒证、郁热证最为多见。因此在第Ⅱ阶段研究时,首先进行了中药剂型改革,将原中药煎剂制成冲剂,对其工艺、质量标准、药理药效等均按国家卫生部研究国家级三类新药的要求进行规范化研究,同时应用新的剂型观察治疗萎缩性胃炎的效果,历时3年,完成了128例萎缩性胃炎的疗效总结,疗效十分满意,临床治愈占65.63%,显效占21.88%,好转占10.16%,总有效率为97.66%。在药物学方面的研究证明本制剂工艺及质量稳定,主要药物通过相应的薄层扫描、薄层色谱法进行定性及定量试验测出,有效成分没被破坏,毒理学试验证明本制剂安全无毒。李玉奇教授所研制胃福冲剂早已畅销国内外,对各种浅表性胃炎有较好的疗效,胃太舒(养阴清胃冲剂)经由卫生部指定的由北京中医药大学东直门医院任组长单位,会同辽宁省中医研究院,辽宁省人民医院,大连市中医医院,本溪市中医医院对400余例萎缩性胃炎患者进行了Ⅱ期临床试验已顺利完成。Ⅱ期临床试验结果表明本药疗效确切,可靠,安全无毒,已上报卫生部,正式申请生产。胃太保(温中养胃冲剂)正在进行Ⅱ期临床试验。

　　在此基础上我们又在胃癌癌前病变进行了中医的系统研究与治疗,课题主持人李玉奇教授根据传统中医药理论结合多年治疗慢性萎缩性胃炎及胃癌癌前期病变的临床与科研经验提出了阻癌胃泰冲剂这一有效的方剂。

　　国内有些中医学者将本病趋向于"胃痞"进行辨证论治。胃癌癌前期病变多数是在慢性胃炎,尤其是慢性萎缩性胃炎的基础上演化而来,病因病机较为复杂,病程长,寒热虚实错综复杂,但是我们认为本病不能包括胃痞的整个病理演化过程,亦不能将本病定位于胃痞的某一个单一的证型。从我们大量的临床观察,四诊所见,认为本病因气虚、因郁热、因血瘀合而为病居多。所谓气虚者多为正气虚、脾气虚为主;郁热则多为胃脘郁热、肝胃郁热;瘀血则多为胃脘瘀血为主。本病之形成多属病程较长,缠绵日久,治不得法而成,而中医理论认为"久病多虚"、"久病多瘀",因虚、因瘀均可致气机阻滞,气机阻滞日久,郁而化热,由此可见本病由多种病因互相影响,互为因果,而形成了虚实夹杂,郁热瘀血并见之证候。归纳临床见症可见:胃脘痞胀、隐痛或刺痛,食少纳呆,倦怠乏力,形体消瘦,面色萎黄少泽,口干口臭,胃中灼热,胸膈满闷,泛酸口苦,大便或干或溏诸症。舌或见淡胖,或见红绛、紫绛,舌苔见白苔、黄苔、黄腻苔;脉见弦、弦细、弦滑、弦滑数、细涩诸脉象。因此本病多属脾虚胃热、气滞血瘀之证,提出健脾清热,行气活血,化瘀散结为治疗大法。

根据此治疗大法,在选用中药组方配伍上,首选黄芪"壮脾胃,益元气"(《珍珠囊》)补气行滞,正所谓气行则血行,气滞则血瘀,苦参清热燥湿,以祛肠胃蕴结之热邪,两者合用即可补虚损,又可化瘀滞,清郁热,恰中本病病机,共为君药;选用白及、三棱等清胃热、散瘀结、化瘀滞,行气活血,辅助君药之功效为臣药,其他如地榆、槐花、黄药子等清郁热,行血滞,散郁结共为佐使药,合为健脾清热,行气活血,化瘀散结之功效。

关于胃癌癌前期病变的抑制及逆转、抗突变试验,在中医药研究领域的研究报告尚不多见,我们研究组在此方面做了大量具体的工作,实验证明:本药在对抗实验性大鼠、小鼠胃黏膜不典型增生、肠化生等癌前病变的预防作用、治疗作用、抗突变试验等方面均取得很理想效果。

## 二、胃癌癌前期病变临床研究方法及结果

### (一) 临床观察方法

(1) 按照国家中医药"八五"攻关项目 85-919-01-01 号专题协作组的具体要求,将胃黏膜活检经病理学证实具有不典型增生或有不完全性结肠型肠上皮化生者,列为临床受试对象。

(2) 列入受试对象者,按门诊就诊序号随机分为治疗组与对照组两组,由专门医师负责填写科研病志,详细记录病史、临床症状、体征、舌脉等情况,同时进行有关项目检查。

(3) 治疗组投予阻癌冲剂,每次 10g,每日 3 次冲服,对照组投予阻癌 1 号冲剂(维霉素制剂),每次 10g,每日 3 次冲服。3 个月为 1 个疗程,1 个疗程结束后进行胃镜、病理及有关实验室检查(包括安全性检查)。

(4) 临床总结:对经治疗后的两组病例进行临床、胃镜、病理、实验室等方面的临床疗效总结,对治疗前后的症状变化、各项疗效指标进行统计分析,并进行统计学处理、进行科学客观的疗效评价。

### (二) 临床诊断及疗效评定标准

**1. 诊断标准**

(1) 中医脾虚胃热、气滞血瘀之胃痞诊断标准。

主症:胃脘痞满,胃脘胀痛、隐痛或刺痛,纳呆食少。

次症:面色萎黄而垢,唇干口臭,胃脘灼热,恶心呕吐,泛酸嘈杂,大便不调。

体征:可有剑突下压痛。

舌象:舌淡、舌红或红绛、紫绛。舌苔白或黄、黄厚腻。

脉象:脉弦、弦细、弦滑、弦滑数、细涩等。

(2) 胃镜诊断标准:根据全国内窥镜检查经验交流会《关于纤维内镜下慢性胃炎的诊断标准及分类》等有关内容而制定。

(3) 病理组织学诊断标准:根据全国胃癌防治研究协作组病理组编著的《胃及十二指肠黏膜活检病理》一书的诊断标准确定。

(4) 实验室诊断标准:实验室有关项目参照我院正常参考值制定。

以临床、胃镜、病理三者结合诊断,实验室指标供参考,病理为确诊的首要条件。

**2. 疗效评定标准**

疗效评定标准分临床治愈、显效、有效、无效四级。

(1) 临床治愈:主症及体征完全消失,次症消失或基本消失,舌脉基本恢复正常。胃镜病理发现不典型增生消失,不完全性结肠型肠化消失,黏膜颗粒样变或结节状隆起等消失,幽门螺杆菌感染消失,理化检查恢复到正常值范围。

（2）显效：主症改善均达两个级别，或一项消失，其他有一个级别改善，体征、次症舌脉象明显改善。胃镜病理复查不典型增生消失，而不完全性结肠型肠化无变化，或不完全性结肠型肠化消失，不典型增生减轻一个级别，胃黏膜伴随病变明显减轻，幽门螺杆菌感染减轻两个级别，理化指标改善明显。

（3）有效：主症、次症及体征均有一定程度的改善，但不及显效者，舌脉象有所改善，胃镜病理复查不典型增生或不完全性结肠型肠化其中一项减轻一个级别，或其改善程度末达到显效者，其他胃黏膜病变有所改善，幽门螺杆菌感染减轻一个级别，理化指标有所改善（注：综合疗效评定，在显效及有效级别中，若仅有临床、胃镜、病理、实验室其中一项未达到相应条件者，则以其他具备条件为准进行判定）。

（4）无效：症状、体征及舌脉象无改善，胃镜、病理实验室等复查无改善，或虽有改善但未达到有效级别要求或加重者。

## （三）临床资料

**一般资料**

按"八五"攻关 85-919-01-01 号专题设计要求经由胃镜病理确诊为胃癌癌前期病变，并符合前述中医诊断者（1992 年 3 月至 1995 年 8 月来诊者），总计 117 例，其中治疗组 86 例，对照组 31 例。本组病例一般情况见表 4-50：

表 4-50　两组病例一般情况比较

| 分组 | 例数 | 男 | | 女 | | 平均年龄 | 平均病程 |
|---|---|---|---|---|---|---|---|
| | | 例 | % | 例 | % | $\overline{X}+SD$ | $\overline{X}+SD$ |
| 治疗组 | 86 | 59 | 68.60 | 27 | 31.40 | 55.82±15.36 | 15.68±9.34 |
| 对照组 | 31 | 21 | 67.74 | 10 | 32.26 | 54.94±12.36 | 14.32±8.96 |

由表 4-50、表 4-51 可见两组病例一般情况和职业分布相近，经统计学处理无显著性差别（$P>0.05$）具有均衡性。

表 4-51　两组病例职业分布

| 分组 | 例数 | 工人 | | 农民 | | 干部 | | 其他 | |
|---|---|---|---|---|---|---|---|---|---|
| | | 例 | % | 例 | % | 例 | % | 例 | % |
| 治疗组 | 86 | 28 | 32.56 | 4 | 4.65 | 48 | 55.81 | 6 | 6.78 |
| 对照组 | 31 | 11 | 35.48 | 2 | 6.45 | 16 | 51.62 | 2 | 6.45 |

由表 4-52 可见两组病例在发病诱因等方面亦相似，均以饮食、情志及烟酒为著，经统计学分析两组病例分布均衡，无显著性差异（$P>0.05$）。

表 4-52　发病诱因及不良嗜好分布比较

| 分组 诱因 | 治疗组 | | 对照组 | |
|---|---|---|---|---|
| | 例 | % | 例 | % |
| 饥饱失调 | 61 | 70.93 | 21 | 67.74 |
| 过度劳累 | 24 | 27.91 | 9 | 29.03 |
| 忧思恼怒 | 57 | 66.38 | 20 | 64.52 |
| 饮酒过度 | 59 | 68.61 | 23 | 74.19 |
| 气候变化 | 28 | 32.56 | 11 | 35.48 |

### （四）中医辨证及治疗原则

胃癌癌前病变多是在慢性胃炎,尤其是萎缩性胃炎的基础上演化而来,其病因病机复杂,本病既不能包括胃癌的整个病理演变过程,亦不能将本病定位于胃癌的某一个单一的证型,根据我们观察本病病因以气虚、郁热、瘀血为主,所谓气虚多以脾气虚为主;郁热则多以胃脘郁热、肝胃郁热为多见,瘀血则为胃脘瘀血。本病之形成多以病程较长,缠绵日久而成,在其病理演变过程中各种病因相互影响,互为因果。因气虚日久可致胃内壅滞而化热成瘀,中焦郁热既可耗气伤阴,又可热壅胃络,气血运行不畅而致瘀;反之胃络瘀血阻滞可导致气机运行不畅,日久可郁而化热,进一步发展则消烁阴液而耗气伤脾。可见本病乃虚实夹杂、脾虚胃热、气滞血瘀并见之证,分析本证所见临床诸症,因脾虚失于运化,胃气失于和降,故见胃脘痞胀,胃脘隐痛不适,纳呆食少,便溏等;脾虚日久,运化失司,不能运化水谷精微以荣养四肢百骸,故见形体消瘦、倦怠乏力、面色萎黄少垢;胃脘郁热则可见胃脘灼热疼痛、口臭、泛酸、嘈杂等;热邪耗灼阴津则可见唇干、便秘等症;因于虚、热、瘀都可使胃失和降,胃气上逆而致恶心呕吐;胃脘刺痛则为胃络不畅,胃脘瘀血所致,舌脉之征亦均表现脾虚、胃热、气滞、血瘀之象。

针对本病的病因病机,拟以健脾清热,行气活血,化瘀散结之大法治之。脾气旺、郁热清,瘀血得散则诸症可除,本病可愈。

### （五）方药组成及配伍原则

本病属脾虚胃热、气滞血瘀之证,故治以健脾清热、行气活血、化瘀散结之法。方中首选黄芪、苦参二味为君,黄芪味甘微温,入脾经,"为补气诸药之最,是以有耆之称。其秉性纯阳,宜于中虚而泄泻、痞满、倦怠可除(《本草求真》)"。《本经逢原》谓"能补五脏诸虚,泻阴火,性虽温补而能通调血脉流行经络,可无碍于堕滞也"。苦参苦寒,入胃经,"燥湿、胜热"(《本草从新》)之力甚强,二药一甘一苦、一温一寒、一补一消,甘温可补后天,泻阴火、除燥热而无留邪之弊,苦寒可直降邪热,清脾湿、荡胃热又无伤胃之虞。二药合而为君,相辅相成,直入中焦,共达脾胃,一则可使由元气不足,不能运化湿行而致之胃内壅滞,借脾胃气旺能渐渐消磨以建平复之功,二则可使胃内壅滞日久而产生的湿热邪气能快速得清而奏效。方选白及、三棱等为臣药,如《本草经疏》谓"白及,苦能泄热、辛能散结,胃中邪气者,即邪热也,皆血分有热,湿热伤阴之所生也。入血分以泄热散结,逐腐则诸证靡不瘳矣。"《本草经疏》谓:"三棱,从血药则治血,从气药则治气",行气化瘀而散结,达"苦以泄热,辛以散结"之用是为臣药。选地榆、槐花,味苦性寒以清热、凉血,解毒见长,黄药子等散结祛瘀共为佐使药。

综观本方苦寒并用、辛温共施、消中有补、散中有收,既可补后天脾胃之气,又可清胃中壅滞之热;既能行气活血以散瘀,又佐甘缓酸收以防其过,诸药合用,共达健脾清热、行气活血、化瘀散结之效。

### （六）临床观察治疗结果

**1. 两组病例临床症状治疗前后观察结果**

由表 4-53 可见,经 1 个疗程治疗后,治疗组痊愈 28 例(32.55%),显效 24 例(27.90%),显效以上占 60.45%,总有效率 89.54%,均高于对照组,经统计学分析,$\chi^2$ 检验 $P<0.05$,说明治疗组疗效优于对照组。

表 4-53　两组病例临床观察治疗结果

| 分组 | 例数 | 痊愈* | | 显效* | | 有效 | | 无效 | | 总有效率 |
|---|---|---|---|---|---|---|---|---|---|---|
| | | 例 | % | 例 | % | 例 | % | 例 | % | % |
| 治疗组 | 86 | 28 | 32.55 | 24 | 27.90 | 25 | 29.09 | 9 | 10.46 | 89.54 |
| 对照组 | 31 | 5 | 13.13 | 4 | 12.90 | 10 | 32.26 | 12 | 38.71 | 61.29 |

*$P<0.05$。

由表 4-54 可见治疗组病例经治疗后主要症状改善和消失比例很大，与治疗前比较均有显著性差异（$P<0.01$），提示该药对本病的主要症状作用是明显的。

**表 4-54　治疗组临床主要症状治疗前后比较**

|  | 胃脘痞满 |  | 胃脘疼痛 |  | 纳呆食少 |  | 唇干口臭 |  | 胃脘灼热 |  | 大便不调 |  |
|---|---|---|---|---|---|---|---|---|---|---|---|---|
|  | 例 | % | 例 | % | 例 | % | 例 | % | 例 | % | 例 | % |
| 治疗前 | 79 | 91.86 | 78 | 90.70 | 62 | 72.09 | 46 | 53.49 | 56 | 65.12 | 54 | 62.80 |
| 治疗后 | 31 | 36.05 | 29 | 33.72 | 21 | 24.42 | 12 | 13.95 | 13 | 15.12 | 16 | 18.60 |

注：$P<0.01$。

**2. 胃镜观察结果**（表 4-55～表 4-59）

**表 4-55　胃癌癌前期病变与年龄的关系**

|  | 病例数 | ~39 | ~49 | ~59 | ~69 | 70~ |
|---|---|---|---|---|---|---|
|  |  | 例数（%） | 例数（%） | 例数（%） | 例数（%） | 例数（%） |
| 癌前期病变 | 117 | 27（23.1） | 11（9.4） | 42（35.9） | 33（28.2） | 4（3.4） |

**表 4-56　胃癌癌前期病变与部位的关系**

|  | 病例数 | 胃窦 |  |  |  | 胃体 |  |
|---|---|---|---|---|---|---|---|
|  |  | 前壁 | 后壁 | 小弯 | 大弯 | 前壁 | 小弯 |
| 癌前期病变 | 117 | 34 | 14 | 34 | 22 | 5 | 8 |

**表 4-57　胃癌癌前期病变与周围黏膜背景病变的关系**

|  | 病例数 | 萎缩性胃炎 | 浅表性胃炎 | 溃疡 | 糜烂 | 息肉 | 胆汁反流 |
|---|---|---|---|---|---|---|---|
|  |  | 例数（%） | 例数（%） | 例数（%） | 例数（%） | 例数（%） | 例数（%） |
| 癌前期病变 | 117 | 61（52.1） | 18（15.4） | 12（10.3） | 11（9.4） | 5（4.3） | 10（8.5） |

**表 4-58　胃癌癌前期病变治疗前后胃镜下黏膜所见**

| 组别 | 病例数 | 治疗前后 | 颗粒样或结节状隆起例数（%） | 糜烂例数（%） | 溃疡例数（%） | 黏膜变薄、苍白、血管显露例数（%） | 充血发红水肿例数（%） | 出血斑例数（%） |
|---|---|---|---|---|---|---|---|---|
| 治疗组 | 86 | 治疗前 | 45（52.3） | 9（10.5） | 9（10.5） | 41（47.7） | 24（27.3） | 8（9.3） |
|  |  | 治疗后 | 11（12.8） | 0 | 2（2.3） | 20（23.3） | 7（8.1） | 2（2.3） |
| 对照组 | 31 | 治疗前 | 15（48.8） | 2（6.5） | 3（9.7） | 20（64.5） | 8（25.8） | 2（6.5） |
|  |  | 治疗后 | 14（45.2） | 1（3.2） | 2（6.5） | 17（54.8） | 5（16.1） | 0 |

**表 4-59　胃癌癌前期病变治疗前后幽门螺杆菌感染率**

| 组别 | 病例数 | 治疗前后 | +++ | ++ | + | - |
|---|---|---|---|---|---|---|
|  |  |  | 例数（%） | 例数（%） | 例数（%） | 例数（%） |
| 治疗组 | 56 | 治疗前 | 10（17.9） | 18（32.1） | 13（23.3） | 15（26.8） |
|  |  | 治疗后 | 3（5.4） | 11（19.6） | 6（10.7） | 36（64.3） |
| 对照组 | 19 | 治疗前 | 3（15.8） | 7（36.8） | 5（26.3） | 4（21.1） |
|  |  | 治疗后 | 2（10.5） | 5（26.3） | 6（31.6） | 6（31.6） |

### 3. 病理组织学疗效评定结果

（1）治疗组与对照组胃癌癌前病变疗效分析（表4-60、表4-61）。

**表4-60　胃癌癌前期病变治疗前后病理组织学检查结果**

| 组别 | 病例数 | 治疗前后 | 阴性例数(%) | 轻度例数(%) | 中度例数(%) | 重度例数(%) |
|------|--------|----------|-------------|-------------|-------------|-------------|
| 治疗组 | 86 | 治疗前 | 0 | 47(54.7) | 36(41.9) | 3(3.4) |
| | | 治疗后 | 26(30.2) | 36(41.9) | 24(27.49) | 0 |
| 对照组 | 31 | 治疗前 | 0 | 20(64.5) | 10(32.3) | 1(3.2) |
| | | 治疗后 | 4(12.9) | 17(54.8) | 9(29.0) | 1(3.2) |

**表4-61　117例胃癌癌前期病变疗效结果**

| | 例数 | 治愈 | 显效 | 有效 | 无效 | 总有效率 |
|------|------|------|------|------|------|----------|
| 治疗组 | 86 | 26 | 20 | 23 | 17 | 69 |
| | | 30.23%* | 23.26%* | 26.74%* | 19.77%* | 80.23%* |
| 对照组 | 31 | 4 | 2 | 10 | 15 | 16 |
| | | 12.90% | 6.45% | 32.26% | 48.39% | 51.62% |

与对照组相比，*$P<0.05$。

从上表可以看出，治疗组86例中，治愈26例，占30.23%，显效20例，占23.26%，总有效率为80.23%；对照组31例中，治愈4例，占12.90%，显效2例，占6.45%，总有效率为51.62%。两组比较，经统计学处理，$P<0.05$，具有显著性差别，并提示阻癌冲剂治疗胃癌癌前期病变具有非常明显的疗效，优于对照组。

（2）治疗组与对照组胃黏膜上皮不典型增生程度与疗效的关系（表4-62）。

**表4-62　胃黏膜上皮不典型增生程度与疗效的关系表**

| 组别 | 增生程度 | 疗效 | | | | 总计 |
|------|----------|------|------|------|------|------|
| | | 治愈 | 显效 | 有效 | 无效 | |
| 治疗组 | + | 16 | 12 | 11 | 8 | 47 |
| | ++ | 9 | 7 | 11 | 9 | 36 |
| | +++ | 1 | 1 | 1 | 0 | 3 |
| | | 26 | 20 | 23 | 17 | 86 |
| 对照组 | + | 4 | 2 | 6 | 4 | 16 |
| | ++ | 0 | 0 | 3 | 11 | 14 |
| | +++ | 0 | 0 | 1 | 0 | 1 |
| | | 4 | 2 | 10 | 15 | 31 |

胃黏膜上皮不典型增生程度与疗效的关系由上表可以看出，治疗组的治愈和显效例数多分布在轻度和中度的级别中，重度增生级别组虽然例数较少，但亦显示出较好疗效，而对照组中治愈和显效例数只分布在轻度级别中，说明对照组的疗效较低，且仅对轻度级别有效，远不如治疗组疗效显著。

（3）治疗组与对照组胃黏膜肠上皮化生程度与疗效关系（表4-63）。

表 4-63　胃黏膜肠上皮化生程度与疗效的关系表

| 组别 | 增生程度 | 疗效 | | | | 总计 |
|---|---|---|---|---|---|---|
| | | 治愈 | 显效 | 有效 | 无效 | |
| 治疗组 | + | 10 | 4 | 2 | 0 | 16 |
| | ++ | 10 | 8 | 8 | 9 | 35 |
| | +++ | 4 | 7 | 13 | 8 | 32 |
| | | 24 | 19 | 23 | 17 | 83 |
| 对照组 | + | 4 | 2 | 4 | 1 | 11 |
| | ++ | 0 | 0 | 6 | 12 | 18 |
| | +++ | 0 | 0 | 0 | 2 | 2 |
| | | 4 | 2 | 10 | 15 | 31 |

（4）胃黏膜上皮不同类型不典型增生与疗效的关系（表 4-64）。

表 4-64　胃黏膜上皮不典型增生与疗效关系表

| | 治愈 | 显效 | 有效 | 无效 | 总例数 |
|---|---|---|---|---|---|
| 隐窝型 | 22（32.84） | 18（26.87） | 17（25.37） | 0（14.93） | 67 |
| 腺瘤型 | 1（8.33） | 3（25.00） | 4（33.33） | 4（33.33） | 12 |
| 再生型 | 3（42.86） | 1（14.29） | 0（0） | 3（42.86） | 7 |
| 总例数 | 26 | 22 | 21 | 17 | 86 |

　　由上表可见治疗组 86 例在胃黏膜肠上皮不典型增生的各类型中，以隐窝型不典型增生改变者为主，其与临床疗效的关系，在治愈与显效组中，也以隐窝型增生病例疗效较好，其次为腺瘤型不典型增生。

　　在阻癌冲剂治疗不完全性结肠型肠上皮化生的同时，我们还对其他类型的肠上皮化生的治疗结果进行了疗效总结分析，其疗效结果如表 4-65。

表 4-65　胃黏膜肠上皮化生不同类型与疗效关系

| | 治愈 | 显效 | 有效 | 无效 | 总例数 |
|---|---|---|---|---|---|
| 不完全结肠化生 | 5 | 6 | 4 | 4 | 19 |
| | 26.32 | 31.58 | 21.05 | 21.05 | |
| 不完全小肠化生 | 8 | 7 | 5 | 5 | 25 |
| | 32.00 | 28.00 | 20.00 | 20.00 | |
| 完全结肠化生 | 3 | 3 | 4 | 3 | 13 |
| | 23.08 | 23.08 | 30.77 | 23.08 | |
| 完全小肠化生 | 9 | 4 | 8 | 5 | 26 |
| | 34.52 | 19.38 | 30.77 | 19.23 | |
| 总例数 | 24 | 19 | 23 | 17 | 83 |

　　由上表可见阻癌冲剂对各类型的肠上皮化生疗效均较好，尤其对不完全性结肠型肠上皮化生的治愈、显效及总有效率亦是较理想的，说明阻癌冲剂对胃黏膜不完全性结肠化生这与胃癌关系较为密切的病理改变的疗效也是很可观的。

**4. 实验室结果分析**

（1）36 例不典型增生患者治疗前后 NAG、GCD、Rnase、LAP 测定结果（表 4-66）。

A. 治疗前与正常对照组比较：NAG、GCD、RNase、LAP 四项酶类升高，有非常显著性差异（$P<0.01$）。

B. 治疗后与正常对照组比较：NAG、RNase、显著升高（$P<0.01$），GCD、LAP 下降至正常范围（$P>0.05$）。

C. 治疗后与治疗前比较：四酶均有非常显著性差异（$P<0.01$）。

**表 4-66　不典型增生患者治疗前后 NAG、GCD、Rnase、LAP 结果（$M\pm SD$）**

| | NAG/（U/L） | RNase/（U/L） | GCD/（mg/L） | LAP/（U/ml） |
|---|---|---|---|---|
| 正常对照组 | 3.37±1.73 | 2.3±0.73 | 4.6±1.12 | 0.42±0.56 |
| 治疗前 | 24.9±25.17 | 7.58±7.65 | 7.94±5.73 | 0.71±0.79 |
| 治疗后 | 13.01±14.17 | 3.38±2.58 | 2.84±2.85 | 0.38±0.47 |
| P | <0.01 | <0.01 | <0.01 | <0.01 |

**表 4-67　不典型增生患者治疗前后 NANA 结果（$M\pm SD$）**

| | NANA/（mg/L） |
|---|---|
| 正常对照组 | 2.0±0.5 |
| 治疗前 | 3.5±2.58 |
| 治疗后 | 1.81±2.52 |
| P | <0.01 |

统计结果表明：不典型增生经阻癌冲剂治疗后 NAG、RNase 均有不同程度的下降，GCD、LAP 已恢复至正常水平。提示阻癌冲剂对异型增生上皮细胞膜有一定的调变作用，可使异型增生上皮细胞内的核酸代谢得到恢复，阻癌冲剂可以使异型增生逆转。

（2）62 例不典型增生患者治疗前后 NANA 结果（表 4-67）。

A. 治疗前与正常对照组比较：NANA 显著升高（$P<0.01$）。

B. 治疗后与正常对照组比较：NANA 降至正常范围（$P>0.05$）。

C. 治疗前后比较：NANA 含量差异非常显著（$P<0.01$）。

结果提示阻癌冲剂有显著降低 NANA 的作用，其实质是降低了异型增生细胞膜的通透性，使细胞膜上的糖蛋白代谢等得到恢复。

（3）30 例不典型增生患者血浆 T-SOD、Mn-SOD、ZnCu-SOD、RBC-SOD 测定结果（表 4-68）。

**表 4-68　不典型增生患者 SOD 结果（$M\pm SD$）**

| | T-SOD/（NU/ml） | Mn-SOD/（NU/ml） | ZnCu-SOD/（NU/ml） | RBC-SOD/（NU/gHb） |
|---|---|---|---|---|
| 对照组 | 104.2±18.8 | 41.2±3.2 | 62.9±15.65 | 9246±132 |
| 治疗前 | 49.38±19.13 | 31.19±15.6 | 24.0±16.97 | 4901.92±14.11 |
| 治疗后 | 101.44±28.29* | 46.46±15.75** | 51.06±22.18 | 7355.9±257.5 |
| P | <0.01 | <0.01 | <0.01 | <0.01 |

与正常对照组比较：* $P>0.05$，** $P<0.05$。

A. 治疗前与正常对照组比较：T-SOD、Mn-SOD、ZnCu-SOD、RBC-SOD 四项结果下降非常显著（$P<0.01$）。

B. 治疗后与正常对照组比较：T-SOD 差异不显著（$P>0.05$），ZnCu-SOD、RBC-SOD 下降非常显著（$P<0.01$），Mn-SOD 上升显著（$P<0.05$）。

C. 治疗后与治疗前比较：四项 SOD 升高非常显著（$P<0.01$）。

统计结果提示经阻癌冲剂治疗后 T-SOD 恢复至正常范围，其余三项 SOD 都有不同程度的上升，似可提示阻癌冲剂有自由基清除剂样作用,能清除超氧化物阴离子自由基(或抑制活性氧的生成),即 SOD 样作用。

(4) 30 例不典型增生患者 T 淋巴细胞亚群测定结果(表 4-69)。统计结果表明经阻癌冲剂治疗后,免疫功能亢进的逐渐降低,而免疫功能低下的则升高,提示本药对免疫功能有双向调节作用。

表 4-69 不典型增生患者 T 淋巴细胞亚群结果($M\pm SD$)

| | CD1/% | CD4/% | CD8/% | CD4/CD8 |
|---|---|---|---|---|
| 正常对照组 | 64.14±5.47 | 37.01±5.24 | 25.62±3.85 | 1.48±0.21 |
| 治疗前 | 67.98±8.11** | 34.67±9.28** | 33.05±7.75 | 1.07±0.15 |
| 治疗后 | 62.54±9.66* | 44.08±9.32 | 30.62±7.81 | 1.53±0.22* |
| $P$ | <0.01 | <0.01 | <0.01 | <0.01 |

与正常组比较:* $P>0.05$,** $P<0.05$。

A. 治疗前与正常对照组比较:CD3 上升显著($P<0.05$),CD4 下降显著($P<0.05$),CD4/CD8 下降显著($P<0.01$),CD8 上升显著($P<0.01$)。

B. 治疗后与正常对照组比较:CD3 下降不显著($P>0.05$),CD4、CD8 上升显著($P<0.01$),CD4/CD8 上升差异不显著($P>0.05$)。

C. 治疗后与治疗前比较:CD3、CD8 下降显著($P<0.01$),CD4、CD4/CD8 上升显著($P<0.01$)。

统计结果表明经阻癌冲剂治疗后,免疫功能亢进的逐渐降低,而免疫功能低下的则升高提示本药对免疫功能有双向调节作用。

(5) 实验室疗效判定结果。由表 4-70 结果表明应用阻癌冲剂治疗胃癌癌前期病变治愈及显效率达 55.17%,总有效率为 86.21%,显示出阻癌冲剂对本组病例酶学方面、免疫调节等方面的作用较为明显,与病理形态学同步对胃肠及机体起调节作用,使之恢复至正常水平。

表 4-70 疗效判定结果

| | 治愈 | | 显效 | | 好转 | | 无效 | | 有效率/% |
|---|---|---|---|---|---|---|---|---|---|
| | 例 | % | 例 | % | 例 | % | 例 | % | |
| NAG | 17 | 47.22 | 10 | 27.78 | 1 | 2.78 | 8 | 22.22 | 77.78 |
| GCD | 31 | 86.11 | 3 | 8.33 | 1 | 2.78 | 1 | 2.78 | 97.22 |
| LAP | 30 | 83.33 | 2 | 5.56 | 1 | 2.78 | 3 | 8.33 | 91.67 |
| RNase | 22 | 61.11 | 8 | 22.22 | 1 | 2.78 | 5 | 13.98 | 86.11 |
| NANA | 50 | 80.65 | 4 | 6.45 | 4 | 6.45 | 4 | 6.45 | 93.55 |
| 血浆-SOD | 11 | 36.67 | 13 | 43.33 | 4 | 13.33 | 2 | 6.67 | 93.33 |
| RBC-SOD | 6 | 20.0 | 18 | 60.0 | 1 | 3.33 | 5 | 16.67 | 83.33 |
| T 淋巴细胞亚群 | 5 | 16.67 | 13 | 43.33 | 10 | 33.33 | 2 | 6.67 | 93.33 |
| 总有效率% | 3 | 1.03 | 2 | 4.14 | 3 | 1.04 | 1 | 3.79 | 86.21 |

**5. 综合疗效评定结果**

由表 4-71 可见,经综合疗效评定,治疗组治愈率、显效率及总有效率均高于对照组,经统计学分析有显著差异($P<0.05$),提示治疗组的疗效优于对照组。

表 4-71 综合疗效判定结果

| 分组 | 例数 | 痊愈* | | 显效* | | 有效 | | 无效 | | 总有效率/%* |
|---|---|---|---|---|---|---|---|---|---|---|
| | | 例 | % | 例 | % | 例 | % | 例 | % | |
| 治疗组 | 86 | 26 | 30.23 | 23 | 26.74 | 24 | 27.91 | 13 | 15.12 | 84.88 |
| 对照组 | 31 | 4 | 12.90 | 3 | 9.68 | 9 | 29.91 | 13 | 41.93 | 58.07 |

* P<0.05。

# 三、实验研究方法及结果

## （一）阻癌冲剂制备工艺研究方法及结果

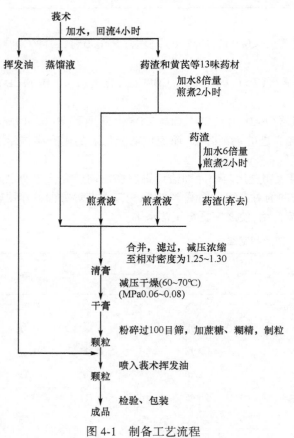

图 4-1 制备工艺流程

根据本方原为水煎剂,故选用水为溶媒。出于本处方大多为水溶性成分,水极性较大,溶解范围较高,两次水煎提取比较充分,可提取出药材中的有效成分,同时在提取前进行了方中莪术挥发油的收集,制成后再将挥发油喷入。本制备工艺,充分利用了传统中医药煎剂不破坏中药有效成分,提取充分的特性,并保存了传统中医治病用药应用最为广泛流传的方法,且此制备工艺有利于产业化生产,本制剂为颗粒冲剂,亦方便病人长期服用。

其制备工艺流程图见图 4-1。

## （二）质量控制理化性质的监测方法及结果

（1）鉴别:通过薄层色谱法,可以鉴别出制剂中黄芪、苦参及地榆的存在。

（2）干浸膏测定,阻癌冲剂中苦参碱不低于 5.5mg/g。

（3）含量测定,以苦参碱为对照品,通过双波长薄层扫描法对阻癌冲剂进行含量测定,制剂中苦参碱不少于 0.160%。黄芪甲甙测定,以黄芪甲苷为对照品,以照色谱法进行扫描,波长:λs700nm,测量供试品吸收度积分值与对照品吸收度分值,计算本品黄芪中黄芪甲苷的含量为 0.13~0.20mg。

结果显示阻癌冲剂经鉴定可以对主要药物黄芪、苦参、地榆等进行定性鉴别,对黄芪、苦参还可做出定量测定,说明该药物主要成分没有改变和破坏,其质量和理化性质可以控制。

## （三）阻癌冲剂的毒性试验方法及结果

### 1. 急性毒性试验方法及结果（表 4-72）

小鼠一日内连续 2 次按最大浓度,最大体积灌胃阻癌冲剂,连续观察 7 日,未发现动物有任何异常反应或死亡,表明阻癌冲剂对小鼠毒性很低。经计算,小鼠一次灌胃阻癌冲剂的最大耐受量为

40g(浸膏粉)/kg,日累积最大耐受量为80g(浸膏粉)/(kg·d)。折生药量为704g/(kg·d)。

临床人日服用阻癌冲剂按生药量计为79.2g,按60kg体重计,则为79.2÷60＝1.32g/kg。小鼠日累积最大耐受量则为临床人日服量的533倍(704÷1.32＝533)。

表4-72 急性毒性试验结果

| 动物数 | 给药途径 | 最大浓度(生药)/(g/ml) | 最大体积/(ml/20g) | 死亡动物数 | 最大耐受量生药/[g/(kg·d)] | 相当临床用药倍数 |
|---|---|---|---|---|---|---|
| 20 | 口服 | 8.8 | 0.8 | 0 | 704 | 533 |

### 2. 长期毒性试验方法及结果

(1) 外观行为活动,饮食量及排泄状况。各给药组大鼠连续给药6个月,在此期间外观行为正常,皮毛光泽。饮食与排泄状况与对照组相似,未见明显异常,给药最后1个月(第6个月时)各组动物进食量见表4-73。表中数据为给药第6个月时、每周测一次24小时内10只大鼠的总食量,共测4周的平均值。

表4-73 阻癌冲剂给药6个月时对大鼠24小时食量的影响

| 组别 | 雄性大鼠进食量/g | 变化百分率/% | 雌性大鼠进食量/g | 变化百分率/g |
|---|---|---|---|---|
| 空白对照 | 280.0±63.8 | | 221.2±31.7 | |
| 66g/(kg·d) | 222.8±23.6 | -20.43 | 202.8±53.6 | -8.32 |
| 33g/(kg·d) | 262.5±70.9 | -6.25 | 247.5±90.0 | +11.89 |

$\overline{X}±SD$,$n=4$。

(2) 体重变化情况(表4-74):给药组大鼠体重增长总趋势与对照组基本一致。给药3个月时,给药组大鼠体重增长略有缓慢,除在第4个月大剂量组雌性大鼠体重明显低于对照组外($P<0.05$),其他各组时间点体重与对照组比较无显著性差异。

表4-74 阻癌冲剂对大鼠体重增长的影响/g

| 性别 | 组别 | 给药前 | 1 | 2 | 3 | 4 | 5 | 6 | 停药1个月 △ |
|---|---|---|---|---|---|---|---|---|---|
| 雄性 | 空白对照 | 123.1±10.5 | 193.6±23.8 | 251.7±23.6 | 304.3±44.0 | 319.7±59.8 | 348.6±54.1 | 378.1±52.6 | 382.8±59.4 |
| | 66g/kg | 123.9±11.5 | 189.6±22.5 | 248.2±31.3 | 304.0±44.5 | 291.3±47.3 | 333.7±50.5 | 347.9±62.2 | 344.8±31.4 |
| | 33g/kg | 124.2±14.4 | 192.2±27.4 | 252.6±26.6 | 302.5±43.4 | 289.3±41.9 | 331.2±48.6 | 354.8±57.4 | 334.0±37.9 |
| 雌性 | 空白对照 | 121.9±11.3 | 152.2±13.2 | 173.6±18.1 | 204.4±16.3 | 201.6±18.5 | 233.6±19.2 | 660.8±27.4 | 242.8±32.2 |
| | 66g/kg | 126.5±13.1 | 159.9±17.8 | 176.7±20.6 | 201.0±25.7 | 178.3±30.5 * | 229.5±31.7 | 240.9±27.7 | 240.2±22.2 |
| | 33g/kg | 122.4±14.5 | 155.2±16.8 | 174.2±19.2 | 194.5±30.2 | 188.3±20.5 | 231.4±25.3 | 235.2±28.0 | 239.0±21.5 |

$\overline{X}+SD$,$n=15$,$n=7\sim8$,与空白对照组比较,* $P<0.05$,$t$ 检验。

(3) 血液学检查结果:血液学检查结果见表4-75。

表4-75 阻癌冲剂对大鼠血液学指标的影响(口服6个月)

| 组别 | | RBC/(万/mm³) | Hb/% | TC/(万/mm³) | WBC/(千/mm³) | 凝血时间/s | 白细胞分类 | | | |
|---|---|---|---|---|---|---|---|---|---|---|
| | | | | | | | 嗜酸粒细胞 | 中性粒细胞 | 淋巴细胞 | 嗜碱粒细胞 |
| 空白对照 | 给药前 | 404.0±23.7 | 11.4±0.6 | 42.9±1.9 | 8.3±1.0 | 91.9±32.5 | 0.1±0.3 | 21.3±2.5 | 78.7±2.4 | 0.2±0.4 |
| | 给药2个月 | 373.5±24.4 | 10.4±0.6 | 43.4±0.7 | 7.4±1.0 | 81.5±35.3 | 0.1±0.3 | 22.0±1.9 | 77.6±2.2 | 0.2±0.4 |
| | 给药4个月 | 397.5±19.8 | 11.4±0.5 | 42.2±1.0 | 9.8±1.8 | 78.2±33.5 | 0.1±0.3 | 19.5±3.2 | 80.5±3.4 | 0.1±0.3 |

| 组别 | | RBC/<br>（万/mm³） | Hb/% | TC/<br>（万/mm³） | WBC/<br>（千/mm³） | 凝血时间/s | 白细胞分类 | | | |
|---|---|---|---|---|---|---|---|---|---|---|
| | | | | | | | 嗜酸粒细胞 | 中性粒细胞 | 淋巴细胞 | 嗜碱粒细胞 |
| | 给药6个月 | 403.2±28.7 | 11.2±0.8 | 43.6±1.4 | 8.1±1.8 | 130.2±36.4 | 0.1±0.3 | 20.0±1.5 | 79.5±1.6 | 0.1±0.3 |
| | Δ恢复1个月 | 400.3±25.9 | 11.2±0.7 | 40.1±2.3 | 9.3±2.5 | 91.7±39.1 | 0.1±0.2 | 21.0±2.2 | 78.9±2.1 | 0.1±0.2 |
| 66g/kg | 给药前 | 393.0±28.3 | 11.0±0.8 | 42.2±1.1 | 8.2±1.0 | 95.0±28.2 | 0.1±0.3 | 19.8±2.0 | 79.6±1.8 | 0.1±0.3 |
| | 给药2个月 | 384.2±17.8 | 10.7±0.7 | 42.8±0.8 | 9.4±1.5** | 91.9±27.8 | 0.2±0.4 | 22.8±1.6 | 77.0±1.6 | 1.0±0.3 |
| | 给药4个月 | 388.8±33.0 | 10.8±0.9 | 42.0±1.1 | 9.6±1.5 | 72.4±33.1 | 0.1±0.3 | 20.4±2.1 | 79.3±2.1 | 0.2±0.4 |
| | 给药6个月 | 395.5±24.8 | 11.0±0.7 | 41.2±1.4 | 9.1±1.9* | 98.7±36.2* | 0.1±0.3 | 20.4±2.6 | 79.2±2.7 | 0.1±0.3 |
| | Δ恢复1个月 | 395.7±29.9 | 11.0±0.8 | 42.4±1.4 | 8.6±2.3 | 86.1±32.2 | 0.1±0.4 | 20.4±1.7 | 79.6±1.9 | 0.1±0.2 |
| 33g/kg | 给药前 | 399.0±38.1 | 10.8±0.9 | 41.5±1.4 | 8.3±1.8 | 93.2±15.9 | 0.1±0.4 | 20.9±2.4 | 78.1±2.3 | 0.1±0.3 |
| | 给药2个月 | 382.0±23.4 | 10.5±0.6 | 42.5±1.1 | 8.8±1.6 | 71.6±28.1 | 0.1±0.3 | 22.1±2.3 | 77.7±2.2 | 0.1±0.3 |
| | 给药4个月 | 380.8±34.7 | 10.7±1.0 | 42.0±1.3 | 8.0±1.9** | 73±52.0 | 0.1±0.3 | 19.8±1.8 | 80.0±2.2 | 0.1±0.3 |
| | 给药6个月 | 410.5±29.5 | 11.2±0.7 | 41.8±1.6 | 9.2±1.9* | 94.1±13.8 | 0.1±0.3 | 19.9±1.9 | 79.8±1.6 | 0.1±0.2 |
| | Δ恢复1个月 | 395.7±34.6 | 10.9±1.0 | 43.0±0.8 | 8.0±2.0 | 82.3±43.0 | 0.2±0.1 | 21.7±1.9 | 78.0±1.9 | 0.1±0.2 |

$\bar{X}+SD$, $n=30$, $\Delta n=15$, $*P<0.05$, $**P<0.01$, 与同期空白组比较, $t$ 检验。

血液学各项指标检查表明，大小剂量给药组白细胞总数在给药2个月、6个月时均比对照组升高，且有统计学意义，停药后下降。凝血时间在给药6个月后有显著缩短。其他各项指标与对照组比较无显著变化。

（4）血液生化学检查结果（表4-76）：血液生化学检查结果表明，给药组 BUN 在给药4个月和6个月后，Crea 在给药2个月后，AST 在给6个月后均显示统计学显著意义的下降。大剂量组 ALP 在给药6个月后显著下降，小剂量组 T-CHO 有显著升高。停药后上述变化指标均有所恢复，与对照组比较无显著差异，其他指标未见明显改变。

（5）系统尸解及主要内脏组织称重（表4-77）：给药6个月后，将各组大鼠处死一半，停药1个月后，处死余下动物。肉眼观察各内脏组织大小、颜色、胸腔和腹腔有无积液等。

表4-77结果表明，动物胸腔、腹腔及心包腔无积液，心、肝、脾、肺、肾、消化道、胸腺、肾上腺、淋巴结、子宫、睾丸和大脑等均未见异常改变。主要脏器称重后，计算脏器系数，除见小剂量组在给药6个月后脏器系数显著增大外，其他脏器系数与对照组比较无统计学显著差异。恢复期检查各脏器系数与对照组比较无显著差异。

（6）病理组织学检查结果。给药6个月及停药恢复1个月后，脱臼处死大鼠，迅速摘取脏器组织，10%甲醛溶液固定，石蜡切片、HE 染色、光镜检查。结果表明，阻癌冲剂连续给药6个月后，大剂量组对肝脏有一定毒性作用，可引起肝细胞水样变化和浊肿。停药恢复1个月后，可见肝脏的上述水肿变性和浊肿变性均较轻，因此，认为这是一种与用药有关的可逆性病变。病因去除后细胞可以完全恢复。

大剂量组有2例，对照组有1例可见肾脏灶性炎症改变，例数较少，难以说明与用药有关。

各组均见肺脏小叶性炎、间质炎改变（对照组5例，大剂量组7例，小剂量组4例），组间无明显差异，可能与试验时间在秋冬季进行，气候温度变化大，易造成动物呼吸系统感染有关。

各组均见淋巴结反应性增生，属机体免疫机能反应，无病理学意义。

表 4-76 阻癌冲剂对大鼠血液学生化学指标的影响（口服，6 个月）

| 组别 | 时间 | ALT/(U/L) | AT/(U/L) | ALP/(U/L) | TCHO/(mmol/L) | TP/(g/L) | ALB/(g/L) | DBIL/(mmol/L) | GLU/(mmol/L) | CREA/(μmol/L) | BUN/(mmol/L) |
|---|---|---|---|---|---|---|---|---|---|---|---|
| 空白对照 | 给药前 | 105.6±16.7 | 53.5±7.1 | 108.0±28.1 | 1.4±0.2 | 70.3±4.3 | 31.4±1.3 | 7.0±1.3 | 5.8±0.4 | 49.6±7.6 | 5.3±0.9 |
| | 给药 2 个月 | 119.8±27.5 | 58.3±7.3 | 124.0±29.0 | 1.5±0.3 | 74.3± | 38.8±1.9 | 6.4±1.9 | 5.7±0.6 | 54.5±3.3 | 5.7±1.1 |
| | 给药 4 个月 | 118.9±15.4 | 82.0±7.2 | 109.7±24.6 | 1.4±0.4 | 72.6±2.2 | 33.1±2.2 | 6.4±1.2 | 5.4±0.4 | 41.8±2.9 | 6.1±0.8 |
| | 给药 6 个月 | 117.7±30.8 | 60.6±12.0 | 130.3±48.2 | 1.3±0.2 | 67.6±3.8 | 32.1±2.6 | 5.8±0.7 | 5.4±0.5 | 43.5±7.0 | 6.2±1.0 |
| | Δ恢复 1 个月 | 130.9±31.2 | 51.5±12.2 | 99.4±29.3 | 1.4±0.4 | 72.1±4.8 | 32.5±3.6 | 5.8±0.8 | 5.3±0.4 | 42.6±3.0 | 3.4±0.6 |
| 66g/kg | 给药前 | 102.9±27.3 | 51.2±7.6 | 100.4±23.9 | 1.4±0.2 | 67.5±5.1 | 33.8±1.4 | 7.8±1.8 | 6.0±0.4 | 43.6±6.5 | 4.6±0.5 |
| | 给药 2 个月 | 95.4±10.8 | 48.9±6.0 | 113.3±36.0 | 1.4±0.3 | 69.5±5.0 | 37.0±2.1 | 6.0±1.8 | 5.8±0.4 | 50.7±1.4** | 5.7±0.9 |
| | 给药 4 个月 | 116.4±13.0 | 51.3±12.8 | 114.5±21.6 | 1.3±0.4 | 71.5±2.5 | 32.2±1.0 | 6.0±0.9 | 5.6±0.3 | 42.4±5.7* | 5.6±0.8** |
| | 给药 6 个月 | 107.0±36.2 | 41.8±10.3** | 92.4±39.7** | 1.4±0.4 | 67.1±3.1 | 31.7±3.7 | 5.4±0.9 | 5.0±1.0 | 44.4±5.5 | 5.3±1.3 |
| | Δ恢复 1 个月 | 120.1±23.4 | 46.0±8.4* | 83.5±30.2 | 1.3±0.2 | 69.5±4.1 | 32.3±2.6 | 5.5±0.8 | 5.4±0.5 | 38.6±4.2. | 3.7±0.4 |
| 33g/kg | 给药前 | 100.2±16.5 | 49.5±4.1 | 96.2±16.9 | 1.4±0.2 | 70.1±3.6 | 33.6±2.6 | 6.4±2.8 | 5.7±0.5 | 45.8±3.9 | 4.5±0.6 |
| | 给药 2 个月 | 95.4±11.2 | 48.5±5.6 | 119.8±29.6 | 1.4±0.3 | 69.4±3.6 | 36.5±1.9** | 7.0±1.2 | 3.9±0.8 | 49.2±5.1** | 5.9±0.6 |
| | 给药 4 个月 | 117.4±7.2 | 50.1±9.0 | 116.4±13.0 | 1.4±0.4 | 71.8±1.8 | 32.4±1.3 | 5.8±2.1 | 5.4±0.2 | 43.4±4.9 | 5.2±1.1* |
| | 给药 6 个月 | 116.7±34.7 | 43.5±10.6** | 106.5±44.8 | 1.5±0.3* | 69.5±3.9 | 35.3±3.1** | 6.1±1.2 | 5.7±0.6 | 45.2±8.2 | 4.7±1.1** |
| | Δ恢复 1 个月 | 123.5±27.7 | 53.6±13.4 | 101.9±27.3 | 1.2±0.3 | 68.8±3.6 | 32.1±2.2 | 5.7±0.9 | 5.2±0.7 | 43.1±4.7 | 4.0±0.7 |

$\bar{X}+SD$,n=30,Δn=15,* P<0.05,** P<0.01,与同期对照组比较,t 检验。

表 4-77　阻癌冲剂对大鼠脏器系数/（g/100g）的影响

| 组别 | | 心 | 肝 | 脾 | 肺 | 肾 | 脑 |
|---|---|---|---|---|---|---|---|
| 给药 6 个月 | 空白对照 | 0.46±0.09 | 3.67±0.51 | 0.33±0.10 | 1.28±0.34 | 0.90±0.16 | 0.60±0.16 |
| | 66g/kg | 0.52±0.11 | 3.88±0.53 | 0.36±0.11 | 1.29±0.35 | 1.04±0.14 | 0.66±0.18 |
| | 33g/kg | 0.49±0.09 | 3.84±0.66 | 0.42±0.07 * | 1.41±0.43 | 1.06±0.19 | 0.69±0.14 |
| 恢复 1 个月 | 空白对照 | 0.47±0.14 | 3.25±0.91 | 0.32±0.10 | 1.16±0.28 | 0.86±0.18 | 0.51±0.12 |
| | 66g/kg | 0.48±0.07 | 3.07±0.65 | 0.38±0.08 | 1.06±0.29 | 0.92±0.14 | 0.56±0.11 |
| | 33g/kg | 0.51±0.10 | 3.27±0.25 | 0.35±0.07 | 1.28±0.33 | 0.94±0.14 | 0.59±0.16 |

$\overline{X}+SD$,$n=15$,* $P<0.05$,与空白对照组比较,$t$ 检验。

连续给大鼠饮用阻癌冲剂 66g/kg,33g/kg(分别相当于临床成人用量的 50 倍、25 倍)6 个月,对大鼠外观行为、饮食、排泄状况无明显影响。尽管血液学指标中白细胞总数、凝血时间、血液生化学指标中的 BUN、Crea、AST 等有统计学意义的改变,但其变化均在正常生理数值范围内。不具有明显的病理意义,病理组织学检查表明,66g/kg 的阻癌冲剂给药 6 个月对大鼠肝脏有一定毒性,此种毒性作用是可逆的。对其他脏器无明显毒性。根据上述试验结果可以认为阻癌冲剂对大鼠的最大无毒性作用剂量为 33g/kg。

总之,除大剂量组对肝脏可产生可逆性毒性作用外,对所查其他脏器组织均无明显毒性。小剂量对肝脏及其他组织也未见明显毒性作用。

### （四）阻癌冲剂的药效学试验方法及结果

（1）阻癌冲剂对甲硝基亚硝基胍(MNNG)并发胃黏膜机械损伤诱发黏膜上皮非典型增生的影响(表 4-78)。

表 4-78 结果表明,伪手术空白组动物无任何上述病变发生。模型组 24 只动物发生癌病变者 22 例,占 91.67%。其中轻度非典型增生动物中,各有 1 例同时伴有乳头状增生和肠上皮化生。给阻癌冲剂组从大剂量、中剂量到小剂量,重度上皮非典型增生分别为 0、1、3 例,总病变例数也较模型组显著减少,分别为 8、13、16 例,占各组动物数的 33.3%、54.2%、66.7%。阳性药维酶素组虽然总病变例数与模型组比较无明显差别,但无重度上皮非典型增生者。提示阻癌冲剂对 MN-NG 并发胃黏膜机械损伤诱发上皮非典型增生有防治作用。

表 4-78　阻癌冲剂对 MNNG 并发胃黏膜机械损伤诱发大鼠胃癌前病变的影响

| 组别 | 剂量/（g/kg） | 例数/只 | 上皮非典型增生例数 | | | 乳头状增生/只 | 肠上皮化生/只 | 总病变例数/只 | 总病变/% |
|---|---|---|---|---|---|---|---|---|---|
| | | | 轻度 | 中度 | 重度 | | | | |
| 伪手术组模型组 | | 24 | 0 | 0 | 0 | 0 | 0 | 0 | 0 |
| | MNNG | 24 | 7 | 7 | 8 | 2 | 2 | 22 | 91.7 |
| 阻癌冲剂＋MNNG | 6.6 | 24 | 4 | 8 | 3 | 1 | 0 | 16 | 66.7 |
| | 15 | 24 | 5 | 7 | 1 | 0 | 0 | 13 ** | 54.2 |
| | 12 | 24 | 8 | 0 | 0 | 0 | 0 | 8 ** | 33.3 |
| 维酶素片＋MNNG | 4 片/kg | 24 | 12 | 8 | 0 | 0 | 0 | 20 | 83.3 |

**$P<0.01$,与模型组比较,$\chi^2$ 检验。

（2）阻癌冲剂对肌氨酸乙酯并亚硝酸钠诱发小鼠前胃癌癌前病变预防作用结果(表 4-79)。

表 4-79 结果表明,阻癌冲剂能够明显预防亚硝胺诱发的小鼠前胃癌前病变的产生,并呈现一定量效关系。维霉素也具有显著作用。

**表 4-79 阻癌冲剂对肌氨酸乙酯+亚硝酸诱发小鼠前胃癌前病变的预防作用**

| 组别 | 剂量/(g/kg) | 动物数 | 单纯增生性病变动物数 | 病变率/% | 癌前病变动物数 | 病变率/% |
|------|------------|--------|---------------------|----------|----------------|----------|
| 空白组 | | 26 | 0 | 0.0 | 0 | 0.0 |
| 模型组 | | 30 | 30 | 100 | 30 | 100.0 |
| 阻癌冲剂 | 9.3 | 28 | 28 | 100 | 18** | 64.3 |
| | 18.5 | 28 | 28 | 100 | 16** | 57.1 |
| | 37.0 | 22 | 22 | 100 | 1** | 4.5 |
| 维酶素 | 5.6 片/kg | 28 | 28 | 100 | 11** | 39.3 |

\*\* $P<0.01$,直接机率法,与模型组比较。

（3）阻癌冲剂对肌氨酸乙酯并发亚硝酸钠诱发小鼠前胃癌前病变的治疗作用(表 4-80、表 4-81)。

各组动物体重增长无显著差异,但模型组胃重量比空白组显著增加,给药各组胃系数与模型组比较明显下降($P<0.01$)。表 4-80、表 4-81 结果表明,阻癌冲剂对小鼠实验性前胃癌前病变有明显逆转作用,维霉素也有较明显作用。

**表 4-80 阻癌冲剂对肌氨酸乙酯+亚硝酸钠诱发小鼠前胃癌前病变治疗作用**

| 组别 | 剂量/(g/kg) | 动物数 | 单纯增生性病变数/动物数 | 病变率/% | 癌前病变数/动物数 | 病变率/% | 早期癌/动物数 | 病变率/% |
|------|------------|--------|----------------------|----------|------------------|----------|--------------|----------|
| 空白组 | | 28 | 0 | 0.0 | 0 | 0.0 | 0 | 0.0 |
| 模型组 | | 28 | 28 | 100.0 | 28 | 100.0 | 2 | 7.1 |
| 阻癌冲剂 | 9.3 | 22 | 22 | 100.0 | 22 | 100.0 | 0 | 0.0 |
| | 18.5 | 26 | 26 | 100.0 | 22 | 84.6 | 2 | 7.7 |
| | 37.0 | 28 | 28 | 100.0 | 8** | 28.6 | 0 | 0.0 |
| 维酶素 | 1.12g/kg | 30 | 30 | 100.0 | 18** | 60.0 | 0 | 0.0 |

\*\* $P<0.01$,直接机率法,与模型组比较。

**表 4-81 阻癌冲剂对肌氨酸乙酯+亚硝酸钠小鼠体重及胃系数的影响**

| 组别 | 剂量/(g/kg) | 同时给药实验 | | | 治疗实验 | | |
|------|------------|------------|------------|------------|------------|------------|------------|
| | | 体重 | | 胃系数/(g/100g) | 体重 | | 胃系数/(g/100g) |
| | | 实验前 | 实验后 | | 实验前 | 实验后 | |
| 空白组 | | 17.8±1.6(30) | 29.2±2.3(26) | 1.38±0.25 | 18.9±1.3(30) | 41.2±3.9(28) | 1.15±0.26 |
| 模型组 | | 18.5±1.0(30) | 28.3±2.9(30) | 2.04±0.27△△ | 17.4±5.0(30) | 38.1±3.4(28) | 1.91±0.10△△ |
| 阻癌冲剂 | 9.3 | 18.4±1.2(30) | 28.2±2.5(28) | 1.57±0.31** | 18.4±1.8(30) | 39.8±3.1(22) | 1.34±0.10** |
| | 18.5 | 18.2±1.7(30) | 27.8±2.7(28) | 1.78±0.25** | 18.7±1.9(30) | 38.4±2.8(26) | 1.21±0.23** |
| | 37.0 | 18.3±1.6(30) | 28.4±3.3(22) | 1.56±0.26** | 18.1±0.7(30) | 39.3±3.4(28) | 1.25±0.18** |
| 维酶素 | 5.6 片/kg | 18.4±1.4(30) | 27.9±3.0(28) | 1.52±0.28** | 18.5±1.3(30) | 38.4±3.5(30) | 1.49±0.14** |

$\overline{X}+SD$,△△$P<0.01$ 与空白组比较,$t$ 检验。\*\* $P<0.01$ 与模型组比较,$t$ 检验。括号内为动物数,胃系数样本数与实验后动物数相一致。

（4）阻癌冲剂的抗突变实验方法与结果。

1）Ames 试验(表 4-82,表 4-83,表 4-84):实验所用 4 个菌株在 ±S9 条件下,依下列公式计算

$$阻断率(\%) = \frac{阳性剂组回变菌落数-(阻癌冲剂+阳性剂)组回变数}{阳性剂组回复突变菌落数} \times 100\%$$

从表 4-82 至表 4-84 结果可以看出,全部 24 个阻癌冲剂实验点的回变菌落数均较单独阳性对照有所降低,且与剂量相关,即阻癌冲剂剂量大者其回变数低,也就是说阻癌冲剂对阳性剂诱发的 4 个菌株的回复突变均有拮抗作用,阻断率均在 69% 以上。对公认的阳性诱变剂柔红霉素(2μg/皿)和吖啶橙(30μg/皿)诱发的回复突变,均有 95% 以上的拮抗能力。

**表 4-82　阻癌冲剂抗突变 Ames 实验结果(−S9mix)**

| 剂量/(μg/皿) | 菌株 | | | |
|---|---|---|---|---|
| | TA97 | TA98 | TA100 | TA102 |
| 44 000+阳性剂 | 839±30 | 34±6 | 1533±83 | 239±15 |
| 8800+阳性剂 | 890±14 | 135±10 | 1760±14 | 280±17 |
| 880+阳性剂 | 895±12 | 629±95 | 1795±67 | 607±176 |
| 阳性剂对照 | 1173±42 | 775±27 | 2240±226 | 695±172 |
| 空白对照 | 97±11 | 30±5 | 121±18 | 194±10 |
| 44 000 | 126±20 | 30±8 | 116±20 | 206±36 |
| 8800 | 122±16 | 27±3 | 106±13 | 232±5 |
| 880 | 102±10 | 28±5 | 106±20 | 207±24 |

**表 4-83　阻癌冲剂抗突变 Ames 实验结果**

| 剂量(μg/皿) | 菌株 | | | |
|---|---|---|---|---|
| | TA97 | TA98 | TA100 | TA102 |
| 44 000+阳性剂 | 133±14 | 28±4 | 189±11 | 413±107 |
| 8800+阳性剂 | 136±47 | 186±33 | 368±18 | 607±176 |
| 880+阳性剂 | 287±20 | 467±96 | 438±68 | 898±98 |
| 阳性剂对照 | 482±40 | 568±108 | 603±23 | 1528±221 |
| 空白对照 | 137±18 | 41±8 | 155±33 | 225±16 |
| 44 000 | 128±13 | 29±4 | 124±6 | 242±12 |
| 8800 | 114±15 | 39±9 | 110±5 | 257±16 |
| 880 | 104±4 | 50±4 | 116±5 | 224±15 |

**表 4-84　阻癌冲剂 Ames 实验中的阻断率/%**

| 剂量/(μg/皿) | 菌株 | | | | |
|---|---|---|---|---|---|
| | S9mix | TA97 | TA98 | TA100 | TA102 |
| 44 000+ | − | 28.5 | 95.6 | 31.6 | 65.6 |
| 阳性剂 | + | 74.2 | 95.1 | 68.6 | 73.0 |
| 8800+ | − | 24.1 | 82.6 | 21.4 | 59.7 |
| 阳性剂 | + | 71.8 | 67.2 | 40.3 | 60.3 |
| 880+ | − | 23.7 | 18.8 | 19.9 | 12.7 |
| 阳性剂 | + | 40.4 | 17.8 | 27.4 | 41.2 |

2)染色体畸变实验:见表 4-85、表 4-86、表 4-87。从表 4-85 至表 4-87 结果可见,阻癌冲剂对 MC、CP 两种类型的诱变剂,均有明显拮抗作用,特别是高剂量预防给药组,其抗突变作用是极显著的($P<0.001$)。

表 4-85　各对照组的染色体畸变实验结果

| 组别 | 分析细胞 | 畸变细胞 | ctg | ctb | cte | csg | f | r | t | pol | pvz | dic | * |
|---|---|---|---|---|---|---|---|---|---|---|---|---|---|
| 正常生长 | 100 | 1 | 2 | | | 6 | 1 | 1 | | | | | |
| 生理盐水 | 100 | 2 | 1 | | 2 | 2 | | | | | | | |
| CP(50μg、2天) | 100 | 1 | 3 | | 1 | 3 | | | | | | | |
| S9mix | 100 | 4 | 9 | | 2 | 16 | 2 | | | | | | |

注:ctg(染色单体裂隙);ctb(染色单体断裂);cte(染色单体互换)。csg(染色体裂隙);r(环);t(易位)。pol(多倍体);pvz(粉碎化);dic(双着丝粒)。

表 4-86　阻癌冲剂拮抗 CHL 细胞染色体畸变(-S9mix)实验结果

| 实验分组 | 给药方式 | 分析细胞 | 畸变细胞 | ctg | csg | ctb | cte | f | r | dic | t | pol | pvz |
|---|---|---|---|---|---|---|---|---|---|---|---|---|---|
| MC(0.1μg/ml、24h) | | 100 | 66 | 18 | 16 | 36 | 27 | 9 | 2 | | 23 | | |
| 阻1+MC | 预防 | 100 | 40*** | 2 | 5 | 10 | 12 | 12 | 2 | | 1 | | |
| | 同时 | 100 | 52** | 24 | 29 | 37 | 16 | 5 | 3 | 1 | 27 | | |
| 阻2+MC | 预防 | 100 | 52** | 20 | 37 | 42 | 7 | 19 | 1 | | 10 | 1 | |
| | 同时 | 100 | 59 | 21 | 33 | 23 | 27 | 10 | 3 | | 32 | | |
| 阻3+MC | 预防 | 100 | 53 | 27 | 37 | 29 | 11 | 14 | 4 | | 22 | | |
| | 同时 | 100 | 63 | 23 | 37 | 45 | 21 | 8 | 4 | | 22 | | |

表 4-87　阻癌冲剂拮抗 CHL 细胞染色体畸变(+S9mix)实验结果

| 实验分组 | 给药方式 | 分析细胞 | 畸变细胞 | ctg | csg | ctb | cte | f | r | dic | t | pol | pvz |
|---|---|---|---|---|---|---|---|---|---|---|---|---|---|
| CP(20μg/ml、6h) | | 100 | 92 | 8 | 32 | 179 | 28 | 56 | 3 | 2 | 89 | 1 | |
| 阻1+CP | 预防 | 100 | 74*** | 6 | 17 | 65 | 22 | 17 | 5 | | 51 | 1 | |
| | 同时 | 100 | 84 | 13 | 30 | 101 | 14 | 32 | 4 | | 49 | | |
| 阻2+CP | 预防 | 100 | 78** | 32 | 20 | 70 | 20 | 15 | 6 | | 40 | 2 | |
| | 同时 | 100 | 89 | 20 | 27 | 88 | 18 | 49 | 4 | | 65 | 2 | |
| 阻3+CP | 预防 | 100 | 81* | 8 | 24 | 76 | 14 | 32 | 3 | 1 | 31 | | |
| | 同时 | 100 | 90 | 7 | 21 | 98 | 15 | 40 | 7 | | 74 | | 2 |

*$P<0.05$,**$P<0.01$,***$P<0.001$。

3)微核实验(表 4-88)。从表 4-88 结果看,3 个不同剂量的阻癌冲剂都显示了一定的抗突变作用。特别是剂量为 74.8g/kg、37.8g/kg 的 2 个阻癌冲剂实验组,对 CP(40mg/kg)诱发的 MN 细胞的阻癌率,分别为 46% 和 36%,效果是非常显著的,阻癌冲剂的抗突变作用与剂量相关,但实验程序完全相同的 3 个维霉素片实验组的抗诱变作用远不如阻癌冲剂,其最高阻断率为 18%,未达到显著水平($P>0.05$)。

**表 4-88　阻癌冲剂对 CP 诱发小鼠骨髓微核的抗诱变作用及与维酶素片的比较**

| 实验分组 | 剂量/(mg/kg) | P∶M[1∶(X±SD)] | MN 细胞/‰ | 阻断率 | $X^2$值/% | P 值 |
|---|---|---|---|---|---|---|
| 阴性对照 | | 1∶(0.85±0.21) | 4.67±1.60 | | | |
| CP | 40 | 1∶(0.54±0.23) | 27.33±3.50 | | | |
| 阻癌冲剂 | 71 800 | 1∶(0.41±0.13) | 14.83±3.13 | 45.74 | 22.712 | <0.001 |
| | 37 800 | 1∶(0.66±0.33) | 16.67±2.34 | 39.00 | 15.854 | <0.001 |
| | 18 500 | 1∶(0.49±0.25) | 24.00±3.42 | 12.18 | 1.332 | <0.30 |
| 维酶素片 | 1600 | 1∶(0.10±0.24) | 22.33±1.60 | 18.29 | 3.097 | <0.10 |
| | 800 | 1∶(0.72±0.23) | 26.50±4.89 | 3.04 | 0.143 | >0.30 |
| | 400 | 1∶(0.57±0.12) | 25.83±4.10 | 5.49 | 0.261 | >0.30 |

　　阻癌冲剂的药效学试验证实、应用 MNNG 并发胃黏膜机械损伤造成大鼠胃癌前病变模型,证明阻癌冲剂对胃癌前病变有明显的防治作用。应用亚硝基肌氨酸乙酯造成小鼠胃癌前病变模型证明阻癌冲剂对小鼠前胃癌前病变发生不仅有预防作用,而且对已产生的癌前病变有明显的治疗作用。在抗突变试验中,应用 Ames 试验、染色体畸变试验和微核试验均证明阻癌冲剂有显著的抗突变作用,呈良好的量效关系。在上述各项试验中,维酶素也显示出一定的防治癌前病变作用,但不如高剂量阻癌冲剂的作用,在抗突变试验中,阻癌冲剂的作用明显优于维酶素。

# 第七节　胃癌癌前期病变研究概述结果评价与分析

## 一、胃癌癌前病变的研究概述

　　胃的癌前期病变系一病理概念,包括肠上皮化生(简称肠化)和异型增生(又称"不典型增生"或"间变")。

　　关于胃黏膜肠上皮化生的组织发生意见不一,一般认为是化生,有人认为是属于异位,胃黏膜肠化不是从原有分化成熟的胃上皮细胞直接转变为肠上皮细胞,而是在原有胃黏膜上皮损伤之后,在细胞再生过程中向肠上皮分化而来,一般认为正常胃黏膜腺颈部的干细胞具有向胃上皮和肠上皮分化的潜能,当胃黏膜处于异常环境条件时,如在炎症、自身抗体、肠内容反流或其他因素的刺激下,为适应不同的功能需要,在上皮再生过程中,干细胞可向小肠或(和)大肠上皮分化,肠化多从腺颈部开始逐渐向深部腺体和表面上皮扩展。有人从 490 个微小肠化灶中,发现肠化始发于胃小沟者占81.9%。胃沟底部黏膜发炎、糜烂较常见,上皮损伤的机会较多。肠化可能主要从胃小沟开始,继而累及周围胃小区,病变严重时多数病灶融合成大片。持异位观点者认为胃黏膜内存在两种不同的上皮细胞,在某种致病因素的作用下,其中一种上皮细胞增生为肠上皮。

　　胃黏膜肠上皮化生的临床意义主要体现在肠化与胃癌的关系上面。因为肠上皮化生可发生在慢性萎缩性胃炎、慢性浅表性胃炎、胃溃疡病等各种良性胃病中。所以曾认为它可能是一种炎性反应,但近年来对肠上皮化生的大量研究结果表明:在完全型或不完全型、小肠型或结肠型的肠上皮化生中,含有大量硫酸黏液的不完全型肠化(亦称Ⅲ型、ⅡD 型或结肠型)则不单单是单纯的炎性反应,是与胃癌的发生关系密切的一种病变。板桥正幸等观察 CEA、CA19-9、癌基因产物,rasP21 和 Fes-P85 在肠化组织中的表达,发现癌旁肠化癌基因产物 rasP21 和 Fes-P85 明显增加、CEA 在不完全型肠化的阳性率显著高于对照组。Filipe 等检测胃癌癌前病变组织中小肠黏液抗原(SIMA)和大肠黏液抗原(LIMA),前者在肠型不典型增生中的阳性率为55%,后者高达100%。在不同类型肠化中SIMA 广泛存在不同类型肠化的杯状细胞。其检出率无明显差别,而 LIMA 主要存在不完全性结肠化的柱状细胞,与其他类型肠化相比有显著差异。刘为纹曾检测不同类型肠化中 9 种肿瘤相关抗原(MGT、MGd₁、MC₃、CEA、rasP21、TAG-72、CA19-9、涎酸糖蛋白和 Lea 抗原)的表达,发现各抗原在不完全性结肠化的检出率均显著高于其他类型肠化,亦提示不完全性结肠化与胃癌的发生有密切关系。应用显微分光光度计测定肠化细胞核 DNA 含量,发现胃息肉、溃疡和萎缩性胃炎黏膜肠化细胞均为 2 倍体和超 2 倍体,而在不典型增生和早期胃癌周围的肠化出现明显增多的非整倍体和多倍体细胞;在不同类型肠化中,唯有不完全性结肠型肠化 DNA 均值显著高于正常胃黏膜。这些肠化细胞DNA 含量异常增加,反映了这些细胞的 DNA 合成加速,这种频繁不断地遗传物质的复制,为细胞的变异提供了更多的机会。

正常胃黏膜上皮细胞的更新处于稳定状态,细胞的增殖与丧失相等,以维持细胞群体的动态平衡。这种动态平衡的破坏会导致各种疾病的发生。胃癌好发于增殖活跃的细胞群体,细胞动力学中的标记指数($LI$)、DNA 合成时间($T_S$)及细胞周期时间($T_C$)三个参数可反映细胞的增殖速度,有人对不同类型肠化的细胞动力学进行了研究,结果发现:不完全性结肠型肠化的 $LI$、$T_S$ 和 $T_C$ 与胃癌相似,标记细胞区扩大并上移,而其他各型肠化与正常胃黏膜相似,提示此型肠化是增生活跃的细胞群体。

从以往的研究结果来看,不完全性结肠型肠上皮化生有如下特点:①分化不成熟:这型肠化的组织结构和细胞形态均有不同程度的去分化。②基因表达异常:在黏液组化性质方面表现为柱状黏液细胞有大量硫酸黏液的出现;在抗原性方面,表现为多种肿瘤相关抗原,包括癌基因产物 rasP21 等生物学标志物的检出率增高。在细胞遗传特性上,表现为细胞遗传物质 DNA 含量异常增加。以上证据均提示该型肠化比其他类型肠化细胞更具有与胃癌相类似的生物学性状。

刘为纹曾对 112 例不同类型肠化进行了 15~70 个月的前瞻性随访研究,检出胃癌 5 例,均发生在不完全结肠型肠上皮化生黏膜背景上,显示出此型肠化确系有较高潜在癌变的危险性。

胃黏膜上皮不典型增生是指胃黏膜上皮在损伤后的再生过程中,其分化、增殖偏离了正常轨道,呈异常分化及不规则增生,形态上出现细胞异形性和细胞极向组织结构紊乱。在胃镜下可见不典型增生病变处黏膜隆起、凹陷或平坦,其表面呈颗粒状或糜烂、出血、红斑、苍白,光镜下见细胞和胞核的形状不一,细胞呈高柱状或立方状;核呈杆状或类圆形;核增大,大小不一、深染;胞质较少,核质比例增大;核分裂象(正常形)增多;核位于基底或上升排列紧密,参差不齐;腺管大小不等,形状不规则,排列疏密不均,出现背靠背现象。胃黏膜上皮不典型增生具有肠型和胃型两类:肠型不典型增生上皮具有肠上皮的特点,细胞呈高柱状,可见纹状缘,胞质呈较强嗜伊红性颗粒状,杯状细胞和潘氏细胞少见或不见;胃型不典型增生上皮与胃黏膜表面上皮及胃小凹的黏液细胞相似,胞质含不等量黏液样分泌物,没有纹状缘,不见杯状细胞和潘氏细胞。

胃黏膜上皮异型增生的分型各家意见不一,综合起来主要分为腺瘤型、隐窝型和再生型。张荫昌等认为不同类型的异型增生,其组织发生和性质各异:①腺瘤型,此型是由肠上皮(吸收细胞型)构成,病灶起始于局部胃黏膜的浅层。随病变进展,异型腺管向周围黏膜和深层扩展,腺管密集,大小和形状不规则,并常常在病灶深层出现囊状扩张的腺管,异型增生灶与周围组织的界限明显,核有丝分裂象分布在病灶的各部分,表明它是一种肿瘤性质的病变。②隐窝型,此型亦称肠化型,也是发生于肠化生腺管,但它起始于腺管的隐窝部,与腺瘤型的不同之处在于后者病灶有较清楚的界限,而隐窝型与周围组织的肠化生腺管多无明显界限,核分裂象主要位于黏膜深层。因此,它不是腺瘤性质,而是肠上皮的成熟受到抑制,遂发生腺管及上皮的过度增生所致。③再生型,此种异型增生多见于胃黏膜缺损后的再生腺管,腺裂或其上皮。其病变特点常常是在呈明显异型性的再生腺管或腺裂并相当于胃小凹或腺颈部,异型上皮呈腺管或条索状"生芽"或分枝生长,并有突破腺管基底膜向间质内浸润的倾向。以往研究多着重于腺瘤型和隐窝型,而对再生型重视不够,最近张荫昌研究表明,某些再生型异形增生也能成为癌前的基础。在上述三型的基础上,张荫昌等国内病理学家又提出了球样相囊性异型增生的概念。球样异型增生,是在胃固有腺(主要是幽门腺)或肠化生腺管上皮之间出现的球样异型上皮细胞,胞质内含有大量黏液,但黏液性质变异,可见硫酸黏蛋白、唾液酸黏蛋白,有时也混有中性黏液,细胞核的位置往往失去极性,也看到有些球样异型细胞突破腺管基底膜而浸润间质,成为早期印戒细胞癌。而囊性异型增生,亦称异型囊,其特点是腺体呈不同程度的扩张,其内衬上皮(或肠型上皮或非肠型上皮)具有异型性,囊腔内有脱落的变性或坏死上皮细胞或伴有黏液,囊壁异型上皮多呈现硫酸黏蛋白阳性、P21Lewis 抗原及 CEA 的表达与胃癌一致。研究中发现,这种黏膜病变只存在于癌旁。

关于胃黏膜异型增生的分级,日本目前广泛采用的是长与健夫在 1971 年制订的五级分类法,目前国内多数学者都倾向把异型增生分为轻、中、重三级,即轻度指炎症性及再生性良性异型增生病变;中度指异型增生较为明显但仍属良性者;重度不典型增生更为明显,有时须与高分化管状腺癌相鉴别。由于病理医生的经验不同,对异型增生的诊断和分级标准很不一致,就连参加在佛罗伦萨召开的国际异型增生讨论会的各国专家,在判断异型增生等级上时也有明显的认识上的不同。近年来,为寻找可作为判断异型增生程度或潜在恶性度的客观指标,有些学者在胃癌癌前病变上进行了计量形态学研究,应用显微分光光度计及流式细胞计测量上皮细胞核 DNA 的含量,看到随异型程度的加重 DNA 含量增多,出现多倍体特别是出现非整倍体细胞,但良性和恶性之间仍有重叠。也有人应用数字图像分析系统进行了胃黏膜异型增生的形态定量分析,也积累了一定的经验,设计了多个计量指标,编制了微机诊断程序,将多项指标的判别模式应用于组织病理学诊断,使判断胃黏膜异型增生程度有了客观指标。此外也有应用胃黏膜活检体外细胞动力学研究的方法进行实验研究,表明细胞的标记指数随着异型增生的程度加重而加重。还有人对异型增生上皮的 CEA、ABH、同族抗原以及其他一些胃癌相关抗原(胃癌单抗)的免疫组化进行了观察,显示出胃黏膜上皮异型程度与标志物(抗原)的表达有一定关系。但由于各组病例参数的范围较大,组间有重叠,故迄今仍无法规定异型增生和癌细胞间的明确界线。

对于胃癌癌前病变的处理,有人提出如下三种情况的胃黏膜异型增生可作为手术适应证:①慢性萎缩性胃炎伴有重度肠上皮化生或浅糜烂性病变,经活检病理证实有重度的异型增生者;②胃溃疡、胃息肉经活检诊断重度异型增生者;③以上几种胃疾病虽活检未诊断重度异型增生,但有中度异型增生,临床病史长,反复发作,经保守治疗不见好转而逐渐加重者。近来,关于对胃癌前病变的阻断治疗,已引起国内外学者的重视,已有学者观察到胃黏膜上皮异型增生在某些药物如维生素 A 酸、维胺酯类等的作用下可退变回复,但随着病程的进展这种可能性越来越小。近年来癌及癌前期病变的化学干预治疗研究,取得了一些进展,六亚甲基二乙酰胺(HMBA)能使多种人实体细胞向正常细胞方向分化,体外实验表明,HMBA 能使胃癌 SGC-7901 细胞增殖受到抑制,生长率下降倍增时间延长、多倍体染色体数目减少,国外现已用于 Ⅰ 期临床研究,对包括胃癌在内的多种实体瘤进行了药物动力学和治疗试验。维甲类化合物是肿瘤分化诱导剂。动物实验表明,它可抑制多种组织器官的化学诱生癌。全反式维甲酸可以抑制人胃癌细胞株的生长,阻止其在软琼脂中的克隆形成,降低肿瘤细胞非依赖贴壁生长的能力。体内实验提示,该药能抑制胃癌细胞异体移植瘤的生长速度。饮食补钙可降低实验动物胃癌的发生率,可使食管癌高发人群食管上皮异型增生恢复正常。目前一些国家已将饮食补钙作为结肠癌的二级预防的一项主要措施,已获得一些成绩。

纵观现代医学对胃癌癌前病变的研究,可以看到,无论是国内或国外的研究均大多局限在胃癌癌前病变的组织发生和性质、分级和程度判定及与慢性胃炎、溃疡病、胃息肉、胃癌等疾病的内在联系等方面。而有关对于该病变的阻断治疗方面的研究仍显十分不足,迄今为止在世界范围内尚无有效的治疗药物问世。

近些年来在中医领域开展了运用中医中药治疗胃癌癌前病变的临床研究,取得了一定的进展。中医药治疗胃癌癌前病变主要分为辨证治疗与专方治疗两大方面。

## (一) 辨证治疗

李文俊把萎缩性胃炎分为脾胃虚弱、胃阴不足、肝胃不和、脾胃湿热四型,分别予香砂六君子汤、沙参麦冬汤、柴胡疏肝汤、藿朴夏苓汤加减治疗萎缩性胃炎伴肠化 30 例,伴不典型增生 8 例,治疗后肠化消失 21 例,异型增生消失 6 例。许自成亦分脾胃虚寒、肝胃不和、胃阴不足、脾胃湿热四型分别予黄芪建中汤和良附丸、柴胡疏肝汤和黄鹤丹、沙参麦冬汤、三仁汤合藿朴夏苓汤加减治疗肠上皮化生 42 例,异型增生 27 例,治疗后肠化消失 11 例、减轻 14 例,总有效率为 59.9%;异型增生消失 17 例、减轻 1 例,总有效率为 66.7%。张文尧等分为肝气犯胃、脾胃虚寒、胃阴不足和脾胃湿热四型,分别予四逆散合芍药甘草汤、黄芪建中汤、养胃汤合芍药甘草汤、连朴饮加减治疗,不典型增生明显者加用九香虫、地鳖虫、赤芍、丹参、乳香,治疗 70 例不典型增生,总有效率为 88.6%。钱氏按脾胃虚寒、气滞及虚寒兼气滞三型辨证治疗 61 例肠上皮化生,其中肠化中度以上的治疗后由治疗前的 37 例减为 20 例。

## (二) 专方治疗

孙成茂以益中活血汤(黄芪、肉桂、吴茱萸、丹参、乳香、没药、蒲黄、三棱、莪术、川芎、乌药)治疗萎缩性胃炎伴肠化 15 例,结果肠化消失 10 例、好转 4 例。殷德燧以胃炎冲剂(檀香、肉桂、细辛、山楂、鸡内金、薏苡仁、木香、乌梅等)治疗萎缩性胃炎伴肠化 124 例,治疗后消失 22 例,由中度转为轻度 33 例。陈云芝以异消平(柴胡、枳壳、薄荷、郁金、黄柚、云苓、莪术、扁豆)治疗慢性胃炎伴肠化、不典型增生 40 例,重度肠化再加七叶一枝花、半枝莲、败酱草,结果显效 12 例,有效 25 例,总有效率为 92.5%。马山等以胃友(黄芪、肉桂、吴茱萸、枳壳、川芎、红花、桃仁、丹参、姜黄、三棱、莪术、甘草)加水蛭或乌梢蛇治疗萎缩性胃炎伴肠化 438 例,伴不典型增生 53 例,取得较为满意的疗效。苏继忠以贞芪扶正冲剂治疗萎缩性胃炎伴肠化 51 例,治疗后消失 23 例,减轻 9 例,有效率为 62.7%;伴异型增生 13 例,治疗后 4 例消失,2 例减轻,有效率为 46.2%。张文尧以四逆散加味(柴胡、枳壳、赤白芍、半夏、陈皮、甘草)治疗气滞型胃黏膜异型增生 30 例,显效 25 例,有效 3 例,伴肠化 16 例,治疗后消失 6 例。陈泰庆等以胃炎 I 号(白花蛇舌草、半枝莲、鱼腥草、败酱草)肌注,并根据脾胃虚弱和脾胃虚寒情况分别配方,治疗肠化 60 例,结果 19 例肠化消失,6 例减轻。

从上述可见,中医药治疗胃癌癌前病变已取得了一定的进展,积累了一定的经验,但也存在着许多问题。比如,①各地对肠上皮化生不典型增生的病理分型、分级标准不统一,相当一部分资料根本就没进行分型、分级。很显然将各种类型的肠化不加区别地统称为癌前病变是很不正确的,其结果也自然缺乏科学性。②中医分型、疗程、疗效判定标准不统一。③大多数临床研究未设对照组,使其疗效结果缺少可比性,重复性较差。④缺乏较大宗病例的中医药防治的前瞻性研究资料。⑤缺乏中医药对胃癌癌前病变动物实验模型的防治方面的研究。故今后中医药对胃癌癌前病变的防治研究应重视这些方面的问题,开展一些高质量、高水平的临床与实验研究,以期有所突破。

# 二、阻癌胃泰的组方依据、配伍原则

世界卫生组织将胃癌前期变化分成癌前疾病(或癌前状态)和癌前病变两种。前者指一些发生胃癌的危险性明显增加的临床情况或疾病,诸如慢性萎缩性胃炎、胃息肉、慢性胃溃疡、残胃炎等。据国外报道慢性萎缩性胃炎随访 10~20 年,癌变率约 6%~10%,比对照人群高 10 倍;且发现病变的期限亦不一,最短 2 年,最长可达 20 年。国内有人对 164 例慢性萎缩性胃炎随访 10 年,发生胃癌 15

例,癌变率为 9.15%。黄怀德对 45 例慢性萎缩性胃炎随访 5~7 年,2 例演变为胃癌,癌变率为 4.44%。鉴于慢性萎缩性胃炎与胃癌的发生有较密切的关系,故引起中西医界的高度重视。我国早在 20 世纪 80 年代初期即开展了对慢性萎缩性胃炎的较系统的临床研究,取得了较重大的进展。随着研究工作的深入,中医药科技工作者注意到在多种慢性胃部疾病中,有相当一部分病例在病理组织学检测中,胃黏膜上皮具有不典型增生和不完全性结肠型肠上皮化生改变,并关注这类病变与胃癌的密切关系。本课题组在著名脾胃病专家李老领导下于"七五"期间,在运用中医药治疗慢性萎缩性胃炎的同时。应用中药制剂对肠上皮化生和不典型增生进行了试验性的对症治疗。经过系统观察与治疗,积累了一定的临床经验,为"中医药治疗胃癌癌前病变的临床与实验研究"这一课题的开展提供了客观的依据,奠定了基础。根据课题主持人李玉奇教授的临床经验,将慢性萎缩性胃炎分为脾虚、郁热和瘀血三个证候,并发现,瘀血证多是由前两证久治不愈演化而来,长期的临床观察发现,本病变病因病机复杂,临床上往往脾虚、胃热、瘀血证互见,经胃内镜、病理组织学检查证实此类三种证候互见之证的慢性萎缩性胃炎伴有胃黏膜不典型增生及不完全性结肠型肠上皮化生的出现率显著高于三种单一证型。故此将胃癌癌前期病变拟定为脾虚、胃热、气滞血瘀之证。从本组观察病例的病因分析上看,以饥饱失调、饮食不节(占 70.9%)、烟酒过度(占 68.6%)、忧思抑郁(占 66.3%)者比例较大,统计数据表明:本病之发生多是以两种或两种以上病因同时作用或诱使本病复发、加重。提示本病其病因复杂多变,而其中又尤以饮食失调、烟酒过度为著,气候变化、忧思恼怒则往往成为本病的诱因。脾胃为后天之本,受纳腐熟水谷,运化水谷精微。若饮食不节,饥饱失宜,必致脾胃功能受损,受纳腐熟失司,运化失调,日久则出现脾胃气虚之证;而过嗜烟酒或恣食肥甘厚味炙灼之品,则必致中焦蕴热,日久湿热邪气则停滞于中焦胃腑;长期忧思抑郁则可致肝失疏泄气血运行不畅,"气行则血行,气滞则血凝"故久病后出现气滞血瘀之证。值得注意的是,本病变多是病程较长,缠绵日久而成,在其病理演变过程中各种病因相互影响、互为因果。如脾胃气虚,运化无权日久可致胃内壅滞而化热成瘀;烟酒太过,过食肥甘炙灼之品而致中焦蕴热,其邪热既可耗气而伤阴又可热壅胃络气血运行不畅而致血脉瘀滞;反之胃脘血络瘀血阻滞可导致气机运行不畅;日久可瘀而化热进而发展则可消灼阴液而耗气伤脾,而致脾胃气虚。可见本病乃虚实挟杂、脾虚胃热、气滞血瘀并见之证。本组长期观察病例的病因学统计分析结果也佐证了脾虚胃热、气滞血瘀之证符合胃癌癌前病变的病因病机特点。

针对胃癌癌前病变的脾虚胃热、气滞血瘀病理机制特点,李老拟定了健脾清热、行气活血、化瘀散结之治疗大法。在此治疗法则的指导下,根据前期临床积累的治疗经验,经临床反复筛选最后认定由 10 余味中药组成本方剂。分析其配伍特点,方中首选黄芪、苦参二味为君药。黄芪味甘微温,入脾经,"为补气诸药之最,是以有耆之称。其秉性纯阳,宜于中虚而泄泻、痞满、倦怠可除"(《本草求真》),《本草备要》中云,"补中、益元气、壮脾胃、泻阴火",《本经逢原》谓"能补五脏诸虚,泻阴火,性虽温补而能通调血脉流行经络,可无碍于壅滞也"。苦参,苦寒、入胃经,"燥湿胜热"(《本草从新》)之力甚强,以其大苦大寒求建"退热泄降、荡涤湿火"之功。二药一甘一苦、一温一寒、一补一消、甘温可补后天、泻阴火、除燥热而无留邪之弊,苦寒可直降燥热、清脾湿、荡胃热又无伤胃之虞。二药合而为君,相辅相成,直入中焦,共达脾胃,一则可使由元气不足,不能运化湿行而致胃内壅滞,借其脾胃气旺能渐渐消磨开散以建平复之功;二则可使胃内壅滞日久而产生的湿热邪气能快速得清而奏效。方中选白及、三棱等药为臣,《本草便读》谓"白及必虚而有热者,乃为相宜耳,虽禀收敛之性,而仍具苦泄辛散之意,与白蔹相近,故每相须而用。"《本草经疏》亦谓"白及,苦能泄热、辛能散结,胃中邪气者,即邪热也,皆血分有热,湿热伤阴之所生也。入血分以泄热散结,逐腐则诸证靡不瘳矣"。三棱气味俱淡,微有辛意,性微温,为化瘀血之要药,性非猛烈而功效甚速(《医学衷中参西录》),《本草经疏》谓"三棱,从血药则治血,从气药则治气",从上可见,白及取其苦泄、辛通之性,以除胃内壅滞之邪热;三棱,行气化瘀而散结,诸臣药合用,既可收"苦以泄热、辛以散结"之效,又顾及本病乃有脾虚之特点,取其甘缓能和而入脾之性,使其泄热而不伤阴,散结而不耗气。又取地榆、威灵仙等药为佐,地榆等药味苦,性寒以清郁热、行血滞见长,威灵仙等药以消导、善走消克为先既可助君臣药清胃泄热之力,又可助君臣药建散结祛瘀之功。又选黄药子等药为使,该药味苦性寒,具有清热解毒散结之效,现代医学研究表明黄药子等药单用或合用用于治疗多种恶性肿瘤特别是消化道肿瘤,对控制症状、改善病情均有一定效果,因此黄药子等药用于治疗胃癌癌前病变既符合中医病证的病理机制特点,亦符合现代药理学有关该药的实验研究的特征。

综观本方苦寒并用,辛温共施,消中有补,散中有收,既可补后天以益脾胃之气;又可清胃热以除中焦之壅滞。既能行气活血以散瘀,又佐甘缓之品以防其过。诸药合用,共达健脾清热、行气活血、化瘀散结之效。临床适用于:胃脘痞胀、隐痛或刺痛、食少纳呆、倦怠乏力、形体消瘦、面色萎黄而垢、口干口臭、胃中灼热、胸膈满闷、泛酸口苦、大便或干或溏、舌淡胖、质红绛或紫绛,舌苔见白苔、或黄苔、黄腻苔;脉见弦、弦细、弦滑、弦滑数、细涩等脾虚胃热、气滞血瘀之证。

## 三、阻癌胃泰的质量监测、毒性试验的评价

从我们的中医治疗胃癌癌前病变的文献综述中可以看到,中医药治疗胃癌癌前病变绝大多数是惯用煎剂的治疗方法,这无疑会带来服药的苦恼,且药物易变质同时又携带不便,使得患者难以坚持长期治疗,既影响了疗效,亦降低了有效方剂在临床上的应用范围与价值,因此我们认为中医药治疗胃癌癌前病变研究应在注意临床上重复验证筛选治疗本病的有效方剂与药物的同时,也不应忽视剂型改革的重要性,有鉴于此,我们在保证汤药药效的前提下,长期摸索进行了剂型改革,最后改制成本课题所应用的便于长期服用的冲剂。经反复试验,最后确定了本冲剂的剂改工艺流程,根据该工艺流程要求,将中药进行了多次煎煮,并提取了部分药物的挥发油,使得中药的有效成分能够得到尽可能地提取,如是制成的冲剂,既符合中药煎剂的传统服用方法,又保证了冲剂的质与量。应用薄层色谱等先进的科学方法对本冲剂进行了主要物质的监测,可以检测出阻癌胃泰冲剂的各主要药物成分,说明本冲剂在药理药效上是可以替代煎剂的质量可信的冲剂。应用本冲剂在临床上治疗胃癌癌前病变取得非常满意的疗效亦客观地证实了这一点,也说明这一剂改工艺流程是科学的,也是非常成功的。

阻癌胃泰冲剂的急性毒性试验表明:本冲剂对小鼠日累积最大耐受量为临床人日服量的 533 倍,而动物的长期毒性试验是连续给大鼠饮用阻癌胃泰冲剂 66g/kg、33g/kg(分别相当于临床人用量 50 倍、25 倍)6 个月,对大鼠外观行为、饮食、排泄状况、体重变化进行了观察对比,还进行了血液学、血液生化学、系统尸解及主要内脏组织称重,病理组织学检查结果表明,对大鼠外观行为、饮食、排泄状况无明显影响。尽管血液学指标中白细胞总数、凝血时间、血液生化学指标中的 BUN、Crea、GOT等有统计学意义的改变,但其变化均在正常生理数值范围内,不具有明显的病理意义,系统尸解表明,动物胸腔、腹腔及心包腔无积液,心、肝、脾、肺、肾、消化道、胸腺、肾上腺、淋巴结、子宫、睾丸和大脑等均未见异常改变。病理组织学检查表明:66g/kg 的冲剂给药 6 个月,对大鼠的肝脏有一定毒性,此种毒性是可逆的。对其他脏器无明显毒性,据此可以认为阻癌胃泰冲剂对大鼠的最大无毒性作用剂量为 33g/kg,因此可以说本冲剂对人体基本上是无明显毒副作用的。

## 四、阻癌胃泰冲剂的药理药效学探讨

为能科学而客观地考察阻癌冲剂对胃癌癌前病变的预防与治疗效果和该冲剂的反突变作用,我们进行了大鼠的药效学试验,在阻癌胃泰冲剂对甲基硝基亚硝基胍(MNNG)合并胃黏膜机械损伤诱发黏膜上皮非典型增生的影响的试验中可以看到,模型组 24 只动物发生癌前病变者 22 例,占91.67%,而阻癌胃泰冲剂组从大剂量、中剂量到小剂量的总病变的例数较模型组显著减少,分别占

各组动物数的 33.3%、54.2%、66.7%,二组比较有非常显著的差异。在"阻癌胃泰冲剂对肌氨酸乙酯合并亚硝酸钠诱发胃癌前病变的预防作用"试验中可以看到,模型组(给致癌剂不给治疗药物)全部产生癌前病变(内生性上皮瘤、乳头状瘤、上皮良性早期浸润)发病率 100%。而阻癌胃泰大剂量组仅 1 例癌前病变,中剂量组 16 例、小剂量组 18 例,发病率分别为 4.5%、51.1%、64.3%,统计学处理与模型组比较有极显著差异($P<0.01$)。而"阻癌胃泰冲剂对肌氨酸乙酯合并亚硝酸钠诱发小鼠前胃癌前病变的治疗作用"试验结果显示大剂量组阻癌胃泰冲剂可显著逆转癌前病变,治疗后病变率仅占本组动物的 28.6%,比模型组的病变率下降 71.4%($P<0.01$),且无早期癌发生[模型组有 2 例发生早期癌(占 7.6%)]。表明阻癌胃泰冲剂对小鼠实验性前胃癌前病变有明显逆转作用。应用 Ames、染色体畸变及微核实验方法、对阻癌胃泰冲剂进行了抗突变实验研究,从其结果可以看出,全部 24 个阻癌胃泰冲剂实验点的回变菌落数均较单独阳性对照有所降低且与剂量相关,即阻癌胃泰冲剂剂量大者其回变数低,也就是说阻癌胃泰冲剂对阳性剂诱发的 4 个菌株的回复突变均有拮抗作用,在染色体畸变实验中也可以看出阻癌胃泰冲剂对丝裂霉素 C 液和环磷酰胺液二种类型的诱变剂,均有明显的拮抗作用,特别是高剂量预防给药中其抗突变作用都是极显著的($P<0.01$)。而微核试验的结果亦表明不同剂量的阻癌胃泰冲剂都显示了一定的抗突变作用。且表明阻癌胃泰冲剂的抗突变作用与剂量相关,即随阻癌冲剂剂量的提高,其抗诱变作用亦提高。

　　总之,在阻癌胃泰冲剂的药效学试验中,应用 MNNG 并发胃黏膜机械损伤造成大鼠胃癌前病变模型,证明阻癌胃泰冲剂对胃癌癌前病变具有明显防治作用。应用亚硝基氨酸乙酯造成小鼠胃癌前病变模型证明阻癌胃泰冲剂对小鼠胃癌前病变发生不仅有预防作用,而且对已产生的癌前病变有明显治疗作用。在抗突变试验中,应用 Ames 试验,染色体畸变试验和微核试验均证明阻癌胃泰冲剂有显著的抗突变作用,呈良好的量效关系。正因为阻癌胃泰冲剂具有如此明显的药效学作用,也就为本冲剂应用于临床治疗胃癌癌前病变取得理想的疗效提供了必然的结果。

# 五、阻癌胃泰冲剂临床应用的评价

　　前已述及,对于胃癌癌前病变,现代医学尚无较好的治疗药物。近几年来诸多中医药治疗本病取得了一定的成绩,出现了一些可喜的苗头。无可讳言也存在着诸如病例选择不随机、缺乏对照组、肠上皮化生未能分型、缺乏用较先进的客观指标动态地分析胃癌癌前病变治疗前后变化,缺乏用较先进的客观指标解释其疗愈机制等问题。而我们在本课题研究中注意到这些问题,在病例的选择上采用了随机分组的试验方法,设立了对照组。由专人详细记录治疗前后患者的四诊变化,其舌、脉象以课题主持人李玉奇教授之诊断为准,并在以胃黏膜活检病理组织学检查为疗效判定为主要标准同时采用胃液内 N-乙酰-β-D 氨基葡萄糖苷酶、β-葡萄糖苷酶、碱性核糖核酸酶、亮氨酸氨基肽酶、N-乙酰神经氨酸和外周血中超氧化物歧化酶、T 淋巴细胞亚群等七项先进的实验室客观指标进行了治疗前后的观察对比,以更客观地评价阻癌胃泰冲剂治疗胃癌癌前病变的临床疗效,更科学地揭示阻癌胃泰冲剂治疗胃癌癌前病变的疗效机理。

## 1. 阻癌胃泰冲剂治疗胃癌癌前病变临床症状疗效评价

　　应用阻癌胃泰冲剂系统观察治疗了 86 例胃癌癌前病变患者,对照组应用维酶素治疗 31 例,其中治疗组临床治愈 28 例,占 32.56%,显效 24 例,占 27.91%,有效 25 例,占 29.10%,总有效率达 89.57%,而对照组临床治愈 5 例,占 16.13%,显效 4 例,占 12.90%,有效 10 例,占 32.27%,总有效率为 61.29%,两组疗效经统计学处理无论在治愈率、显效率还是总有效率上,治疗组均明显高于对照组,有显著差异($P<0.05$)。在改善临床症状方面,本冲剂对胃癌癌前病变的主要症状的改善作用十分明显。如胃脘痞满、胃脘疼痛、食少纳呆等症经 1 个疗程的系统治疗,其症状消失率分别为 60.76%、62.80%、66.13%。分析其之所以能明显地改善临床症状,主要还在于阻癌胃泰的立法组方

合理,恰中脾虚胃热、气滞血瘀之病机,故而显示出其良好的治疗作用。我们在临床观察中还发现其舌苔的改变基本与症状的改善同步,而舌质及脉象的改变则稍迟于症状的变化,其详细机制有待进一步探讨。

**2. 阻癌胃泰冲剂治疗胃癌癌前病变的胃镜下观察**

首先,我们对胃癌癌前病变的发病部位进行了观察总结,结果表明:胃窦前壁、小弯部胃癌癌前病变发病较多各占29.06%,其次为胃窦大弯占18.80%,胃窦后壁占18.80%,胃体小弯占6.80%,胃体前壁占4.27%,而胃癌前期病变与周围黏膜背景病变的观察中可以看到慢性萎缩性胃炎居多,占52.14%,其次为慢性浅表性胃炎占15.38%,胃溃疡占10.27%,胃黏膜糜烂占9.40%,胃息肉占4.27%,胆汁反流占8.56%,其观察结果与文献报道基本一致。从治疗前后胃镜下黏膜变化观察中可以看到:由治疗前的胃黏膜颗粒样或结节状隆起45例(52.33%)、糜烂9例(10.47%)、溃疡9例(10.47%)、黏膜变薄苍白、血管显露41例(47.67%)、充血发红水肿24例(27.91%)、出血斑8例(9.30%)、经阻癌胃泰系统治疗后上述病变的统计数字分别为:11例(12.79%)、0例、2例(2.33%)、20例(23.26%)、7例(8.14%)、2例(2.33%)。经统计学处理治疗前后有非常显著差异。

"七五"期间,我们曾对慢性萎缩性胃炎的中医辨证与胃镜下的胃黏膜变化、胃黏膜活检的病理组织学变化进行过比较研究,研究表明,胃黏膜的病损程度与中医辨证有着一定的内在联系。我们认为:胃癌癌前病变的胃镜下病理形态变化是脾虚胃热、气滞血瘀的主要物质基础之一。根据王清任"结块者必有形之血也"的观点,胃黏膜的颗粒样或结节状隆起似可用"瘀"来解释,瘀血内阻于胃腑脉络其黏膜才出现隆起样病变,瘀血日久,血不循脉络而外溢,故见出血点和出血斑。脾气虚弱,气血不能濡润和滋养黏膜故出现黏膜变薄、苍白、胃壁蠕动减弱等表现,而脾虚日久,运化失司、浊热内生,或过食辛辣厚味,炙灼之品而致邪热郁滞于中焦胃腑,故可见黏膜充血、水肿、糜烂、溃疡、胆汁反流等症象。由此可见胃癌癌前病变的脾虚胃热、气滞血瘀证确有其胃黏膜的病理形态学基础,针对此病机采用健脾清热行气活血化瘀之法的阻癌胃泰冲剂治疗此病变胃黏膜的病损改变明显恢复,亦客观地说明了我们对胃癌癌前病变病因病机的判断、立法治则的确立,组方用药的选择是完全正确的。

我们发现胃癌癌前病变患者的幽门螺杆菌感染率为72.3%,说明胃癌癌前期病变的发生可能与幽门螺杆菌感染有一定关系。研究表明幽门螺杆菌感染可使胃黏膜遭受致癌物质的攻击的几率明显增多,对慢性胃炎的发展起到了加重和促进作用,并可促进慢性胃炎的突变和癌变进程。因此治疗幽门螺杆菌感染对逆转胃癌癌前期病变有着重要的意义。我们运用阻癌胃泰冲剂对胃癌癌前病变患者胃黏膜幽门螺杆菌进行了治疗前后的观察对比,治疗前无感染、轻度感染、中度感染、重度感染的例数分别为15例、13例、18例、10例,治疗后无感染、轻度感染、中度感染、重度感染的例数分别为32例、9例、12例、3例,前后比较,经统计学处理,有非常显著性差异。与对照组比较也有非常显著性差异。显示出阻癌胃泰冲剂对胃黏膜幽门螺杆菌具有十分理想的抑制效果。阻癌胃泰冲剂对胃黏膜幽门螺杆菌的抑制作用也部分地解释了该药物治疗胃癌癌前病变的疗愈机理。

**3. 阻癌胃泰冲剂治疗胃癌癌前病变的病理学疗效评价**

本课题所观察的所有胃癌癌前病变患者的胃黏膜活检材料均来源于本研究组统一科研设计方案,经诊断确诊并治疗过的病例,其胃黏膜活检材料由研究组胃镜室专人负责定点取材获得,即对治疗前病理诊断为胃黏膜不典型增生和不完全性结肠型肠上皮化生的胃镜取材部位作特殊定位,填表记录和病理组织学观察,完成治疗后,再按治疗前记录的定点取材部位重新进行取材送检。通过这样的由专人进行的严格定点取材,保证了病例治疗前后的可比性,使观察结果具有较强的科学性。

病理组织学观察结果表明:在86例治疗组中,治愈26例(30.23%)、显效20例(23.26%)、有效23例(26.74%)、总有效率为80.23%,而对照组治愈4例(12.90%)、显效2例(6.45%)、有效10例

（32.26%），总有效率为 51.26%，经统计学处理，两组具有显著差别。进一步从病理组织学角度证实和肯定了阻癌冲剂治疗以胃黏膜不典型增生和肠上皮化生改变为主的胃癌癌前病变的临床疗效是非常明显和可靠的。

分析疗效与胃黏膜不典型增生的程度之间的关系可以看到，治愈和显效的例数多是分布在轻度增生和中度增生的级别中，提示本病早期诊断、早期治疗是防治本病的关键，或者说是防止发生癌变的关键。

**4. 阻癌胃泰冲剂治疗胃癌癌前病变的酶学、免疫学指标的疗效观察**

$N$-乙酰-β-$D$ 氨基葡萄糖苷酶是人体内广泛存在且较重要的一种细胞溶酶体水解酶，与许多生理病理过程密切相关。β-葡萄糖苷酶则广泛分布于哺乳动物和人体各种组织细胞的高尔基复合体及溶酶体中，当机体发生恶性病变时，该酶活性升高。碱性核糖核酸酶主要存在于细胞溶酶体中是具有特异性的核酸代谢的内切酶，各种肿瘤组织核酸代谢异常，该酶活性升高，而亮氨酸氨基肽酶则广泛分布在人体组织和体液中，如肾、小肠、大肠及胃黏膜中，属于水解酶，当机体发生恶变倾向时该酶活性显著升高。$N$-乙酰神经氨酸是细胞糖蛋白的重要组成部分。研究表明：$N$-乙酰神经氨酸在轻、中度慢性萎缩性胃炎及不典型增生、胃癌时含量呈梯度升高。正因为这些酶类具有上述的生理、病理学特性，因此测定胃癌癌前病变胃液内这些酶类的变化，不仅可间接地反映胃黏膜细胞超微结构的损伤程度，更可从分子生物学角度探讨胃黏膜不典型增生的发病机理和疗愈机制。

本实验的测定结果表明治疗前胃液内 $N$-乙酰-β-$D$ 氨基葡萄糖苷酶、β-葡萄糖苷酶、碱性核糖核酸酶、亮氨酸氨基肽酶、$N$-乙酰神经氨酸五酶的含量显著升高与正常对照组比较有非常显著性差异，从这五项酶类的异常变化也间接地证明胃黏膜不典型增生确属具有恶变倾向的癌前病变。而治疗后的统计结果又表明，经阻癌胃泰冲剂的系统治疗 $N$-乙酰-β-$D$ 氨基葡萄糖苷酶、碱性核糖核酸酶均有不同程度的下降，β-葡萄糖苷酶、亮氨酸氨基肽酶、$N$-乙酰神经氨酸恢复至正常水平，提示阻癌胃泰冲剂对异型增生上皮细胞膜似有一定的调变作用，从而使异型增生的上皮细胞内的代谢异常得以恢复。

超氧化物歧化酶（SOD），广泛分布于生物体内，能促进超氧化物阴离子自由基变为过氧化氢和氧分子。SOD 的作用，是通过清除活性氧，使细胞和组织免受损害，因而 SOD 活力的高低与衰老、肿瘤、炎症及其他疾病等有着密切联系。本实验观察结果表明：不典型增生患者外周血 SOD 总活力降低，Mn-SOD 活力下降，Zn、Cu-SOD 也相应降低，经阻癌冲剂治疗后 SOD 活性上升，与治疗前相比，有非常显著性差异。显示出阻癌胃泰冲剂具有较显著的 SOD 样作用。本组 SOD 研究，为揭示阻癌冲剂的治疗机制提供了一个新的可靠指标。

人类 T 淋巴细胞亚群分类是根据淋巴细胞的发育阶段，表面标记及免疫功能等的不同，可将 T 淋巴细胞分为若干亚群。主要用于评价机体免疫功能状态，免疫调节细胞主要有 $T_H$ 细胞及 $T_S$ 细胞。CD4（$T_H$）和 CD3（$T_S$）的比值是一个重要的评价依据，如偏离过大或倒置时，表明免疫功能失调。自身免疫疾病，常伴有免疫检测指标的异常。T 淋巴细胞与绵羊红细胞（SRBC）结合和对细胞免疫应答等都涉及细胞表面受体活性和细胞代谢活性。本课题研究不典型增生患者治疗前 CD3 明显增高，CD4 明显下降，经阻癌胃泰冲剂治疗后 CD3 恢复至正常水平，CD4 明显上升，CD8 下降，CD4/CD8 也恢复至正常水平。表明阻癌胃泰具有较好的调节机体免疫状态的功能。

从综合疗效判定结果中可见经阻癌冲剂的系统治疗，86 例胃癌癌前病变患者治愈 26 例（30.23%），显效 23 例（26.74%），有效 24 例（27.91%），总有效率达 84.88%，而对照组 31 例中，治愈 4 例（12.90%）、显效 3 例（9.68%）、有效 9 例（29.91%），总有效率为 58.07%，两组比较经统计学处理有显著差异（$P<0.05$），表明阻癌冲剂的治疗效果明显优于对照药。

# 六、结　　语

我们课题组 30 余名多学科人员在课题主持人李老的领导下，经共同努力、协同攻关，按时完成了国家科委、主管局下达的 85-919-01-01 号科研项目,完成了"中医药治疗胃癌癌前病变的临床及实验研究"这一国家"八五"攻关课题,总结课题,我们有如下认识:

(1) 运用中医理论阐述病因病机较为透彻、合理。通过对胃癌癌前病变患者的病因学调查和胃黏膜病变的病损特点的观察也证明"脾虚胃热、气滞血瘀"的病机概括是正确的。

(2) 在"健脾清热、行气活血化瘀"法则下组成的阻癌胃泰冲剂组方合理、论据充分,因此治疗胃癌癌前病变取得了非常满意的治疗效果,它不仅有临床病理组织学的支持,更有临床酶学、免疫学等方面的佐证,可以说中医药治疗胃癌癌前病变已取得了较大的突破。

(3) 阻癌胃泰冲剂安全、无毒副作用得到毒理学试验的证实。

(4) 药效学试验证明:阻癌胃泰冲剂无论是预防和治疗胃癌癌前病变的作用都是十分明显的,其抗突变作用也是十分理想的,说明中医药在预防胃癌发生、探索反突变规律及抑制癌细胞的规律的研究上取得了较大的进展。

(5) 早期诊断和早期治疗胃癌癌前病变是防止发生胃癌的关键,具有十分重要的意义。

(6) 本课题之所以获得成功,是李老领导的脾胃病研究组在中医药治疗慢性萎缩性胃炎取得较大成果基础上的深入和继续,经临床组、胃镜组、病理组、生化组密切配合和艰苦工作,尤其是李老所提供的临床科研经验方剂对本病的显著疗效,为攻关课题得以顺利完成提供了可靠的保证。

总之,通过本课题的研究,中医药治疗胃癌癌前病变无论是在理论上或是实践上均取得了较大的突破和进展,阻癌胃泰冲剂的研究结果为胃癌癌前病变的预防和治疗提供了新的途径和方法,相信它的研制成功定将为减少胃癌癌前病变向胃癌的转化、降低胃癌发病率做出它的巨大贡献。

# 第八节　胃的生理、病理和胃的癌前期病变的防治

## 一、胃的形态

胃分为贲门、幽门、胃底、胃体和胃窦。贲门为胃的入口处,与食管以锐角相接;幽门为胃的出口,与十二指肠球部相连接;胃底是自胃-食管连接水平以上的部分;界于胃底、胃窦之间者为胃体;胃的远端部分是胃窦。胃角或胃角切迹将胃小弯分为垂直部(胃体)和水平部(胃窦)。

各个不同部位的胃黏膜,在组织和功能上都有显著差别。贲门部黏膜主要含有分泌黏液的黏液细胞;胃体和胃底部黏膜含有分泌盐酸和内因子的壁细胞以及制造胃蛋白酶原的主细胞(或酶细胞);胃窦部黏膜为幽门腺区域,含有分泌胃泌素的 G 细胞。

## 二、胃的组织结构

胃壁由内向外可分为黏膜、黏膜下层、肌层和浆膜四层。肌层的内层为斜行肌与食管环肌相连,分布于胃的前、后壁,贲门部最厚。中层为环肌,均匀地环绕全胃,在幽门处增厚形成肌环即幽门括约肌。外层为纵肌与食管纵肌相连。黏膜层上皮为单层柱状细胞组成,能分泌黏液。表层上皮折叠成许多小凹称胃小凹,为胃腺管的开口处,表层上皮细胞及其分泌的黏液两者组成胃黏膜屏障,功能为防止氢离子逆向弥散,缓冲胃酸和吸附胃蛋白酶,抵抗酸-胃蛋白酶的消化,对胃黏膜起保护作用。

胃部腺体:

(1) 贲门腺:位于食管-胃交界处,附近固有膜内含黏液分泌细胞。

(2) 胃底腺:位于胃底和胃体黏膜的大部分,其分泌物为胃液的主要成分。在胃小凹以下,主要有主细胞、壁细胞和颈黏液细胞三种。主细胞分泌胃蛋白酶原。壁细胞在腺管的颈、峡部最多,为分

泌盐酸和内因子细胞。黏液细胞分布于颈、峡部。此外,还有嗜银细胞、肥大细胞。

(3) 幽门腺:位于胃窦部黏膜,系黏液细胞分泌碱性液。在腺体中部主要是分泌胃泌素的 G 细胞。胃泌素有刺激胃酸分泌的作用,也可促使胃蛋白酶分泌。在边界区幽门腺和胃底腺交错分布。此外,在腺细胞间还有多种内分泌细胞,属于 APUD 细胞。

# 三、胃 的 生 理

胃的功能主要是受纳食物,通过胃的运动将食物与胃酸混合使之成为半液体状食糜,逐步排入十二指肠。胃液含盐酸具有杀菌作用,胃蛋白酶将蛋白质作初步消化。由胃表层上皮细胞、胃底腺的颈黏液细胞及贲门腺、幽门腺的黏液细胞分泌的黏液,可保护胃黏膜,胃液中的壁细胞分泌的内因子与饮食中维生素 $B_{12}$ 结合成复合体在末端回肠吸收。G 细胞分泌素对壁细胞具有营养作用并刺激壁细胞分泌盐酸。此外,胃能吸收少量水、酒精及一些脂溶性物质。概括说胃具有分泌与运动功能。

## (一) 胃的分泌功能

胃液中含有盐酸、酶、电解质、内因子、黏液等,含水量 91%~97%。在空腹情况下 24 小时胃液分泌量约 150ml,在进食及日常活动情况下分泌量可达 3000ml,夜间 12 小时分泌量约 400ml,空腹胃液的酸度为 40~60mmol/L,pH 为 0.9~1.2。

盐酸在胃壁细胞中形成。壁细胞每分钟产生一个 $H^+$,同时就产生一个 $OH^-$,$OH^-$ 不断为来自碳酸的 $H^+$ 中和。机体代谢产生的 $CO_2$ 进入壁细胞后,在碳酸酐酶催化下与水结合成 $H_2CO_3$。$H_2CO_3$ 可解离成 $H^+$ 和 $HCO_3^-$,$HCO_3^-$ 进入静脉或组织间液中,$H^+$ 则中和 $OH^-$。故在壁细胞分泌 $H^+$ 同时,有 $HCO_3^-$ 离开细胞进入血液循环成为碱血症,即所谓碱潮,此作为反映进餐时胃酸分泌多少的指标。

壁细胞从组织间液摄取 $Cl^-$,$H^+$ 与 $Cl^-$ 在壁细胞内形成盐酸,并分泌入胃液中。胃液中 $H^+$ 最高浓度为 140~160mmol/L,其他主要阳离子是 $Na^+$、$K^+$,主要阴离子是 $Cl^-$。胃液中 $H^+$、$Na^+$ 的浓度呈反比。当分泌率增高时,$H^+$ 浓度增高,$Na^+$ 浓度降低;反之,分泌率降低时,$H^+$ 浓度减少,$Na^+$ 浓度增加。壁细胞分泌盐酸和氯化钾,而非壁细胞的弱碱分泌液中含有钠、碳酸氢盐及其他电解质。因此,胃液的电解质浓度受壁细胞及非壁细胞的分泌率影响。在低分泌率情况下,以非壁细胞分泌为主,则胃液内钠浓度较高;在高分泌时,则以壁细胞分泌为主,此时胃液内含盐酸及氯化钾的浓度增加,钠浓度减低。

胃液中的胃蛋白酶原遇酸后,形成胃蛋白酶,功能为消化蛋白质,其水解蛋白质与多肽链的适宜 pH 为 2~3.2。此外,胃液中还有明胶酶、尿素酶以及少量碳酸酐酶。

胃腔内的黏液层可防止有害物质接近表层上皮细胞从而保护胃黏膜,对胃酸有轻微中和能力,是胃黏膜的一个屏障。胃黏膜屏障是脂质-蛋白质组成的黏膜表层上皮细胞膜。其能保持胃液的 $H^+$ 浓度高于血中 300 万倍并保护胃黏膜不受酸性胃液的自身消化。高浓度盐酸(30mmol/L)、醋酸、溶血卵磷脂、10% 乙醇溶液、吲哚美辛、水杨酸及阿司匹林的酸性溶液、高渗葡萄糖等对胃黏膜屏障有损害作用。

关于胃液的分泌是由许多刺激与抑制因素进行调节的。基础胃酸分泌主要由迷走神经调节,胃泌素亦具有重要作用,系胃酸分泌的强刺激剂,还可促使胃蛋白酶原的分泌,并可促进平滑肌收缩使胃运动增加。此外,胃泌素对食管下端括约肌具有收缩作用,借以防止胃内容物的反流。迷走神经兴奋、氨基酸等可使血中胃泌素浓度增高。胃组织胺、胆碱能亦为壁细胞产生盐酸的强力刺激剂。此外,咖啡、酒精等均有促进胃酸分泌的作用。

胃液分泌的抑制是由神经、激素控制的,十二指肠中,脂肪、酸和高渗溶液可刺激释放出几种抑制胃酸分泌的激素,统称肠胃素,包括胆囊收缩素、促胰酶素、胰泌素、肠升糖素、前列腺素等。后者对胃黏膜还具有保护作用,可能与前列腺素刺激钠泵的作用有关。

## (二) 胃的运动功能

胃不但具有上述的功能,还有运动功能。通过容受性舒张、紧张性收缩和蠕动将食物与胃液充分混合成半液状,并有节奏的将之排入十二指肠。

# 四、几种常见胃病的病理特点

## (一) 慢性胃炎

根据炎症程度和固有膜破坏的程度可将慢性胃炎分为浅表性胃炎、萎缩性胃炎和胃萎缩三个基本类型。

**1. 慢性浅表性胃炎**

浅表性胃炎是慢性胃炎的早期阶段。按炎症细胞在黏膜浸润的深度,将慢性浅表性胃炎分为三级:

轻度:炎症局限于黏膜浅层,未超过黏膜全层厚度的 1/3。

中度:炎症浸润超过黏膜上 1/3,未超过 2/3。

重度:炎症范围超过黏膜层上 2/3,扩展至下 1/3。

**2. 慢性萎缩性胃炎**

慢性萎缩性胃炎比较常见。此型胃炎的病变比较复杂,主要病变有炎症细胞浸润、腺体萎缩、上皮增生及化生等。淋巴细胞和浆细胞浸润较重,常波及黏膜全层,并常形成淋巴滤泡。有时在黏膜浅层出现中性白细胞浸润,即为活动性萎缩性胃炎。此时表面上皮常发生坏死,而形成糜烂。腺体萎缩是此型胃炎的基本病变,也是病理诊断的主要依据。萎缩发生于腺颈部以下的腺体,腺体变短,数目减少,重者腺体完全消失,黏膜变薄,网状纤维染色,见萎缩部的网织纤维支架有塌陷。萎缩区有大量炎性细胞浸润,有增生的纤维组织及平滑肌纤维,并常见上皮和腺体的化生。黏膜肌层的平滑肌增生,增生的肌纤维分散入固有膜中。

根据胃固有腺萎缩消失,按其程度不同,分为轻、中、重度。固有腺减少到正常的 1/2 以内者为轻度,减少 1/2~2/3 者为中度,减少 2/3 以上者为重度。

在萎缩性胃炎发展过程中,常发生上皮增生变化。增生主要见表面上皮、小凹上皮及腺颈部。增生的上皮细胞或分化成熟的单纯性增生或分化不成熟,表现为不典型增生。

化生是萎缩性胃炎的一种常见病变。化生有假幽门腺化生和肠上皮化生两种。假幽门腺化生发生于胃底及胃体,由腺颈部增生,形成类似幽门腺的黏液腺,代替胃底及胃体腺。化生腺体主要由柱状黏液细胞构成,一般不见分泌细胞。而且真幽门腺有较多的胃泌素细胞。化生腺体常群集,或与残留的胃体腺存在。

肠上皮化生不但多见于萎缩性胃炎,亦常见于胃溃疡旁及癌旁黏膜,肠化生与胃癌的关系密切,目前认为它属于癌前状态。

肠化生可发生于胃的各部,多见于胃窦及移行区,尤其是小弯侧,轻者呈灶状分布,重度融合成片。

肠化生主要由吸收细胞、柱状细胞、杯状细胞及潘氏细胞所组成,有时还有内分泌细胞。这些细胞具有肠型上皮细胞的特点。根据细胞的类型、形态结构和细胞的分泌特性,可将肠化生分为四种基本类型,即不完全性小肠型、完全性小肠型、不完全性结肠型和完全性结肠型肠化生。

目前多数学者认为,结肠型肠化生,尤其是不完全性结肠型肠化生,与胃癌的关系最为密切,是胃癌的癌前期病变。

**3. 胃萎缩**

胃萎缩多由萎缩性胃炎发展而来。黏膜变薄,因有腺体大部或全部消失,代之以肠化生腺体,小凹加深,并可扩张成囊状。固有膜的炎症已不明显或全消失,黏膜肌层常增厚。

慢性浅表性胃炎、萎缩性胃炎和胃萎缩三种类型胃炎是一动态发展过程,从浅表性胃炎发展成萎缩性胃炎,再发展成胃萎缩。

## (二) 疣状胃炎

疣状胃炎又称糜烂性胃炎或痘疮性糜烂。此型胃炎在 X 线及病理检查均具有一定特点。其特点是胃黏膜形成小的火山口状糜烂,呈圆形或卵圆形,中心凹陷,周围呈脊状高起。常为多发性,或局限于胃窦部,或弥散分布于全胃,多发生于大弯的皱襞上。镜下观察,糜烂底部为坏死组织,有多数中性白细胞和纤维素渗出。糜烂较浅,一般不破坏黏膜肌层。糜烂周边,小凹上皮及颈腺有明显增生,小凹变深,弯曲,分支。增生的上皮细胞可出现不同程度的异型性,固有膜内有多数淋巴细胞和浆细胞浸润,有的还有嗜酸白细胞浸润。

## (三) 巨大肥厚性胃炎

这是一种原因不明的胃炎,又称增生肥大性胃炎。本病属于癌前状态。病变主要见于胃体及胃底,尤其是大弯区。有时也波及胃窦。

显微镜检查,黏膜层高度增厚。表层上皮及小凹上皮高度增生,小凹加深、扩张、扭曲,分布不规则。病变在皱襞顶部最明显。腺体增生、变长。常见假幽门腺化生,胃体腺被黏液腺所代替,并常见腺体的囊状扩张,扩张的腺体可穿过黏膜肌层进入黏膜下层,有时形成黏液肉芽肿。肠化生不多见。固有膜有多数淋巴细胞及浆细胞浸润。黏膜肌层增生,肌纤维分散入固有膜腺体之间。

## (四) 胃息肉

胃息肉是广义的概念,凡是突向胃腔生长的病变均可称为息肉。息肉由上皮细胞或间质成分增生所形成。息肉的种类有多种:

**1. 增生性息肉**

增生性息肉又称再生性息肉,是胃息肉中最多见的一种,可发于胃的各部。息肉一般小于1.5cm 直径,表面光滑,色泽与周围黏膜相同,可发生糜烂。

此型息肉的主要特点是小凹上皮增生,小凹加深、弯曲、分支,并常见扩张。有的息肉固有腺中有成群的增生黏液腺。部分息肉伴有肠化生,呈灶状分布。息肉表面可形成糜烂,有中性白细胞浸润。息肉的间质为疏松的结缔组织,有淋巴细胞和浆细胞浸润。

此型息肉常发生于慢性炎症基础上,常因胃黏膜受慢性炎症的长期刺激和组织损伤后的过度增生而形成。非肿瘤性质,其癌变率很低。

**2. 腺瘤性息肉**

腺瘤性息肉又称腺瘤,好发于胃窦,常为单发,较大,平均直径 4cm,最大可达 10cm。息肉表面多呈乳头状,少数呈绒毛状。表面有糜烂。

组织学上,息肉主要由表面上皮、小凹上皮和增生腺体构成。表面形成乳头,乳头组织中心为结缔组织和血管。小凹增生明显。增生的上皮分化不成熟,表现不同程度的异型增生。肠化生很常见。息肉间质为疏松结缔组织,有少量淋巴细胞浸润。

腺瘤性息肉癌变率很高,尤其是乳头、绒毛状腺瘤。

**3. 炎性纤维性息肉**

炎性纤维性息肉为非上皮性息肉。发生于慢性炎症基础上,亦见于溃疡边缘,为反应性增生病变。多发生于胃窦,常为单发呈圆形或椭圆形,表面光滑,常有糜烂,病变主要在黏膜下层,血管及纤维组织增生,有淋巴细胞、浆细胞、嗜酸粒细胞及组织细胞浸润。

**4. 幼年性息肉**

幼年性息肉常发生于儿童及青年人,部分病人有家族史,为胃肠综合征的一部分。肠息肉主要见于大肠,胃息肉常为单发性,好发于胃窦。大者有蒂,表面光滑。小凹上皮及腺体增生,分化成熟。被覆黏液柱状上皮,间质水肿,有淋巴细胞及浆细胞浸润。偶见软骨及骨化生。此息肉属于错构瘤性质,不发生癌变。

## （五）Peutz-Jeghers 综合征

Peutz-Jeghers 综合征发生于胃肠道任何部位的错构瘤性息肉伴有皮肤黏膜色素沉着。

Peutz-Jeghers 息肉是错构瘤性质。增生的小凹上皮和腺上皮分化成熟,肌纤维增生,肌纤维呈树枝状伸入腺体之间,此息肉癌变率很低。

## （六）胃黏膜上皮不典型增生

胃黏膜上皮不典型增生(异型增生)是胃癌的一种重要的癌前期病变,即它与胃癌的关系更为密切。而各种具有癌变倾向(癌前状态)的胃病,通过不典型增生发展为胃癌。

不典型增生可发生于胃各部黏膜,以胃窦及移行区多见,单发或多发。癌旁黏膜的不典型增生常为多发性,呈灶状分布。病灶小者胃镜不易查见,大者呈隆起或凹陷型,直径小于 2cm。

**1. 胃黏膜不典型增生分型**

根据不典型增生的细胞不典型、分化异常和结构异常的三条特点。分为以下几型:

(1)腺瘤型不典型增生:病灶由大量增生的腺管构成。腺管的形状不规则,甚至形成假乳头瘤的形态。腺管密集与周围组织界线清楚。病灶深部常见腺管的囊状扩张或为肠化生腺管,可见腺管的背靠背现象。异型腺管的上皮均为高柱状,胞质浓染可见刷状缘。核长圆或杆状,浓染、密集。较重者,异型的上皮细胞往往形状不规则,核的排列参差不齐。腺瘤型不典型增生多数呈中度或重度异型。

(2)隐窝型异型:是最常见的异型增生,主要发生在肠化生腺管的深部,即隐窝部,特别是在慢性萎缩性胃炎或萎缩伴增生性胃炎。由于异型增生是在肠化生腺管的基础上发生的,所以往往保存着肠上皮的一些特点。隐窝部腺管增生,形状不规则,可出现分支及囊状扩张。上皮细胞分化不成熟,呈柱状、核圆形或杆状,杯状细胞及潘氏细胞明显减少甚至消失。较重的不典型增生,腺管密集成簇,细胞核异型性更明显,排列不整齐,可呈假复层结构,常见核分裂象。

腺瘤型不典型增生与隐窝型不典型增生虽然都是由肠上皮构成,但前者是从胃黏膜浅层开始的,隐窝型一般起始于黏膜深层。

(3)再生型不典型增生:常见于胃黏膜的损伤和缺损后胃黏膜再生过程中。

再生的异型上皮可以是胃上皮型,也可以是肠上皮型。

胃上皮型:黏膜舌状再生。再生的腺管形状很不规则,呈分支状。有的上皮呈高柱状,排列整齐,有旺盛的分泌功能,主要分泌胃型黏液,即中性黏蛋白,偶见微量的唾液酸黏蛋白。有的再生上皮的异型性较明显,上皮细胞形状不规则,胞质浓染,分泌功能不明显,核浓染,形状不整。较重的胃上皮异型增生常见于黏膜双层、腺管分支,排列紊乱,上皮细胞形状不规整,胞质不含分泌物。细胞核大、染色质多。

肠上皮型:再生时出现的肠型不典型增生,排列稀疏的异型腺管几乎由柱状吸收细胞构成,不见杯状细胞。细胞染色较浓,刷状缘清楚。

(4)球样不典型增生:国内外部分学者报道,球样不典型增生与胃癌有密切关系。它是从正常胃黏膜发展为印戒细胞癌之间的中间形态病变。起始于腺颈部或肠化生隐窝部,单个散在或成簇分布,不形成腺管。细胞核呈圆形,位于细胞一侧,染色深,有的可见核仁。增生的球样细胞从腺颈部或肠化生隐窝部向两侧扩展,向外扩展呈簇状,向内扩展可充塞腺腔或隐窝。用银染色,可见基底膜不完整。

**2. 胃黏膜上皮不典型增生的分级**

按全国胃癌协作组(1981年)制定的分级标准分为轻、中、重度不典型增生。

轻度不典型增生:是根据胃黏膜结构和上皮细胞的异型呈现很轻微的异型增生。

(1)腺管结构呈轻度不规则,形状不整,迂曲,排列紊乱和疏密不均。

(2)再生型异型腺管仅限于黏膜浅层,隐窝型见于黏膜深层。

(3)在胃上皮型,其上皮细胞呈高柱状,胞质内可残存黏液分泌物,甚至保存着正常的状态。在肠上皮型,则杯状细胞减少。

(4)核长圆形或杆状,体积增大,深染。

(5)核排列较密集,位于细胞基底。

中度不典型增生:

(1)腺管结构不规则,形状及大小不等,腺管迂曲。

(2)腺管呈分支状,排列较致密。

(3)常呈一定的病灶并且与周围组织有较清楚的界限。病灶深部常见囊状扩张的腺管,或为异型增生的腺管,或为残存的原有胃腺。

(4)上皮细胞呈柱状,杯状细胞甚少或仅见痕迹不见潘氏细胞。

(5)核呈长圆或杆状,增大并浓染。

(6)核密集,虽然基本上位于基底,但排列稍显紊乱。

中度不典型增生是指由轻度到中度的连续性病变中,除去轻度不典型增生和癌及可疑癌以外的中间范围的异型增生。

重度不典型增生:

(1)腺管结构明显紊乱,腺管的形状及大小不整"背靠背"或共壁现象。也可见分支或"出芽"现象。

(2)增生如果呈灶状,表面常呈锯齿形。

(3)增生常常达黏膜全层。

(4)上皮细胞呈柱状(肠型)或立方形,不定型(胃型),前者无杯状细胞及潘氏细胞,后者分泌功能消失。

(5)核比例增大,浓染或疏松网状,核仁明显。

(6)核呈杆状或类圆形,排列参差不齐,可见核分裂象。

凡属结构异型及细胞异型非常明显或判定良性或恶性困难者均属此型。

异型增生是一动态过程,可以由轻度向重度发展,但也可以保持不变或逆转,而重度不典型增生则不易逆转,可以发展成胃癌。

# 五、阻癌冲剂治疗胃癌前期病变 117 例的病理学临床疗效观察

本文是根据李老多年来治疗脾胃病的经验,曾于"七五"提出萎缩性胃炎作为国家级科研立项,

并通过鉴定验收,在此基础上复于"八五"攻关《胃癌癌前期病变》获准立项。目前先后通过二次验收。他研制的一系列治疗脾胃病的新药相继问世。而阻癌胃泰新药研制的成功,体现了李氏治疗脾胃病的理法方药学术思想,独具匠心。

近年来,胃癌研究结果表明,胃黏膜上皮不典型增生和不完全性结肠型化生与胃癌的发生关系较为密切,并认为这种改变属于胃癌前期病变。因此,早期诊断和治疗此病已成为当前防治胃癌的重要课题之一。本文以病理学技术为手段,以胃黏膜上皮不典型增生和不完全性结肠化生等病理组织学改变为客观指标,经"中药系列冲剂治疗萎缩性胃炎病理疗效观察"之后,又对阻癌冲剂治疗胃癌癌前期病变117例的病理学临床疗效进行了系统的科研观察。结果如下:

## (一)胃黏膜活检材料来源

本文观察所有胃癌癌前期病变患者的胃黏膜活检材料均来源于辽宁中医药大学附属医院胃癌癌前期病变研究组按课题标书统一设计方案确诊并治疗过的病例,由研究组胃镜室负责定点取材获得。即对治疗前病理诊断为胃黏膜不典型增生和不完全性结肠型肠化生的胃镜取材部位做特殊定点、填表、记录和病理组织学观察。完成设计疗程后,再按治疗前记录的定点取材部位进行治疗后重复取材送检获得。

## (二)对照组的设立

对照组病例均由临床组确定。

## (三)检查方法

对胃镜室送检的胃黏膜组织,按病理常规进行黏膜组织固定、脱水、透明和浸蜡、连续切片,分别做染色和黏蛋白组织化学染色,显微镜下观察填写病理报告单。全过程由专人负责。

## (四)观察内容

(1)治疗前后胃黏膜上皮不典型增生的变化。
(2)治疗前后胃黏膜不完全性结肠型肠化生的变化。
(3)治疗组与对照组胃黏膜上皮不典型增生和不完全性结肠型肠化生的差别。

## (五)胃黏膜上皮不典型增生分级与分型标准

内容见前述,此处略。

## (六)胃黏膜上皮不典型增生程度

内容见表4-89。

表4-89　胃黏膜上皮不典型增生程度表

| 分组 | 总例数 | 轻度(+) | 中度(++) | 重度(+++) |
| --- | --- | --- | --- | --- |
| 治疗组 | 86 | 47 | 36 | 3 |
| 对照组 | 31 | 16 | 14 | 1 |

## (七)胃黏膜肠上皮化生的分级(程度)诊断标准

根据1981年出版的由全国胃癌防治研究协作组病理组编著的《胃及十二指肠黏膜活检病理》一书的诊断标准确定。

（1）轻度肠上皮化生：可见单个肠上皮化生的腺管或见小灶状 3~5 个肠上皮化生的腺管者。

（2）中度肠上皮化生：肠上皮化生灶增大成小片状肠上皮化生的腺管较深长，底部可见胞质红染的潘氏细胞，肠化生的腺管可达黏膜的 1/3 以上者。

（3）重度肠上皮化生：黏膜上皮的大部分被肠化生的上皮所替代，肠上皮化生的腺管深达黏膜的底层。

（4）肠上皮化生程度：表 4-90。

表 4-90　肠上皮化生程度表

| | 总例数 | 轻度(+) | 重度(++) | 重度(+++) |
|---|---|---|---|---|
| 治疗组 | 83 | 16 | 35 | 32 |
| 对照组 | 31 | 11 | 18 | 2 |

### （八）胃黏膜上皮肠上皮化生的诊断和分型

**1. 肠上皮化生的分型试验**

全部肠上皮化生的胃黏膜活检材料和做黏液物质染色对照的正常结肠和小肠黏膜组织，经固定、石蜡包埋，制成 5~6μm 厚的切片，分别进行：①常规 HE 染色，用于病理诊断；②ABPH2.5/PAS 染色，使正常胃的中性黏蛋白红染，肠的酸性黏蛋白蓝染；③HiD/ABPH2.5 染色，使硫黏蛋白黑染，唾液酸黏蛋白蓝染；④HiD/ABPH2.5/PAS 染色，使中性黏蛋白红染，唾液酸黏蛋白蓝染，硫黏蛋白黑染，之后观察分型。

**2. 胃黏膜肠上皮化生的分型诊断**

（1）全部材料经 ABPH2.5/PAS 染色后，胃原有上皮呈 PAS 阳性（红染）。肠化生上皮可见：①杯状细胞呈 ABPH2.5 阳性（蓝染），少数吸收细胞也呈 ABFH2.5 阳性；②全部或部分杯状细胞呈 ABPH2.5 阳性。依所含黏蛋白的不同，将只含有肠型的酸性黏蛋白者称为完全性肠上皮化生，既含有酸性又含有中性黏蛋白者称为不完全性肠上皮化生。

（2）HiD/ABPH2.5 染色：部分肠化生细胞，特别是杯状细胞胞质可见密集的黑色颗粒，少数吸收细胞纹状缘也呈明显的黑染，即含硫黏蛋白。绝大多数肠上皮化生细胞则不含硫黏蛋白。依有无硫黏蛋白而将肠上皮化生分为结肠型和小肠型肠化生。

（3）完全性和不完全性肠化生均含有酸性黏蛋白，应用 HiD/ABPH2.5/PAS 染色对其酸性黏蛋白性质进一步分类，可见两类肠化生有的含 HiD 阳性物质，有的不含该物质。据此可将其进一步分为完全性结肠型和小肠型肠上皮化生，不完全性结肠型和小肠型肠上皮化生。

### （九）观察结果

**总疗效判定标准**

（1）治愈：治疗后胃黏膜上皮不典型增生和不完全性结肠型化生消失者。

（2）显效：治疗后胃黏膜上皮不典型增生消失，而不完全性结肠型化生改变与治疗前无明显差异者。或胃黏膜不完全性结肠型肠化生消失，而黏膜上皮不典型增生较治疗前减轻一个级度以上者。

（3）有效：治疗后胃黏膜不典型增生和肠上皮化生的其中一项减轻一级者。

（4）无效：治疗后胃黏膜上皮不典型增生及胃黏膜肠上皮化生与治疗前改变无差别或加重者。

### （十）总疗效判定结果

从表 4-91 可以看出，治疗组 86 例中，治愈 26 例，占 30.23%；显效 20 例，占 23.26%；有效 23 例，占 26.74%；无效 17 例，占 19.77%，总有效率为 80.23%。对照组 31 例，治愈 4 例，占 12.90%；显效 2

例,占 6.45%;有效 10 例,占 32.26%;无效 15 例,占 48.39%,总有效率为 51.62%。两组比较,经统计学处理,$P<0.05$,具有显著性差别,并提示阻癌冲剂治疗胃癌癌前期病变疗效是非常明显和可靠的。

**表 4-91　117 例胃癌前期病变疗效总表**

| 例数 | 治疗 | 显效 | 有效 | 无效 | 总有效率 |
|---|---|---|---|---|---|
| 治疗组 86 | 26 | 20 | 23 | 17 | 69 |
|  | 30.23% | 23.26% | 26.74% | 19.77% | 80.23% |
| 对照组 31 | 4 | 2 | 10 | 15 | 16 |
|  | 12.90% | 6.45% | 32.26% | 48.39% | 51.62% |

$P<0.05$。

## (十一) 治疗组与对照组胃黏膜上皮不典型增生程度与疗效的关系

从表 4-92 胃黏膜上皮不典型增生程度与疗效的关系中可以看出:治疗组的治愈和显效例数多分布在轻度和中度的级别中,重度增生级别组中虽然例数较少,但仍显示出较好的疗效。而对照组中治愈和显效例数只分布在轻度不典型增生的级别中。说明对照组的疗效很低,且仅对轻度级别有效,远不如治疗组疗效显著。

**表 4-92　胃黏膜上皮不典型增生程度与疗效的关系表**

| 组别 | 增生程度 | 疗效 | | | | 总计 |
|---|---|---|---|---|---|---|
|  |  | 治愈 | 显著 | 有效 | 无效 |  |
| 治疗组 | + | 16 | 12 | 11 | 8 | 47 |
|  | ++ | 9 | 7 | 11 | 9 | 36 |
|  | +++ | 1 | 1 | 1 | 0 | 3 |
|  | 合计 | 26 | 20 | 23 | 17 | 86 |
| 对照组 | + | 4 | 2 | 6 | 4 | 16 |
|  | ++ | 0 | 0 | 3 | 11 | 14 |
|  | +++ | 0 | 0 | 1 | 0 | 1 |
|  | 合计 | 4 | 2 | 10 | 15 | 31 |

## (十二) 治疗组与对照组胃黏膜肠上皮化生程度与疗效关系

从表 4-93 胃黏膜肠上皮化生程度与疗效关系中可以看出治疗组的治愈和显效例数在各级别中均有分布,但以轻、中度级别较多,说明早期治疗本病的重要性。而对照组的治愈和显效例数只分布在轻度肠化生级别中,与治疗组比较表明治疗组的疗效是很突出的。

**表 4-93　胃黏膜肠上皮化生程度与疗效关系表**

| 组别 | 增生程度 | 疗效 | | | | 总计 |
|---|---|---|---|---|---|---|
|  |  | 治愈 | 显著 | 有效 | 无效 |  |
| 治疗组 | + | 10 | 4 | 2 | 0 | 16 |
|  | ++ | 10 | 8 | 8 | 9 | 35 |
|  | +++ | 4 | 7 | 13 | 8 | 32 |
|  | 合计 | 24 | 19 | 23 | 17 | 83 |

| 组别 | 增生程度 | 疗效 | | | | 总计 |
|---|---|---|---|---|---|---|
| | | 治愈 | 显著 | 有效 | 无效 | |
| 对照组 | + | 4 | 2 | 4 | 1 | 11 |
| | ++ | 0 | 0 | 6 | 12 | 18 |
| | +++ | 0 | 0 | 0 | 2 | 2 |
| | 合计 | 4 | 2 | 10 | 15 | 31 |

### （十三）胃黏膜不典型增生的不同类型与疗效的关系

（1）胃黏膜不典型增生的分型标准：见前述。

（2）胃黏膜上皮不同类型不典型增生与疗效关系见表4-94。从表4-94观察的86例中可以看出，胃黏膜不典型增生的各类型，以隐窝型不典型增生改变者为主，其与临床的疗效关系，在治愈与显效组中，也以隐窝型不典型增生病例疗效较好。其次为腺瘤型不典型增生。

表 4-94　胃黏膜上皮不典型增生类型与疗效关系表

| | 治愈 | | 显效 | | 有效 | | 无效 | | 总例数 |
|---|---|---|---|---|---|---|---|---|---|
| 隐窝性 | 22 | (32.84) | 16 | (23.88) | 19 | (28.36) | 10 | (14.93) | 67 |
| 腺瘤型 | 1 | (8.33) | 3 | (25.00) | 4 | (33.33) | 4 | (33.33) | 12 |
| 再生型 | 3 | (42.86) | 1 | (14.29) | 0 | (0) | 3 | (42.86) | 7 |
| 总例数 | 26 | | 20 | | 23 | | 17 | | 86 |

### （十四）胃黏膜肠上皮化生不同类型与疗效的关系

从表4-95可以看出，本文共有胃黏膜肠上皮化生者83例，根据其分型，不完全性结肠化生19例，其中治愈4例（21.05%），显效5例（26.32%）；不完全性小肠化生25例，其中治愈8例（32.00%），显效7例（28.00%）；完全性结肠化生13例，其中治愈3例（23.08%），显效3例（23.08%）；完全性小肠化生26例，其中治愈9例（34.52%），显效4例（19.38%）。

表 4-95　胃黏膜肠上皮化生不同类型与疗效关系表

| | 治愈 | 显效 | 有效 | 无效 | 总例数 |
|---|---|---|---|---|---|
| 不完全结肠化生 | 4 | 5 | 6 | 4 | 19 |
| | (21.05) | (26.32) | (31.58) | (21.05) | |
| 不完全小肠化生 | 8 | 7 | 5 | 5 | 25 |
| | (32.00) | (28.00) | (20.00) | (20.00) | |
| 完全结肠化生 | 3 | 3 | 4 | 3 | 13 |
| | (23.08) | (23.08) | (30.77) | (23.08) | |
| 完全小肠化生 | 9 | 4 | 8 | 5 | 26 |
| | (34.52) | (19.38) | (30.77) | (19.23) | |
| 总例数 | 24 | 19 | 23 | 17 | 83 |

总观各类型疗效表,可以看出不完全性结肠化生类型的治愈、显效及总有效率都是可观的,说明阻癌冲剂对胃黏膜不完全性结肠型肠化生这一与胃癌关系较为密切的病理改变的疗效也是很可观的。

## 讨　　论

胃癌是我国死亡率最高的恶性肿瘤,胃黏膜上皮不典型增生和胃黏膜肠上皮化生是胃内疾病的主要改变,其中胃黏膜上皮不典型增生和肠上皮化生中的不完全性结肠型肠化生改变与胃癌的发生有密切关系。研究者们多认为这种改变属于“胃癌癌前期病变”。目前各国癌病研究机构和专家多以此为主要指标来研究和判定本病的防治结果。本文以此为指标,从胃黏膜不典型增生和胃黏膜肠上皮化生的程度、类型等角度对李老治癌秘方(阻癌冲剂)治疗胃癌癌前期病变的疗效进行观察研究和判定是有国际和国内研究共识基础的,观察结果是可靠的。

本文继“中药系列冲剂治疗萎缩性胃炎病理学疗效观察”之后,又对阻癌冲剂治疗胃癌癌前期病变117例进行了病理组织学的临床疗效观察和研究。本文设立治疗组86例,对照组31例,以胃黏膜上皮不典型增生和不完全性结肠型肠化生改变为指标,从增生和肠化生程度类型等多方面判定其疗效,数据可靠,论据充分,结果可信。

本文结果表明:在86例观察组中,近期治愈率为30.23%、显效率为23.26%、有效率为26.74%,与对照组的治愈率12.90%、显效率6.45%、有效率32.26%比较,经统计学处理,具有显著性差异。说明阻癌冲剂在治疗以胃黏膜上皮不典型增生和不完全性结肠型肠化生改变为主的胃癌癌前期病变的临床疗效是非常显著的。

早在1972年世界卫生组织即将胃黏膜上皮不典型增生定为是胃癌的一种重要癌前期病变。近年来的研究结果表明胃黏膜上皮不典型增生比胃黏膜肠上皮化生更具有癌前的意义。也即它与胃癌的关系更为密切和更为接近。本文所治疗的86例患者的病理组织学均有这种改变,提示本文治疗例与胃癌的密切关系。在胃黏膜不典型增生与疗效的关系分析中,本文显示了治疗组的治愈和显效例多分布在轻、中度级别中,重度级虽然例数较少,但仍显示出较好的疗效。而对照组的治愈、显效例只分布在轻度级别中。说明对照组疗效很低,远不及治疗组疗效显著。提示阻癌冲剂抗胃癌前期病变效果可观。

关于胃黏膜上皮不典型增生的不同类型与疗效的关系。本文86例胃黏膜上皮不典型增生中有67例表现为隐窝型不典型增生,其中治愈22例(32.84%),显效16例(23.88%);12例为腺瘤型不典型增生,其中治愈1例(8.33%),显效3例(25.00%);7例表现再生型不典型增生,其中治愈3例(42.86%),显效1例(14.29%)。其疗效似以隐窝型和再生型较为突出。

胃黏膜肠上皮化生是一种比较常见的胃内疾病现象,早在1955年曾有人提肠上皮化生与胃癌有关。近年来随着组织病理学、组织化学和组织免疫学在肿瘤研究中应用,关于胃黏膜肠上皮化生与胃癌的关系虽没有肯定的结论,但却有很大进展。

有研究结果表明,胃黏膜肠上皮化生,特别是某些具有特殊类型的肠上皮化生与胃癌有着十分密切的关系,其中的不完全性结肠化生与胃癌的关系最为密切。

本文首先分析了胃黏膜肠上皮化生与疗效的关系,结果表明治愈和显效例数在各级别中均有分布,但以轻、中度级别较多,说明早期治疗本病的重要性。而对照组的治愈、显效例只分布在轻度肠化级别中。

关于肠上皮化生的不同类型与疗效的关系,本文就此对治疗组86例有肠上皮化生改变的83例的胃黏膜进行了组织化学染色方法分型研究。结果表明有不完全性结肠化生19例,其中治愈4例(21.05%),显效5例(26.32%),有效6例(31.58%),总有效率为78.05%。不完全性小肠化生者25

例,其中治愈 8 例(32%),显效 7 例(28%),有效 5 例(20%),总有效率为 80% 。说明阻癌冲剂对胃黏膜上皮不完全性结肠型肠化生与胃癌关系较为密切的病理改变的疗效是非常可观的。其 21.05% 的治愈率提示有此胃癌癌前期病变改变特点的患者如坚持服用一定时间的阻癌冲剂,是有希望阻断胃癌发生的。

本文从病理学角度对阻癌冲剂治疗过的 86 例胃癌前期病变(胃黏膜上皮不典型增生和不完全性结肠型化生)病人和 31 例同类病变而接受不同药物治疗的病人,以胃黏膜不典型增生和不完全性结肠型化生改变为指标,以增生和肠化的程度(级别)、类型等多方面角度,进行了对照观察,并经统计学处理,结果证明阻癌冲剂治疗组的治愈率和显效率均显著高于对照组,具有统计学意义,说明阻癌冲剂治疗胃癌前期病变是科学的、可靠的,同时还证明阻癌冲剂不但对胃癌前期病变轻度改变有效,对中、重度改变的疗效仍然很可观。本文为阻癌冲剂治疗胃癌前期病变的可靠疗效提供了科学的病理学基础证据。

# 第九节　脾胃病与胃癌癌前期病变的实验研究

中医中药防治肿瘤的独到之处就在于辨证与辨病的结合,即在辨证施治的同时,根据肿瘤细胞及癌前病变的特性,采用有针对性的抗癌及抗癌前病变的药物进行治疗。近年来对抗癌及抗癌前病变中药的药理研究取得了一定的进展,这对提高临床治疗肿瘤及癌前期病变的疗效,产生了积极的影响。20 世纪 80 年代以来,以中医学理论为基础,结合现代科学技术,对中药的抗癌前病变作用进行的实验研究,已成为我国抗癌工作中的一项重要内容。

著名中医专家李玉奇教授根据多年临床实践,吸取诸家之长,总结了一套辨证治疗脾胃病与胃癌癌前期病变的完整学术思想体系,在中医四诊方面,总结了本病患者在病史、症状、体态、面象、舌象、脉象等方面的诸多特征,尤其在舌象方面有其独到的诊断特征,为脾胃病、胃癌癌前期病变的临床诊断、辨证提供了重要的参考依据。胃黏膜上皮异型增生又称为不典型增生,主要表现为细胞异型增生、结构紊乱和分化异常,它分为腺瘤型、隐窝型和再生型等。本章节中重点从酶学、分子生物学、免疫学等方面,按照"八五"攻关课题计划的技术要求,设计了 $N$-乙酰-$\beta$-$D$-氨基葡萄糖苷酶、$\beta$-葡萄糖苷酶(GCD)、碱性核糖核酸酶(RNase)、亮氨酸氨基肽酶、$N$-乙酰神经氨酸(NANA)、超氧化物歧化酶、T 淋巴细胞亚群来观察李老阻癌冲剂治疗胃癌癌前期病变的计量诊断和疗效参考,从不同方面探讨阻癌冲剂治疗胃癌癌前期病变的机理,为揭示其实质提供了较为可靠的参考指标,进一步阐明其辨证论治的科学内涵。

# 一、诊断及疗效判定标准

**1. 实验诊断标准**

正常参考值:

(1) NAG:(3.37±1.73)U/L。

(2) GCD:(4.6±1.12)mg/L。

(3) RNase:(2.3±0.73)U/L。

(4) LAP:(0.42±0.56)U/ml。

(5) NANA:(2.0±0.5)mg/L。

(6) SOD:血浆 T-SOD:(104.2±18.8)NU/ml;Mn-SOD:(41.2±3.2)NU/ml;Zncu-SOD:(62.9±15.65)NU/ml;RBC-SOD:(9246±132)NU/gHb。

（7）T淋巴细胞亚群：CD3 64.14%±5.47%；CD4 37.01%±5.24%；CD8 25.62%±3.85%；CD4/CD8 1.48±0.21。

**2. 疗效判定标准**

按科研设计要求，疗效判定分为四级：治愈、显效、好转、无效。（注：目前尚无统一的实验疗效判定标准，本章节参照"七五"攻关延续课题而制定）。

（1）治愈：治疗后的各项指标均达到正常参考值。

（2）显效：治疗后的 NAG 下降 1.73U/L，GCD 下降 1.12mg/L，RNase 下降 0.73U/L，LAP 下降 0.28U/ml，NANA 下降 0.5mg/L，血浆 T-SOD 下降或升高 9.4NU/ml，Mn-SOD 下降或上升 3.2NU/ml，EnCu-SOD 下降或上升 7.5NU/ml，RBC-SOD 下降或升高 66NU/gHbj，CD3 下降或上升 1.9%，CD4 下降或升高 2.62%，CD8 下降或上升 1.9%，CD4/CD8 下降或升高 0.21 者即判为显效。

（3）有效：治疗后的各项指标有所上升或下降者。

（4）无效：治疗后各项指标等于或高于治疗前者。

# 二、四项酶类研究的结果

**1. $N$-乙酰-β-$D$-氨基葡萄糖苷酶（NAG）测定**

NAG 是人体内广泛存在且较重要的一种细胞溶酶体水解酶，与许多生理病理过程密切相关。

（1）原理：本法以对硝基苯 $N$-乙酰-β-$D$-氨基葡萄糖为基质，测定对硝基苯酚在波长 400nm 时的吸光系数，折算成 NAG 酶活力单位，以 U/L 表示。

（2）试剂：①柠檬酸缓冲液（pH 4.6）称取柠檬酸 5.4g 和枸橼酸钠 10g，用蒸馏水溶解到 1000ml。②NAG 基质液：称取对硝基 $N$-乙酰-β-$D$-氨基葡萄糖苷 171.2mg，用 pH 4.6 柠檬酸缓冲液稀释至 1000ml，混匀4℃冰箱保存。

（3）方法见表4-96。

37℃水浴空白管 5 分钟取出，测定管 15 分钟取出，每管取出后立即加 pH 9.8 缓冲液 4.0ml，ISP-Ⅱ型生化分析仪测定。

（4）计算：测定管光密度–空白管光密度×146.89（因数）= 胃液 NAG 单位。

**表4-96 $N$-乙酰-β-$D$-氨基葡萄糖苷酶测定方法**

| | 测定管 | 空白管 |
|---|---|---|
| 蒸馏水 | | 0.2ml |
| 胃液 | 0.2ml | |
| 基质液 | 1.0ml | 1.0ml |

（5）临床意义。血清中 NAG：①正常孕妇明显升高。②急慢性肝炎、肝硬化、肝癌升高。③急性心肌梗死和冠心病升高。

胃液中 NAG：萎缩性胃炎升高，不典型增生升高，胃癌亦显著升高。

**2. β-葡萄糖苷酶（GCD）测定**

GCD 广泛分布于哺乳动物和人的各种组织细胞的高尔基复合体及溶酶体中，当机体发生恶性变时，该酶活性增多，患良性病时（包括炎症），体液中 GCD 也有改变，健康人不同的个体其体液中的 GCD 有差异，故研究 GCD 有广泛前景。

（1）原理：本法以 PGA 为基质，加入一定量血清（胃液）在一定条件下，GCD 作用于底物产生酚肽，加入一定的碱性溶液，终止酶促反应，测定其酚酞在波长 540nm 的吸收系数，以酶活力 mg/L 表示。

（2）试剂

1）0.02MPGA 的配制：称取酚酞葡萄糖醛酸苷辛可尼丁盐 0.49g 加 7.5ml 0.5mol/L NaOH 液，不断搅拌洗涤液，滤去辛可尼丁，并用 1.5ml 0.5mol/L NaOH 溶液洗去沉淀，将此洗液并入滤液后用

2mol/L 盐酸调 pH 4.5～5.0,加蒸馏水配成 25ml 溶液,加氯仿少许,储于冰箱备用。

2）1mol/L pH5.4 醋酸缓冲液。

3）pH 10.4 碱性甘氨酸试剂:称取 16.3g 甘氨酸 12.15g 氯化钠,加 10.9ml 50% NaOH 溶液,再加蒸馏水至 1000ml。

4）酚酞标准液:称取 5ml 酚酞溶于 25ml 95% 乙醇溶液中,加水稀释至 50ml,可取此溶液 10ml,加蒸馏水至 50ml,此溶液含 20μg/ml 酚酞,用以绘制标准曲线。

（3）标准曲线绘制方法见表 4-97。

**表 4-97　标准曲线绘制方法**

| 试管号 | 空白管 | 1 | 2 | 3 | 4 | 5 |
|---|---|---|---|---|---|---|
| 酚酞标准液/ml | 0 | 0.2 | 0.4 | 0.6 | 0.8 | 1.0 |
| 蒸馏水/ml | 1.0 | 0.8 | 0.6 | 0.4 | 0.2 | 0 |
| 酚酞含量/μg | 0 | 4 | 8 | 12 | 16 | 20 |

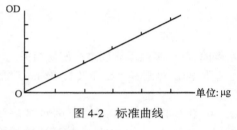

图 4-2　标准曲线

以上各管再加醋酸缓冲液（pH5.4）0.1ml,碱性甘氨酸试剂 4ml,蒸馏水 0.9ml 混合后,用分光光度计比色,取波长 540nm,空白管调零,读取各管光密度。以酚酞含量为横坐标,光密度为纵坐标,绘制标准曲线（图 4-2）。

（4）方法

胃液:抽取全部清晨空腹胃液,用 NaOH 或 HCl,调至 pH 4.5～5.0,经滤纸过滤。取滤液待检测。

检测步骤见表 4-98。

（5）比色与计算:各管以分光光度计,取波长 540nm 以空白管调零点,读取各管光密度,以测定管减去对照管的 OD 值后查酚酞标准曲线,即得出各管产生的酚酞量,即 0.2ml 胃液中由于 GCD 的作用释出的酚酞微克数。为简便计算,不必把酚酞量换算成 GCD 活力单位,用酚酞量即可代表 GCD 活力单位(两者量正相关)。

（6）临床意义

1）本法对胃癌、胃黏膜不典型增生的诊断提供重要参考指标,阳性率可达 85%,对胃炎、特别是慢性萎缩性胃炎伴肠化,其阳性率达 20% 左右,对阳性反应者应重视随访,以早期发现癌变,对溃疡病及健康人的胃酸阳性检出率甚低。

**表 4-98　检测步骤**

| 加入液/ml | 测定管 | 对照管 |
|---|---|---|
| 胃液 | 0.2 | 0.2 |
| 醋酸缓冲液 | 0.1 | 0.1 |
| PGA 基质液 | 0.17 | |
| 蒸馏水 | 0.53 | 0.53 |
| **在恒温 37℃放置 16 小时后,再按下表加液** | | |
| 碱性甘氨酸试剂 | 4.0 | 4.0 |
| PGA 基质液 | | 0.17 |
| 蒸馏水 | 1.0 | 1.0 |

2）少数胃癌为酸性胃酸,应在体内调胃液 pH,否则阳性检出率低。

3）检测血清 GCD 对诊断肝癌、妇科癌症也有一定的意义。

**3. 碱性核糖核酸酶**

RNase 主要存在于细胞溶酶体中,是具有特异性的核酸代谢的内切酶、各种肿瘤组织核酸代谢异常,该酶活性升高。

（1）原理:以酵母核糖核酸做基质,在一定的时间和温度作用下,用紫外分光光度计测定在其波长 280nm 的吸光系数,以酶活力 U/L 表示。

（2）试剂

1）底物的配制：3g 酵母 RNA（核糖核酸）溶于 1mol/L TVLS-HCl 缓冲液中（TVLS 称 12.114g，1mol/L HCl 调到 pH 8.5）放入透析袋内，用 2000ml 0.5mol/L TVis-HCl 缓冲液透析（pH8.5），在 40℃透析 48 小时，中间换 3 次透析液（上述量可按比例减少）最后配成 0.5% RNA（以新的 0.05mol/L TVis-HCl pH8.5 稀释）。

2）0.05mol/L Tris-HCl 缓冲液配制：称 Tris8.057g，用 0.05mol/L HCl 调 pH8.5，加水至 1000ml。

3）30% 过氯酸醋酸铀：取 70%~72% 过氯酸 2.143ml 加醋酸铀 0.25g，最后加蒸馏水至 50ml。

（3）方法见表 4-99。

（4）计算：光密度×100＝单位数。

（5）临床意义：不同胃病患者与正常人胃液中 RNA 有明显差别，胃癌组活性较正常组高 80 倍，不典型增生 RNA 酶与正常人及胃良性疾患酶活性有显著性差异。

**4. 亮氨酸氨基肽酶测定**

LAP 广泛分布在人体组织和体液中，如胃、小肠、大肠及胃黏膜中，属于水解酶，当机体发生恶变时，该酶活性显著升高。

（1）原理：亮氨酸氨基肽酶（LAP）属于水解酶，可水解 *L*-亮氨酸 β-萘胺而释出 β-萘胺，后者经亚硝酸重氮化，再与盐酸 *N*-萘基二胺乙烯偶联生成偶氮染料，通过与标准液相比较，可求得酶活力单位。

（2）试剂

1）基质缓冲液：溶解 20mg *L*-亮氨酸 β-萘胺盐酸盐于 14ml 67mmol/L 磷酸二氢钾液中。然后加入 67mmol/L 磷酸氢二钠 36ml 后，此液 pH7.2 放 4℃冰箱内保存 2 个月，*L*-亮氨酸 β-萘胺盐酸盐一定要先溶于磷酸二氢钾溶液中。待完全溶解后，再加入磷酸二氢钠液，否则溶解很慢。

表 4-99　方法

|  | 测定管 | 空白管 |
| --- | --- | --- |
| 血清或胃液/ml | 0.05 | |
| 盐水/ml | | 0.05 |
| RNA 基质液 | 1.0 | 1.0 |
| **37℃水浴 30 分钟** | | |
| 30%过氯酸醋酸铀 | 0.2 | 0.2 |
| **37℃水浴 10 分钟，离心 2000 转/10 分钟取出** | | |
| 上清液（ml） | 0.2 | 0.2 |
| 水（ml） | 3.0 | 3.0 |
| **280nm 波长比色** | | |

2）1mol/L 过氯酸。

3）0.1% 亚硝酸钠液。

4）0.5% 氨基磺酸铵液。

5）显色试剂：取二盐酸 *N*-萘基二氨基乙烯 50mg，加 95% 乙醇溶液至 100ml。

6）标准液：0.75μg 分子 β-萘胺盐酸盐溶于 200ml 67mmol/L，pH7.2 磷酸盐缓冲液中。

（3）方法见表 4-100。混匀以空白管调零，用 560nm 波长比色，读取吸光度。查标准曲线，以求 LAP 值。

标准曲线的制备（表 4-101）：混匀，离心沉淀，取上清液各 1ml 分别加入另 7 支大试管，各管再加入 0.1% 亚硝酸钠溶液 1.0ml 混匀，静置 2 分钟，各加入显色剂 2.0ml 混匀，静止 15 分钟再加入水 5.0ml，以空白管调零输入 ISP-Ⅱ型仪器，换算出结果。

表 4-100　方法

| 加入物 | 测定管 | 空白管 |
| --- | --- | --- |
| 基质缓冲液/ml | 1.0 | 1.0 |
| 蒸馏水/ml | 0.9 | 0.9 |
| **预热 37℃水浴箱内保温 30 分钟** | | |
| 1mol/L 过氯酸（ml） | 1.0 | 1.0 |
| 血清或胃液（ml） | 0.1 | |
| **混匀，离心沉淀，取上清液备用** | | |
| 测定上清液（ml） | 1.0 | |
| 空白管上清液（ml） | | 1.0 |
| 0.1% 亚硝酸钠液 | 1.0 | 1.0 |
| **充分混匀，静止 3 分钟，使重氮化** | | |
| 0.5% 氨基磺酸铵（ml） | 1.0 | 1.0 |
| **混匀，静止 2 分钟，除去过剩的亚硝酸** | | |
| 显色试剂（ml） | 2.0 | 2.0 |
| 蒸馏水（ml） | 5.0 | 5.0 |

表 4-101　标准曲线的制备

| 加入物(ml)空白管 | | 1 | 2 | 3 | 4 | 5 | 6 |
|---|---|---|---|---|---|---|---|
| β-萘胺标准缓冲液 | | 0.1 | 0.2 | 0.3 | 0.5 | 0.7 | 1.0 |
| 1/5 磷酸盐缓冲液 | 1.0 | 0.9 | 0.8 | 0.7 | 0.5 | 0.3 | |
| 1∶10 稀释正常血清 | 1.0 | 1.0 | 1.0 | 1.0 | 1.0 | 1.0 | 1.0 |
| 1mol/L 过氯酸溶液 | 1.0 | 1.0 | 1.0 | 1.0 | 1.0 | 1.0 | 1.0 |

（4）临床意义:血清中 LAP 在肝癌、胆道癌、胰腺癌中常明显升高,在传染性肝炎中可中度升高,在慢性肝炎、肝硬化多正常或稍多,在胆道阻塞明显增高。

胃液中 LAP,不同胃癌患者与正常人胃液中 LAP 有明显差别,胃癌组与不典型增生组也较正常组高有明显差异,并与病理诊断大致相符。

**5. 四项酶类、检查与胃癌癌前期病变的观察**

我们对 36 例不典型增生患者经阻癌冲剂治疗前后均做了 NAG、GLP、RNase、LAP 测定,结果见表 4-102。

（1）治疗前与正常对照组比较:NAG、GLP、RNase、LAP 四项酶类升高,有非常显著性差异($P<0.01$)。

（2）治疗后与正常对照组比较,NAGRNase 显著升高($P<0.01$),GCD LAP 下降至正常范围($P>0.05$)。

（3）四种酶在治疗后与治疗前比较:均有非常显著性差异($P<0.01$)。

表 4-102 统计结果表明:不典型增生经阻癌冲剂治疗后,NAG、RNase 均有不同程度的下降,GCD、LAP 已恢复至正常水平。显示:阻癌冲剂对异型增生上皮细胞表面膜有一定的调变作用,可使异型增生上皮细胞内的核酸代谢得到恢复,提示:阻癌冲剂可使异型增生逆转。

表 4-102　不典型增生患者治疗前后 NAG、GLP、RNase、LAP 结果($M \pm SD$)

| | NAG/(U/L) | Rnase/(U/L) | GCD/(mg/L) | LAP/(U/ml) |
|---|---|---|---|---|
| 正常对照组 | 3.37±1.73 | 2.3±0.73 | 4.6±1.12 | 0.42±0.56 |
| 治疗前 | 24.9±25.17 | 7.56±7.65 | 7.94±5.73 | 0.71±0.79 |
| 治疗后 | 13.01±14.17 | 3.38±2.58 | 2.84±2.85 | 0.38±0.47 |

与正常对照组比较;$P<0.01$。

四项酶类测定不仅反映了胃黏膜细胞超微结构损伤程度,还从分子生物学的角度探讨了不典型增生发病和治疗机制。肿瘤组织核酸代谢异常,反映其代谢程度的酶可有变化,胃黏膜不典型增生尚属胃癌癌前期病变,也反映了核酸代谢的异常,不典型增生患者胃液中 GCD、RNase、LAP、NAG 明显升高,较正常高 2~3 倍,原因是异型增生的上皮细胞大量脱落到胃液中,异型细胞崩溃,故放出胞质和胞核中的 GCA、RNase、LAP、NAG 于胃液中,并可能直接将四项酶分泌至胃液,从而引起胃液中四酶活性升高,而阻癌冲剂的治疗机制之一就是使异型增生上皮细胞逆转。不同胃病患者与正常人胃液中四酶测定有明显差别,其中萎缩性胃炎 NAG 酶活性为(20.94±16.06)U/L。RNase:(4.58±3.2)U。GCD:(5.89±3.4)U/L,LAP:(0.51±0.20)U/L,与正常对照组比较有非常显著性差异($P<0.01$),而浅表性胃炎其酶活性:NAG:(13.07±5.6)U/L,RNase:(2.78±1.9)U,GCD:(4.90±3.2)U/L,LAP:(0.49±0.312)U/L,与正常对照组比较,NAG 有显著性差异($P<0.01$)而 RNase 和 GCD 均无显著性差异($P>0.05$)。胃液中 GCD、RNase 测定除王氏、于氏曾报告用于胃病的鉴别诊断,杨氏曾报告血清中 NAG 测定及临床应用外很少报道。本文实验结果表明,四酶测定对各种胃疾病中的变化,特别是胃黏膜萎缩、肠化,胃癌癌前期病变的研究是一项很有实用价值的生化指标。从浅表-萎缩-不典型增生发现四酶有极好的渐近过程,支持萎缩-肠化-不典型增生作为癌前病变的观点,故这些患者可以认为是胃癌的高危人群,应定期随访复查。据此,四酶测定可以对胃炎的性质、程度作出鉴别诊断,同时对疗效的评定、发展、转归及预后估计也有一定的价值。本文的实验结果显示:不典型增生患者经阻癌冲剂治疗后四项酶类测定疗效显著,有效率 NAG77.8%,GCD97.22%,LAP91.67%,RNase86.11%,其阻癌冲剂效果是显著的,疗效是确切的。

# 三、$N$-乙酰神经氨酸测定

$N$-乙酰神经氨酸测定(NANA)是细胞膜糖蛋白的重要组成部分,生物体的很多生物学功能都与此有关。NANA 在体内存在形式有游离和结合两种,两者之和称为总 NANA,我们测定的主要是胃液中游离的 NANA。

**1. 原理**

糖蛋白中的 NANA,先用酸水解,将结合的 NANA 水解成游离型,然后用高碘酸氧化,亚砷酸还原剩于高碘酸,最后加硫代巴比妥酸呈色反应,在特定波长下测定其吸光度,与同样处理的标准液比色,换算出含量。

**2. 试剂**

(1) 25mm 高碘酸盐:称取高碘酸盐 5.347g,溶于 0.06mol/L $H_2SO_4$ 1000ml 中。

(2) 0.1mol/L 硫代巴比妥酸:称取硫代巴比妥酸 14.415g,溶于 900ml 水中,调节 pH 至 9.0,然后加蒸馏水至 1000ml。

(3) 2% 亚砷酸钠:称取亚砷酸钠 2g 溶于 0.5mol/L HCl 100ml 中。

(4) 酸化正丁醇:正丁醇 95ml+12mol/L HCL 5ml 当日配制。

(5) 标准唾液酸:储存液 400r/ml,用前稀释成 40.0r/ml 应用液。

**3. 方法**

空腹抽取胃液,pH 调至 1~2,制成匀浆,再经离心后过滤,滤液按表 4-103。

表 4-103

| | 测定管 | 对照管 | 标准管 | 空白管 |
|---|---|---|---|---|
| 胃液/ml | 0.20 | 0.20 | | |
| 标准唾液酸/ml | | | 0.20 | |
| 蒸馏水/ml | | | | 0.20 |
| 0.25mol/L $H_2SO_4$/ml | 0.20 | 0.20 | 0.20 | 0.20 |
| 加塞,测定管和空白管,沸水浴 15 秒,流水冷却 | | | | |
| 25mmol/L 高碘酸盐 ml | 0.20 | 0.20 | 0.20 | 0.20 |
| 37℃水浴 30 秒冷却 | | | | |
| 2% 亚砷酸钠 ml | 0.25 | 0.25 | 0.25 | 0.25 |
| 0.1mol/L 硫代巴比妥酸 ml | 2.0 | 2.0 | 2.0 | 2.0 |
| 沸水浴 7.5 秒流水冷却 5 秒 | | | | |
| 酸化正丁醇 ml | 2.0 | 2.0 | 2.0 | 2.0 |

剧烈振荡,离心吸取上层正丁醇提取液,用 721 型分光光度计在波长 562nm 下比色,以空白管调零,读取各管吸光度。

**4. 计算**

$$胃液\ NANA(mg/L) = \frac{测定管光密度 - 对照管吸光度}{标准管吸光度} \times 标准\ NANA(r) \times 0.5$$

或做出标准曲线,查曲线。

**5. 临床意义**

胃液唾液酸型糖蛋白可作为恶性肿瘤代谢物的一个标记,对胃癌诊断有一定参考价值,胃黏膜不典型增生,目前认为是癌变前期,其胃液 NANA 超过 3.0mg/L 接近胃癌水平。所以胃液唾液酸型糖蛋白可作为胃病恶变的危险信号,肠化可使 NANA 增高,胃癌患者 NANA 显著升高,超过 3.9mg/L。

**6. 胃癌癌前期病变与 NANA 相关性及阻癌冲剂的疗效**

正常胃黏膜分泌少量的 NANA,小肠黏膜上皮细胞分泌 NANA 型和藻糖型两种糖蛋白,结肠黏膜上皮细胞分泌唾液酸型糖蛋白和硫酸黏蛋白。近年来专家认为,NANA 在轻、中、重度萎缩性胃炎,胃癌癌前期病变,胃癌患者中含量呈梯度升高,本文的研究也证实了这一点。我们总结了 62 例不典型增生患者治疗前后 NANA 结果:其中治疗前 NANA(3.5±2.58)mg/L 与正常对照组比较:NANA 显著升高,$P < 0.01$,与各家报告一致,接近于胃癌的(4.53±2.45)mg/L,治疗后下降到(1.81±2.52)mg/L,治疗后与正常对照组比较:NANA 含量降至正常范围($P > 0.05$),治疗前后比较:NANA含量差异非常显著($P < 0.01$)。结果提示:阻癌冲剂有显著降低 NANA 的作用,总有效率为 93.55%,其实质是降低了异型增生细胞膜的通透性。使细胞膜上的糖蛋白代谢得到恢复。本药具有抑制NANA 分泌和阻截癌变的作用,通过我们的观察和研究发现:萎缩伴肠化比无肠化的 NANA 含量显著增高($P > 0.01$),因此可以认为胃液增多的 NANA 主要来源于异型增生的细胞,所以应对 CAG 伴中度重度肠化及不典型增生的癌前期病变的高危人群定期复查。迄今发现的肿瘤相关抗原,大都为糖蛋白和糖质,NANA 是其重要的组成成分,所以胃液中 NANA 检测可以作为胃癌及癌前期病变的筛选项目,同时也是一项了解病变程度范围、变化的指标。

# 四、超氧化物歧化酶(SOD)测定

(1)原理:通过黄嘌呤及黄嘌呤氧化酶反应系统产生超氧阴离子自由基($O_2$),后者遇羟胺形成亚硝酸盐,在显色剂的作用下呈现紫红色,用可见光分光光度计测其光密度。当被测样品中含有SOD 时,则对超氧阴离子自由基($O_2$)有专一性的抑制作用,使形成的亚硝酸盐减少,比色时测定管的光密度低,通过公式计算可求出被测样品中 SOD 活力。

(2)采用南京聚力生化试剂厂生产的试剂盒。

(3)方法

1)测定血红蛋白量。

2)抽提液处理。

取全血 50U 冲入盛有生理盐水的刻度试管,混匀,然后 2000 转/分离心 3 分钟,弃去上清加入冷蒸馏水 0.2ml 混匀,加 95% 乙醇溶液 0.1ml 充分振摇 30 秒,再加三氯甲烷 0.1ml 置快速混合器抽取,再以 4000 转/分离心 3 分钟。此时分三层,上层为 SOD 抽取液,中层为血红蛋白沉淀物,下层为三氯甲烷,将上层全部抽出来,按表 4-104 操作。

表 4-104 操作步骤

| 加入物 | Tb | Tu | Rb | Ru | Mnb | Mv |
|---|---|---|---|---|---|---|
| 1号试剂 ml | 1.0 | 1.0 | 1.0 | 1.0 | 1.0 | 1.0 |
| 生理盐水 U1 | 30 | | 10 | | 30 | |
| 抽取液 U1 | | | | 10 | | |
| 血浆 U1 | | 30 | | | | 30 |
| 80mol/L 氰化钾 ml | | | | | 0.5 | 0.5 |
| 蒸馏水 ml | 0.5 | 0.5 | 0.5 | 0.5 | | |
| 2号试剂 ml | 0.1 | 0.1 | 0.1 | 0.1 | 0.1 | 0.1 |
| 3号试剂 ml | 0.1 | 0.1 | 0.1 | 0.1 | 0.1 | 0.1 |
| **充分混合水浴 37℃40 分钟** | | | | | | |
| 显色剂 ml | 2.0 | 2.0 | 2.0 | 2.0 | 2.0 | 2.0 |
| **混匀 10 分钟后,用 ISPII 型仪器测定吸光度值** | | | | | | |

（4）计算

$$T\text{-SOD 活力} = \frac{\text{对照管光密度} - \text{测定管光密度}}{\text{对照管光密度}} \times 255 = NU/ml$$

$$Mn\text{-SOD 活力} = \frac{\text{对照管光密度} - \text{测定管光密度}}{\text{对照管光密度}} \times 255 = NU/ml$$

$$RBC\text{-SOD 活力} = \frac{\text{对照管光密度} - \text{测定管光密度}}{\text{对照管光密度}} \times 255 = NU/ml$$

如果 Mn-SOD 对照管光密度高于 T-SOD 对照管光密度,可用纠正公式:

Mn-SOD 活力÷(Mn-SOD 的对照管光密度÷T-SOD 对照管光密度)T-SOD-Mn-SOD=CuZn-SOD

（5）超氧化物歧化酶:它广泛分布于生物体内,能促进超氧化物阴离子自由基变为过氧化氢和氧分子 $Oi + Oi + 2H \xrightarrow{-SOD} H_2O + O_2$,SOD 的作用,是通过清除活性氧(Oi),使细胞和组织免受损害,因而 SOD 活力的高低与衰老、肿瘤、炎症及其他疾病等有着密切联系。现已知 SOD 有三种:Fe-SOD,Mn-SOD,ZnCu-SOD,这三种酶的作用相同,但分布不同,ZnCu-SOD 主要存在于细胞质中,Mn-SOD 只存在于线粒体的基质中。关于 SOD 的各种研究和报道很多,但对于不典型增生患者血中 SOD 活力测定尚未见报道。本组资料测定了 30 例不典型增生患者血浆中 T-SOD,Mn-SOD,ZnCu-SOD,RBC-SOD,其结果见表 4-105。

（1）治疗前与正常对照组比较:T-SOD、Mn-SOD、ZnCu-SOD、RBC-SOD 四项结果下降非常显著($P<0.01$)。

（2）治疗后与正常对照组比较:T-SOD 差异不显著($P>0.05$),ZnCu-SOD、RBC-SOD 下降非常显著($P<0.01$),Mn-SOD 上升显著($P<0.05$)。

（3）治疗后与治疗前比较:四项 SOD 升高非常显著($P<0.01$)。

从表 4-105 统计结果看:不典型增生患者经阻癌冲剂治疗后,T-SOD 恢复至正常范围,其余三项 SOD 都有不同程度的上升或下降。正常胃黏膜 RBC-SOD 活力为(9246±132)NU/gHb,而不典型增生患者治疗前 RBC-SOD 为(4901.92±314.11)Nu/gHb,其活力显著下降除与异型增生组织红细胞膜蛋白在分子水平中异常,使细胞通透性增加致 RBC 寿命缩短有关外,还与 RBC 数量减少有关,从而导致一系列功能变化。本组不典型增生患者通过阻癌冲剂治疗后,其 RBC-SOD 活性上升为(7355.9±257.5)Nu/gHb,与治疗前相比有非常显著性差别($P<0.01$),而 T-SOD 已恢复至正常范围,Mn-SOD 上升显著($P<0.05$),提示阻癌冲剂能显著降低细胞膜的通透性,增加 RBC 的数量和寿命,有自由基清除剂的作用,能清除超氧化物阴离子自由基(或抑制活性氧的生成),即 SOD 样作用。同时能增强机体的抗氧化能力,对线粒体的损伤有一定的治疗作用。其有效率为 83.33%。

表 4-105　不典型增生患者 SOD 结果($M±SD$)

| | T-SOD/(NU/ml) | Mn-SOD/(NU/ml) | ZnCu-SOD/(NU/ml) | RBC-SOD/(NU/gHb) |
|---|---|---|---|---|
| 正常对照组 | 104.2±18.8 | 41.2±3.2 | 62.9±15.65 | 9246±132 |
| 治疗前 | 49.83±19.13 | 31.19±15.6 | 24.0±16.97 | 4901.92±14.11 |
| 治疗后 | 101.44±28.29 | 46.46±15.75 | 51.06±22.18 | 7355.9±57.5 |

近年来,国内对氧自由基研究日益增多,其中出现了一些互相矛盾的结论。有报道消化道肿瘤患者 SOD 活力是降低的,但也有报道肿瘤患者外周血中 SOD 总活力是增高的,Mu-SOD 也相应升高。本文测定的不典型增生结果为:SOD 总活力降低,Mn-SOD 活力下降,ZnCu-SOD 也相应降低。其原因可能是由于线粒体发生质和量的变化,支持不典型增生系癌前期病变的观点,所以 SOD 检测可作为胃癌及癌前期病变的筛选项目。本组 SOD 的研究,为揭示阻癌冲剂的治疗机制提供了新的可靠指标。

# 五、人类 T 淋巴细胞亚群分类测定

### 1. 原理

McAb-A-E 法:用氯化铬使葡萄球菌 A 蛋白与醛化红细胞结合,再利用 SPA 抗体 Fc 段结合的特性,分别制成抗 CD3、抗 CD4、抗 CD8 的 McAb 致敏红细胞。在与淋巴细胞反应时,此致敏红细胞上的 McAb 即可与淋巴细胞上的 CD3、CD4 或 CD8 结合,在淋巴细胞周围形成红细胞花环。

### 2. 试剂

(1) PBS 液:0.1MpH7.2PBS 液;0.1MpH7.4PBS 液加 5%FCS。

(2) HanRs 原液:(无 $Ca^{2+}$-$Mg^{2+}$)。

(3) 1% 伊红。

(4) 0.8% 戊二醛。

(5) HanRs 应用液。

### 3. 方法

(1) SPA 菌的致敏:1 安瓿冻干 SPA 菌用 5ml PBS 溶化后,即为 2%SPA 菌体悬液,取该悬液(3.1+0.1)mlOKT(二抗),充分混匀置 37℃水浴温育 30 分钟,每隔 5 分钟摇一次,最后用 PBS 洗 4~6 遍,还原至 20% 浓度。

(2) 取 3~5ml 淋巴细胞分离液放试管内。

(3) 取新鲜肝素抗凝血 3ml,加 HanRs 液等倍混匀。

(4) 用滴管将稀释的抗凝血轻缓地加入已装有淋巴细胞分离液的试管中,使加入的细胞悬液重叠于细胞分离液上(切勿冲乱两液的界面)。

(5) 1500 转/20 分钟离心,抽取单个核细胞层(PBM),计数单个核细胞用 HanRs 液调整细胞数为 $6×10^5$/ml。

（6）取上述液 1ml，离心弃上清，分别加 100μl（1∶100 稀释）的 OKT3、4、8 单抗和 PBM 混匀，4℃反应 30 分钟，用 HanRs 液洗 3 次，离心弃上清，再加 50μl，兔抗鼠 IgG 致敏的 2% SPA 菌液，1000转/5 分钟置 4℃30 分钟，再用 HanRs 液洗 3 次，离心 1000 转/5 分钟。

（7）留取液体加 l 滴戊二醛，1 滴伊红混匀，立即在普通光镜（高镜）下镜检。每个细胞黏附有10 个以上细菌者为阳性，每份标本计数两次，取均值，每次至少计数 200 个细胞，计算出阳性细胞在总淋巴细胞中的百分率。

**4. T 淋巴细胞分类与中药疗效**

人类 T 淋巴细胞亚群分类：是根据淋巴细胞的发育阶段，表面标记及免疫功能等的不同，可将 T 淋巴细胞分为若干亚群。主要用于评价机体免疫功能状态，免疫调节细胞主要有 $T_H$ 细胞及 $T_S$ 细胞，CD4（$T_H$）相 CD（$T_S$）比值是一个重要的评价依据，如偏离过大或倒置时，表明免疫功能失调。T 淋巴细胞与绵羊红细胞（SRBC）结合和对细胞免疫应答等都涉及细胞表面受体活性和细胞代谢活性。本组对 36 例不典型增生的思考治疗前后作了 T 淋巴细胞亚群测定，结果见表 4-106。

（1）治疗前与正常对照组比较：CD3 上升显著（$P<0.05$）、CD4 下降显著（$P<0.05$），CD4/CD8 下降显著（$P<0.01$）。CD8 上升显著（$P<0.01$）。

（2）治疗后与正常对照组比较：CD3 下降不显著（$P>0.05$），CD4、CD8 上升显著（$P<0.01$），CD4/CD8 上升差异不显著（$P>0.05$）。

（3）治疗后与治疗前比较：CD3 CD8 下降显著（$P<0.01$），CD4、CD4/CD8 上升显著（$P<0.01$）。

结果表明：不典型增生患者治疗前 CD3（总 T）明显升高，CD4 明显下降，CD8 增高，说明胃癌癌前期病变也伴有免疫检测指标的异常。经阻癌冲剂治疗后 CD3 恢复至正常水平，CD4 明显上升，CD8 下降，CD4/CD8 也恢复至正常范围。显示：不典型增生患者经阻癌冲剂治疗后，免疫功能亢进的逐渐降低，而免疫功能低下的则升高，提示阻癌冲剂对免疫功能有双向调节作用，并能增强 T 淋巴细胞活性，增强 T 淋巴细胞表面受体结合能力。其有效率为 93.33%。

**表 4-106　不典型增生患者 T 淋巴细胞亚群测定/（$M±SD$）**

| | CD1/% | CD4/% | CD8/% | CD4/CD8 |
|---|---|---|---|---|
| 正常对照组 | 64.14±5.47 | 37.01±5.24 | 25.62±3.85 | 1.48±0.21 |
| 治疗前 | 67.98±8.14* | 32.67±9.28* | 33.05±7.75** | 1.07±0.15** |
| 治疗后 | 62.54±9.66 | 44.08±9.32** | 30.62±7.81** | 1.53±0.22 |

与正常对照组比较：* $P<0.05$，** $P<0.01$。

# 六、本文通过多项实验研究证明

阻癌冲剂治疗胃癌前病变各项观察指标治疗前后均有显著或非显著性差异。此药能降低细胞膜的通透性，对异型增生细胞的核酸有一定的抑制作用，可使细胞膜上的糖蛋白代谢得到恢复。并对自由基有清除作用（或抑制活性氧的生成）。能增强机体抗氧化能力，且对免疫功能有双向调节作用。总有效率达 86.21%，其实验室疗效效果确切，满意。

# 七、对多种客观指标与中医辨证的评价

我们在开展了胃酸分泌试验的同时，开展免疫、生化、酶学自由基等多项实验检查，为中医中药治疗胃癌前病变提供了大量的科学依据,从多学科、多领域之中加以研究,并对各指标在诊断、辨证及预后的作用大小进行分析和评价。本研究的目的在于筛选诊断特异性强,具有辨证分型效果明显,判定疗效显著的检测指标。为使中医辨证论治指标客观化、现代化、计量化、标准化,利于对传统的中医辨证学的发展,做一点评价工作。

中医一向通过直观的望、闻、问、切四诊收集材料作为辨证的依据。对于历史条件的限制延续至今,传统的四诊手段是科学的,随着中医的发展,中医逐步引进现代科学的客观指标实现中医辨证的计量诊断。这种做法,有利于将中医辨证论治建立在更客观、更科学的基础上,有利于阐明中医辨证与治疗的科学依据,有利于中医基本理论的研究,李老的阻癌冲剂治疗胃癌癌前期病变的实验研究就是采用了现代化的多指标检测,使此项研究建立在客观化、微观化、现代化的基础上,并使其学术思想有了进一步的发展。今后大量的工作有待于广大同仁共同努力探讨。

# 第十节　胃癌癌前期病变的胃镜下表现及疗效观察

胃癌是目前我国死亡率最高的恶性肿瘤。由正常胃上皮细胞变成癌细胞有一个渐进的过程。其中间必然要经过胃的癌前期病变阶段。胃黏膜的不典型增生和不完全性结肠型肠上皮化生已经被公认为胃的癌前期病变。尽早发现和治疗上述病变无疑是防止发生胃癌的最有效方法。目前,无论西医还是中医治疗这种病变都缺少有效的疗法。李老应用中药阻癌冲剂治疗胃癌前病变取得了满意疗效。根据科研设计方案,通过胃镜对其疗效进行了观察,现报告如下。

## 资料与方法

### (一) 病例选择

自1992年5月至1995年5月,凡来自消化专科门诊和病房的病人,经过胃镜检查、活检取材病理组织学诊断为不典型增生和不完全性结肠型肠化者,均收集作为观察病例,按随机的方法将观察病例分为治疗组和对照组。两组病人的年龄、性别和病变程度相似,经统计学处理具有可比性。

### (二) 一般资料

本组病例男80例,女37例,年龄最大76岁,最小27岁,平均52岁。治疗组共86例,对照组共31例。所有病例于治疗前后均做胃镜检查和活检取材病理组织学检查。所使用胃镜的型号为日本欧林巴斯100型电子胃镜,由专人进行胃镜检查。在胃镜检查后,于病人的胃窦部距幽门4cm之内的前后壁和大小弯各取一块黏膜组织,其中有些病例另外还在其胃体的前壁和小弯各加取一块组织,为了更好、更准确地进行对照观察。我们于治疗前后均严格地进行定点取材。此外,多数病例还通过尿素酶法进行了幽门螺杆菌感染的检测。

### (三) 胃癌癌前期病变的胃镜下表现

肠上皮化生主要存在于胃窦部,部分肠化病变在胃镜下能够做出诊断,即特异性肠化。在胃镜下表现为灰白色,扁平,表面光滑,大小不等的微小隆起,呈庭园石样。其余的肠化需要病理做出确切诊断。肠化的背景病变多见于萎缩性胃炎,也可见于浅表性胃炎。

不典型增生在病理组织学上分为三种类型,即隐窝型、腺瘤型和再生型。其中隐窝型在临床上最多见。三种类型胃黏膜的不典型增生病变在胃镜下的表现是:隐窝型多发生于胃幽门、窦部和胃角部,镜下的形态表现是近似平坦型病变,以颗粒样微隆起和黏膜变色发红、红白相间为主,其黏膜背景病变主要是萎缩性或浅表性胃炎伴肠上皮化生。腺瘤型多发在胃窦部,镜下形态表现为隆起性病变,呈结节样或息肉样隆起,类似早期胃癌中的Ⅱ$_a$型。其背景病变主要是息肉和萎缩性胃炎伴肠上皮化生。此型有明显癌变趋向,特别应该注意随访观察或手术治疗。再生型多发生在胃窦和胃角,镜下表现为以浅糜烂和溃疡凹陷性病变为主。其黏膜背景病变为浅糜烂和溃疡病变,其次是浅表性和萎缩性胃炎,此型胃镜不易发现。

## (四)疗效判定标准

(1)治愈:治疗后经胃镜检查,胃黏膜颗粒样或结节状隆起消失,糜烂、溃疡、充血水肿,幽门螺杆菌消失,黏膜背景病变明显好转;病理组织学检查不典型增生和不完全性结肠型肠化的病变消失。

(2)显效:治疗后经胃镜检查,胃黏膜颗粒样或结节样隆起明显减少,糜烂、溃疡、充血、水肿、幽门螺杆菌感染明显减轻,黏膜伴随病变好转;病理组织学检查不典型增生和不完全性结肠型肠化的病变程度明显减轻。

(3)有效:治疗后经胃镜检查,胃黏膜颗粒样或结节状隆起有所减轻,糜烂、溃疡、充血、水肿、幽门螺杆菌感染及黏膜伴随病变减轻;病理组织学检查不典型增生和不完全性结肠型肠化的病变程度减轻。

(4)无效:治疗后,胃镜检查所见和病理组织学检查,病变的外在表现和病变程度无变化或者加重。

## (五)与胃癌癌前期病变相关因素

**1. 胃癌癌前期病变与性别和年龄的关系**

在观察病例中,男性80例,占68.4%,女性37例,占31.6%。在其年龄分布上,40岁以下为27例,占23.1%;40～50岁为11例,占9.4%;50～60岁为42例,占35.9%;60～70岁为33例,占28.2%;70岁以上为4例,占3.4%。

**2. 胃癌癌前期病变与部位的关系**

在胃窦部共发生104例,占88.9%,胃体部发生13例,占11.1%。胃窦前壁发生34例,后壁发生14例,小弯侧发生34例,大弯侧发生22例。胃体前壁发生5例,后壁发生8例。其他部位因未进行活检,所以没有观察。

**3. 胃癌癌前期病变与周围黏膜背景病变的关系**

胃癌癌前期病变发生在萎缩性胃炎中的有61例,占52.1%;发生在浅表性胃炎中的有18例,占15.4%;发生在溃疡病变中的有12例,占10.3%;发生在糜烂病变中的有11例,占9.4%;发生在息肉病变中的有5例,占4.3%;发生在胆汁反流病例中的有10例,占8.5%。

**4. 胃癌癌前期病变治疗前后胃镜下黏膜所见**
内容见前面的表4-58。

**5. 胃癌癌前期病变治疗前后病理组织学结果**
内容见前面的表4-60。

**6. 胃癌癌前期病变与幽门螺杆菌感染**
在治疗组中有56例做幽门螺杆菌检测。治疗前阳性结果为41例,占73.2%,阴性结果为15

例,占 26.8%;治疗后阳性结果为 20 例,占 35.7%,阴性结果为 36 例,占 64.3%。治疗后幽门螺杆菌感染的程度也有明显减轻。在对照组有 19 例做了幽门螺杆菌检测。治疗前阳性结果为 15 例,占 78.9%,阴性结果为 4 例,占 21.1%。治疗后,阳性结果为 13 例,占 68.4%,阴性结果为 6 例,占 31.6%,治疗后幽门螺杆菌感染的程度变化不大。

**7. 疗效判定结果**

在治疗组 86 例中,治愈 26 例,占 30.2%,显效 22 例,占 25.6%,有效 24 例,占 27.9%,无效 14 例,占 16.3%,总有效率为 83.7%。

在对照组 31 例中,治愈 4 例,占 12.9%;显效 2 例,占 6.5%;有效 9 例,占 29.0%;无效 16 例,占 51.6%,总有效率为 48.4%。

# 讨　论

胃癌癌前期病变胃镜下胃黏膜的微细变化和表现与中医辨证论治有一定的内在联系,反映出了本病的病因病机,为本病的中医辨证提供了客观依据。我们通过电子胃镜对胃癌癌前期病变患者的胃黏膜微细变化进行了详细观察,结果发现胃黏膜的颗粒样或结节状隆起、胃黏膜变薄、颜色苍白或灰白色、胃壁蠕动减弱等的改变最多见,约占 80%。其次为胃黏膜充血发红、水肿、糜烂、溃疡等。胃黏膜的颗粒样或结节状隆起以及出血斑等是气滞血瘀、瘀热交阻的结果,有"瘀"才会有上述胃黏膜的改变。胃黏膜变薄、苍白、胃壁蠕动减弱等是脾虚的表现,脾虚的病人多出现上述改变。胃黏膜充血发红、水肿、糜烂、溃疡、胆汁反流、幽门螺杆菌感染等都是由于胃中有热、气滞热郁造成的。有的胃热尚轻,有的邪热较重,或湿热并存,或虚中挟热,寒热错杂。反映出胃癌癌前期病变患者的临床证候较为复杂不是单一的。概括为痰、热、虚三个方面。其病因是由于饮食不节,情志不遂,劳倦过度,导致脾失健运,胃失和降,升降失调,气滞血瘀。郁久化热,邪热蕴胃,痰热内阻,灼伤胃络,胃络失养,最后导致脾胃气阴两亏、脾胃虚弱;引起胃黏膜腺体萎缩和增生,进而引发不典型增生和不完全性结肠型肠化。由此可见胃癌癌前期病变的病机是气滞血瘀,脾虚胃热,治则应为行气化瘀,清热健脾。

从本组材料上看,胃癌前期病变患者男性发病率为 68.4%,明显高于女性。发病年龄高峰出现在 50~60 岁。好发部位在胃窦部的小弯和前壁。

在胃癌癌前期病变的周围黏膜背景病变中以慢性萎缩性胃炎最多见。这可能是由于慢性萎缩性胃炎患者有胃酸缺乏,造成胃内生物丛和生物化学成分的改变,慢性炎性刺激或致癌因素的长期作用,使胃黏膜上皮反复遭受损伤或破坏,干细胞的基因调控发生了变异,在再生过程中产生异常增殖和异常分化。慢性萎缩性胃炎病情进一步发展,就容易发生肠化和不典型增生。治疗组的病例经过中药阻癌冲剂的治疗后,萎缩性胃炎的病变也得到治愈和好转,说明两者间有密切关系。

胃癌癌前期病变患者的幽门螺杆菌感染率较高达 72.3%,说明胃癌癌前期病变的发生可能与幽门螺杆菌感染有一定关系。幽门螺杆菌感染可使胃黏膜遭受致癌物质攻击的几率明显增多,对慢性胃炎的发展起了加重和促进作用,可促进慢性胃炎的突变和癌变进程。治疗幽门螺杆菌感染对逆转胃癌癌前期病变有一定意义。应用中药阻癌冲剂治疗幽门螺杆菌感染取得了明显疗效,明显高于对照组。幽门螺杆菌感染后,该菌定居在胃黏膜引起急性炎症反应。一旦感染后,宿主的正常免疫防御机制是不能将该菌清除的,感染持续存在可引起慢性胃炎。幽门螺杆菌感染与慢性胃炎活动情况及病变程度有明显关系。该菌感染对胃炎的发展起了加重和促进作用,胃黏膜的炎症反应反复刺激可导致黏膜上皮发生异型增生。

通过本组病例的对照观察,在治疗组中通过中药阻癌冲剂的治疗,治愈率为 30.2%,总有效率为 83.7%。疗效明显高于对照组,差异极显著。说明中药阻癌冲剂治疗胃的癌前期病变疗效确切,通过该药的治疗可以进一步明显地减少胃癌的发生,从而造福于人类,为预防胃癌的发生开辟了新的途径。该药能提高人体免疫功能,增强胃黏膜防御因子,抑制和杀灭幽门螺杆菌、改善胃的内环境、活血化瘀、增加胃内的血液供应,从而使胃的癌前病变得到有效的治疗。

第三篇
常见脾胃病精论

# 胆汁反流性胃炎

师曰:"胆汁反流性胃炎乃由胆汁排泄异常,逆行入胃,郁而化热,热毒壅滞而成。故治以疏肝降逆,清热解郁之法,分治三焦,降浊气以解气逆,清郁热而利肝胆,使郁热解,热毒消,五脏气机调顺,则病自愈。"

在胃部疾患中还有一种特殊类型的胃炎,这就是反流性胃食管疾病。此种疾病临床较为多见,表现于外的症候较多,往往烧心,反酸,口干,口苦等症均可见到,甚者可伴有精神症状,严重影响睡眠及生活质量,患者常常感到十分痛苦。此病可归为胃脘痛之类,然因其病势缠绵难愈,在治疗上颇为棘手,故单独加以说明。临证中症见胃脘烧灼感为其典型临床表现,多伴见吞酸,口干,口苦,胸背烧灼不适。望面色少华而焦虑,大便较为干燥,舌苔薄黄或黄腻。以上症候多为胆汁反流性疾病所特有,此病证黄腻苔为其典型体征。幽门反流者病势相对轻浅,食管反流者则症状较重,患者往往感到胸骨后烧灼不适,甚至伴有吞咽噎感,在治疗上李老运用上焦利膈,中焦疏导,下焦化滞的方法分别施治,取得了显著的临床疗效。

胆汁反流性胃炎,多因十二指肠蠕动亢进,幽门弛缓,胆汁反流入胃所致。从中医病因病机角度分析无论是饮食不节,脾胃素虚,或情志失调,终可导致肝失疏泄,胆汁排泄异常,逆行入胃,郁而化热,热毒壅滞而成痛。无论如何划分证型,其病机本质均为气逆热郁,只是程度深浅之分。可症见胃脘灼热而胀痛,尤以胀感明显,伴见咽干,口干或口苦,纳呆,饭前疼痛,饭后嗳气,冷热食物均感不适,大便干结。舌红或绛,苔腻微黄,或厚腻,或舌绛少苔,脉弦滑。故李老以疏肝降逆,清热解郁为法,师曰"降浊气以解气逆,清郁热而利肝胆",分治三焦,使郁热解,热毒消,五脏气机调顺,则病自愈。临证中李老将胆汁反流性胃炎均以胃脘痛论证分型,但治疗用药具有相对独立性。如症见胃胀连胁,食少纳呆,吞酸,口干或苦者,舌红,苔白腻或黄腻,为肝郁脾虚之证,病在中焦,方用香附15g、橘核20g、黄连5g、苦参10g、乌贼骨20g、草果仁15g、茯苓20g、白扁豆15g、麦芽15g、厚朴15g、沉香5g,方中香附、橘核理气疏肝解郁,草果仁、厚朴行气通腑除胀,沉香纳气,导引气之下行,诸药同为理气之品,然上下各司其职,调畅三焦,通腑行气,使浊气下行则无上犯之逆;黄连、苦参清胃泻火,亦为解郁;茯苓、白扁豆、麦芽健脾和胃化湿;乌贼骨性收涩,收湿制酸,为止痛之良剂。病在上焦,可见胸骨后烧灼感,伴见吞咽哽噎不顺,口干口苦,舌淡苔薄黄,脉弦细。须在上方中加入开胸利膈之药物,如昆布、海藻、威灵仙等。昆布、海藻软坚散结,威灵仙利咽化滞均可作为食管之引经药,临床颇具疗效;如胃脘胀满疼痛而有烧灼感,嗳气频频,喜冷饮,便干,舌绛,苔黄厚者,为中焦郁热之象,故于前方中加蒲公英15g、连翘15g、白花蛇舌草20g增强清热解毒之力,苏子15g、莱菔子15g消食化滞,降气疏导。热势进一步发展,胃胀满,痛甚,不欲食,唇焦口干,排便难而艰涩。舌绛红,光亮无苔,如猪肾,脉洪大弦数,则为胃脘瘀血之证,下焦亦呈现热结积滞。治当破血活血,化瘀解毒。原方中加三棱、莪术、乳香、三七破除癥结,活血化瘀,川楝子、延胡索行气止痛;桃仁、麻子仁、柏子仁润肠通便,使血通气畅,郁滞得清。肝主疏泄,胆汁下行入肠为顺,上行入胃为逆,逆则为病。肝失疏泄,气机逆上,幽门不固,开阖失职,挟胆汁上行,胆汁结气郁而为热,阳盛则动,热扰幽门,两因相合,遂发此证。故中医治疗当以行气降逆为法,再针对胆汁郁热为患之特性辅以清热凉血之剂方可使胃关开阖得时,和降得施,胆汁反流可解,病证自除。若在清热解毒方中酌加滋阴之品,取"寒之不寒责其无水,壮水之主以制阳光"之义,实为制方之妙。胆汁反流性胃炎在临床治疗上比较棘手,病情极易反复,且受诸多因素影响,症状不易缓解,然经李老之手治愈此病者不下数百人。方药虽简,却疗效卓著,很值得进一步研究与借鉴。

# 消化性溃疡

师曰:"消化性溃疡分为胃溃疡、十二指肠溃疡,均归属于胃脘痛。前者胃脘痛在餐后,俗称'饱食痛';后者在餐前,又称'饥饿痛',饮食不节最易罹患本病。消化性溃疡虽可见'溃疡',但临床需要注意,不可因'溃疡'而过用苦寒清热,当以温胃益气,化瘀祛腐为其治。究其原因,溃疡因脾阳受损,虚寒郁滞而致,虚寒致瘀为其本,温胃散寒,气机通畅,胃脘痛因之而解。"

消化性溃疡中医临床称之为胃脘痛,"木郁之发,民病胃脘当心而痛"。本病每多因感受寒凉,起居不节,就餐不规律,或职业性就餐不及时,饥饱无度,空腹酗酒等,食伤脾胃,化为热腐,逐渐演至溃疡。钡餐X线下最易确诊。本病特征胃溃疡多在进餐后加重,可表现为"食后痛"或"饱食痛",夹杂吞酸嘈杂等表现,多为胃气不降,不通则痛。若十二指肠球部溃疡,胃痛部位多在中下脘,疼痛常于食后3~4小时发作,且多发生在子夜,俗称"食前痛"或"饥时痛",多属脾不升清,不荣则痛。

溃疡经久不愈容易于幽门部出现瘢痕导致幽门梗阻,食物通过受阻上逆而吐,引起剧烈胃病,吐出方止,如此反复循环,患者倍感痛苦;若幽门形成斑痕性梗阻,进食后呕吐,药物很难治愈,手术效果良好。早期溃疡大便带有潜血,胃纳不佳,形体消瘦,及时治疗并注意饮食和生活规律,不难治愈。反复难愈的恶性胃溃疡易导致癌变,临床当引起注意。

在治疗上,李老告诫我们,不可因为"溃疡"两字妄用苦寒,应抓住消化性溃疡的基本病机:溃疡乃因饮食不节,脾阳受损,虚寒郁滞而成。虚寒致瘀为本病根本,因此治疗上当温胃益气,化瘀祛腐。不宜过用苦寒和泻下药,同时附子理中丸、八宝瑞生丹等辛温大热之品应属禁忌。

胃溃疡治法:温胃益气,化瘀祛腐。

方药:养胃益气汤:

黄芪25g　山药20g　白术20g　白及25g　乌贼骨20g　煅瓦楞子20g　小茴香5g　炮姜5g　黄连5g　甘草15g

水煎服。

方中黄芪、山药、白术、甘草养胃气,小茴香、炮姜暖胃阳,以白及、乌贼骨收敛溃疡创面,瓦楞子化瘀祛腐,以黄连制约小茴香、炮姜,防其温热太过。随症加减:若十二指肠球部溃疡:加橘核15g、甘松20g、川楝子15g,增强行气止痛之功;若呕吐剧痛:加桃仁15g、莪术15g、当归20g、柿蒂15g,以逐瘀降逆;若胃脘疼痛不止:加五灵脂15g、生蒲黄10g,以失笑散增强化瘀止痛之功;若粪潜血:加槐花40g、莲肉20g,以凉血止血。若吐血:加藕节40g、青皮10g、茅根25g,重用藕节止血。若胃脘灼热感:加连翘20g、蒲公英25g、败酱草25g,清除胃脘郁火。若大便秘结:加火麻仁15g、郁李仁10g,润肠通便;若胃溃疡术后吻合口发炎症:加川楝子15g、白芥子10g、桃仁15g。

病从口入,就餐不规律,饮食不节是其主要原因,因此常见于职业性就餐不良者。在本病治疗中,更重要的是养:一方面及时调整生活规律,另一方面也需要调整饮食习惯。在本病治疗中,李老强调配合食疗,特地给出了一些食疗方:①山药粥:山药削皮切成方块同米煮烂食;②羊乳:500ml煮沸,分两次早晚温服,2个月为1个疗程效果极佳;③鲫鱼尾,去内脏加大蒜25g,煮烂服汤汁;④昆布(海带)去咸味,加小麦50g,煮汁饮之;⑤红小豆25g、生姜5g、大枣10枚煮汁饮之;⑥胡椒5粒、大枣10枚、煮汁饮之。

# 食管贲门失迟缓症

师曰："食管贲门失迟缓症虽是现代医学之称谓,但古医家对此早有认识。吾治疗此病深受《伤寒论》之启发,小柴胡汤证单见一证便是,不必悉俱。生活中的许许多多真理,莫不都是需要你用一双慧眼去发现,再用心灵去体会。"

食管贲门失迟缓症是因食管神经肌肉功能障碍引起的食管运动障碍性疾病。以食管下段括约肌松弛障碍,食管体部缺乏蠕动性收缩为特点,而食管本身无任何器质性狭窄的病变。因此被认为是神经源性疾病。从中医来看,本病可归属于"噎膈"范畴,可因忧思伤脾,郁怒伤肝,酒食伤胃致气郁、痰阻、血瘀为患。气郁可致肝气不疏,胃气不降,饮食不下;痰阻可因肝郁乘脾,脾虚生痰,痰浊壅塞,上下不通而见进食困难;气郁日久,血行不畅,久之积而成瘀,瘀生内热,伤津耗液,燥结食管而见饥不欲食。患者常可症见吞咽进食哽噎不顺,尤以吞咽干燥食物为甚,严重者必须以温水送服食物,更甚者呕吐不能食也。西医治疗本症主要用硝酸酯类药、钙通道阻滞剂、镇静剂、食管扩张疗法和手术疗法。临床上由于药物治疗效果不佳而多采用手术治疗,但手术又具有不同程度的机体损害,并发食管黏膜破裂、裂孔疝、胃食管反流或术后瘢痕形成或挛缩而可能出现病情复发,故不易为患者接受。李老认为本病最宜及早治疗,一旦病情深入,又岂是药力所能为之?

李老认为本病处在疾病早期,多由痰气互结为患,痰气交阻,郁结上、中二焦,胃失和降所致,用药患者常自述无明确发病诱因,但天气寒冷、饮食寒凉、忧思郁怒往往可以加重病情,临床症见进食哽噎不顺,伴纳差,胸中烦闷,大便3~4日一行,舌薄,质淡红,薄白苔,或薄黄苔或花剥苔,脉弦细,或细数。治以行气化痰解郁之法,予小柴胡汤加减:

柴胡15g 西洋参10g 半夏10g 黄芩15g 生姜15g 大枣15g 郁李仁10g 甘草15g 沉香10g 桃仁15g 蚕沙15g

小柴胡汤出自张仲景的《伤寒论》,为治疗少阳病证之代表方剂。原文96条云:"伤寒五六日,中风,往来寒热,胸胁苦满,嘿嘿不欲饮食,心烦喜呕,或胸中烦而不呕,或渴,或腹中痛,或胁下痞硬,或心下悸、小便不利,或不渴,身有微热,或咳者,小柴胡汤主之。"本方适用于伤寒中风,邪入少阳,枢机不利,半表半里之证。李老选用此方其含义有二。其一,从病位来说,本病病在食管,属胃气所主,与肝脾相关。上开口于咽喉,下通于胃肠,为表里交界之通道,故食管病变恰归属于半表半里之位。其二,患者以胸中苦满,吞咽困难,嘿嘿不欲饮食,胸中烦而不呕,大便秘结为主症。少阳经布于胸胁,胆气郁结则嘿嘿,气郁化火则扰心,且见胸中烦闷,此为少阳经输之证。淡红舌、弦细脉为肝郁之征,脉象兼数为痰火内结;花剥苔乃胃气受损,阴液耗伤之象。正所谓有柴胡证,但见一证便是,不必悉具。这恰是领悟经方的精髓所在。本方以小柴胡汤组方,柴胡与黄芩相配,一为疏泄胆气,一为清泄胆热,二药相配一疏一清和解少阳郁热,使气郁得达,火郁得发,为方中主药;半夏配生姜和胃降逆,化痰散结行气滞之郁;西洋参伍大枣、甘草健脾益气,生津润燥,助食物下行,润滑食管;蚕沙祛风除湿,活血解痉以利通降;桃仁活血破瘀,通关散结,与郁李仁相伍润肠通便,配合沉香降气归原,通利三焦。在此基础方上见郁热证为主者加栀子、芦根清热除烦,润燥生津;气阴两伤者去生姜,加黄芪、知母、天花粉、麦冬、沙参益气生津,滋阴润燥;若兼血瘀者,加茜草、三棱、莪术行气活血,化瘀散结;李老在诊治众多此类疾病中总结出:本病治得越早效果越好,往往七剂便可获效。而病情深入,血分即伤,再多用药也难济于事。故掌握恰当的治疗时机,施以方药往往可获桴鼓之效。李老以其敏锐的辨证思维,独特的遣方用药,在参详前贤的理论基础上不断丰富发展了中医理论,不仅继承了中医的精华,且形成了现代中医诊疗特色。

# 结肠炎（脾泄）

师曰："泄泻者,临床可见胃泄,脾泄,大肠泄,小肠泄,如此种种无不由湿而生,均伤及脾,故治疗谨守健脾运脾之能,脾气缓和则泄立止。然临床更应引起注意的是假泄成实,切莫忽视大肠癌之病变。"

泻泄同出于脾胃病,故有脾虚作泄之论述,多由脾受寒湿难以渗利,损伤脾阳之气以致运化失职,不能分别水谷而进入大肠致泄。临证可见口干、肠鸣、腹痛、小溲清长或黄赤,大便急,或呈水样便,或成糟粕状,或呈黏液,或呈细条状,或呈血样便,或便前腹痛,便时尤觉腹部下坠感而出现里急后重。故《难经》有五泄之说:"胃泄者,饮食不化,色黄,即风乘湿;脾泄者,腹胀满,肢体重着,中脘有碍,面色萎黄,泻注,食则呕吐逆,即暑乘湿也;大肠泄者,食已窘迫,大便色白,肠鸣切痛,即燥乘湿也;小肠泄者,溲而便脓血,小腹痛,即火乘湿也;大瘕泄者,里急后重,数至圊而不能便,茎中痛,即寒乘湿而变为热泄也"综观上述所见,可见泄泻每因湿伤脾阳。诸家又指出:风泄,恶风自汗或圊血易暴泄;食泄,脉弦紧、腹痛则泄,泄后痛减;痰泄,脉滑,尿少而赤,胸闷食减,积湿成痰致大肠不固而作泄;水泄,肠鸣如雷,一泄如注皆是水;火泄即热泄,脉来弦数,腹痛肠鸣,口干喜冷饮,烦渴,尿色赤,里急后重,痛泄交作。迨李士材提出几种治疗方法,即升提、淡渗、清凉、疏利、甘缓、酸收、燥脾、温肾,不外是审因论治。然而在辨证施治中切不可忽视的是患者常自诉腹泻与便秘交替发作,便时带有黏膜状血样物质,病程较久,且除外肛门痔疮。症见体重下降,食少纳呆,此际如见脉来弦数、口干、小腹经常隐痛屡有便意,须及时做结肠镜检查,以免延误诊治。上述症状出现屡屡为肠道恶性肿瘤之征兆,如在结肠镜检中发现结肠息肉应做及时处置。早期结肠肿瘤症状往往不典型,容易为人们所忽视,加之患者惧怕做肠镜检查,往往一误再误,直到恶变转移,患者出现明显消瘦及贫血才引起重视。故经常性腹泻,或便秘,或是腹泻便秘交替而发应高度引起重视,做到早确诊,早发现,早治疗。若是已排除肠道恶性病变,再依证施治方为上策。临床脾泄大致分为三型:

(1)脾虚作泄:脉来沉迟,四肢冷,舌质淡少苔。胃下脘至脐部喜温,呕逆胀满,泄泻无痛感,日2~3次,便呈糟粕状。处方:

山药25g　苦参15g　诃子15g　白芍20g　当归20g　莲子肉20g　白术20g　木香10g　槟榔片20g　莱菔子10g　炮姜10g

水煎服。

(2)脾火作泄:脉来弦数有力,舌质赤苔黄,口干舌燥,渴欲饮水。肠鸣腹痛,里急后重,大便稀溏而黏稠,便急小腹阵发性剧痛,便后里急后重感,小便黄赤。处方:

白头翁20g　秦皮20g　黄连15g　薏苡仁40g　败酱草20g　白术20g　当归30g　槟榔片20g　石榴皮10g　木香15g　党参20g
砂仁10g

水煎服。

(3)脾肾气虚作泄:脉来细弱,舌质淡少苔,泄有定时,特征是在黎明前例行腹泻,腹痛不明显,旷日持久,体重渐减,食欲不振,神疲力倦。处方:

芡实25g　白豆蔻10g　山药40g　补骨脂10g　肉豆蔻10g　诃子15g　当归20g　大枣15g　白术20g　五味子10g　甘草15g　白芍20g　升麻15g　薏苡仁40g

水煎服。

# 溃疡性结肠炎

师曰:"溃疡性结肠炎为现代医学之病名,古医书中曾有赤白痢、血痢、热痢等的详细记载,吾认为本病的病机本质为肠道湿热蕴毒,灼伤血络,成痈成脓,和血而下,故当治以清热凉血解毒之法,泻下瘀毒,去腐生新。《内经》中的芍药汤,《伤寒论》中的白头翁汤均是治疗热毒血痢的经典方剂,临床中吾在两方基础上辨证加减,一应俱效。"

溃疡性结肠炎为现代医学之病名,临床以腹痛,伴里急后重,下利脓血黏液为主症。在古时的医书中曾有赤白痢、血痢、热痢等病名的记载,临床中更多时我们将其归为中医的腹痛、泄泻来进行辨证,往往忽略了下痢脓血的热毒本质。此病病势缠绵,极易复发在临床治疗中也是一件十分棘手的事情。李老通过60余年的临证总结了一套行之有效的方剂,对于指导临床具有重要的现实意义。

李老重视四诊在本病中尤有体现。有些患者在主诉中往往以腹痛腹泻为首要症状就诊,故李老在采集病史的过程中往往追问得很详细,常要进一步追问便中是否伴见脓血黏液,以进一步明确诊断。再如便前是否有腹痛,泻后是否有痛减,有无口干口渴等症;再望其舌、诊其脉,苔色或白或黄,但多见腻苔,可见湿邪为患,如见便中挟有脓血则必兼湿热;望面色可知气血充盈与否,如面色无明显改变,说明病仅在气分,调气即可,若面色㿠白或黧黑多为热毒伤血之征,故当以凉血清瘀之品除之。李老从脉诊可测之病情轻重。如脉来平缓为气动血未伤之征,如脉来弦数惶惶然则为湿热独盛,病进耗气伤血之表现。对于该病的认识,李老认为凡是泄泻症见黏液脓血者均可以湿热证辨证论治。如大便黏滞难出,未见脓血而仅见黏液者亦可以清热解毒化之;如便黏腻,便臭,腹泻,1天排便可见 8~10 次者,或见黄腻舌苔,或口干欲饮均应以湿热证辨证治疗,此湿热蕴内只是发展阶段不同尔。平日饮食不节,伤及脾胃,运化失司,至湿热蕴结肠间,久之热灼血肉脂络,化腐生痈,血伤肉腐而成脓血、脂血。故治疗本病当以湿热辨证,治以清热凉血解毒之法均可获效。

如未见黏液脓血者可以腹痛、泄泻辨证。痛缓,泻清水样便当以健脾升阳为法治之。方以四君子,参苓白术散,补中益气汤加减;如腹中窜痛,便次增多,便质呈渣状不成形者,可治以行气疏导,消食健脾之剂,方以木香槟榔丸,枳实导滞丸加减化裁。上证虽有不同程度的脾虚、食积、气滞等症状,但由于其病机本质为湿热为患,故往往在单用上述方剂未见明显疗效之时,加入黄连、苦参、槐花等清热燥湿凉血解毒之品可立见功效。如症见便中脓血黏液较多者,此乃湿热盛极之表现,李老借鉴了《伤寒论》中白头翁汤清热解毒凉血止痢之意,以此化裁取得了显著疗效。通常组方为:

黄连 10g  苦参 10g  当归 25g  白术 20g  白头翁 15g  秦皮 15g  茯苓 20g  厚朴 15g  槟榔片 20g  麦芽 15g

李老以黄连、苦参、秦皮燥湿清热,厚肠止利;白头翁味苦性寒专入血分而清热解毒,凉血除瘀;厚朴、槟榔、行气利水,治疗热痢后重、湿阻气滞;白术、茯苓、麦芽消食健脾,脾运而气生;当归和血活血,调气血之生化运行。全方以清热凉血燥湿除邪,健脾消食行气化滞以调气,方简而力宏。如症见腹痛偏胀者,可加木香、枳壳、沉香行气导滞,如胃脘隐痛,遇寒加重者可少佐干姜 3~5g 温中行气;如不欲进食者可加神曲、鸡内金、白扁豆扶助胃气以运化;如见口干口渴者多为湿热郁蒸困脾所致,故当加以醒脾化湿之藿香、苍术等化湿以助脾阳运化。

师曰:"但见便脓血者,纵有虚寒之象,也切忌温补,当以清热利湿为先,再图缓治。"

因虚寒往往是其假象,肠络脂血一出,必有热邪入于血分,如湿邪较盛,往往阳气被郁而呈现一派寒象,如若大剂温补,必助邪使病情更加恶化。而湿性黏滞,与痰水同出一源而变化多端,故李老用药取燥湿之法以厚肠,淡渗之法以除湿,健脾之法以运化,利水之法以消肿,辛温之法以表散,总之使湿邪无处可藏,表里内外皆有所出,而湿去热邪亦无所依,病情由此而解。

正如刘河间所言:"调气则后重自除,行血则便脓自愈。"李老正是以此法治疗脓血、便滞之溃疡性结肠炎,更兼有通因通用之法,以厚朴、槟榔通腑气,降浊气;苦参、黄连、白头翁、秦皮清热利浊,除败腐之瘀血脓疮以利血脉畅通,使新血生,气血恢复正常之运行转化。实践证明该疗法治疗此疾疗效确切,临床治愈率可达95%以上,其简约的组方却于临床中凸现神奇的疗效。

# 便 秘

> 师曰:"便秘者,大便难矣。临床可见两证,或粪便干结,如羊屎状,或大便重滞,便而不爽,里急后重,虽能食而不得便,痛苦非常。仲景谓'趺阳脉浮而涩……,大便坚,其脾为约,麻子仁丸主之。'由此而立脾约证,此仍为后世医家之向导,吾以补中升阳益气之法治之,疗效尤胜麻子仁丸。对于湿热蕴结,肠道传导失常之黏滞型便秘,吾称之为大肠郁滞证,治以清热燥湿,行气健脾之法同样可获桴鼓之效。"

《伤寒论》中提出脾约证。张仲景提出从脉论治,故谓:趺阳脉浮而涩,浮乃胃气强,涩则小便数,浮涩相搏,大便则坚,其脾为约,麻子仁丸主之。对趺阳为胃脉,阐述浮涩相搏,大便而坚,于斯立论,后世医家均有解释,唯《医宗金鉴》认为:"趺阳胃脉也,若脉涩而不浮,脾阴虚也,则胃气亦不强,不堪补矣。今脉浮而涩,胃阳实也,则为胃气强,脾阴亦虚也,脾阴虚不能为胃上输精气,水独不行,故大便难,以麻仁丸主之,养液润燥,清热通也,不敢恣行承气者,盖因脉涩,终是虚邪。"

据临床所见,大便秘结屡屡并发脱发、失眠、烦躁、头痛、高血压病、食少纳呆、胃脘不适、脱肛。究其原因,多有偏食习惯,厌食蔬菜,膏粱厚味过剩,就餐不规律,职业性如厕不便,一次餐量过大而饮水不足,空腹酗酒,以酒代食,房事过度,过食辛辣,不能养成定时如厕习惯,日久结为便秘,进而出现排便困难,通常所见3~5天,6~8天排大便一次,蹲便非常苦恼。便秘临床可见两种截然不同的表现,一为粪便干结,有如羊屎状,有时不得不借助手力而排下;一为大便黏滞,呈糊状,时有便意,排便不爽。一为干便,一为稀便,然都存在排便困难之表现。干便多为阴虚燥热,耗伤津液,肠管失于濡润所致;稀便者多为平素嗜食膏粱厚味,脾胃蕴湿生热,湿浊阻滞肠道所致。故治疗亦有所区别。临证应详细追问大便性状,便中是否有脓血黏液,食欲如何,是否有腹部胀痛等症以供参详。

> 师曰:"久秘之人,往往有久服泻药,滥用泻药之病史,虽得一时之畅,然峻泻的药物均为伤津耗液之品,愈服愈燥,使排便更加困难,不仅患者自己痛苦,也给治疗增加了难度。燥结伤阴,泻药耗气,久则造成气阴两伤之结局,故补中益气,润燥生津方为本病之根本治则。大肠郁滞之便秘,既有湿困,又有脾虚气化失司之表现,故治当健脾化湿,行气化滞,通里攻下,急则治标,缓则图本。三承气法临床应审慎应用,用之有时有度,切忌一见便秘即是通下,临床掌握适时而用药方为上工之治。"

便秘患者往往有久服泻药病史,然服泻下药虽可暂得一时通畅,停药后复又出现便秘,况久服泻药过早将食物推向大肠,往往可导致吸收不良而出现消瘦。便秘之成因由于饮食之火起于脾胃,淫欲之火起于命门,以致阴虚血耗,燥盛水亏,津液不生,故传化失常,渐成燥结,实为本虚而标实,不宜峻下,下之无益而反增燥结,徒伤胃气,易损阴津。应予补中益气润燥生津,治其本增水行舟而燥结必通。其次大便燥结还每每可见食管肿瘤、胃癌及肠道肿瘤,大便燥结与稀便交替出现,急需除外结肠癌和直肠癌,故须详查以免误诊。

**1. 脾约证**

症见:大便秘结如羊屎,腹胀腹痛,排便觉舒,食少或不欲食,舌红,苔黄干或少苔,脉弦数。

方药:通幽益气汤:

柴胡 10g  党参 25g  当归 20g  升麻 15g  白术 15g  生地 20g  黑芝麻 20g  桃仁 15g  炒杏仁 10g  火麻仁 15g  郁李仁 10g  枳壳 10g  芒硝 5g(单包冲服)

余水煎,连服 40 剂为 1 个疗程。

**2. 大肠郁滞证**

症见:大便黏滞,时有便意,但排便困难,便之不爽,腹胀无明显疼痛,食欲可,口干而不欲饮,舌红苔白腻或黄腻而厚,脉弦滑。

方药:行气健脾汤:

苦参 15g  柴胡 10g  香附 15g  陈皮 15g  茯苓 20g  苍术 20g  薏苡仁 25g  莱菔子 15g  厚朴 15g  槟榔 20g  防风 15g  桃仁 10g  郁李仁 10g  沉香 5g

李老认为:三承气法最适于阳明腑实之证,多为急性热结便秘之适应证,所以急下之示为存阴,免于燥热伤阴以留后患,而对于慢性久秘之人,长期应用大黄之类泻下之品,久用不仅可引起黑变病,而且可使津液更伤,肠管愈燥,传导愈发艰涩。对于气虚之人,气伤则阴亏,李老善以补中益气之法升提中焦脾胃之气,上补肺以通调水道;中补脾以运化升清;下补肾以滋阴养液,益津亏之本,润肠之艰涩,升清降浊,通腑利肠。方以黑芝麻、炒杏仁、火麻仁、桃仁等柔润之品通幽,意在润燥而不伤气,均为和缓之剂,尤适于体弱而不胜攻伐之人。而对于湿热内蕴所致大肠郁滞证,李老善以清热燥湿,行气健脾之法处之。见此证者,患者往往见有便条变细,肛门灼热感,此表现预示肠管内水肿,湿热下注之征。故用药以苦参燥湿清热,茯苓、苍术健脾化湿;厚朴、槟榔、沉香行气通腑,利水消肿。大肠郁滞证乃李老之独创,从症状上看便秘及泄泻均无法概括本证,倒是大肠郁滞更能描绘出该病之特性,从行气健脾入手,继以清热燥湿之法即可清除肠道之郁热,通腑泄浊,使肠道气机调顺,郁滞得解。

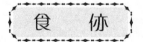

食 㑊

师曰:"临床症见多食易饥,食之无度,世医多不识此病,失治误治者常有之。古之《圣济总录》篇早有记载,此名为'食㑊证'。本病乃因大肠郁热移于胃,或因胃中伏火或肾水匮亏而诱发,脾为自救而欲饱食,故见此证。病之起因皆咎于饮食不节而伤脾胃,故治当健脾益气,养阴清热,方中山药、黄连相须为用,补泻兼施,尽得制方之妙。"

临床中亦多见以饥饿无度,多食易饥为主诉之病症,李老谓之曰"食㑊证"。此病名首见于《圣济总录》篇。临床此证并不少见,然许多医家对此病并无认识,故难于辨证。李老临床阅此病例众多,以健脾益气,养阴清热之法治疗本病取得显著疗效。病患苦诉饥饿难忍,食后旋即复饿,大便极不规律,面色少华而消瘦。追问其病史无消渴症,脉来多弦细,舌质绛而少苔,胃脘无明显不适感。然许多患者尚未意识到饥饿亦是一种疾病,故未曾诊治,或因许多医家不识该病而失治误治。李老认为食㑊证多因大肠郁热移于胃,或因胃中伏火或因肾水匮亏而诱发,脾为自救而欲饱食,故见此

证。病人皆咎于饮食不节而伤脾胃。故李老治以补脾益气,养阴清热之法医治此疾,方用健脾滋肾汤:

山药 50g　莲肉 20g　白术 20g　薏苡仁 20g　五味子 10g　茯苓 20g　黄连 10g　甘草 10g　知母 20g

水煎服。连服 20 剂为 1 个疗程。

方中山药、莲肉补脾,助运化,生气血;黄连清热燥湿,消除胃内郁热;三药清补兼施独得运化之妙;薏苡仁、茯苓、白术、甘草健脾益气,淡渗利湿,引热邪从小便而出,脾旺则气充,亦取补中益气汤甘温除热之效;知母泻三焦火毒,无伤阴之弊。如症见胃火偏旺加胡黄连 10g 清虚火,除瘀积;如见肾水不足,阴虚火旺之象,加枸杞子 20g、山萸肉 20g 补肝肾,壮水之主以制阳光。李老认为无论是胃火或是肾亏所致食㑊证均为虚火消灼水谷,脾虚不能运化,无以生气血,脾为自救而饱食,食而不化所致一种恶性循环。故对于此病之治疗李老主张补脾健脾运脾,脾气恢复则胃气得以振奋,所谓甘温除热,相火亦消;肾虚者补肝肾,肾气养,精气充,则阴水得复,虚火自灭。然此种补法亦不可专攻补益,如胃热佐以黄连,肾阴虚佐以知母补中有消,清中有养,攻补兼施方得制方之妙。

# 第四篇
## 杂病心法

# 时行感冒

师曰:时行感冒古称时行伤寒,今名流行性感冒,"流行"二字最早见于《素问·气交变大论》。"时"指发病有严格的季节性;"行"指气候失宜引起疫毒的流行。本病是临床常见的外感传染性疾病,由热疫、寒疫病毒侵入人体所致。正如晋·葛洪所说:"总名伤寒,因俗也号为时行。"

甲型 H1N1 流感简称(甲流)是季节性感冒与时疫并发,在易感人群中爆发。潜伏期一般为 1~7 天。通常表现包括发热、咽痛、流涕、鼻塞、咳嗽、咯痰、头痛、全身酸痛、乏力。轻微患者只有上呼吸道症状,无发热。重者高热不退、呼吸困难,应及时进行中西医结合治疗,效果良好。总的治疗原则应把握清瘟解毒,泄热救肺。

2009 年 3 月,墨西哥暴发"人感染猪流感"疫情,并迅速在全球范围内蔓延。世界卫生组织(WHO)后将其更名为"甲型 H1N1 流感"。6 月 11 日,WHO 宣布将甲型 H1N1 流感大流行警告级别提升为 6 级,全球进入流感大流行阶段。从官方的数字来看,50%~80% 的流感者为甲型 H1N1流感。特别是进入秋冬季节以来,全国各地甲流病人不断增加。2003 年"非典"(SARS)阴霾未散,来势汹汹的甲流有些让百姓措手不及。

甲型 H1N1 流感爆发以来,李老通过报纸、电视等媒体不断关注甲流疫情的发展,当得知有重症以及死亡的甲流病例报道更为担忧,通过新闻媒体等多种渠道强调中医药防治甲流的重要作用和地位。李老虽然已经 93 岁高龄,却心系百姓健康,为中医药事业鞠躬尽瘁,切切之意令人敬佩,拳拳之心令人景仰。李老先后多次接受《沈阳晚报》、沈阳电视台以及辽宁电视台等多家媒体的采访,结合本人多年的临床经验,提出中医药预防和治疗流行性感冒的经验。

李老认为甲流是季节性感冒与时疫并发,在易感人群中爆发。潜伏期一般为 1~7 天,多为 1~3天。通常表现为流感样症状,包括发热、咽痛、流涕、鼻塞、咳嗽、咯痰、头痛、全身酸痛、乏力。部分病例出现呕吐或腹泻。少数病例仅有轻微的上呼吸道症状,无发热。重者高热不退、呼吸困难,应及时进行中西医结合治疗,效果良好。

治疗原则:清瘟解毒,泄热救肺。

方药:大青叶 20g 板蓝根 20g 浮萍 15g 荆芥 10g 桔梗 20g 藿香 15g 紫苏 10g 白前 15g枇杷叶 20g 黄芩 10g 人工牛黄 3g(另冲服) 水牛角 10g 金银花 20g 连翘 20g 蝉蜕 20g 僵虫 10g

儿童方药:大青叶 10g 板蓝根 10g 金银花 10g 浮萍 10g 前胡 10g 桔梗 10g 薄荷 10g荆芥 5g 马勃 5g 枇杷叶 15g 黄芩 5g 白前 15g 生姜 5g 人工牛黄 3g(另冲服)

说明

(1) 荆芥可分为荆芥、荆芥穗、荆芥炭、芥穗炭。因荆芥穗其性轻扬,故外感诸症使用荆芥穗为宜。

(2) 桔梗为治疗咽部不适之要药,也可与马勃配合使用。

(3) 高热的病人可加羚羊角丝 3g(普通羊角加量)。

(4) 患者素体脾虚,易腹泻者可加入山药 20g。

(5) 孕妇慎用。

(6) 婴幼儿用量酌减。

（7）人工牛黄另冲服，每次 1g，一日 3 次。

此外，预防甲流还应做到：尽量避免出入人群聚集的场所；居住和工作场所要多通风；及时增减衣物，以适寒温；勤洗手；饮食宜清淡，要适时、适量、适温，少进刺激之品，多饮水；作息要有规律；保持心态平衡，不要对流感产生恐惧之心；适当参加体育锻炼，运动有利于提高人对环境变化的适应能力和抗病能力。

# 哮 喘 病

> 师曰："哮喘之为病多由久病内伤引动伏痰所诱发，其病理性质总属阳虚阴盛，输化失调，因虚致实，水液停积为患。故以滋阴补肾，回益元阳之法治疗久病哮喘，百用必效。"

哮喘以喉中哮鸣有声，呼吸气促困难，甚则喘息不能平卧为特征。哮喘发病多由外感风寒，饮食劳倦，久病内伤引动伏痰所诱发。李老认为其致病可归于痰饮证候。《圣济总录·痰饮统论》云："三焦者，水谷之道路，气之所始终也。三焦调适，气脉平匀，则能宣通水液，行入于经，化而为血，灌溉周身；若三焦气塞，脉道壅闭，则水饮停积，不得宣行，聚成痰饮。"可见痰饮之所成与三焦所属脏器密切相关。肺主通调水道，脾主运化水湿，肾主蒸化水液，三脏功能失调，则痰饮必成。其病理性质总属阳虚阴盛，输化失调，因虚致实，水液停积为患。

本病诱因发自于肺，责之于脾，究之于肾，往往在特定条件下如季节变化，感受过敏原而骤然发病。多数医家均从肺从脾论治，宣肺以通调水道，健脾以利水化湿虽可暂时减轻症状，但喘必兼渴，利水更伤阴液，病情起起伏伏，治疗终不得法。李老认为哮喘多由体虚之人易感而得，而哮喘日久势必累及于肾，又加重本虚，终至肾阳不足不能温化痰饮，肾阴不足，不能蒸化水液，上济于肺，阴阳俱损，则病势缠绵难愈，故李老认为补肾滋阴方为治疗关键。《金匮·痰饮咳嗽病》云："病痰饮者当以温药和之"。李老以滋阴补肾，回益元阳之法治疗久病哮喘，临床百用必效。

> 师曰："肾不纳气，哮必兼喘，坐不得卧。而补肾纳气，降气归元之品首推蛤蚧，补肺益肾，定喘止嗽。临床使用当详熟药性而取之。"

李老治疗久病哮喘，擅以蛤蚧、沙参、甘草、山萸肉、枸杞子组方，意在补肾纳气，温阳化痰，痰气化则喘亦平。蛤蚧性咸平，功能补肺益肾，定喘止嗽。《本草纲目》云："昔人言补可去弱，人参、羊肉之属。蛤蚧补肺气，定喘止渴，功同人参，益阴血，助精扶羸，功同羊肉。"蛤蚧在治疗本证中贵为君药，以定喘补气建功，药用 1 对已足量，症状缓解，不必附加。且入药时应注意去其头足。《雷公炮制论》云："蛤蚧，其毒在眼，须去眼及甲上、尾上、腹上肉毛，以酒浸透，隔两重纸缓焙令干，以瓷器盛，悬屋角上一夜用之，力可十倍，勿伤尾也。"由此可知李老熟知药性，善于用兵也。方中沙参养阴润肺，治久劳咳喘；甘草补脾益气，润肺止咳，肺脾同治；海浮石入肺肾二经，清肺火，化老痰，质重而实轻，降气归元，桔梗宣肺上行，通调水道，通降有序，气顺痰无居留之所，则喘咳自清；百部化痰止咳；白芥子温化痰饮，降气平喘，均为佐助之剂，痰化咳清，疾病向愈。先以救阴之法缓急，再以助阳之法益火之源以消阴翳，山萸肉性酸，微温，补肝肾，涩精气，固虚脱，温肾以健脾阳；枸杞子甘平，滋肾润肺，平补阴阳；配以蝉蜕清热宣肺止痉，既有解热厥之意，又可解痉平喘，用于过敏性支气管哮喘疗效独到，此为补肾纳气之良佐。

# 多 汗 证

师曰："人体正常汗出,不仅可以起到调和营卫,舒筋活络的功效,还可以驱邪外出,达到自然病愈的目的,这未尝不是一件好事。然临床还可见到病态的汗出,汗液妄泄,如水流漓,汗后倍感虚弱疲乏,吾称其为多汗症。汗者,精气也,故症见汗出必有气耗之征。吾在临床治疗中从气而论,调营益卫,敛汗固精,均奏良效。"

多汗证中医常归为自汗或盗汗,一以白昼汗出为名,一以寐中汗出,醒来自止称谓。但见症均表现以汗液妄出,排泄失常,故李老统称其为多汗证。经谓:汗者心之液,阳加于阴谓之汗,又云:劳者耗气,喘且汗出;饮食过饱,汗出于胃;劳而精夺,汗出于心;持重远行,汗出于肾;疾走恐惧,汗出于肝;摇体劳苦,汗出于脾。李老认为,汗出可因于五脏为病,然汗者,精气也,故症见汗出必有气耗之证。于临床治疗中从气治,而非单单以阴阳辨证,治以调营益卫,敛汗固精之法颇具疗效。

师曰："多汗者,辨性别,辨年龄,辨形色,辨病史,辨动静,辨经络,俱当问详。"

患者多汗可从几方面进行分析问诊,一是从性别及年龄上判断,患者是否处于更年期前后,此为营卫气血失调,腠理不固所致;再望其面色,诊其形态是否为久病气虚之体,此为气虚肺气不固,卫外失司为病,或症见患者面色少华,劳累耗神过度,夜不得寐,此为心脾气虚,血不养神,汗精外泄;再问及患者近来是否感染热病,为伏邪潜藏,蕴蓄血分所为,或近日感受虚邪贼风,汗孔失合。追问患者汗出规律:安静时汗出,为内有蕴热,蒸液外泄;活动后汗出为气虚不能敛津;汗出无明显规律,时发时止多为气血阴阳失调为病。尚有病患以半身或半侧面部汗出者,此为阴阳之气不相顺接,经脉中风之征。治疗上当详辨病因给予对证施治。

师曰："处于更年期的女性常常可见忽而汗出,转刻即止,伴见虚烦心悸之表现,此乃营血亏耗,虚热内扰所致,治当养血调肝,行气解郁。"

临床每见患者静坐或活动时忽而头面及胸背大汗如雨,然下肢少汗。体态不见病容,舌淡红或红绛,少苔或苔白干少津,脉来弦细或时数时缓。此多以营血亏耗,虚热内扰引发卫气不固,腠理不密,汗液外泄。更年期妇女多见。

治法:养血调肝,行气解郁。

方药:甘麦大枣汤合温胆汤化裁:

柴胡 20g　麦芽 20g　大枣 10 枚　青皮 10g　当归 15g　木香 10g　甘草 20g　竹茹 10g　半夏 10g　合欢 20g　桃仁 10g

水煎服。连服 20 剂为 1 个疗程。

甘草、麦芽、大枣、合欢养心血安心神,当归和血活血,桃仁活血通络,心血得养,营血得安则精气充;柴胡引经少阳,解肝郁,青皮、木香疏肝理气;竹茹、半夏清热化痰以解热扰心营之疾。全方以疏肝解郁,养血调经之法不以止汗而汗止,此恰为辨证之奥妙所在。

师曰："心悸汗出,面白乏力,动则易甚,此乃心气虚固摄无权而为,故治当振奋心阳,补益心脾。"

临床症见患者面白,乏力,静而汗出,动则易甚,时心悸,夜眠不实,舌淡苔白,脉沉细。《素问·评热病论》云:"五脏化液,心为汗。"此为心脾气虚,心阳虚鼓动无力而见面白心悸,自汗;脾虚无以运气,气虚失于固摄所致动则自汗。治以振奋心阳,补益心脾之法。

方药:荣卫摄理饮:

黄芪25g　牡蛎25g　龙骨20g　防风10g　白术20g　山药25g　桂枝5g　五味子10g　当归15g　甘草15g

水煎服。连服4周。

方以桂枝龙骨牡蛎汤加减,意在振奋心阳,补脾益气,敛汗固摄。方中桂枝、甘草温补心阳;龙骨、牡蛎敛汗固精,安神定志;黄芪、白术、山药补脾健脾,益气生血,鼓动血行;当归和血活血,与酸涩之五味子相配一收一散,养血敛汗。

师曰:"临床症见半身汗出者乃阴阳之气不相顺接所致,故治以疏通营卫之法,桂枝汤加减。"

临床症见半身及半侧面部汗出,时交替出现,无明显肢麻及面部不仁,饮食二便正常,舌淡苔薄,或白或黄,脉浮缓。此乃感受风邪,邪气不散流于经脉,阴阳之气不相顺接所致。治以疏通营卫之法。方药:桂枝汤化裁:

桂枝10g　芍药20g　甘草20g　僵蚕15g　当归20g　黄芪20g　细辛5g　防风10g　红花10g

水煎服。连服10剂即可痊愈。

桂枝汤解肌发表,调和营卫;黄芪健脾以益气补中;细辛、防风散寒祛风,配以僵蚕、当归、红花疏通经络,调卫和营。此方虽为一解表方剂,然经络中风不同于单纯的风邪外束肌表证,故加以活血通络的虫类药往往是制方的关键。

李老云:多汗之证一为血虚,营卫失调,一为气虚不能敛阴制汗,故补气血,调营卫为根本治则。汗乃精气也,汗出即是精失,对于虚证而言,敛汗即为固精,故虚者可以伍用收涩固摄之品有补益而无敛邪之弊;而对于邪郁半表半里之汗出,误用收涩之法则有闭门留寇之嫌。对于表邪侵袭肺卫之证可沿用桂枝汤原方,显效亦然。对于邪热郁蒸之汗出,除邪方可使正气归位,津液不致外泄,以邪气之病位病性参照以其他疾病为主证的辨证分型,对证施治,如用药对证,疾病除则汗立止。故临床当详加辨证,辨证为用药之灵魂,辨证准确方能达到用药如神的至高境界。

## 温　病

师曰:"温病曾盛极一时,故而明清时期涌现出著名的温病四大家。时至今日,当人们渐渐忘却温病的时候,SARS、禽流感、甲流等蜂拥而至,使人们不得又怀念起老祖宗流传下来的温病三宝。温病不同于风热感冒,只有正确甄别两者的差异,才能做到法正方效,否则南辕北辙,悔之晚矣。"

明清时期众多医家在《伤寒论》的基础上对温病进行了深入的思考,"六气之中,君相两火无论已,风湿与燥无不兼温,唯寒水与温相反,然伤寒者必病热"。可见温病在生活中实不少见。先贤多以至宝丹,紫雪丹等清热凉血解毒,方中不乏牛黄、麝香、犀角及羚羊角等清营凉血之品。但时至今日,上述动物类药材早已成为国家保护类品种,药源受到严格限制,临床应用大大受挫。

在近几年全球广泛流行的SARS、禽流感病毒及风疹病毒等均属于温病范畴,其来势凶猛,发病急重,传播迅速,且无特效药物,中医称之为"疠气"。李老通过多年诊病经验对治疗温病颇有心得。他认为"温邪上受,首先犯肺,逆传心包。"故临床症见身热,自汗,体温从37℃→38℃→40℃逐步上升,周期大约在2周,可见骨节烦疼,不恶寒,舌红苔薄黄或黄腻,脉洪数。因温病热自内发,无表征故无恶寒,故李老认为治疗温病"切忌发汗",法当清热解毒,救肺利小便方为正途。温病急重症,热势恃张,往往出现躁烦胀满,甚则神昏谵语等症,李老主张忌用麻黄汤,可予桂枝汤、三承气汤等调和营卫,泻下存阴;待病势缓和可予西瓜汁加滑石粉口服以养阴退热。

师曰:"切记,温病当值,若汗后脉静身凉则可愈,若汗后脉燥则不愈。"

临床症见温病高热战汗者,体温高达 39℃,待汗出,如汗流如雨,继而则出现躁动不安;给予镇静安神药物之后,患者脉细若游丝,呈现一派阴液大损之象。若汗后脉静身凉则可愈,若汗后脉燥则不愈。此时应以养阴扶正,助正气表散毒邪,而切忌再予攻下伤正。李老叮嘱冷汗出后不要擦拭,应让其自然风干,以防堵塞汗孔闭门留寇。

温病包含疫疠毒邪,但不等同于瘟疫。它还包含湿温、湿毒、暑湿等一切温邪致病因素。吴鞠通的三仁汤清温化湿,为典型的治疗湿温的代表方剂;而对于通常意义的感冒发热则以辛凉平剂为主,可予银翘散口服,而重用马勃清热解毒建功;而白虎汤则适用于阳明经证之实热,麻黄附子细辛汤用于少阴病始得,阳虚发热之证,应注意区辨免误治。阳明病热盛,症见咳嗽,发热,口干渴,自汗,大便秘结,时而神昏,可先用紫雪丹清热凉血,醒神止痉,再用白虎汤清热救胃。此时为阳明经腑二证俱现,故当通经泄腑。石膏性凉,专清气分实热,人参入气分顾护脾胃,加以粳米,寓意病久伤阴,滋生胃气,阿胶养血润燥,敛阴止汗;北方多以玄参代人参,玄参既可清热凉血,又可滋阴解毒。热不退,必伤耗肺阴,久之则肺叶焦萎,此时宜予清燥救肺汤口服。其中石膏最少要用 1 两,枇杷叶清肺热,桑叶宣肺散热,三药合用肺胃同清。温病躁动,谵语,热势不退,需大剂清热解毒,犀角最佳,无犀角可予羚羊角代替。方用:

石膏 50g　连翘 20g　大青叶 20g　水牛角粉 10g　羚羊角 3g　马勃 15g　滑石粉 20g　浮萍 15g　茯苓 20g　黄连 10g　黄芩 15g

烦躁剧烈,加栀子 20g,体温不降加人工牛黄 3g。方中用滑石粉、浮萍及茯苓意在淡渗轻清利小便。

师曰:"温病战汗已解,正气大衰,忌饱食,忌温补,养阴可待病虞。"

温病战汗已解,身凉如水,汗出湿衣。此时胃气大虚,不宜饱食,温病汗后劳虞则死;汗后大渴宜少饮温水,待缓和 12 小时后再饮稀粥;如汗后少饮一碗桂枝汤则可起到温阳通窍之妙用,有利身体尽快恢复。李老叮嘱汗前可补,可凉,可泻,但汗后皆不宜。

温病后期可予黄连阿胶鸡子黄汤口服,黄连泻心火,厚肠,阿胶鸡子黄滋阴敛阴、柔肝息风,对于热病伤阴,具有动风趋势者具有良好的息风效果,加黄连且有清心安神之功效,尤适于温热病后期热盛伤阴,阴液耗竭,所采用的急救存阴之法,百战不殆。

# 肝　病

肝者,将军之官,体阴而用阳,其病临床证候错综复杂,如何看清病势,标本缓急,直接影响其预后。方书对本病论述很多,各家论述相互传抄,鲜有发挥,更乏治疗方药。有鉴于此,李老早年即深研肝病,发皇古义,总结出治疗肝病的独特经验,将"用药如用兵"具体形象地融入肝病论治之中,有理有法有方有药,疗效卓著。有调查显示,我国每分钟有一人死于乙肝相关疾病。因肝病社会危害大,李老急迫将其毕生肝病经验公之于世,以挽生灵涂炭。

师曰:临证宛若行军作战。疾病即是敌人,若要攻无不克、战无不胜,必须分晓敌我形势,掌握在天之时、在地之利、在人之和。治病亦然,不仅要对疾病的病因、病机熟悉,还要掌握疾病的转归,结合天、地、人三因施治,才能排兵布阵、遣方用药。

良医治病譬如打仗,知己知彼方能百战不殆。集敌我之情,才能运筹于帷幄之中。在交战之前,军师即已预知战事,算到敌军将败走何方。在临床诊病中,良医也早已算出疾病转向,我亲眼目睹李老临床治病,初诊之后即告知患者需复诊几次,共需服药几天、几周或者几月,并将患者下次复诊之表现预知大概,李老凭脉象即可推断病情进退,甚至知晓危重患者大致死期。若非对疾病、对患者了如指掌,哪个医家能"料事如神"。

"将军发怒三千丈,卧床空悲切,莫道不消灾,郎中败走华容道。"大将军临阵八面威风,然易骄躁动怒,三国周郎火烧赤壁千古一谈,却丧生于蜀军的谩骂声中,虽有良医在世也束手无策。李老以词牌一首道出了肝病临证之难,难在肝病面临的是"将军之官",如不通晓兵法,效法韩信用兵难能取胜。

> 师曰:"肝病是顽疾,是劲敌。尔等且听军师是怎样分析战情,排兵布阵的。肝病初期常为黄疸(多指急性病毒性肝炎),敌军力强,倘若败走,渐渐演化成胁痛(多指慢性迁延性肝炎)、积聚(多指肝脾肿大),久而国力匮乏,民不聊生,出现单腹胀、肝水(多指肝硬化腹水)。针对病情,可分别排出攻、防、守三阵。《景岳全书》列出补、和、攻、散、寒、热、固、因,新方八阵与古方八阵,然有其名而无其实。具体布阵,尔等且看。"

# 一、攻阵,擒贼擒王——急性病毒性肝炎

症见患者面色少华,或可表现为黄疸,形体多消瘦。病人自诉:厌食口苦不渴,全身倦怠,大便多溏。易怒嗜睡,厌油腻,午后有轻微低热,但不汗出,尿色黄浊。脉来多弦细或弦实,舌体偏胖、舌质绛多覆以白苔。

师曰:急性肝炎多为肝木克土所致,将军之官,调达不畅,故而易怒,肝郁化火生热,湿热困阻中焦,病势轻浅。宜集中炮火,强打猛攻,擒贼擒王,以清热祛湿、凉血解毒直入肝经,定能攻克城池,阻断肝木克脾。但用药贵在精、在重,集中兵力直入将军府,定能一战取胜。

治法:疏肝利胆,清热祛湿。

方药:利肝实脾饮:

柴胡25g　姜黄15g　郁金15g　丹皮15g　虎杖30g　龙胆草20g　山栀15g　黄连15g　卷柏20g　板蓝根20g　大青叶20g　青葙子15g　谷精草15g　滑石20g　茯苓20g

以茵陈50g煮水煎药,连服1个月为1个疗程。

随症加减:皮肤黄染加浮萍15g、大黄5g、萆薢20g、丹参20g;腹胀呃逆日甚加白术20g、蓼实15g、莱菔子15g。

> 师曰:肝者,干也;脾者,卑也。肝克脾土,脾土被困,久而脾土又反侮于肝。仲景先师言"见肝之病当先实脾"。所谓实脾,即清利湿热使脾气得以运化,水湿得利,以解除肝气郁结。

黄疸之病,本于肝脾,故黄疸论治时,应时时不离肝脾。平常所谓实脾,世人常以芪、参、术、草等甘壅之品补益脾气,殊不知黄疸初期气血不利,甘壅实脾反碍气机。李老主张实脾当为清利湿热,使气机得畅而肝脾自调。

方中柴胡、姜黄、郁金、丹皮打前锋带兵出战;茵陈、虎杖、龙胆草为精兵轻骑直入敌军后方,擒贼擒王;山栀、黄连、卷柏、茯苓、滑石等清利湿热,健运脾气,宛如派兵远交近攻,稳住脾土;板蓝根、大青叶则是趁火打劫,痛打落水狗;青葙子、谷精草作为佐使,引路入肝,所谓"兵无向导不达贼境,药无引使不通病所"是也。

患者尚某,女,21岁,辽宁省某高干之女。因升学体检,查出大三阳。来诊实验室检查证实病毒复制,转氨酶急剧升高,临床确诊为急性乙型肝炎。患者并无所苦,唯觉倦怠,食欲减退,诊得其脉弦细,舌红绛苔白。证属湿热内盛、气滞血瘀,治以清利湿热、行气活血。处方:

柴胡20g　郁金15g　丹皮15g　虎杖30g　龙胆草20g　山栀15g　卷柏20g　板蓝根20g　大青叶20g　青葙子15g　滑石20g

此外,每日冲服青黛5g。

上方加减服药1个月,复查肝功能正常。继续服药2个月,复查乙肝两对半,已全部转阴。

方中用青黛,清肝利胆。《本草纲目》云其"泻肝,散五脏郁火",而李老独采青黛泻肝清热之功,疏利肝胆,将其用于转氨酶顽固不下者,竟获奇效,后屡用之于肝炎患者,发现青黛降转氨酶最速。像此经验,方书未载,若非临证亲验总结,哪能寻到如此良药。

# 二、防阵,反客为主——慢性迁延性肝炎

由于急性肝炎症状轻重不一,多数患者自诉无明显急性肝炎史,发现时已转为慢性迁延性肝炎(简称慢迁肝)。来诊时患者面色晦暗无华,双目少神。自觉乏力异常,胸胁隐痛,日晡低热,脘腹胀满,食少纳呆,或见蜘蛛痣、肝掌。脉来弦实,舌绛苔黄白相间。

师曰:病情发展到慢性迁延性肝炎时,是最重要的转折点。如能抓住时机,是可以阻断肝硬化的发生。此时宜坚守内宫,采取迂回战术,避敌军之锋芒,俟机背水一战,扭转败局,反客为主,治疗上宜养肝理脾、化湿解毒,战术由攻转防。

治法:养肝理脾,化湿解毒,消肿化瘀。
方药:阻肝硬化饮:
马鞭草20g　连翘20g　公英20g　生侧柏15g　山栀15g　卷柏20g　黄连15g　龙胆草15g
桃仁10g　红花10g　地龙10g　海金沙15g　黄芪10g　当归25g　白芍20g　白术20g　石韦15g
香橼15g　槟榔15g　桂枝10g

以赤小豆50g煮水煎药。

马鞭草、连翘、公英、生侧柏充当"四门卫",解毒消肿,扫清肝脾之路;山栀、卷柏、黄连、龙胆草乃本方之"四君子",泻肝清火,降浊阴;桃仁、红花、地龙、海金砂实为"四剑客",活血化瘀,攻打将军府;黄芪、白芍、当归、白术甘作"四进士",养肝理脾,坚守后宫院。

师曰:良医必深究药性,握其真谛,才能药选精湛,组成良方,获收奇效。如果临证宛若行军作战,那么用药则如排兵布阵。

在慢性迁延性肝炎阶段治疗中,对阻断肝硬化,李老首先确定以防为主的策略。针对此战略,组方布阵。首以四进士严把后防线,四君子坚守阵前,继以四门卫打探虚实,四剑客伺机突围。有攻有守,布局森严。攻克城池,必深明将兵卒之能,方能用之得当,摧之可进、呼之即回,破城陷敌在握之中。这正是李老用药独特之处,是李老毕生临证经验总结,若没有李老提携,难能参透玄机。李老告诫吾侪熟记药诀,深究药性,把握功效,明瞭主治,方能用药得心应手,如遣兵将。

# 三、守阵,以逸待劳——臌胀

慢迁肝病程最长,如得不到恰当治疗,肝脏日渐硬化,最终形成肝硬化,临床多以中医之臌胀辨证治疗。按臌胀多由酗酒所伤,或劳伤过度,或湿痰流注、脾大、药物毒、虫毒(血吸虫)所致,或黄疸迁延未愈,肝脾失调,久而累及肺、肾,导致气、血、水互结,停聚腹中而成。由于病情错综复杂,夺命无数,古代即将其列为内科四大难证之一。

师曰:病入臌胀之时,已是山雨欲来风满楼,内室空虚,切不可再行攻伐。宜集中兵力全力防守,以逸待劳,延缓敌情。倘若积蓄力量,以屈求伸尚能暗渡陈仓,此时最重要的是益气柔肝、软坚疏导。由此不难看出,臌胀之治疗关键在于初期战斗,防止硬变发生,等到肝硬化形成之时,很难挽回败局,只能努力争取最小的损伤。中医治未病即此也。

臌胀根据其临床表现又可命名为单腹胀、肝水等。单腹胀,肚腹坚满,其形如鼓,中空无物,可触及肿大之肝脾;肝水以腹大胀满,难以转侧,叩之有水声为主要表现。李老与此证多分而论之。

**1. 单腹胀**

患者除腹胀如鼓外,可表现为胸胁胀满不疼,呃逆欲吐不吐,午后低热不下,消瘦与腹胀明显对照,脉来弦实有力,舌质多淡,灰苔如云叠。临床重要体征为肝脾肿大,若治疗及时而得当,是可以延长生命的。

治法:益气柔肝,软坚化瘀,疏通气机。

方药:柔肝软坚饮:

旱莲草 20g  柴胡 20g  土茯苓 20g  琥珀 10g  生蒲黄 10g  牡蛎 40g  龟板 25g  鳖甲 25g
瞿麦 20g  青皮 10g  当归 25g  桃仁 15g  白茅根 20g  丝瓜络 15g  漏芦 15g  黄芪 15g

师曰:单腹胀之肝脾肿大,辨证为积聚内停,古方常用三棱、莪术攻伐之品。汝等切莫不假思索,沿用古方,却犯"虚虚实实"之戒。对肝脾肿大,我的毕生经验可归为"软坚"两字,以软坚代替攻伐,个中缘由,汝等慢慢领会。

肝硬化出现肝脾肿大,正气已虚,抗邪无力。故有盛人无积聚之说,《素问》中指出"大积大聚,其可犯也,衰其大半而止。"是说驱邪要顾护正气。肝脾肿大或曰攻伐,或曰扶正,李老避开攻伐之争,总结出"软坚"大法,以咸以软坚,譬之愚公移山,消肝脾肿大于不觉。即不扰正气之不足,又避开病邪之锐气。

方中旱莲草、当归、柴胡、黄芪坐镇中央,柔肝益气,休养生息。久病似连年征战,内部杂乱,肝脾脉络受阻,恶血流内,以琥珀、生蒲黄、桃仁等梳理内政,更以土茯苓、瞿麦、青皮疏导气机,仿韩信之"明修栈道",而此时龟板、鳖甲、牡蛎借丝瓜络、漏芦之通络暗渡陈仓,软肝散结。

现代医学对脾肿大,尤其是出现脾功能亢进时,往往采取切除脾保肝以期达到李代桃僵之目的,然而患者切除脾脏之后,出现种种症状:形瘦自汗、四肢沉重、心悸气短、惊恐少寐、食少纳呆、胃胀腹满、衄血便溏、唇裂甲青……尽管中医之"脾"与西医之"脾"不能相提并论,但临床实践表明,割除脾脏之后,脾气大伤,元气大亏,脾脏缺如,更无力运化。

**2. 肝水**

臌胀后期,严重腹水,病患急剧消瘦,面容憔悴无华,少气无力,呼吸短促,全无食欲,小便短涩甚至出现癃闭。此阶段病情错综复杂,极易反复:一段时间稳定并向好转方向演化;一段时间突然加重,高热、吐血、腹满尿闭甚至出现晕厥、神昏谵语。对此临床只能孤注一掷。

治法:养肝柔肝,利水育阴。

方药:养肝育阴煎:

土茯苓20g　猪苓20g　泽泻20g　当归25g　文蛤40g　浮萍15g　全虫5g　阿胶50g　冬瓜仁20g　白术20g　大腹皮20g　桑白皮40g　白芍20g　姜皮20g　石斛20g　槐花40g　白茅根25g　女贞子20g

以黑豆50g煮水煎药。

师曰:肝水治法,古方传下十枣汤,尔等切莫孟浪,见水利水,加速病亡。治水要则乃"化湿"二字,以化湿代替利水,其中道理,尔等细细体会。

肝硬化出现腹水,已到中晚期。此时虽腹内停水,而机体确是一派阴亏津液不足之象,日晡低热即可为证。如大肆利尿,更损阴液,导致津液干涸。此外,后期腹水,是由肝血所化,"血不利则为水",反复利水,实伤肝血。李老告以"化湿"两字,细细玩味,其中暗含气化之理:阴霾之气弥漫三焦,即是气机不得畅达,邪无出路,聚而为水,此时调畅气机,佐以渗湿之药,决渎通畅,而水湿自除。此外,"化"字还暗含天机:肝病自发病起,即多备受苦寒之药攻伐,寒凝则气滞,何谈气化?于此之时,当少佐温药以煦之,水湿自能"气化则出矣"!李老于此常以生姜皮温化膀胱之气以"洁净腑",以浮萍温通肌表之寒以"开鬼门"。

方中猪苓、泽泻、阿胶取法猪苓汤,利水育阴;当归、白芍、女贞子、石斛等柔肝养肝;文蛤效法仲景之文蛤散,利水而补阴之不足;槐花清肝降压,降门脉高压;白茅根凉血止血,防出血于未然;地肤子、浮萍化气行水不再赘述。

患者,臧某,男,58岁,丹东市某机关职员。初诊:2006年10月15日。既往酗酒史,2006年5月,自觉身体不适,前往沈阳某权威医院检查,确诊为肝硬化腹水。刻诊:患者腹大胀满,绷急如鼓,食后尤甚,纳差,日晡低热,二便尚可。脉沉弦一息四至,舌质红绛少苔,舌面满布裂纹,舌边齿痕明显。证属阴液干涸、恶血内留,治以化湿育阴、养肝活血。方药:

生侧柏20g　泽泻20g　当归25g　文蛤40g　阿胶50g　浮萍10g　槐花40g　白茅根25g　生蒲黄10g

守上方进退,服药3个月余。患者小便通畅,腹水几近消失,腹胀明显缓解,病情基本稳定。

## 慢性肾衰竭

师曰:"慢性肾衰竭证属虚劳,乃湿毒浊邪为患。湿毒浊邪其性黏腻重浊,实难祛除,愈蓄愈盛,愈蕴愈强,损及脏腑,耗伤气血,正气愈虚邪气愈盛,世医治此顽疾,多重于补,故而常因滋补太过,久行补益而生留邪之弊,使其病愈补愈重。吾治此病祛邪为先,经曰:祛邪即是扶正。但是祛邪之剂不宜过度峻猛,也不宜过分柔和,应有适当法度。泄浊解毒为治疗此病核心疗法。采用攻补兼施以攻为主的八种疗法常获效果。"

### 1. 泄浊解毒,益气养血法

此法针对慢性肾衰竭,营血亏虚为主证,临床主要表现为:面色㿠白或晦暗无华,口唇爪甲苍白,神疲乏力,气短心悸、嗜卧懒言、食少纳呆,舌淡脉细无力。方选:大黄、苦参、败酱草、藿香、佩兰、砂仁、郁李仁、人参、黄芪、当归等药。

### 2. 泄浊解毒,清营凉血法

本法治疗慢性肾衰竭,复感外邪为主证,临床主要表现为:发热、口干口渴、咳嗽咳痰色黄,方选大黄、郁李仁、生地黄、败酱草、鱼腥草、玄参、胡黄连、栀子、凌霄花、黄药子等药。

### 3. 泄浊解毒,凉血止血法

本法适用于慢性肾衰竭,湿浊化热,扰动营血,血热妄行为主证,临床主要表现为:尿血出血等症状,方选大黄、蒲公英、败酱草、郁李仁、丹皮、生地、黄连、栀子、旱莲草、汉三七等药。

### 4. 泄浊解毒,补脾和胃法

此法主要用于慢性肾衰竭,湿浊内阻中焦,脾不升清,胃失降浊,浊气上逆为主证,临床主要表现为:恶心呕吐,食少纳呆,大便稀溏。方选大黄、郁李仁、败酱草、藿香、佩兰、砂仁、白蔻仁、半夏、陈皮、竹茹、柿蒂等药。

### 5. 泄浊解毒,化气行水法

本法主要用于慢性肾衰竭,脾肾气衰,肾阳不足,湿浊毒邪内盛,三焦气化不行水为主证,临床主要表现为:全身浮肿、小便量少,畏寒肢冷。方选:大黄、郁李仁、败酱草、佩兰、葶苈子、王不留行、防己、仙灵脾、附子、人参、金衣、桂枝、茯苓等药。

### 6. 泄浊解毒,开窍醒神法

本法主要适用于慢性肾衰竭,湿浊毒邪内蕴日久,充斥表里,上蒙清窍、内闭心神为主证。临床主要表现为:神昏或嗜睡、呼吸深大,谵语摸床,撮空理线。方选:大黄、郁李仁、元明粉、败酱草、佩兰、藿香、白蔻仁、菖蒲、郁金、冰片、麝香等药。灌服苏合香丸。

### 7. 泄浊解毒,养阴柔肝法

本法主要针对慢性肾衰竭,湿浊化热动风为主证。临床主要表现为:四肢抽搐,筋惕肉瞤,方选大黄、郁李仁、佩兰、栀子、败酱草、天竺黄、胆星、白芍、木瓜、生牡蛎、天麻、石决明、钩藤、羚羊角等药。

### 8. 泄浊解毒,通关利尿法

本法主要用于慢性肾衰竭,湿浊内阻。三焦闭塞,肾关不开,水道不通为主证,临床主要表现为:小便不通,尿量极少,全身浮肿,恶心呕吐。方选大黄、郁李仁、佩兰、苦参、王不留行、葶苈子、商陆、杏仁、桔梗、防己、大腹皮、金钱草、蝼蛄等药。

上述八法根据临床脉证,有时一法独进,有时二三法合施不能拘泥。

肾脏疾病和因此而产生的慢性肾衰竭,属中医水气病范畴,乃水气病日久不愈,累月积年,邪伤于肾,渐积而成。究其病证之本,乃肺脾肾三脏功能失职,三焦气化不利,湿浊蕴郁化为毒邪、充斥表里,弥漫三焦,上蒙清窍,下伤肝肾,内困脾胃,邪气愈盛,正气愈虚而成此证。本病病情缠绵不能治愈的原因是致病邪气有不同于一般疾病的特点。一是本病的致病邪气是湿毒浊邪为患,毒性甚剧,伤人脏腑重,耗伤气血甚;二是此邪性善内伏待机而起,当机体稍受六淫之袭或起居失宜或七情不调,则内伏之湿毒浊邪即乘机而起,攻击脏腑,耗其气血令人再病;三是此邪根深蒂固,各种疗法只能消其势不能除其根,余邪内蕴,日久复盛再发,故而导致本病患者病情缠绵,病势危重,必定复发,难以治愈。李老治疗本病以祛邪为先,酌施补益实为治疗良法,其治八法乃以泄浊解毒为基础,随证治标符合本病机理。

# 冠 心 病

中医药学是祖国传统文化的瑰宝,为中华民族的繁衍生息作出了不可磨灭的贡献,在世界医学史上写下浓墨重彩的一笔。千百年来它屹立于世界医学之林,根本原因在于中医药治疗疾病的确切疗效已经深入人心。冠心病属于中医的"胸痹心痛"范畴,历代医家对胸痹心痛病因病机的认识已经相当全面,临证治疗有着深厚的理论依据和实践经验,其"简、便、验、廉"已经得到越来越多同行的认可。李老临床中常常从肾论治冠心病,今从理论基础、实践依据并附典型病例探讨冠心病从肾论治。

> 师曰:心病在临床上往往可见胸闷、气短、心悸、胸痛、畏寒肢冷等症。临证应以补心先补肾为治疗大法。心肾得交,水火既济,阴阳相合,则心气得以升发通脉。"气为血之帅",气旺则血旺,气旺则血行。故临床上应从气入手,不必从血入手,何必舍本逐末!

## 一、从活血化瘀之弊谈冠心病从肾论治的必要性

对冠心病(胸痹心痛)的治疗,有补益心气、温阳通痹、活血化瘀、芳香化浊、豁痰行气法等,可谓是百家争鸣、百花齐放。

诸多疗法中,活血化瘀法如雨后春笋般被越来越多的医生追捧,对于冠心病的治疗"言必活血,方必化瘀",活血化瘀宛如尚方宝剑,无坚不摧。活血化瘀法固然在疾病的治疗中起到了重要的作用,但也绝非百无禁忌,冠心病的治疗应遵循补虚泻实、以补为主之大法,从而达到"阴平阳秘,精神乃治"的目的。

目前临证中有滥用活血化瘀法的倾向。冠心病有虚有实,即使实证,也是本虚标实,若虚实不辨,一味化瘀,徒伤正气,无异于舍本逐末。冠心病病人的心脏犹如一匹多病、瘦弱的老马,步履维艰、疲惫不堪,临床上用活血化瘀法,犹如对病马加鞭,饮鸩止渴,使病情雪上加霜,心气更虚,于病何益?

## 二、心肾相交,气化相通

心者,五脏六腑之大主;肾者,一身阴阳之根本。心为君主,肾乃命门,两者间有着密切的联系。

**1. 经络相连,息息相关**

心肾同为少阴经所属,经络循行路线上心肾互相交通。足少阴肾经循行,一分支从肺出入心注胸中;又足少阴肾经夹舌本,舌为心之苗,故二者有着密切的联系。

**2. 精神互用**

心藏神,肾藏精。精能化气生神,神能控精驭气。故积精可以全神,神明可以控精。

**3. 水火既济,心肾相交**

心肾相互制约,互相为用。心火下降而交于肾阴,肾水上升而济于心阳,心肾相交,则阴阳、水火、升降的关系处于平衡、协调状态,以维持人体的正常生命活动。若心与肾间阴阳失调,水火失济,则诸病随之而生。这是冠心病从肾论治的理论基础,体现出中医治疗的整体观念和辨证论治。

> 师曰:冠心病为本虚标实之证,补中寓通,通补兼施,相得益彰——阳光普照,阴霾自散。

冠心病(胸痹心痛)多发于中老年人,已是一个不争的事实,现代医学已经证实这一点。中医认为年过五旬,则正气自半,肾中精气日渐衰弱,脏腑功能逐渐减退,其中又以阳气的衰弱为主导。《黄帝内经》中有关衰老的理论对此有明确的阐述。

肾为水火之脏,相火之所居,元阳之所系,是机体一切生命活动的原动力,为气之根。"五脏之阴非此不能滋""五脏之阳非此不能发"。肾阳寓于肾阴之中,温养五脏六腑。肾精以及肾阳亏虚,心失于温煦,则心阳不足。心阳虚,胸阳不振,则心主血脉功能失常,痰浊、瘀血等可乘虚而入,血脉瘀

阻故临床上往往可见胸闷痛、气短、畏寒肢冷等症状。

冠心病(胸痹心痛)为本虚标实之证,张仲景在《金匮要略》中对胸痹进行了精辟的概括:"夫脉,当取太过不及,阳微阴弦,即胸痹而痛。"对冠心病强调从肾论治,以补为主,补中寓通,通补兼施,相得益彰。通过补益心肾之阳,则"阳光普照,阴霾自散"。通过温阳调节脏腑功能,痰瘀无所生,启门驱贼,标本兼治,补虚而不留邪,攻邪而不伤正。

需要指出的是,有些患者貌似阴虚之证,亦勿忘温阳之法,阴阳之辨证主导关系已经被大部分医家所认同,即"生化之机,则阳先阴后,阳施阴受",单纯的阴虚在老年患者中非常少见。

师曰:冠心病在临证明辨标本缓急,精心遣方用药。切勿辛温大补,使雷龙之火上升,伤及阴精;亦勿苦寒为主,而伤及脾胃,勿忘时时顾护胃气。

冠心病为本虚标实之证,本虚有阴虚、阳虚以及气虚之分,标实又有痰浊、血瘀、气滞以及寒凝等。以从肾论治为大法,补中寓通,临床上常可收到满意的疗效。然而临证更要审时度势、明辨标本缓急,遣方用药也须再三斟酌。

明辨标本缓急:冠心病急性发作属于急危重症,明辨邪正消长的盛衰情况,恰如其分的应用"急则治其标,缓则治其本"这个原则至关重要。邪实在冠心病发作期起主导作用,此时宜采用芳香化浊、活血化瘀、宣阳通痹等祛邪之法兼以扶正,待病情缓解再以扶正为主,正所谓有故无殒,亦无殒也。

精心遣方用药:用药如用兵,在遣方用药中,应遵循适度原则,太过、不及皆非所宜。因肾为水火之脏,肾阳寓于肾阴之中,称龙雷之火,肾中水火平衡则阴平阳秘,故温补肾阳不宜太过,否则易使龙雷之火升腾为害,伤及阴精;"行军以粮食为先,用药以胃气为本",补虚而奏效,有赖于胃气行其药性,正所谓"有胃气则生,无胃气则亡",故用药中勿苦寒为过,而伤及脾胃,应时时兼顾保护胃气。更要掌握好"孤阴不生,独阳不长"这个原则,阴阳互补,以求"阴中求阳、阳中求阴",不可过于偏颇。

### 附　典型病例及遣方用药分析

患者李某,男,65岁,患冠心病10余年,胸闷痛时有发作,伴乏力,饮食欠佳,舌淡苔薄脉细弱,心电图提示ST-T改变。方药

人参10g　苦参15g　丹参20g　川芎10g　薏仁米20g　何首乌25g　淫羊藿15g

人参、苦参、丹参同用,为治疗冠心病的要药。三种"参"皆展现于处方中,而苦参,丹参并非五加科的人参,乃是另类"参"而已。两者与人参不能同义而语,属相须相使为用。

人参被誉为"百草之王"。味甘微苦,最善于大补元气,复脉生津。心之津气补则血脉和,体现出气为血之帅。真正的野山参目前已经很难寻觅,若幸而得之,定为此方锦上添花。方中"参"为红参,而非白参。古代医家阐述滥用人参的害处时指出:"若治虚热而误用丽参(指红参),无异抱薪救火,则欲苏涸辙之鲋,而灼其垂竭之脂膏;若治虚寒而误投辽参(指白参),几于落井下石,则欲回黍谷之春,而适以陷绝于冰窖。"这段话告诫医生选用人参治疗疾病应该分清寒热。

淫羊藿:甘温入肾,有益阳气。通行经络,诸邪阻于经脉而为胸痹者,皆可祛除。何首乌:阴不甚滞,阳不甚燥,补肝肾,敛精气。阴阳、水火相济,心肾相交。丹参去瘀生新,能补亦能行。"一味丹参,功同四物"。苦参为佐药,川芎为血中气药,两者配伍使整方补而不滞。薏仁米健脾,又顾护胃气,脾胃得健,使得诸药发挥药性。同时薏仁米又扶助正气,切中病机。

本例患者从肾论治,诸药合用,以补为主,以通为辅,标本兼顾,补中寓通,补而不滞。心肾同治,气血同调。

总之,临证治疗冠心病需四诊合参,辨明阴阳寒热虚实。冠心病为本虚标实之证,虽然现代医学证实冠状动脉内可见粥样斑块,但胸痹心痛本非实证,实为气虚、阳虚之证!倘若虚实不辨,一味攻伐,则犯虚虚实实之戒!从肾论治,验之临床,每收桴鼓之效。

而苦参在历代医家治心病鲜有苦参,李老通过多年的临床经验,用苦参疗疾,常常效如桴鼓。

另外李老在临床中治疗多种疾病运用苦参,疗效多验:

①苦参能驱虫;②苦参能减肥,这也是苦参可以治疗冠心病的佐证,去除冠状动脉内的粥样斑块可以理解为为冠状动脉"减肥";③苦参加味能治心肌梗死;④苦参加黄连治中毒性痢疾;⑤苦参可治荨麻疹;⑥苦参加夏枯草叶可治粗脖病;⑦苦参可治产后风;⑧苦参可治厌食;⑨苦参具有抗癌作用;⑩苦参加蝉蜕治疗产后风;⑪纠正心律失常;⑫治疗食物中毒。

> 师曰:枳壳、青皮、枳实在冠心病的治疗中应慎用。

枳壳、青皮、枳实为行气、破气之药。久用伤气,当防其伤气之弊更伤已虚之心气。

## 风证、痹证和痿证

> 师曰:风为百病之长,风邪与痹证密切相关。然而风证与痹证以及痿证既有区别又有联系,故风证、痹证和痿证必须加以区分。百病首于风,风善行而数变,风病无根属阳,但是痹证是属阴的。痿证指筋痹痿软,肌肉瘦削,皮肤麻木,手足不用的一类疾患。痹证更为常见,症见关节拘急不利,常伴疼痛。中风、伤风、风证、痹证与痿证临床医生应当详加区分。

很多疾病隶属于风证,具有来去无踪、变化瞬息的特征,与风的特性接近,因而这些疾病称之为"风病"。风病分属于多个系统疾病如内、外、耳鼻喉皮肤等疾病,病态症状、病所、颜色、特征各不相同。鹅掌风、白虎风、鹤膝风、羊癫风等以动物形态命名。漏肩风、缠腰风、雷头风、摇头风、吊脚风、穿踝风等以症状命名。而历节风、偏头风、喉风、四肢风等疾病则以部位命名。另外按脏腑也可分为肺风、肝风、肾风、肠风以脏腑命名等。急惊风、慢惊风及伤风,这是临床经常见到的,都属于风病。脑中风,肠风下血也是风病。当你以中医视角来认识它们,从风立论,往往立竿见影。

风证较为复杂,本篇不再详述,以下就痹症和痿症详述。

## 一、痹　证

> 师曰:痹证颇为复杂,含义非常广泛,就现代医学而言,风湿热、风湿性关节炎、类风湿关节炎和新陈代谢病之痛风,均可归属于痹证范畴。简而言之,凡风寒湿所致周身及关节疼痛,肌肤麻木不仁,均以痹证言之,即"风寒湿三气杂至,合而为痹也。

痹证大体分为行痹、痛痹、着痹、热痹等。以邪侵部位深浅分别论之,则有筋痹、脉痹、骨痹、皮痹等。以脏腑论之则有肾痹、肝痹、心痹、脾痹、肺痹、肠痹等。以证候而言,骨节间似风走窜或伴表证多以风邪为主;骨节皮肤酸胀疼痛一般以湿邪为主;骨节肌肤喜热喜温多以寒邪为主。热痹则为关节肌肉热痛,得冷则舒。又有列入风门中如痛风,白虎历节风,名类繁多,不胜枚举。

痹证是常见病、多发病,黄河以北多见,东北更多见,尤其是东北地区更为普遍。风寒湿杂至合而为痹,用中医经典理论解释,既可能是并病,又可能是合病。临床医生在痹证错综复杂的病因和纷繁的症状中必须认真梳理,记住一点,就是痹证与风有关,与湿有关,与寒有关。

痹证的治疗大法,古今各代,百家争鸣,百花齐放,然而临床中必须注重以下大法:疏风、活络、祛湿以及温阳通脉。很现实的问题是,当某个患者以痹证来诊,患者主诉症状颇多,如何下手,如何从千头万绪中理出头绪?

> 师曰:痹证治疗颇为棘手,治痹关键在于舒肝(李老认为"舒肝"比"疏肝"为贴切)。

通俗地讲，就是先打开通路，然后辨证论治。这里需要说明的是疏肝不是疏肝气，而是舒肝经。

祖国医学认为筋骨与肝密切相关的。肝主筋，《内经》云："肝者……其充在筋"，"肝主身之筋膜"，阐明了肝与筋的关系。肝血充盈则"淫气于筋"，使筋有充分的濡养，筋强才能"束骨而利关节"。治风先活血，血行风自灭，就是这个道理。

方药如下：

威灵仙20g　防风15g　桃仁15g　红花15g　桑枝25g　没药5g　血竭2.5g　当归15g　漏芦20g　地龙10g　牛膝15g　僵虫15g　炙川乌10g　豨莶草10g

没药是一种树脂，没药树皮部渗出的油胶。去除杂质，打成碎块生用，内服多制用。目前临床上使用的没药良莠不齐，市面上出售的没药大部分是狗皮包上的，临床疗效会大打折扣，远不如天然没药。这种情况下，治疗时可以用乳香来代替。

而乌头的应用更应该引起临床医师的审慎，应该关注乌头的用法、用量、煎法等注意事项。乌头类中毒量个体差异很大，另外与个人体质以及配伍方式都密切相关。

因为川乌它本身含有乌头碱，毒性很大。炮制以后，长时间的煎煮，其他药物的相须，相使，这些会使得乌头的毒性大大降低，为我所用。

师曰：许多风湿痹证的患者疼痛部位有所不同，疼痛的部位不一样，治疗方案也有所区别，这体现了中医的辨证论治的思维特点。如中医里有一病为露肩风，由于病人入睡以后肩部受风而致。这是一例而已，临证中要辨别部位，尤为重要。

## （一）痹在上

痹在上包括上肢和肩膀。此时多风、多寒、少湿，治疗上以祛风，温通经脉为主。应用苦寒药物则适得其反。

常用方剂如下：

桂枝10g　炙川乌10g　防风15g　蚕沙15g　麻黄10g　白附子5g　透骨草15g　芥穗10g　地肤子10g　薏米20g　防己15g　红花10g　当归15g　乳香5g　白鲜皮20g

防己，仔细观察它的断面，成螺旋状的纹理，为治疗风湿特效药物。很遗憾在近些年来，随着现代药理的发展，一些资料表明防己本身含有马兜铃酸，对肾脏可能存在危害，然而不应过分夸大防己的"罪名"，鉴于现在的临床医疗环境，应酌情推敲使用。

痹证之邪气必须有通路而驱之，即发汗而解，地肤子、麻黄、桂枝均有解表作用。地肤子，老百姓叫扫把籽，就是这样一个日常很普遍的用品，却发挥巨大的作用。它的发汗作用很独特，在诸多发汗的药物中"独树一帜"。地肤子发汗不伤阳，和麻黄的作用迥异。麻黄发汗可能会汗出不止，而地肤子发汗则恰到好处。方中有麻黄10g，因为有白鲜皮配伍相互制约。

## （二）痹在中

风湿性心脏病多见，本病多湿、多风、少寒，20世纪多见，21世纪已经少见。治疗应该祛湿、搜风。

风湿等邪气侵犯心脏较为严重，有时候甚至是急性风湿病。倘若确诊此病，禁用麻黄汤、银翘散、桑菊饮、杏苏饮、参苏饮之类方剂；本病少寒，大多数病例禁用性温的药物，川乌草乌白附子肉桂都应该谨慎使用。

治疗大法是清热解毒利湿，处方如下：

荆芥15g　白鲜皮20g　防风10g　青黛5g　牛膝15g　黄连15g　黄芩10g　黄柏10g　滑石10g　生石膏20g　马勃10g　连翘20g　僵虫15g　薏米20g　苍术10g　射干10g　羌活10g　苦

参 15g

## （三）白虎历节风

病如其名,形容痹证像老虎咬的一样疼痛,形容这种病症状很重。历节风,指所有的关节肿胀,有人将类风湿归于此类。其特点是关节变形,特别是手指关节、膝关节、脊柱关节变形。

该病的治疗大法为活血、通脉及散风。

乌药 10g　地龙 10g　防己 15g　僵虫 10g　全虫 5g　白芷 10g　蚕沙 15g　独活 15g　古虫 10g　泽泻 20g　草薢 20g　薏米 15g　穿山龙 15g　红花 15g　炮山甲 10g　黄柏 10g　炙猬皮 5g　防风 15g　当归 20g　白鲜皮 20g　地肤子 10g　苦参 10g　石斛 20g

## （四）风湿性结节性红斑

病人症见疼痛、身热、皮肤有环状红斑。

治疗原则应该是凉血、解毒、祛湿。

处方:苦参 10g　白鲜皮 20g　丹皮 15g　生地 15g　全虫 20g　僵虫 15g　黄柏 10g　紫草 15g　滑石 10g　地肤子 10g　大青叶 10g　赤芍 15g　连翘 20g　地骨皮 15g　防风 15g　秦艽 15g　桃仁 15g

## （五）风湿性心脏病瓣膜漏血

20 世纪常见风湿性心脏病,严重时可见瓣膜功能失调。对以上疾病临床上失治误治会导致严重后果。临床上较为棘手,常用方剂如下:

黄芪 10g　夜交藤 25g　鸡血藤 15g　当归 20g　琥珀 15g(另研面冲服)　珍珠粉 2g(研面冲服)　漏芦 15g　穿山龙 10g　白鲜皮 25g　桃仁 15g　防己 10g　炙猬皮 5g　红花 10g　三棱 10g　苦参 10g　当归 20g　乳香、没药各 5g

另外可加用鱼鳔胶,即用鱼鳔熬的胶,大鱼的为好。没有鱼鳔胶可以用阿胶代替。

痹证的愈后虽为良好,但病情缠绵,且感受外邪后易引起复发,病久痰瘀痹阻,出现关节畸形以及内舍脏腑引起心痹者,则不易恢复,愈后较差,医家切切慎重小心为之。

# 二、痿　证

师曰:痿证发病率近年呈现上升趋势。30～60 岁年龄段发病患者比例最大,其发病年龄在 30 岁以下者比例较小,女性高于男性。痿证发生的原因颇多,湿热、寒湿、血燥、气虚、食积是比较常见的原因。

痿证是指筋骨痿软,肌肉瘦削,皮肤麻木,手足不用的一类疾患。临床上以两足痿软、不能随意运动者较多见,故有"痿躄"之称。现代医学的多发性神经炎、肌萎缩无力、运动神经元病、肌营养不良症、癔症性瘫痪等,均属于"痿证"的范围,"痿证"是肢体筋脉弛缓软弱废用的病证。

久病劳倦,阴血虚则濡养不足;阳气虚则温煦不充;湿痰着滞、瘀血停留阻遏气机,妨碍血运,皆能导致筋骨、肌肉、皮肤失养,发为痿证。然临床常见的痿证,以肺胃津伤,肝肾亏损,湿热浸淫三个类型为多。

热邪炽盛,伤及肺胃之津液;温邪上受,首先犯肺,热耗肺津,肺不布津,阳明不调,宗筋弛纵,而发生痿证。《医宗金鉴》说:"五痿皆由肺热生,阳明无病不能成。"就是此病病因病理的简要概括。

其次,肝藏血,肾藏精,分别主筋和骨;久病年老肝肾亏损,筋骨失养;或久病精血耗伤,肝肾既亏,精血俱损,阴虚生内热,复能灼液伤津,致成痿证。张景岳所谓"败伤元气者亦有之",即是指此而言。

湿热浸淫,气血运行不畅;或饮食不节,嗜食肥甘厚味,脾失健运,滋生内湿,郁久化热,阻滞气血,筋骨失养,因而成痿。《素问·生气通天论》说:"湿热不攘、大筋软短,小筋弛长,软短为拘,弛长为痿。"这就是说湿热是导致痿证的一个重要原因。

痿证由于肺胃津伤者,多在温热病中或病后,突然肢体痿弱不用。由于肝肾亏损者,一般起病缓慢,渐见下肢痿软、不能行动由于湿热浸淫者,亦多渐见两足痿软,但常有微肿,其痿弱程度,一般来说,较前两者为轻。

## (一)痿证的治疗

> 师曰:痿证在临床治疗应着眼四大方法,清燥、滋阴、益气、通脉。清燥即清肺脏之燥及阳明之燥。滋阴即益胃养阴,阻断阳燥之泛滥。益气即扶助人体之正气,通脉即活血通络。

综观痿证之病机,虽然标本虚实各不相同。然而"治痿独取阳明"为历代医家所推崇,所谓"阳明者胃也,主纳水谷,化精微以滋养表里,故为五脏六腑之海,而下润宗筋,主束骨而利机关"。脾胃为后天之本,气血生化之源,调理脾胃,气血充盛,应是治疗之根本。然肝主筋膜,脾主肌肉,肾主骨髓,对于肝、脾、肾三脏之调治,亦属不可忽视。

针对肺胃津伤,肝肾亏损,湿热浸淫等病因病机,湿热壅塞经脉当清燥;阴血不足当滋补;若精髓不充当补髓填精,结合活血化瘀之法。

## (二)痿证治疗的禁忌

> 师曰:痿证三禁即禁发汗,禁峻泄,禁回阳大补。

(1)忌发汗:痿者诚非表邪所致,或有汗或无汗,非风邪袭表所为。若误以解表发汗,使津液更虚,加重病症。

(2)慎用苦寒:"治痿独取阳明",脾胃虚弱乃常见之证,中州虚弱,苦寒过重必伤胃气,而致病情加重。至于症见热证,亦多为虚热,当辨明虚实,以阴制阳为大法,而苦寒重着之品需斟酌分量,热退药止。

(3)忌无虚大补:虚者补之是中医进补的原则。滥用补药,会导致阴阳失调加剧,补阳之药诸如附子、肉桂等应针对阳虚体质和病情,倘若不辨明虚实而乱投一气则易犯虚虚实实之忌。痿证寒症少见,倘若治痿以大辛大热之品,则助纣为虐,加重病症。

治疗原则主要是清燥、滋阴、祛风、益气及和血。治疗方药如下:

黄芪10g  龟板30g  当归20g  石斛20g  秦艽15g  沙参20g  全虫5g  蒺藜20g  覆盆子20g  黄柏15g  玉竹20g  狗脊15g  天冬20g  苍术10g  乌蛇肉10g  山萸肉20g  蜈蚣1条(焙干研末另服)  阿胶20g  苦参10g  地龙10g  桑螵蛸20g

此方不偏不燥,既非峻补,亦非于泻。

龟板味咸微甘,性凉。为滋阴潜阳药,以滋阴为主,同时兼以补气益气。方中龟板滋阴养血以清虚热,滋补肝肾以壮根本。

黄芪是作为引经药。因为黄芪是温药,多用则亦加重阳明之燥热。

但凡久病、重病、怪病,无不是气血凝滞,痰毒聚结成块,一般常用草药力量不易达到病所,而虫类药之走窜则有耕田耙地之功,疏流开渠之效,只要在辨证施治的基础上应用一二味虫类药,定能提高疗效。蜈蚣"走窜之力最速,内而脏腑,外而经络,凡气血凝聚之处,皆能平之"。蜈蚣善搜风攻毒,舒利关节;全虫亦为攻毒散结、通络止痛之要药;地龙咸寒降泄,下行走窜,善清肝热,又息风止痉;乌梢蛇性善走窜,外达皮肤,内通经络,能"透骨搜风"。

## 消 渴 病

糖尿病是与遗传因素有关,又与环境、免疫和基因等多种因素相关的慢性疾病,是因胰岛素分泌缺乏或利用障碍而引起糖、脂肪、蛋白质代谢紊乱的综合征,其中以糖代谢紊乱为主要表现。糖尿病属中医学"消渴"、"消中"等范畴。

早在内经中便有消渴、消瘅之病名,后世又有肺消、膈消之名。对于消渴病的病因前人多有论述,"此肥美之所发也,此人必数食甘美而多肥也,肥者令人内热,甘者令人中满,故其气上溢,转为消渴。"心境愁郁,内火自燃,乃消症大病。"消渴者原其发动,此则肾虚所致,每发即小便至甜。"等论述均说明消渴病病因纷繁,其形成主要是由过食肥甘、五志过极、劳欲过度,后期脏腑功能失调所致。正所谓"三消一证,虽有上中下之分,其实不越阴亏阳亢,津枯热淫而已。"

## 一、消渴病常见口渴、多食、消瘦等症

口渴:肾水不能上济君火,而君火刑于肺而致。

饥饿:龙雷火起,秘热于胃,胃被燥伤。胃气衰,欲得食自救。

消瘦:肾水干涸,水火不能相济,肾阴耗竭。小便如膏如脂,耗伤气血,故消瘦。

消渴病大致可分为上消、中消和下消,临床上可以独而有之,亦可三消并见。

(1) 上消为病:病见多饮而少食,小便如常,或小便清利,其燥在上焦属肺,又谓之膈消。

(2) 中消为病:病见多食,消谷善饥,经谓:热能消谷,其热在中焦属胃,又谓之消中。

(3) 下消为病:病见小便淋下,如膏状,甚至面色黧黑,而形瘦,其病在下焦属肾,又谓之肾消。

## 二、阴虚燥热,病机之本

师曰:消渴的基本病机概而言之,不出二端,一为阴津亏损,一为燥热内生。究其病变脏腑可见伤肺,伤脾,伤胃,伤肾,或症见一脏,或多脏并见,临证应辨明脏腑,分清虚实。

正常情况下,津液的代谢,是通过胃的摄入,脾的运化和转输,肺的宣散和肃降,肾的蒸腾化气,以三焦为通道,输送至全身,乃化为汗、尿排出体外。若津液内伤,一般应是口渴而小便短少。小便反多,则说明肾虚阳气衰微,既不能蒸腾津液以上润,又不能化气以摄水,水尽下趋,因而"以饮一斗,小便一斗"。饮入于胃,游溢精气,上归于脾,脾气散精,上归于肺,通调水道,下输膀胱,水精四布,五经并行。因为脾液不能上荣于肺,而肺独燥,故多饮而渴。

阴津愈损,燥热愈甚;燥热愈甚,更能灼伤津液,如此往复,故日久终成不治。而阴津亏损之源,乃在于肾。肾为水火之脏,寓元阴元阳,真阴亏损,肾水不足,龙雷之火升腾,上灼津液,火因水竭而益烈,水因火烈而益干,胃津枯竭,五脏干涸,消渴之证则成。

故本病阴亏为本,燥热为标。不洞析此种关系实难理解本病之复杂的病理过程及临床症状。由于标本之间可以互相转化,或标证与本证互见,或肾虚与胃热杂陈,时而以标证为主,时而以本证表现;亦可三多并存,亦可独有某证;抑或肾阴未济,胃热之象暂隐;抑或肾阴已复,燥热之证仍炽等。指出其病机本质特点在于阴虚燥热。不难看出,本病基于内伤,气阴两虚所致,此乃虚证,而非实证。

## 三、标本兼顾,执简驭繁;三焦俱病,三期分治

师曰:三消一证,虽有上中下之分,其实不外乎阴亏阳亢,津枯热淫而已。故而消渴病之治疗大法,要紧紧围绕阴虚、燥热两端。临证之时虽有上消、中消、下消之不同,然常三证具现,而有所偏重。急危重之病人,无论上、中、下,当先治肾为急。

消渴一病,唯求补肾水阴津之虚,抑相火升腾之热,除胃肠燥热之甚,济人身正气之衰。使阴阳济而得和,津液生而不枯。

早期主要病在肺胃,中晚期则常累及脾肾,在治疗上应辨明标本缓急,急则治标,缓则治本。济肾水以救真阴之虚,清肺火滋雾露之盖,润胃肠消燥热之实,以缓五脏六腑之虚衰。见渴饮以水,见饥饱以食,见浮肿而利水,此乃为治标之策,均不能治验本病。故本病的治疗,应施以苦寒泄热,润燥生津之品。标本兼治,重在治本。

先补肾水之亏,治消之法,无论上、中、下,当先治肾为急;泄心火阳热之盛;除胃燥热之邪;济心中津液之衰。

总之,清燥救肺,润燥救脾肾,除燥去胃火,以消邪火。润燥生津,清火而后津液来复。滋阴以清热,补水以制火,恰合消渴之病机。

## 四、恪守基本病机,勿忘治疗禁忌

师曰:消渴病临证应有所禁忌,禁发汗利小便、禁大补回阳、禁用三承气法、禁用活血化瘀方、禁用通利、禁用过多的苦寒。细微之处,多需谨守。

(1) 禁发汗利小便。缘由:消渴病阴虚为本,发汗和利小便使津液愈亏,均与之相悖。

(2) 禁大补回阳。缘由:重用峻补回阳药物,徒有伤阴之弊。

(3) 禁用三承气法。缘由:燥热伤阴,不宜重用下法,徒伤津液,阴虚更甚。

(4) 禁用活血化瘀方。缘由:活血化瘀,伤及气血,而助燥为虐。

(5) 禁用通利。缘由:肠腑失守,已不化气。

(6) 禁过用苦寒。缘由:苦寒之药最易伤正,而致正气愈虚,正气愈虚愈不能制服邪热,邪热久羁,消渴病势必缠绵不愈。

## 五、审证求因辨消渴,调理阴阳起沉疴

师曰:三消虽有上中下之分,然三焦俱病,故应三消分治。口渴、饥饿、消瘦乃三大主症,谨守三消病机,分而治之,多收良效。

### 1. 口渴

大渴引饮,饮一溲一,这说明饮入于胃,止归于脾,而脾无力散精上归于肺,脾液不能上荣于肺,而肺独燥,故多饮而渴。治以清燥救肺生津。

石斛20g 知母20g 莲根15g 冬瓜仁20g 枇杷叶20g 天花粉15g 茯苓20g 茅根20g 桃仁15g 浮萍15g 青蒿20g 青黛5g

**2. 饥饿**

经谓二阳结(大肠、胃)为之消。大肠龙雷火起,秘热于胃,胃被燥伤,水少火多,故欲多食。治以润燥以生胃津,滋阴以消肾火。

黄连15g　山药25g　苦参15g　当归10g　桑皮20g　五灵脂10g　浮萍15g　鹿角霜20g　阿胶15g　黄柏10g　茯苓20g　乌梅10g　山萸肉20g　石斛20g　天冬20g　知母20g

**3. 消瘦**

肾水干涸,脾被燥,不能为肾输送精气,故难以化生水谷之精微,故而消瘦。治以滋水健脾。

山药25g　内金20g　石莲子20g　菟丝子15g　五味子10g　茯苓20g　泽漆20g　黄连15g　覆盆子15g　当归20g　山萸肉20g　鹿角霜20g　黄柏15g　阿胶15g　桃仁15g

# 六、变证丛生,标本兼顾

师曰:消渴辨证当详分三消之症,从肺燥、胃热、肾虚出发,治疗有所侧重。临床消渴之变证繁多,白内障、雀盲、耳聋者多为下焦肝肾精血不足所致;疮疡、痈疽初起乃为热毒伤营,血败肉腐;肺痿为虚火内灼,气虚津亏而致痿;水肿、中风、厥证亦不少见,务守阴虚燥热之本,治疗以养阴滋阴为主,辅以清热润燥之品以安和五脏。

消渴一病,临床表现复杂多变,尤其在疾病后期并发症较多。重在谨守病机投以效验之方。

(1) 消渴日久,耗伤肾阴,阴损及阳,出现阳痿,女子闭经。

消渴病久,迁延不愈,阴损及阳,常见阴阳俱虚诸证。临床症见:倦怠怕冷,腰膝酸软,口渴多饮,小便频多而混浊如如脂膏,男子阳痿,女子闭经,甚则浮肿,大便溏泄,舌淡苔白,脉沉细无力。此为阴阳俱虚之证,病的关键在肾。善补阳者,必于阴中求阳,桂附为补肾猛将,燥烈伤阴,酌情可加鹿角霜、仙灵脾、仙茅,庶可温而不燥。方药:

山药25g　桑螵15g　蚕沙15g　牡蛎20g　芡实10g　桑椹子20g　黑芝麻15g　当归20g　桃仁15g　山萸肉20g　五味子10g　炙地10g　砂仁10g　泽漆20g　黄柏10g

水煎服

(2) 消渴日久,心阴被燥所伤,心悸,气短,少寐无力,烦躁。

治以益气滋阴,方药:

苦参10g　远志15g　五味子10g　西洋参10g　川芎10g　柏子仁15g　枣仁20g　竹茹10g　半夏10g　麦冬15g　菖蒲15g　山药10g　生地10g　当归25g

水煎服

(3) 消渴日久,肝阴被耗,肝阳独亢,上斜清窍,出现眼蒙,视力不佳,眼干。

治以柔肝降火,方药:

菊花20g　杞子10g　山药25g　生地15g　丹皮20g　青葙子20g　地龙10g　琥珀10g　桃仁15g　郁金10g　姜黄10g

患者,男,60岁,患糖尿病一年余。现空腹血糖8.2mmol/L,尿糖定性空腹(++~+++),食后(++++)。症状:消瘦乏力,气短,口干,多饮多食,大便干小便多,烦躁,头眩,视力不佳,眼科检查有轻度眼底出血,腰腿酸软,肢麻有时抽痛。脉象弦细略数,舌瘦红嫩,苔薄黄。证属消渴证,因年事已高,病本在肝肾,中上二消为标证耳。守上方20剂,症状明显缓解。

(4) 消渴日久,出现皮痒,背痛

此乃燥伤脉络,引起气滞血瘀于皮下,方药:

连翘20g　丹皮15g　白鲜皮20g　防风15g　黄连10g　山栀子10g　黄柏10g　当归15g　青黛5g　公英20g　地丁20g　竹叶5g

水煎服。

糖尿病可见诸多并发症,如皮肤疹痒,上半身瘙痒者加僵蚕、蝉衣;下半身瘙痒者加白鲜皮、木瓜。苦参清热利湿,为治皮肤瘙痒之常用药。若并发疮疡感染,五味消毒饮亦可加服。

(5)消渴日久,经过3~6个月的连续治疗,病情稳定,唯有血糖、尿糖尚不稳定。予以下方调养:

羊肾2具、山药50g　覆盆子25g

水煎服。

兔骨500g,焙干为面,珍珠粉50g、琥珀50g、山药50g共为面,炼蜜为丸(10g),每服1丸,每日1~3丸。或粉,每服5~10g,一日3次。

# 七、药食同源,屡建奇功

师曰:药食同源乃中医之特色和优势,在消渴一病的治疗过程中尤为重要。选择适当的食物服用并持之以恒,以缓图其功。

(1)公鸡肠(100~300g)将肠翻开用流水冲洗干净,切成小块,烘干为面,山药100克,为面,共研一处,每服5~10g。

(2)兔骨200g,山药200g,共研面,每次5~10g冲服。

(3)山药20~50g、黄连15g、桑皮25g,共煎治饥饿。

(4)山药加莲根。

(5)山药加天花粉。

(6)山药粥

山药粥:①山药兔骨粥(兔骨煮水熬山药);②山药鸡肠粥(将公鸡肠翻过来洗净,切成小块,煮水焖粥);③羊肾2具、山药50g、覆盆子25g水煎服。

## 恶性肿瘤术后抗复发

师曰:恶性肿瘤是人类健康的最大威胁,乳腺癌、胃癌、肝癌和肺癌临证多见。症状迥异,如能早期发现,大部分病人手术治疗仍然是第一选择。中医药在恶性肿瘤术后的姑息治疗以及抗复发的治疗中有着西医不可比拟的优势,理应淋漓发挥。

乳腺癌预后相对较好,通过查体或现代化检测手段确诊本病后,应及时手术治疗,不宜保守治疗,以免贻误手术机会。然而求生心切,讳疾忌医,死于非命者亦不乏人。

胃癌也很常见,早期发现,早期确诊以及早期手术,是防治胃癌的基本措施。而运用扶正固本,解毒化淤疗法,每每延长生存期。

肝癌发现时多为中晚期,或随胃、结肠、胰腺、胆囊、子宫、卵巢、乳腺、肺等肿瘤转移而来,手术可以选择,然而手术也有其严格适应证。

**1. 乳腺癌术后抗复发**

本病多发于 25~45 岁女性,亦偶有 50~60 岁而发病者。中医临床认为乳岩,病因多为肝气郁结脾湿不化而癥,但亦区分于乳核。本病初期与乳腺增生症状有时难以区分,故而误诊率颇高。每每见于中晚期,早期手术愈后多为良好,中晚期手术复发率亦不低。故而一旦自觉乳房区胀痛并向腋下放散伴有低热,食欲不振,烦躁不安,乳房区时时隐痛,应及时到权威性医院就诊,手术后根据临床经验,进行一段时间的术后抗复发治疗颇为必要。

术后抗复发治疗,治以疏肝理气,消痈化腐。

方药:橘叶 25g　茄花(秋后霜打为最佳品)50g　鹿角霜 25g　黄芪 25g　柴胡 20g　蒲公英 25g　紫花地丁 20g　桃仁 15g　漏芦 10g　甘草 20g　白蔹 20g　地榆 20g　木香 10g

水煎服。连服 2 个月为 1 个疗程,间隔服药至 3 个疗程。

**2. 胃癌手术后抗复发**

胃癌早期不易被发现,应定期进行健康检查(钡餐透视、胃内镜),早期可以发现。一旦早期发现应及时停止药物治疗而进行手术治疗,预后一般良好。胃癌的早期临床表现,除癌肿生于贲门和幽门部呈现的噎膈和呕吐,而通常可见上脘部闷痛或隐隐作痛,持续性的食少纳呆伴随体重急剧下降,明显厌油腻、厌食肉类,面色灰垢无华而少神,频频嘈杂吞酸,胃脘灼热欲食凉饮,但咽下后愈益灼热,晚期出现恶病质,可见明显消瘦和低热,淋巴结肿大或腹水。

临床中发现胃部有不适感并且暂时用药不见好转,应提高警觉,进行相关检查实为必要,别无选择。胃癌术后抗复发,中医药可大大提高病人生存质量,一般疗程较长,应该坚持服药。

方用:癌后抵当饮子:

黄芪 50g　水牛角粉 20g　重楼 10g　毛慈菇 10g　白蔹 20g　莪术 15g　玳瑁 10g　白及 20g　沉香 10g　白花蛇舌草 10g　泽泻 20g　白术 20g

水煎服。连服 1 个月为 1 个疗程,休息半月后,继续服药。

随证加减:呕逆加芦根 100g,煎水饮之;梗阻呕吐加桃仁 20g、冬瓜仁 20g;食少纳呆加山药 25g、水红子 15g;时有低热加鳖甲 40g、柴胡 10g;泄泻加山药 25g、诃子 15g;便秘加当归 40g、郁李仁 10g;水肿加冬瓜皮 50g。

**3. 肝癌的治疗**

现代临床医学认为肝癌可分为原发性肝癌和继发性肝癌。肝癌的早期症状并不十分明显,时有右肋下胀闷感,食欲不振,轻微呕逆感,全身倦怠无力,懒言少神,口苦,小便短频。下面介绍 2 例典型肝癌的演变。

例 1　患者吴某某,男,62 岁,某大学党委书记。经某肿瘤医院确诊为晚期肝癌,经会诊并征得家属意见决定手术治疗,切除肝右叶。术前会诊决定术后除用西医疗法外,重点放在中药抗复发,采取中西医结合治疗方法,以期力所能及延长其生存期。中医治疗经李老制订的方案有待付诸实施。孰料病人家属不按医嘱行事,而另寻偏方。

结果术后病人身况急转直下,4 个月死亡。

例 2　患者张某,男,62 岁。沈阳塑料公司经理。经省肿瘤医院确诊为中晚期肝癌,立即住院观察,准备手术。但病人坚决拒绝手术,笃信中医治疗。四诊所见:精神状态良好,略显消瘦,面垢无华,舌体胖,舌质灰淡,少神无根,脉来弦实有力,食少纳呆,肝区可明显扪及肿块,腹水明显,下肢浮肿,据诉轻微低热,于午后 3 时后间断发作。医院给以相应的输液。而李老决定对其治以疏肝活血,解毒利湿之法予以论治。分三期根据病情变化知犯何逆随证治之。每期为 1 个月系统观察治疗。

方药:疏肝化瘀汤:

天花粉15g 柴胡20g 冬瓜皮50g 常山10g 王不留行20g 土茯苓25g 当归40g 鳖甲40g 牡蛎40g 大腹皮20g 红小豆50g(煮汁去豆用其水煎药) 漏芦15g 甘草20g 沉香15g

水煎服。

兼服当归生姜羊肉汤:当归20g、生姜10g、羊肉100g。煮汁饮之,一日3次。

以上述方药为主,并随证加减。经治疗18个月,病人病情显著好转,腹水逐消,体力逐渐恢复,食欲睡眠均正常,低热已退,行动自如。

从这一病例可以看出:肝癌虽为不治之症,但服中药辨证论治,可以延长生存期和提高生存质量。

### 4. 肺癌术后抗复发

本病多发于中老年,据临床统计男性多于女性,对人类的健康构成一大威胁。运用现代检查手段确诊为肺癌而并未转移,可进行局限性肺叶切除。术后除医院指定疗法和疗程外,临床采取中西医结合治疗尤为必要,李老多年来针对限于肺癌手术切除肺叶,不完全统计治疗12例,其中3例不治而死亡,有2例中途转移,余者7例经用中西医结合治疗抗复发,生存期多在10年以上。生活起居、饮食需遵医嘱被认为是在治疗中的一个必要的条件。

肺癌术后抗复发的辨证,李老认为是肺气虚衰,治以滋阴润肺,生津通络,补肺气之虚,滋肾水之不足,禁用辛温燥热和峻下。实践证明只要患者坚持服药,预后效果较好。

方药:肃金益肺饮:

沙参30g 白花蛇舌草15g 西洋参10g 山慈菇10g 冬虫夏草5g 海浮石15g 青黛10g 蛤粉20g 桑白皮25g 白前15g 马兜铃15g 白及25g 蛤蚧10g 黄芩10g

水煎服。连服2个月为1个疗程,停药2周继服。以此为主方,随症加减。

羊肺汤:鲜羊肺1具,用清水洗净后,再用沸水浸5分钟。

去沸水加清水1000ml,加五味子10g,煮沸30分钟,凉后饮用。一次服100ml,一日3次。

核桃大枣粥:核桃仁30g、大枣25g、稻米500g。

煮粥作为主食之一。

### 5. 抗化疗毒副作用

临床医学对恶性肿瘤治疗主要手段是手术、放疗和化疗。而化疗毒性反应强烈,对机体损伤很大,时而不得不中途停止治疗。病人表现头晕呕吐,全无食欲,体态日见衰弱,行动出汗,微有低热,嗜睡。

由于药物毒性反应,健康状况亦随之恶化,引起气阴两虚,损及脾气,脾不能运化水谷之精微,故而呈现贫血。由于大量杀伤白细胞,机体失去抗病能力,更易被外邪入侵。李老经多年临床研究,探索出抗化疗毒副作用的补脾方法,用之颇验。病人服药后贫血指征得到纠正,症状亦相应随之逐渐消退,食欲明显恢复,可以继续接受化疗。

治以补脾益气,健中和胃。

方药:红参10g 黄芪40g 山药40g 党参20g 白术15g 柿蒂10g 甘松15g 大枣10g 藿香10g 当归25g 鳖甲20g 马齿苋20g 白蔹20g 白花蛇舌草20g 扁豆15g 竹茹10g 半夏10g

水煎服。连服15剂为1个疗程,可间歇服药。

# 再生障碍性贫血

再生障碍性贫血(简称再障)为骨髓造血功能衰竭性疾病,现代医家多以肾为中心辨证论治,分为肾阴虚,肾阳虚,肾阴阳两虚。本病病因,现代医学认为主要因为病毒感染,应用骨髓毒性药物,接触有毒化学物质,或暴露于射线等。除上述环境毒邪外,李老补充到,感受风寒是其主要病因。尤其是女性患者,在少女初潮,或月经来潮时,感受风寒,风寒易乘虚而入,直中骨髓,伏而化热,燥热伤髓,骨髓干涸而致病。

针对再障的病机特点,李老提出其治疗方法,不应着重补血,而应偏重除燥。并总结出治疗再障的独特规律。再障的治疗大体分为三个阶段,疗程数年,或长达数十年,甚则终身。

**1. 第一阶段:清利骨髓湿热**

临床可见:患者面色㿠白无神,神情黯淡;问之苦于疲乏,伴有低热,下午尤甚;查之周身可见瘀点、瘀斑,或伴有牙龈,鼻腔出血;脉之浮大有力,沉取不及。治疗上应清利骨髓热邪。处方如下:

青蒿 40g　银柴胡 15g　牡丹皮 15g　葛根 20g　仙鹤草 20g　槐花 20g　藕节 20g　茜草 20g　水牛角 15g　胡黄连 10g　石斛 20g　知母 20g

羊骨髓少许。

医家见牙龈出血,以为热毒炽盛,投以三黄,或泻心汤,非其治也。此热不在三焦,热在骨髓,已入血分,瘀点、瘀斑为其证也,非苦寒直折所能除也,当清之透之,引热外出。方中重用青蒿为君,清骨蒸,能引诸药入里,透邪外出;银柴胡走络脉,与青蒿相须,直达血分;仙鹤草、槐花皆入血分,清血分热邪;藕节、茜草、水牛角、牡丹皮仿犀角地黄汤之意,凉血止血;黄连走气分,胡连入血分,加胡连加强清营凉血之功;石斛、知母清热养阴;尤其提出的是方中应用羊骨髓为药引,以髓走髓,直达病所,且羊骨髓还具有除骨蒸之功。全方共凑清利骨髓之功,透邪热于外,清骨蒸于里。

**2. 第二阶段:祛腐化燥**

临床可见:患者颜面黄白,透有青黑,双目无神;问之患者疲乏无力,逐渐耐受,或输血频频,无奈支持,此时低热已除,或苦于便结;查之或见瘀斑隐隐甚或皮肤青黑;脉之沉涩。治疗上,李老设立奇方,应用下法,祛腐化燥。处方如下:

大黄 10g　桃仁 15g　当归 15g　土鳖虫 10g　生地 15g　海藻 20g　败酱 20g　牡丹皮 15g　山药适量

对于再障,应用下法,方书鲜见。李老剖析机理,顿时明朗。在疮疡病中,邪热可致血腐肉败,化脓成痈,治疗时必排其脓,祛其腐肉,新肉方生。再障机理相同,再障主要病因为热邪,邪热伤髓,血腐髓败,骨髓瘀滞,必须祛其腐败,除去燥热,才能恢复骨髓造血。何以知血腐髓败,骨髓瘀滞?颜面透有青黑,皮肤瘀斑隐隐为其辨;邪热伤阴,而见大便燥结为其验。当此之时,不可妄用补法,当祛其腐败,清除内燥。李老仿仲景治疗五劳虚极羸瘦应用大黄䗪虫丸之意,设立此方,旨在去陈生新。方中大黄祛腐生新;桃仁、䗪虫入络搜剔;海藻散结,亦能化瘀;败酱、丹皮祛腐除败,清除余热;生地入血,清热润燥;再以山药顾护胃气,适量加减,防大黄下利太过。

**3. 第三阶段:救阴复脉**

临床可见:患者面色黄白晦暗,形体枯槁;虽重度贫血,但已耐受,问之无所苦;脉之细如丝。治疗上宜救阴复脉。处方如下:

龟甲 40g　鳖甲 40g　石斛 20g　鱼鳔胶 20g　秦艽 25g　地骨皮 20g　乌梅 10g　知母 20g　麦冬 10g　牡蛎 40g

本阶段患者骨髓干涸,无以生血,形体消瘦枯槁,脉细累累如丝,一派阴液干涸之象。治疗上李老借用吴鞠通三甲复脉汤,重用龟甲、鳖甲、牡蛎生津复脉;以石斛、知母、麦冬润燥生津;乌梅酸甘化阴;秦艽、地骨皮清除骨中余热;唯以鱼鳔胶补髓生血,为其独到经验。

对于再障的治疗,医家紧盯患者贫血,气血亏虚,处方四物、四君、阿胶、龟胶、鹿胶甚或紫河车大补之剂,用尽各种生血中药,填鸭治疗,结果患者脾胃大伤,伤及后天,越补越滞。究其原因,以西医之贫血,套用中医之"血虚","气虚",未抓住再障基本病机,对"症"治疗,这一点李老告诫我们,极不可取。上述方剂,可以看出,李老治疗再障,鲜用阿胶,甚至当归也很少见,李老言之:谨守病机,毋失其宜。

# 瘿瘤(地方性甲状腺肿)

师曰:"瘿病自古即有记载,本源于碘缺乏,加之荣卫气血凝滞,情志不舒而诱发。瘿病虽有石瘿、肉瘿、筋瘿、血瘿、气瘿之说,但其发病病理皆是由气、痰、瘀而成,故行散气血,化痰顺气,活血消坚为其根本治则。选用具有含碘类药物治疗具有药食同源的功效。"

本病多发生于女性,现代临床医学研究认为碘缺乏是引起该病的重要发病原因之一。地方性甲状腺肿每多见于山区发病率较高。中医临床医学不仅认识到了该病与碘缺乏有关,而且认为本病是由于荣卫气血凝滞,或因情志不舒而诱发。中医用含碘中药治疗方书屡见不鲜,诸如葛洪《肘后方》中首先应用海藻酒治疗瘿瘤病;巢元方《诸病原候论》云:"诸山黑水土中,出泉流者不可久居,常食令人作瘿病……"王焘《外台秘要》载有治疗瘿方 36 种,其中含碘药物占 26 种;李时珍《本草纲目》归纳水产药用植物海带、海藻、昆布等详尽地记载治疗瘿病。

(1)气郁痰阻型

症见:脖颈粗大,按之较软,咽下时随吞咽上下移动,可伴见呼吸压迫感,心悸,声音嘶哑。舌红,苔白,脉弦。

治法:疏肝理气,软坚化瘀。

方药:消瘿一贯煎:

柴胡 20g　青皮 10g　黄药子 10g　苦参 15g　黄柏 10g　琥珀 10g　昆布 30g(水洗)　海藻 20g(水洗)　海带 20g(水洗)　海蛤粉 20g　牡蛎 25g　桃仁 15g　僵虫 15g　黄芪 10g　当归 20g

水煎服。连服 1 个月为 1 个疗程,中间休息 1 个月,再服 1 个疗程,如此周期间断服药,3 个疗程显效或治愈。

(2)气阴两虚型

症见:面容憔悴,神情焦虑,双眼球突出,形体消瘦,倦怠无力,心悸,发热感,静止或活动后出汗,饥饱无度。女性可伴有停经、脱发、腹泻等。脉来浮大中空,舌质绛无苔。

治则:益气健脾,养血宁心。

方药:调物汤。

柴胡 20g　党参 20g　山药 30g　熟地 15g　当归 15g　茯苓 20g　车前子 15g　胡黄连 15g　白术 20g　肉桂 5g　玉竹 20g　草决明 10g　石决明 25g　黄芪 20g　砂仁 10g　五味子 10g　降香 15g　甘草 20g

水煎服。连服 40 剂为 1 个疗程。

本证素因损及脾胃,肾水不足,乃为肝脾肾三经俱病之里虚证。食而不饱乃由于大肠积热于胃,消谷善饥,故能食而瘦,名曰食㑊。临证所见多发于中年女性,与情志抑郁伴有劳伤密不可分。

# 热入血室病

师曰:"热病病因繁多,有外感而发,亦有内伤所致,甚至于疫毒致病,往往病势险峻,施以针药,即使热退,然正气已被大量消耗,此时,热病难解若留有余邪,则会出现反复低热;或妇女产后,感受风寒而化热;脾胃失调,饮食不节所致脾湿胃热;妇女月经不调,情志抑郁日久引起低热者。其特点表现为日晡潮热,此乃为邪入阴分也,故辨为热入血室证。"

本病临床以低热为主证。多见于女性,年龄 20~45 岁。男性亦有偶发。此发热当首先排除结核热、风湿热、红斑狼疮、慢性肾盂肾炎、慢性胆道感染、扁桃体炎、副鼻窦炎、甲状腺功能亢进等。原因不明的发热,表现为午后低热,每以日晡热居多。李老独将其辨为热入血室证。

此证多见于感冒表邪未尽解,留有余邪,余邪传里潜入阴分;或妇女产后,感受风寒而化热;脾胃失调,饮食不节所致脾湿胃热;妇女月经不调,情志抑郁日久引起低热者。从四诊所见:病人多面垢无华,两颊红润不明显,舌质绛少苔,脉来弦细或芤,精神烦躁不安,口干而不渴,食少纳呆,胃脘无明显不适感,典型低热多在午后 3~9 时,出现潮热但不恶寒,亦无明显的骨节疼痛感,而体温多在 37~37.5℃。患者自诉周身不适,倦怠无力。

师曰:此热病发于营血,郁于肌肤,不同于外感发热,详细追问症状,临床可辨,依证立法,治当养阴透热,引邪外出。

患者自诉经常性低热,首当问及发热时间及规律,体温波动范围,是否有感冒、胎产、饮食、情志等诱因,兼见症状,饮食及二便情况。再望其面色,面色淡红无华为内伤阴血之征,面色萎黄为脾胃失运,气血不荣之象,面色晦暗青黑为内有瘀血之表现。发热是否伴有汗出?有汗出热解而复来,为邪伏阴分半表半里之间,无汗出为热伤营阴,卫气郁闭之征。故临证当详辨之。舌脉多为红绛舌,少苔或薄黄苔,脉弦细数。热入血室证正所谓日晡热,热势具有一定的规律,此乃邪入阴分之征象。李老采用青蒿鳖甲汤化裁治疗本病,意在养阴透热,引邪外出,既给邪以出路,又避免了苦寒伤正所造成的危害。方药:

柴胡 40g　青蒿 15g　鳖甲 30g　牡蛎 25g　胡黄连 15g　桃仁 15g　地骨皮 20g　生地 15g　牡丹皮 15g　乌梅 10g　山药 10g　知母 25g　秦艽 15g

水煎服。连服 20 剂为 1 个疗程。

若服药 3~6 剂时,时有大汗,低热渐退,可将柴胡减至 10g,再服 2 周。在此期间出现腹泻,可加莲子肉 20g、白术 20g。伴有呕逆加竹茹 15g、陈皮 15g、半夏 10g。伴有少寐加合欢花 20g、石菖蒲 15g。伴有胃胀不适加川楝子 15g、香附 10g。适值妇女月经来潮,流血不止,加鸡冠花 20g、茜草 15g。伴有食少纳呆加苦参 10g、水红子 15g。病愈后因多食复发重现低热,加茯苓 20g、白扁豆 20g、柴胡 10g 等。

此证多由邪气残留,伏于半表半里之间,内侵五脏,外搏营卫,正与邪争,虚实更作,阴阳相移所致。此时,若汗之但无表证的恶寒;若滋阴徒伤脾胃而洞泄;若温补而损阴津;若活血化瘀而伤气血。而李老用青蒿鳖甲汤化裁治疗本病,屡试屡验。鳖甲入阴分,滋阴退热,入络搜邪;青蒿芳香,清热透络,引邪外出,有先入后出之妙;柴胡和解少阳,为少阳之引经药;胡黄连、地骨皮、生地清热凉血,上清肺中浮火,下去肝肾虚热;牡蛎入肝肾经,敛阴止汗;桃仁散结化瘀,润肠通便。全方以养阴凉血透热为法,意在清热又不伤阴,此乃治疗本病的关键所在。李老善于活用经方,以透邪外出之法清其久羁阴分之邪热,喜得异曲同工之妙。

# 乳 腺 病

师曰:乳腺病临床乃常见之病,应辨明乳痈、乳癖、乳岩。"乳房属阳明胃,乳头属厥阴肝",故乳腺病多与肝、脾胃相关。乳痈病证多为气血壅滞、郁热不解所致。乳癖多与气机郁滞相关。乳岩最为凶险,在恶性肿瘤中预后较好,但力求早期发现、早期治疗。术后应扶正固本,解毒化滞。

乳岩与乳癖二类病,首先需要分辨良恶,区别论治,不可含糊。良恶之分,一念之差。

### 1. 乳痈

乳痈一名较早见于葛洪《肘后备急方》。乳痈多发生在乳房,单生于乳头者少。乳房属胃为土,乳头属肝为木,足阳明胃为多气多血之经,因此,乳痈病证多为气血运行不畅,化郁化热而致。肝气郁结可以引发乳痈,阳明积热为乳痈关键所在。乳子之母,不知调养,忿怒所逆,郁闷所遏,厚味所酿,则厥阴之气不舒,以致窍不得通,而汁不得出,阳明之血沸腾,故热甚而化为脓血。

基于乳痈的基本病机,临证应以败毒清热,化腐排脓为大法,方药:

大青叶 25g　公英 25g　地丁 20g　马勃 15g　天花粉 15g　白芷 15g　炮山甲 15g　大黄 5g　双花 25g　连翘 20g　王不留行 15g

### 2. 乳癖(乳腺增生)

乳癖一病,如乳中有核,形如丸卵,不疼痛,或隐隐作痛,不发寒热,皮色不变,核随人喜怒为消长。女子发病率较高,发病位在乳房,又是足阳明经所过,属肝,肝喜条达,主疏泄,肝气郁结,疏泄失司,气滞血凝,郁久化火,经络阻塞,不通则痛,而诱发本病。

治疗上以疏肝化滞,活血软坚为大法,方药:

柴胡 20g　鹿角霜 20g　卷柏 15g　丝瓜络 10g　赤芍 15g　漏芦 15g　海藻 20g　昆布 20g　桃仁 15g　苏梗 15g　青皮 10g　没药 10g　土虫 10g　天花粉 15g　当归 20g　莪术 10g　公英 15g

柴胡疏肝理气,散结化滞以止痛,公英清肝胃之热毒,消痈散结;海藻、昆布软坚散结;青皮疏肝理气,散结化滞以止痛,丝瓜络通络,诸药合用,气畅血运,故获捷效。

### 3. 乳岩(恶性肿瘤)

乳腺癌是危害妇女健康的常见肿瘤,早起确诊应该建议患者手术治疗,乳腺癌根治术后有部分患者可能发生复发或转移,故应该配合中医药治疗。

忧郁伤肝,思虑伤脾,所愿不得志者,致经气不利,聚结成核,初如豆大,渐若棋子,或肿若堆粟。初始不疼不痒,渐渐始生疼痛,出现溃烂,深者如岩穴,凸者若泛莲,疼痛连心,出血则臭,其人时有低热,五心发热,肢体倦瘦,面带厌垢,月经不调,脉来洪大有力。

乳腺癌总属本虚标实之证,因虚致实,虚实相兼,整体虚与局部实互见。本病初起多见标实之象,病久则显露本虚之候。正气内虚、脏腑阴阳失调是乳腺癌发生的基础,七情内伤是乳腺癌发病的重要因素。七情内伤导致脏腑失和、气血不调、阴阳失调,表现为肝肾不足、气虚血弱、冲任失调、气滞血瘀。

本病治以扶正解毒,软坚化滞,方药:

苦参 20g　黄芪 50g　鹿角霜 25g　地榆 20g　银花 25g　乳香 10g　乌贼骨 20g　内金 20g　卷柏 20g　赤芍 15g　佛手 15g　天花粉 15g　半枝莲 20g　珍珠粉 5g(研末冲服)

### 4. 乳腺癌术后再复发

乳腺癌复发转移的早期,病人常无任何症状,而定期到医院检查可以发现早期转移的迹象。一般复发转移的时间以手术后两年内最为常见,以后复发转移的概率会随着术后时间的延长而逐渐减少,但也有不少病人在手术后十几年甚至二十几年后复发转移,因此,乳腺癌病人术后应终身定期随访。

中医以扶正固本,通脉活络为治疗大法,方药:

黄芪40g　鹿角霜25g　蟹壳20g　血竭5g　赤芍15g　党参20g　桃仁15g　半枝莲15g　青黛5g　炮山甲10g　当归20g

### 5. 抗放化疗毒性反应

中医药在乳腺癌的治疗中起到重要作用。手术治疗是早期乳腺癌患者的首选方法。对于失去手术机会的中晚期乳腺癌患者来说,许多病人选择放化疗治疗。化疗药物治疗作为大多数恶性肿瘤的常用治疗方法在杀伤肿瘤细胞的同时,对正常组织细胞亦有显著的杀伤作用,因而许多化疗药物在治疗肿瘤的同时所引发的副作用不容忽视,如引起呕吐、便秘、腹泻和口腔溃疡等消化道反应与骨髓毒性。同时由于肝脏与肾脏为药物重要的代谢器官,化疗药物也容易引起肝肾损伤。

中医药能够通过辨证施治改善乳腺癌患者的生存质量,减轻放、化疗的毒副作用,调节免疫功能,抑制肿瘤生长,延长患者的带瘤生存期。

治疗上以解毒健脾,和胃行气为大法,方药:

党参20g　白术20g　柿蒂10g　藿香15g　砂仁15g　竹茹20g　半夏10g　陈皮10g　佛手15g　肉桂5g　麦芽20g

### 6. 辨别良恶,切莫误诊

对于乳岩与乳癖两类病,良恶迥异,应该区别治疗,不可含糊。乳癖不移不动,时时隐痛,或不痛,皮色如常,不可轻忽。若沉延日久不消,轻则成乳痨,重则成乳岩,慎之慎之! 在未明确诊断之前,决不可轻率对待。良恶之分,一念之差,悔之晚矣!

病史:①乳腺增生患者病史较长,常达数年之久。②恶性肿瘤患者病史较短。亦可能早在无意中发现,近月内发现病势来临凶猛。

望诊:①乳腺增生患者,一般状如常人。体态充盈,两目有神,生机勃勃。舌多有神。②恶性肿瘤患者,一般形体消瘦。面目无华,少神。舌体多瘦,舌质赤红,如镜面,舌面无神无根,这说明正气衰微,终脉濒临死亡之前期。

问诊:①乳腺增生患者,叙述病情,滔滔不绝,漫天话语,精神抖擞。问及饮食,则食而有味,大便多成燥结。②恶性肿瘤患者,面带愁容,对答迟缓,心有所思,泪洒眼眶甚而摇头不语,长吁短叹。问及饮食,则食少纳呆,甚至拒食。大便多见溏泄。

触诊:①乳腺增生患者乳房中生肿块,形如梅李鸡卵,或呈结节状,质硬无痛,推之可移,无寒无热,皮色不变,可随喜怒消长。②恶性肿瘤患者,肝脾功能失调,气郁凝结而成。初起乳中结块,渐次增大,或不痛或略感隐痛。后期始觉大痛。或有溃烂者,其患处翻花突起,疼痛连心。以三指触之,呈现弥漫性颗粒样肿块而坚硬,触之剧痛,进而患者拒绝再度触诊。

切诊:①乳腺增生患者脉来弦细,沉取乃灭。②恶性肿瘤患者脉来洪大有力。浮取、中取、沉取俱有力,这说明正邪交争,孤阳外越,阴阳相争! 此时亡羊补牢,手术治疗尚有回生的希望!

### 7. 乳腺疾病之食禁与食疗

①食禁:油条、各种肉类、各种水产品、蘑菇、木耳、韭菜、大蒜、辣椒、芥菜、胡椒、麻酱。
②食疗:米面、苦瓜、芹菜、白菜、黄瓜、豆角、萝卜、豆腐、茄子。

### 8. 乳腺疾病之告诫

李老赋诗二首:

恶瘤作乱、真气乃伤、血脉躁疾、正邪交争;正不胜邪、至阴失守、孤阳外越、神无所主;毒火为心、五脏乃焚;生死攸关、在此一举!

早期确诊最为难,良恶混淆潜其间,发现恶瘤手术前,讳疾忌医解千态,听信庸医牵着走,争分夺秒生死攸,哪有深渊变绿洲?

# 滑胎、胎漏

师曰:"滑胎、胎漏在妇科疾病治疗中最为棘手,尤对于多次保胎不成的女性来说心理恐惧感更易加重病情。故医者首先要做好心理疏导,再依据病情辨证施治。临床医家多以四物汤、胶艾四物汤为主方治疗本病,然均以失败告终,而吾认为肾虚受胎不实,冲任不固,不能摄血方为本病的根本病机,故以补中益气汤化裁加以滋补肾气之品组方,从气治不从血治,采取补气调经之法静养胎元临床取得满意疗效。"

所谓任主胞胎,冲主血脉,在妇科经、带、胎、产四大症中滑胎在治疗上最为棘手。李老从医60年,前30年以治疗内科、儿科、妇科杂病为主,此类病例屡见不鲜,并通过临证积累了治疗滑胎的丰富经验。本病的病因多由禀赋虚弱以致胎不成实,每于妊娠早中期胎动而滑落。李老认为,肾虚受胎不实,冲任不固,不能摄血为其根本病机。习惯性流产临床中也常见血热为诱因,然而很少有血塞或外伤等引发,由七情内伤所致者亦有肾气不足在先为其内因,方可出现滑胎,外因很难单独为患。故辨证当辨其肾虚或是血热。寓繁于简,思路清晰而明了。如症见虚乏之象,腰膝酸软且健忘,舌淡苔白,脉沉细而滑,多由肾虚所致;如见口干,心烦,尿赤,便结,舌绛,苔薄白或黄,脉滑数微洪大多为血热之征。而临床最常见的多为腰膝酸软,咽干心烦,少寐多梦,舌淡绛,苔薄白,脉滑数之肾虚有热之征象。故辨证当分清主次,急则治标,缓则治本,以一定之规变化加减而不离其则。

《金匮要略》云:"妇人有漏下者,有半产后因续下血都不绝者,有妊娠下血者,假令妊娠腹中痛,为胞阻,胶艾汤主之。"法仲景之方,后世医家多以补血和血之法治之。而根据李老多年临床实践所得,他主张治疗滑胎、半产当从气治而不从血治,用补中益气汤化裁加以滋补肾气之品,以利胎元。他不赞成从血论治,即通常惯用以四物汤或胶艾四物汤为基础组方,因四物汤既不止血又不能养胎安胎,临证施之,反易引血下注,易使胎动。李老主张从气治而不从血治,意在孕妇滑胎本已伤血动血,故不可再用补血和血药动其经血,而采取补气调经之法静养胎元。从理论上讲,气能生血,气行则血亦行,补气等于补血,又何须动血犯胎,妊娠一旦漏血,用补血法治之,临床经验证明成功率很低,往往以失败而告终。

师曰:"凡遇此种病例或类似此种病例均用补气法治疗疗效甚好。待到病情转化,血热之势彰显,胎动不安而出现胎漏之时,先检查胎元,如胎元尚好,仅见少量流血,不必担忧,可将杜仲改为杜仲炭25g,如血见较多,可加用生地炭30g、莲房炭40g止血而不留瘀,临床每奏奇效。"

李老曾治一女患,有孕40余天,尚未见胎漏。时有腰酸,略感乏力,大便燥结,夜眠可,胃纳一般,余无明显不适。舌淡苔薄白,脉弦滑有力。患者表现以肾虚有热之象,但热势尚不明显。故治以健脾益肾之法,用补中益气汤加减,养先天而补后天,补气益精而生血。方用:

人参5g 白术10g 知母10g 竹茹5g 陈皮10g 桑寄生20g 杜仲5g 菟丝子10g 益智仁10g 黄芩5g 山药10g 川贝10g

妊娠45～120天,为易致半产之周期,病情因妊娠月份不同而治疗亦有所侧重。李老根据妊娠的正常生理变化将保胎分为三个阶段:

1～3个月为养胎,方以补中益气汤加减:

人参5g  白术10g  知母10g  陈皮10g  桑寄生20g  杜仲5g  菟丝子10g  益智仁10g  山药10g  川贝10g

随症加减,水煎服。

4～6个月以安胎为主,杜仲可加至10g,菟丝子加至15g,以养肾益精,制血热胎动。如见胎漏加生地炭30g、莲房炭40g,此为关键的一环,生地苦寒,炒炭性温,入手足少阴经,配以莲房炭,性苦涩而温,入足厥阴血分,两者止血安胎,养胎而不动胎,如能安全渡过这个时期即已宣告保胎成功。

7～9个月,以补胎为主,续断,益智仁均加至15g,补虚损以利胎元长大成熟。

李老治疗本病改变了以往见血必当补血之原则,不沿袭前辈循规蹈矩,按部就班之作风,另辟蹊径,活用经方,辨证施治,用的是中医理,药选四百味,往往在平凡之中显奇效。

# 小儿厌食

师曰:"小儿厌食症是儿科中一种常见疾病。患儿往往症见食欲不振,厌食,挑食,偏嗜零食,神倦,形瘦,面色无华,或伴有夜间哭闹。如家长未给予足够重视,长此以往,往往影响孩子的身体发育,并造成性格的偏执。中医称之为'小儿疳积病'"

小儿厌食症是以长期食欲不振、厌食,消瘦为临床表现。本病起病缓慢,病程较长,长期不愈者易引起贫血,营养不良,甚至影响小儿智力和生长发育。本病的病因主要为长期不良的饮食习惯,如强迫进食,采取打骂等方法强迫小儿进食,引起反抗和厌恶情绪,导致食欲低下;吃饭不定时、定量,有偏食、爱吃零食习惯,扰乱消化吸收规律影响食欲;或环境变迁及陌生环境使小儿产生恐惧心理,影响情绪,造成食欲不振;以及诸多药物影响脾胃消化,造成食欲减退或厌食。

李老在长期临床实践中见过诸多病例,他认为本病的根本病机是由于饮食或情志伤脾,造成脾胃运化失司,小儿脏腑娇嫩,脾胃受损,食积不化,久则蕴湿生热,阻滞气机所致气血生成障碍终至厌食及发育迟缓。李老把它归为"小儿疳积"病,治疗不单以健脾和胃为法,更注重清热凉血。

临床多症见食欲不振,厌食,或嗳气泛恶,神疲倦怠,形体偏瘦,大便不调,或伴有夜间哭闹。舌淡胖、苔黄或白或薄腻,脉弱无力。望形体,可见形瘦,面色少华,头发枯槁,个头往往低于同龄孩子。

师曰:"疳积病总的治则为清热消疳,健脾助运,方中胡黄连为方中主药,清虚热,除疳热,厚肠胃,每每用之必效。"

李老自拟除疳汤,方用:

胡黄连6g  藿香6g  苍术6g  砂仁6g  山药10g  鸡内金10g  麦芽10g  山楂10g

临床辨证加减获得较好的疗效。方中重用胡黄连为君药,除疳积发热,凉血导滞,此一味即可统领千军万马;麦芽、鸡内金、山楂消食健胃;藿香、苍术芳香醒脾,助运化湿;砂仁行气调中,和胃健脾;山药健脾益气,补虚固本。本方以胡黄连清血中郁滞为先导,郁热清,再配以消食健脾之药物化积除滞,补虚固本,消中有补,补中有消,药性温和,消不伤正,补不留邪,恰适于小儿脏腑娇嫩之体质。李老特别指出:小儿疳积病程较长,常为虚实夹杂,辨证用药,以运脾开胃为基本治法,但必以清虚热为先,再论调补,否则多补无益。虚热内扰,单纯补脾无异于以薪助燃,只能加重火势,病必难愈。随症加减清热不可过于寒凉,化湿不可过于香燥,行气不可过于窜烈,健脾不宜壅补,养阴不宜滋腻,治疗贵在调理脾胃,用药长于和中。

# 少 年 脱 发

> 师曰:"青少年脱发现已非常普遍,有以肾虚论治者,亦有从风邪论治者,而吾认为少年脱发乃是食饱劳伤脾胃,胃脘积热耗津,导致大肠壅滞化热,热伤阴津而致血燥,出现脱发。"

临床常见青少年脱发,脱发的部位多从前额顶部开始,初脱发时稀薄,渐而散发性脱发,其有别于斑秃甚者头发全部脱光者有之。对于脱发的病因古人早有认知:

**1. 肝肾不足**

《素问·六节藏象》说:"肾者主蛰,封藏之本,精之处也,其华在发。"中医学认为发为肾之候,发为血之余,头发的生长与脱落,润泽与枯槁,与肝血肾精的盛衰有密切的关系,精盛血旺,则头发润泽茂盛,精虚血少,则头发枯槁脱落,其中尤与肾气的盛衰关系最为密切。

**2. 气血不足**

《灵枢·阴阳二十五人》说:"血气皆少无毛,有则稀枯悴。"《外科正宗》亦云:"油风乃血虚不能随气荣养肌肤,故毛发根空脱落成片,皮肤光亮,痒如虫行,此皆风热乘虚攻注而然。"多数医家认为血虚不能随气荣养肌肤,以致毛孔开张,风邪乘虚而入,风盛血燥,发失所养而出现大片的脱落。

**3. 肺损**

《素问·痿论》云:"有所失亡,所求不得,则发肺鸣,鸣则肺热叶焦。""肺热叶焦,则皮毛虚弱急薄。"《灵枢·经脉》云:"手太阴气绝,则皮毛焦。"可见皮毛荣枯与否,最终与肺有直接关系,皮毛是通过肺的宣发布散来获得气血濡养的。另外,肺主卫气,卫气通过肺的布散而行使其温分肉,充皮肤,肥腠理,司开合的功能。

**4. 血瘀**

《血证论·瘀血》云:"凡离经之血,与荣养周身之血已暌绝而不合,瘀血在上焦,或发脱不生。"《医林改错》中通窍活血汤所治之脱发证,实乃皮里肉外血瘀,阻塞血络,新血不能养发,故出现发脱。中医学认为瘀血不去,新血不生,瘀血阻滞了气血精微的转输,使毛囊局部失养,故毛发脱而不生。故有学者以病虚为因,补之于肾,结果愈补愈脱,还有人认为此乃风邪外扰,采用疏风通络之法,结果亦是惘然,而李老认为少年脱发并非虚证,乃是实因,素食肥甘厚味,食饱劳伤脾胃,纳运失职,中焦湿热内生,胃脘积热耗津,导致大肠壅滞而化热,热伤阴津而致血燥,出现脱发。《内经》谓:"饮食自倍,肠胃乃伤……多食甘则骨痛而发落。"故本此病因治以清热消积,健脾润燥之法。

方药:消痤润燥汤:

大黄 5~10g　茯苓 10g　白术 10g　乌梅 10g　生侧柏 5~20g　泽兰叶 10~15g　焦山楂 15g　鳖甲 10g　胡黄连 10g　莪术 5g　黑丑 5g　神曲 15g　藿香 10g　砂仁 5~10g　鸡内金 15g

水煎服。连服 1 个月。

**附　洗头生发方**

皂角 10g　藿香 20g　泽兰叶 25g　苦参 10g　白鲜皮 25g　甘草 20g

加水 2000ml,煮沸 30 分钟,滤过澄清,趁温时洗发。一日 2 次,洗后勿用清水再洗,以免破坏药效。

# 瘙痒证

师云："瘙痒证非五脏为病,乃风、湿、热邪合邪为患。表虚卫气不固则邪气侵袭腠理,引起血脉瘀滞于皮肤,淫邪散溢而致瘙痒,故治以祛风除湿,清热解毒,活血通经之法,用之可效。"

中医文献中关于痒的论述很多。《内经》中即有"诸痛痒疮,皆属于心"、"诸痛为实,诸痒为虚"的记载。《诸病源候论》认为瘙痒多与风邪相关,"风瘙痒者,是体虚受风,风入腠理,与血气相搏,而俱往来于皮肤之间。邪气微,不能冲击为痛,故但瘙痒也。"清《外科证治全书》指出,"痒风,遍身瘙痒,并无疮疥,搔之不止。"并提出了病机及治疗禁忌为"肝家血虚,燥热生风,不可妄投风药。"该书还有阴痒、肛门作痒等局限性瘙痒症的记载,认为"阴痒,三虫在肠胃,因脏虚蚀阴,微则痒,甚则痛……"此症亦有肝脾亏损,湿热下注而痒者。

李老认为急性瘙痒证多由于风、湿、热邪所为。慢性病人,除部分病人由风、湿、热邪引起外,多由血虚生风,或血瘀气滞所致,故以养血去风,或以养血去风兼活血化瘀为治则。老年人患病,病程迁延,正气不足,卫气虚弱,腠理疏松,外邪易侵,营卫失和,肌肤失养,故瘙痒反复发作,治疗以养血活血,祛风除邪为主。冬季皮肤干燥发痒,春暖消失,为冬季瘙痒病。全身性的瘙痒,要注意检查有无糖尿病、甲状腺功能减退、慢性肝病及慢性肾病等。总之,李老认为风、湿、热邪相搏乘表虚卫气不固而侵袭腠理,引起血脉瘀滞于皮肤,淫邪散溢而致瘙痒,往往出现屡屡不能入睡,并可导致腹泻,一过性低热,轻度阵发性呕吐,头晕头痛,烦躁不安,食少纳呆,女性还可引起月经失调等症。故治以祛风除湿,清热解毒,活血通经之法。

方药:瘙痒汤。

苦参 15g　白鲜皮 20g　地肤子 15g　浮萍 15g　大青叶 15g　紫草 10g　生地 20g　僵虫 15g　蝉蜕 20g　地骨皮 20g　红花 15g　牡丹皮 20g

水煎服。连服 30 剂。

随证加减:伴腹泻加茯苓 20g、薏苡仁 20g;伴呕吐加陈皮 10g、竹茹 10g;伴瘙痒成疮加蒲公英 20g、黄柏 10g;伴寒热往来加柴胡 20g。

其中苦参,清热燥湿,杀虫止痒;白鲜皮、地肤子具有祛风燥湿,清热解毒之作用,为祛风止痒之要药;大青叶、浮萍疏风解毒,表散风邪;生地、牡丹皮、地骨皮凉血活血;红花、僵虫、蝉蜕通经络,疏风热。这正所谓治风先治血,血行风自灭。活血在里,疏风清热在表,内外兼施,表里同治也。

# 黑面病

师云："此黑面病非肝硬化,肾功能不全之面色黧黑,而是皮肤色素沉着所致。此乃肾有郁热致瘀,瘀阻脉络,气不通达而致黑垢。故治以清热化瘀之法,可起到意想不到的美白功效。"

《素问·痿论》指出,肺热病者色白,心热病者色赤,肝热病者色青,脾热病者色黄,肾热病者色黑,本文所论述的系指黑面病,或谓颜面皮肤色素沉着,病灶从上额至颜面表现为黑垢特征,而项脖则迥异。从面色看似乎艾迪生病。患者自诉全身无明显痛楚,只是感觉面部皮肤湿汗或干裂,面色乌黑由浅入深,黑垢逐渐波及全颜面。从临床统计看女性多于男性,发病年龄多在 20~40 岁。

四诊所见,患者颜面灰黑无华,脉来弦细,舌质绛无苔。此乃肾有郁热致瘀,瘀阻脉络,气不通达而致黑垢。治以清热化瘀之法,经治 12 例均皆奏效。

方药:芙蓉饮:

芙蓉花 10g　白鲜皮 20g　白蔹 20g　生地 15g　牡丹皮 20g　地骨皮 20g　桃仁 15g　当归 20g　黑芝麻 20g　女贞子 15g　黄柏 15g　大黄 15g　甘草 10g　玉竹 15g

水煎服。6 个月为 1 个疗程。

# 雀 斑

师云:"脸上斑块,体内瘀块,有斑必有瘀,祛斑必化瘀。雀斑乃风热血瘀为患,故治当疏肝化瘀,清热解毒。"

雀斑多见于青春期女性,颜面两颊部可见散在或密集黄点或黑褐色雀斑。许多爱美的女性往往受到雀斑的困扰,它不仅影响美观,而且越是应用化妆品掩盖越容易加重皮肤损害。李老认为本病是由于风热内郁,脉络郁滞不畅,导致瘀血内停,心血不能到达皮肤颜面、营养肌肤,而皮肤中的有害物质和黑色素就不能随着人体的正常新陈代谢排出去,逐渐沉积就形成了雀斑。这也就是中医所说的脸上斑块,体内瘀块,有斑必有瘀,祛斑必化瘀。故针对血热、血瘀为患,治以疏肝化瘀,清热解毒之法,每奏奇效。

口服方剂:化斑驻颜汤:

桃仁 15g　白蔹 15g　白芷 10g　香附 15g　柴胡 20g　苍术 10g　黄连 10g　莪术 15g　木香 10g　甘草 20g　珍珠母 25g

水煎服。连服 1 个月为 1 个疗程。

外用方药:祛斑膏:

羊胆汁 50g　猪脂油 10g　白蔹研粉末 20g　白芷研粉 20g　山柰研粉末 10g

制法:将白蔹、白芷、山柰 3 味药共研粉末后加入羊胆汁和猪脂油中研成膏状涂擦面部。3 个月为 1 个疗程。

# 养 生 驻 颜

师曰:"爱美之心人皆有之,男子以肾为本,女子以肝为先天,精血的来源,生化于脾,藏受于肝,施泄于肾,并与冲、任二脉相关,肝肾精血主宰着人体气血的盛衰,脏腑失调,经脉失养均决定着人体老化的程度。"

人到中年以后,由脾肾渐虚,肾不纳气,脾失健运,逐渐影响消化,出现牙齿脱落,齿龈萎缩,颜面变形而失去光泽,皮肤松弛出现皱纹。女性尤感忧虑和愁苦。李老通过多年临床研究与摸索,运用滋肾水以壮阳光之理,研究出养颜驻颜方剂,应用于临床多年,颇有一些心得。但保养首先应注重养,要做到起居有节,保养肾气,配合调理脾胃,控制体重,着眼于脏腑与气血,注重整体、综合的调养,才能从根本上起到养颜驻颜的功效。

《素问·上古天真论》云:"女子七岁,肾气盛,齿更发长;二七而天癸至,任脉通,太冲脉盛,月事以时下,故有子;三七肾气平均,故真牙生而长极;四七筋骨坚,发长极,身体盛壮;五七阳明脉衰,面始焦,发始堕;六七三阳脉衰于上,面皆焦,发始白;七七任脉虚,太冲脉衰少,天癸竭,地道不通,故形坏而无子。"意思是说:女性到七岁,肾气开始充盛,开始换恒牙,头发生长茂盛;14 岁,"天癸"产生,促使任脉通畅,太冲脉充盛,月经来潮;21 岁肾气恒定和平,智齿出生后身量也长到极限,达到最盛壮的时期;35 岁阳明脉开始衰竭,头发开始脱落;42 岁三阳脉开始衰退,面部出现枯容,头发开始变白;49 岁,任脉空虚,太冲脉衰微,天癸也趋于枯竭,生殖之道不通,月经闭绝,形体老化衰惫,生殖能力消失。

这里提到一个很关键的词汇叫"天癸",从现代医学来解释就是指激素水平。激素保持在一个相对稳定的水平就可以达到阴平阳秘,气血脏腑的调和;而激素水平一旦出现紊乱,无论是过低或过高都会引起身体内环境的极大改变。激素是身体内极为敏感的物质,量很小但作用很大,西医的激素替代疗法很容易在片面地强调外源性补充的作用方面带来反馈性的自身激素分泌抑制,从而加重激素的依赖引起一系列不良反应。那是不是就没有什么调控"天癸"的好办法了么?其实,我们的祖先早已经告诉了我们调控"天癸"的秘籍——那就是冲、任二脉。

"冲为血海,任主胞胎,二者相资,故能有子。"说明女性的生育之本在于调和冲、任二脉,二脉充盛了,才具有生育能力,所以自古以来,调经种子,首当调养冲、任二脉。而能够维持正常的生育能力,保证规律的月经周期,就意味着女性特有的生命弧线的平滑,也就意味着女性的健康与美丽。如何调养冲、任二脉呢?正如前面所说,女人以血为本,而血又与肝、脾、肾三脏有关,足三阴经就是与这三个脏腑密切联系的经脉,并与任脉交会于小腹部,肾经又与冲脉并行,所以通调足三阴经就可以调补冲任,进而起到调控"天癸"的作用了。

因此,每天坚持按摩小腿内侧足三阴经的循行线,或在特定穴位进行针刺、按揉,都可以起到调控天癸、延缓衰老的目的。对于养颜驻颜的方法李老通过多年临床实践总结了以下几种方法,用之效果甚好,仅供参考,但应注意的是只有持之以恒才能看出真正的疗效。

驻颜秘方——益寿方:

灵芝 20g 桑寄生 20g 女贞子 15g 何首乌 15g 黄精 20g 黑芝麻 20g 核桃仁 20g 白蔹 20g 熟地 20g 枸杞子 20g 甘草 20g

共为细末蜜丸 2 钱重,每服 1 丸,一日 2 次。作为常备保健药,具有延缓衰老,益寿延年的功效。

按摩美容:按摩可以促进颜面气血流通,增加血运,使面部容光焕发,有效的消除面部的鱼尾纹及防止皮肤老化。具体做法:可以利用空闲时间,用左右手摩擦耳朵,然后轻轻捏压耳轮,牵拉耳边及耳垂;再用手指摩擦头皮,梳理头发,轻轻点按百会穴,四神聪,及角孙穴;最后把双手摩热,以热手擦面,从上向下十次,再从下至上十次。

针灸美容:针灸可以通过对穴位的刺激,调整各脏腑组织的功能,促进气血运行而延缓皮肤衰老。临床上可根据具体情况,辨证取穴组方进行调整。如针刺足三里、关元、百会、神阙及三阴交可起到调理脾胃,固本培元,安神醒脑,调节免疫的功效。

另有养生美白方仅供参考:

处方:白芷 10g 白蔹 10g 白及 10g 白僵虫 10g 浮萍 10g 白鲜皮 10g 白矾 5g

将上述药味加入砂煲内用清水漂洗干净后煎煮 1 小时,滤出药汁擦脸,日 3 次。也可将上述药水继续煎煮熬成膏状涂于面部,每日可多次使用。

第五篇
医论医话

# 第五章 中医药回眸与展望

## 第一节 漫话中医史

### 一、中医学术源远流长

中华民族传统文化是中医药学形成与发展之根。中医学以中医古代朴素的唯物主义哲学思想为世界观和方法论,集当时的先进的科学技术成果和丰富的医家经验,形成了具有中华民族特色的传统医学。人生活在自然和社会环境之中,人文风俗民情和大自然生态环境给予人以深刻影响,古代先民们在日常寻找野生食物中不时发生食物中毒,于是又发现了药物,故有"神农尝百草,一日遇七十毒"之说。在生活和生产实践中逐步认识到药物能治病,总结出民间单方、偏方、验方,逐步积累总结经验,并随着认识不断深化而产生了医学理论,从而形成了多种治疗方法格局的远古医学。

随着人类文明不断向前发展,社会不断发生变革,政治、经济、文化突飞猛进,周、秦、汉时期,中华民族的文化发展到登峰造极的地步,诸子蜂起,百家争鸣,必然影响到医药领域,而使名医辈出。第一部经典医籍《黄帝内经》的问世,集先秦众多医药学家的智慧,实现了经验医学向理论医学的过渡。《黄帝内经》用阴阳五行学说和"天人相应"的整体观系统论述了人体生理、病理、病因、病机、诊断和治疗等基本医学问题,构成了中医学的理论基础,形成了在认知方法、诊疗手段和检验标准等方面与现代医学迥然有别的理论体系:这一理论体系的基本框架延续至今、经久不衰,一直是中医恪守的规矩和准绳。

根据"天人相应"的思想,中医学认为,天、地、人是相互作用、彼此关联、息息相通的。人类生活在自然环境和社会环境中,生命现象就是人与周围环境相应和不相应交替出现的复杂过程。既强调气候、地理和社会环境对人的作用,也重视人体自我调整的适应能力。中医学的基本理论,诸如:藏象学说、经络学说、气血学说、病因学说、运气学说、子午流注学说和择时治疗思想等,无一不折射出深邃的哲理之光,吸引着众多学科的探索者。

更为重要的是阴阳、五行学说引入医学领域,哲学与医学相互影响、水乳交融,成为中医学理论体系的重要组成部分。阴阳、五行学说即表现出对生命现象的诊疗机制高度的理性驾驭能力。阴阳学说认为阴阳是人和天地万物最基本的两类物质属性,生命活动不过是两者对立统一,依存互根,消长转化的相对平衡状态。反之,阴阳平衡失调便是疾病发生发展的根本机制,而调整阴阳,补偏救弊,恢复阴阳平衡状态,是治疗疾病的基本法则。就五行学说而言,它把人体五脏六腑、四肢百骸分属木、火、土、金、水五行,并按五行属性和相互间的生克制化关系说明生命现象和治疗机理。脏腑不再是彼此孤立的部分,也不再是单纯解剖学意义上的脏器,而成为人体各种功能现象的符号系统。由阴阳、五行学说派生而来的脏腑学说、气血津液学说、辨证论治学说和经络学说等一直指导着历代医家的临床实践。约成书于秦汉时期的《神农本草经》,是我国最早的药物学专著,收载药物365种,并提出了药物君、臣、佐、使,阴阳配合,七情合和,四气五味等药物学理论。这两部经典总结了先秦前后的医药学家及方方面面的经验,从而奠定了中医理论基础,为中医学的发展铺平了道路。内科鼻祖张仲景著《伤寒杂病论》包括《伤寒论》和《金匮要略》两部分。其中《伤寒论》在总结汉代以前诊治急性热病的丰富经验基础上提出了397法,113方,深刻阐明了六经辨证。而《金匮要略》则论述了脏腑辨证施治的规律,奠定了辨证论治的基础,使中医临证注重理、法、方药。东汉末杰出的外科学家华佗,发明了麻醉药提倡外科手术治疗,主张在针药不及的情况下应破割取病,而后缝定以疗疾,成为外科学当之无愧的鼻祖!惜被曹操所害,他著《内照图》和其他著作也毁于一旦!继之,宋·唐慎微著《经史类证备用本草》,晋·王叔和著《脉经》,皇甫谧著《甲乙经》,葛洪著《肘后方》,梁·陶弘景撰《神农本草经》,隋·巢元方著《诸病源候论》,唐·孙思邈著《千金方》,《黄帝内经素问》等相继问世。宋·王怀隐等吸收了北宋以前的方书有关内容而编写了《太平圣惠方》。这是有史以来第一次大整理,刊于992年。全书共1000卷,分1670门,载方16 834。首列诊断、脉法,次列用药法则,以及按各种病源、病候,详列处方和其他治疗方法。是书囊括了宋以前历代名医名家以及民间行之有效的治疗方法。不仅有其重要的历史意义,并具有一定的临床参考价值。宋·政和年间由当时朝廷召集太医主持编写的《圣济总录》成书于公元1111~1117年,是中医文献的第二次大整理,该书尽收民间治疗方药和方法以及其他经典载方,名医著作。全书共200卷,录方近20 000首。首列运气、叙例、治法等项,相当于全书的叙论。以后自"诸风"起至"神仙"服饵止,共66门,每门之中又分若干病,每一病症先论病因病理,次列方药治疗。综合全书所载疾病,概有内、外、妇、儿、五官、针灸诸科以及其他杂治、养生之类,既有理论又有经验,内容极为丰富,堪称为宋代医学全书。继之,金元四大家的刘完素、张从正、李杲、朱震亨各立门户,各抒己见,各创学说抛弃了故步自封,孤陋寡闻的偏见。不是惯用理论来研究理论,突破了抱残守缺的自圆其说,大胆地离经"叛道"。不是胆敢否定《内经》理论,而是深入科学地分析《内经》理论与实践相结合,产生新的学术观点,进一步发展了《内经》理论,给中医学的生机注入活力。金元四大家的学术贡献证明,一切事物都是可变的,理论也是不断充实和完善的,只有否定之否定才能提高。疾病的发生发展规律,也是逐步完善的。理论固然指导临床,而临床实践又检验理论。

第三次大整理始于明朝,由周定王朱橚出面召集太医及当时名医,进行艰苦的整编工程,历尽数载方告完成,书名为《普济方》。全书原作168卷,四库全书本改为426卷。凡1960论、2175类、778法、61 739方、239图。堪称我国有史以来最大的一部方书,书中广泛辑集明代以前名家方书外,还收集其他传记、杂记以及道藏佛书等有关记载。其中,首为方脉总论运气,次为脏腑身形,再次为诸疾、妇人、婴儿、针灸、本草等计100余门。有论有方,资料丰富。它既是临床应用书,也是一部医籍考证书。值得指山的是,该书对中医妇科胎、产、经、带四大症有全面而精辟的论述,收集书药之全,引用理论之精,可谓是无与伦比!

明·李时珍编撰《本草纲目》,历时30余载的时间。在继承和总结明代以前本草学成就的基础上,除搜罗和阅读有关参考书800多种外,还亲临实地考察采集,并经反复临床实验研究,最后做出慎重的结论。全书共52卷,分16纲,62目。收载药物1892种,其中370种是新发现的。每种药物分列炮制法、方剂配伍法、药物鉴定、药物培植法等。特别是所附10 000多首处方,具有重要应用价值。该书是一部具有世界级影响的博物学著作,先后被译成英、德、俄、日、朝、拉丁等多国文字,广为流传,在世界科学史上具有崇高地位。

第四次大整理,为清·雍正年间由陈梦雷主持,蒋廷锡等编纂《古今图书集成医部全录》。本书共520卷,约950万字,刊于1723年,是我国医史上一部大型医学类书。内容包括:对古典医籍的注释,各科疾病的辨证论治以及有关的医学的艺文、记事和名医传等。医学文献所及上迄《黄帝内经》下至清初,尽在其中,所引文献均标明出处。在编写方法上也是别具一格,纵向按一般中医书的体例,既有基础理论又有分科治疗,使本书成为包括内外各科的实用医书。横向分列各种疾病,引录历代医学文献,有论有方,系统全面。

第五次是清乾隆年间由政府组织编写,吴谦等主编了大型医学丛书《医宗金鉴》,刊于1742年。自《内经》至清代各家医书,分门聚类,删其驳杂,采其精粹,发其余蕴,补其未备。对各类疾病的成因和治疗方法均编成歌诀,便于诵记,易举易用,尤为可贵的是将《伤寒论》和《金匮要略》合二为一,恢复了仲景原著《伤寒杂病论》原貌。本书刊行后深受读者欢迎，成为学习中医的重要读物。

综上所述几次的大整理，虽尚不能完全概括历史长河中涌现出来的历代各科名医名著和独特的治疗方法，但如此浩大的工程，足以看出当朝的重视，中医界的期盼，病人的希望，旨在使中医学术为国人造福。这不同于撰写史略，既要参考经史子集和旁证，还要收集人文风俗习惯，全面而系统地阐述方药来源与理论，阐述历代医家的业绩，形成系统格局。由于涉及许多方面，非便民所能及，屡由官方主持和协调。中医学是中华民族的文化瑰宝，对达官显贵和庶民百姓，一视同仁治疗疾病，促进健康，中医家门远离朝廷，甘为布衣，也不欢迎"座上三千客"的送往迎来，一向不为五斗米折腰。纵有在朝为太医者，一旦被君王病召，也是战战兢兢如履薄冰，开个太平方，无非是人参、鹿茸、当归、白芍……，不求有功但求无罪，故有人讽刺曰：君王有病不治而愈，治而不愈，诚非斯言，中医"在朝"是何等的清廉自负，无职无权。中医天生一种怪脾气，给官不做，弃官而走，远离宦海。任凭两扇柴门，清风徐徐吹来，清贫守志，其乐无穷。中医向来没人给其树碑立传，文人墨客也无暇为其赋诗作画，然而，中医却以维持中华民族的繁衍昌盛为己任，孜孜以求，默默耕耘。终使中医学成为中华民族优秀文化的瑰宝。

在20世纪初以前，数千年来悠悠岁月，历代王朝兴衰与替代，王孙权贵，朱门显赫，对酒当歌。文人墨客放羁江湖，吟诗作赋，以抒发内心之情怀。战争、人祸、天灾和疾病折磨着善良百姓，惟有医者深表同情，与其解难排忧，调其七情成为庶民之贴心人。惟有"三房不背"之说即病人有隐曲和隐私，不背父母，不背夫妻，不背医生。医者在平民百姓中备受尊敬，百姓视医生为亲人，称之为"再生父母"。历代中医以治病救人为其使命，甘为庶民。金榜少有题名，代代相传，无怨无悔，衣冠不改旧家风，过着自由生活。病人登门问津，举家接待。送医送药上门为病人祛病疗疾，为华夏儿女的健康而呕心沥血。

# 二、中西医学的交流与撞击

19世纪中叶，随着欧洲殖民者的入侵，欧风东渐，西方文化渗入中国。首先是以教会文化为先导，而教会文化又以西方医学为前锋，欲想在此领域里站稳脚跟。因为历史很清楚告知我们，在西方，文艺复兴以后，西方原有支离破碎不成体系的原始医学，在新科学面前土崩瓦解，随之而来走向实验研究。伴随工业化的日益发展，无疑地生产出为医学所需的诊断仪器和新的药物，如X线的发明用在人体疾病的诊断……。他们凭借这些"武器"在"上帝"的指使下进入中国。西方人认为，如果只念圣经则信念不被轻易接受，如果教会办医院、办学校，病人可以得到医治，从学校培养出来的洋学生可以为之进行有力的宣传。由此可以得出一个公式：基督—医学，医学—基督。看起来两者风马牛不相及，但不从医学入手，基督布教也难旗开得胜，即所谓教会文化，这是极为高明而又有吸引力的一招。西方医学很快从实验着手，形成了生理、解剖、病理和诊断一整套的理论并发展成现代化检查手段，成为世界医学体系。科学是无国界的，文化和科学的交流是时代必然产物，是无可非议的，我们应当抱以学习态度。但西方医学对中国传统医学一无所知，片面地认为中国传统医学是封建产物，与具备"新武器"的新医学相较量是不堪一击的。西方的传教士来中国办学校、办医院，结交上层人物。医院、学校开市大吉，新闻媒体为之捧场。前来就医者的心态也很复杂，有的属于好奇心试探中医，择其善而从之，有的干脆认为西医先进，中医落后。至于中国当时的上层人物，认为有病不进洋医院似乎有失身份。更为甚者从洋学堂培养出来的中国医生，对中国的中医不仅不承认反而冷嘲热讽。西医学的冲击与挑战，使中医慨叹往昔的辉煌，今非昔比，只好以不变应万变，静观事态的发展。

根据陈邦贤《中国医学史》的统计，当时西方在中国兴办的医院和学校有：

清·光绪二十七年（公元1901年）外国人在广东设美葛医学校。

1903年于北京设立协和医学校。

1904年于济南设立齐鲁医学校。

1908年法人宝隆于上海设立同济医院,附设德文学校。

教会在北京设立女子专门学校。

1909年教会在广州设立赫盖脱女子专门学校。

1911年青岛德国医学校开办。

### 附　外国人在中国设立医学校的名称

圣约翰大学医学部

广济医院专门学校

夏蓬医学校

大同医学校

同济大学

金陵大学医科

协和医学校

华西医科大学医学校

北京女子医学校

齐鲁医学校

### 附　外国人设立的医院

于广州设立博济医院

于宁波设立华美医院

于上海设立同济医院

于汕头设立基督教医院

于杭州设立圣公会广济医院

于山东益都设立基督教广德医院

于天津设立马大夫纪念医院

于宜昌设立广济医院

于汉口设立普爱区院

于山东德县设立卫民博济医院

于辽宁设立伊莉莎医院

于天津南门外设立妇婴医院

丁福建霞浦县设立基督教女医院

于上海设立同仁医院

于广西北海市设北海普仁医院

于福建霞浦设立福宁男医院

于山东潍县设立基督教医院

于淮阴设立仁慈医院

于苏州天赐庄设立博习医院

于北京设立同仁医院

于厦门设立韦伯希医院

于武昌设立仁济医院

于广东东莞设立普济区院

于苏州设立妇孺医院

于吉林朝阳设立基督教妇科医院
于宁波设立仁泽医院
于济南设立华美医院
于南京设立鼓楼医院
于厦门鼓浪屿设立救世医院
于成都设立眼耳专科医院
于嘉定设立仁济男女医院
于福建古田设立怀礼医院
于成都设立妇孺医院
于济宁设立德国医院

上述名为教会实为政府出资在华兴办的医院和学校,完全照搬西方医院和学校的模式、医院和学校的布局。大江南北,长城内外,星罗棋布。这是 20 世纪初西方工业化国家向中国付出最大的智力投资。以医学为突破口,通过兴医办学来宣传西方的政治、经济、文化以及生活方式。西医院和西医学校毕业的人,很快占领了医学上层舞台,品列当朝,就连县级以上的医院领导也换上洋装戴上桂冠。面对此情此景,中医在无可奈何之下从原有阵地逐步退了下来。城池半壁不保,只得固守原野。在疾病面前中、西医拉开阵角试比高低。西医装备精良,中医为之逊色,但两者各具优势:开刀的病,西医拿手好戏,沉疴顽症,中医也能妙手回春。急症抢救,西医高明于中医,但西药束手无策者,中医辨证施治,也同样奏效。西医用立体战术向疾病展开攻击,而中医用迂回战术同样成功。西医宣传预防为主,中医远在 2000 多年前就提出"上工治未病"。西医主张营养为前提,中医在 1000 多年便提出药食同源。西医调动了有生力量大举向疾病展开围歼,欲想一举而消灭之,中医施用扶正祛邪稳打稳拿最后也可战胜疾病。西医以服药、打针、开刀而疗疾,中医则用服药(丸散膏丹)、针灸、按摩、捏脊、刮痧、狗皮膏、拔火罐、洗熨、放血……,全方位疗法以治病。

西医在宣传上抢先一步,立下赫赫战功。中医默默无闻,则强调"中医治本,西医治标"。西医和中医对疾病治疗近百年的比较,孰优孰劣,各有千秋。但与西医先进的诊疗仪器、设备相比,中医倍感设备落后,急待改进和补充,一切有利于诊断、治疗的仪器均应拿来为我所用。在中医恪守独自理论体系,辨证施用药,病在上治之下,病在中旁取之,见肝之病先实脾,血虚先补气等。即或生存空间在缩小,即或在强大的世界医学包围之中,却能寒梅吐秀,杏林春暖,永远展示她的魅力。实践证明,中医学是屹立于世界科学之林的,是受到广大病人信赖的一门科学。西医学飞速发展,中医也并非停滞不前,更没有被同化,根基在于其理论的深奥与科学。无可讳言,西药治病,靶向具体明确,收效迅速,但其毒副作用也会损害健康组织,产生负面效应,如化疗、放疗,其毒副作用几乎无法与之对抗甚至不得不中断用药,给临床医学带来困扰。对抗生素过敏的病人虽有抗生素的适应证,但医生也不敢应用,束手无策,谈药色变,望药而生畏。在这种情况下,抗生素不能称为良药。而中药虽然收效较缓,但却能稳操胜券。

中医在 20 世纪不仅经受住现代医学的竞争,在政治上又受到歧视排斥。民国纪元伊始,卫生当权者竟然认为中医是封建产物,悍然要取消中医,以雪国耻,后经国人和中医界的强烈抗议而罢休!同样日本军国主义在伪满洲的暴行,也殃及中医,实行限地行医。世纪的风云,中医经历了不平凡的岁月。举步维艰,但凭中医的韧劲,终有否及泰来之日。

# 三、中医学的繁荣与发展

新中国成立之后,中央政府为了发扬中华民族文化遗产,对中医事业卓有远见地指出:"中国医药学是个伟大的宝库,应当努力发掘与整理。"这一继承发扬中医事业的伟大方针,使中医不被消灭而复兴！中医从此又振作起来,倍感扬眉吐气,可谓中医复兴时代的到来。国家以政府名义提倡西医学习中医,提倡中医带徒弟;提倡整理老中医学术经验;提倡开办中医院;提倡组织中医进入综合医院并成立中医科;决定成立中医进修学校提高中医基础理论;决定有条件的省市率先成立中医院校,培养新的中医人才以期后继有人,进一步壮大中医队伍,这些举措显示东方文化的复兴！从此中医真正站了起来。为了保护中医的合法地位,特将其纳入宪法,中西医并重,在政治上赋予地位！往昔的"太医"也无法与之相比。老中医由过去的散在的个体行医,变为医院里受人尊重的医生,穿上白大衣倍感新鲜,任凭病人问医,脉枕洁白,三指举按推寻去探索病情。上下班年老的车接车送,老中医奔走相告曰:"这回我们才有个真正的家。"都争先恐后愿来中医院工作,倍感光荣和自豪。回忆过去,展望未来,还是千里之行,始于足下,眼看身为"掌门"人收了弟子可以继承"香烟",又喜看从中医学院毕业的新中医走向工作岗位,他们才华横溢,既中又西不改家风,青出于蓝而胜于蓝。真是"野火烧不尽,春风吹又生",中医迎来早春二月。孔子设杏坛讲学,授教三千子弟,中医培桃李今已成林。中国有两种医学同时竞存各放异彩,宇宙胸怀,人民的幸甚,地球村风景这边独好。为此咏七律而颂之:

国之瑰宝脉岐黄,方兴未艾越沧桑,今朝杏林非独有,两径香圃花正黄。

科学进取淮先领,术挽天心各一方,直上九天可揽月,吾侪勿忘壮志刚。

中医正逢盛世,放眼望去,杏林一片春暖,近在咫尺,堂上椿萱并茂,阶前兰玉芬芳,锦绣大地为之动情,日月为之争辉,高举济世活人的旗帜横扫疾病！

然而还必须清醒地认识到,到 20 世纪末,很多名老中医寿终正寝,这一代老者被通称为"国宝",但却很少有人认认真真地将其零金碎玉、一方一药一法、拿手好戏和秘诀以及学术思想继承下来,更谈不上整理出几多洋洋万言之书了,这一损失用金钱是无法买回的,诚乃憾事。

中医欣逢盛世固不待言,然而进入 21 世纪未来的 100 年,她又将是什么样的发展情景呢？我们憧憬未来,但是未雨绸缪还是必要的,因为中医的发展是伴随时代的脉搏而前进,这门古老而完整的自然科学需要冶炼和深加工,以期更臻完美。为使这门科学和多学科科学结合起来,在不损害她的完整机体的前提下,又以崭新的姿态随潮流而前进,这就必须采取相应措施而进行艰苦的工作。为此,首先应在国家中医药管理局下设专门研究机构,聘请中医药专家学者和多学科专家学者通力合作,严肃认真地坐下来,制订可行性计划、从长计议,整理提高东方固有的文化遗产,这并非权宜之计,而是要真刀真枪打开宝藏,送给人民来应用,不是将它摆进博物馆陈列起来,因为它是应用科学。整理研究中医的方略,应从两方面齐头并进:①中医现代化,运用现代高科技手段和方法,探讨现代科学理论所认同的中医理论,从而产生新的科学理论,来丰富她固有机体,而不是移花接木,套用现代西医理论,防止先订框框,而后就范。这项浩大的工程,国外没有先例、国内更少有人问津,偶有零星报道,也不足言及。②中药现代化。运用上述同样方式,对中药进行研究。中药涉及的面更广,因为它是基于天然药物而形成,天然生长,原始种植,原始采集,原始炮制加工,总之脱离不了大自然。大自然赐给天赋,同样也带来灾难,诸如风灾、火灾、干旱、虫灾……,以及人为的破坏植被、砍伐森林,空气、水源污染、农药、化肥诸多对生长不利因素,构成连锁反应。这为中药研究提出了新的课题,与现代化、科学化,尚相距甚远。虽然中药的研究有一些报道,但是非常简单和粗糙,这不能体现真正的研究,只不过是作为科研课题的细小章节,而从小动物身上做一些尝试取其小值而已。例如,对十八反、十九畏、妊娠禁忌简单的课题,至今尚无端倪,究竟反与不反、畏与不畏、禁与不禁尚未付诸医门法律,临床医生感到困惑。按中药的研究,我认为应从中药的药性开始,包括四气五味和归经。若从单药的药理成分和简单的提取,并非是中药研究的必由之路,而主要应放在方剂学的研究上,即复方的研究,包括丸散膏丹的剂型改革,药效药理学研究,疗效作用机制等。当然也不排斥单味药的研究。中药的研究工程浩大,诸如道地、非道地药材质量差异;人工栽植与天然生长质量差异;单味药的成分和复方煎煮后成分的改变,又如何去体现君臣佐使和相须的作用,中药在人体的吸收与生化作用；中药新剂型的改变与原剂型的药效差异；中药炮制与不炮制的差异；中药的毒性作用；中药的过敏反应；中药的质量鉴定和统一标准；中药产地的标准和非标准；中药控制质量标准；中药所含的微量元素；中药大剂量与小剂量有效差异；经方、时方所组成的药味和用量又怎样区分，各自优点和不足；中药服法时间和空间的计算；服后的忌口；中药内服除婴儿外，对成人来说不按体重计算，而是按病情计其投量多少，这又涉及各味等效量的分析研究；亦药亦食的研究，控制衰老延长生命的研究；中药对血管、神经、淋巴的直接和间接作用……。如此看来，中医药研究，无可非议地应由科技部承担下来，这是责无旁贷的，应将此项研究作为科技部长远科研课题而规划。

中医进入 21 世纪是乘胜前进，抑或变相萎缩，这不是杞人忧天，从中医学校毕业的新生力量投入阵地向疾病开战，勇往直前，取得节节胜利。但无可否认，老一辈所运筹的兵法，并非切实地掌握到手，在向疾病决战时刻，往往都感到方寸大乱，不得不依靠西药来填补，以求战果，这已是司空见惯的了。中医院在对病人的处置上，每每是中西药并投，甚至西药喧宾夺主。中医院的医生忽视中医理论，忽视四诊八纲，忽视理法方药。病志上的中医理论多是形式逻辑而已，临床用药是中药加西药，双保险，是所谓的中西医结合，并非是真正的中西医结合。中医如何面向 21 世纪？诸如经济结构的变化，人们思维观念的转变，市场经济给中药产、供、销带来的变化，西医日新月异的飞跃发展，西药新药大量抢占医药市场等等。冲击是巨大的，形势是严峻的。如果国家能加大投入，责成科技部确立国家中医药科研课题，坚持搞下去，中医药兴盛为期也不会遥远，定能使中医学以崭新面貌屹立于世界科学之林，从而对全人类的健康作出巨大的贡献！否则，按照现在这样步履蹒跚地走下去，做个不太乐观的估计，待到 21 世纪中期前后，很有可能效京剧的演化，唱京剧穿西服，音乐伴以胡琴、黑管加小号外，以钢琴为主旋律的新潮乐章，形成八宝粥。台下观众是座无虚席，还是依稀可见，确是难以预见。

就中医药的研究而言，美国尽管目前还不认同中医理论和中医治疗效果，不承认针灸理论的经络和腧穴，但却承认了针灸。在矛盾的心态下，提出中药的研究，尽管从单味药开始，但毕竟是进步了。为了取得预期成果，在旧金山斯坦福大学内成立"中药科学研究中心"，网罗全世界科学家来此工作。根据其提供的资料表明："中药科学研究中心是一个运用现代手段研究东方药材从而发明新药物的科学研究机构，创立原因显而易见。目前医生处方中有半数以上是从高等植物提炼而来的，而世界上仅有极少部分的天然植物被彻底地用来做药物性能实验。过去药物审查过程很缓慢，新药的发现多是以抽样方式在意外中发掘的。""大部分的药材从未经由现代生物学方法实验过，但却包藏着丰富的有效药物资源。"

"中药科学研究中心使用极精密的化学生物学技术找出药材中产生作用的主要元素，经由有机化学方法净化这些元素，然后再与化学相似体重新结合。中药科学研究中心运用试管培养细胞、细胞组织、有机体、动物摄取体来观察生物变化，最后将从事动物与人体临床实验。主要研究的范围包括骨头、血液与免疫系统失调。目前正在进行研究的是药材元素、传统上用来治疗骨质疏松症、细胞再生、中风、心肌梗死与免疫系统调整。"

"中药科学研究中心的物理学家与科学家在临床医学、生理学、分子生物学、分析化学与药理学方面有充足的经验。它同时包括一个由世界杰出科学家组成的顾问委员会，并且配有专为研发新药物设计而成的生物与化学实验室。"

以上提出的研究目标显示：西方开始着手组织医药学家和科学家对天然药物进行研究，这是历史性的创举，他们坦率地承认中药的主权在中国。现在有事实表明，西方科学家试探用高科技手段来研究中医理论了。他们派来留学生，在国外开办小规模的中医学院，都是为研究中医理论和临床应用做准备工作的。我曾经亲眼看到安东教授利用中国针灸原理在植物体上做实验研究：一组经过针刺的植物树叶茂盛，花开鲜艳；另一组植物经过针刺后，生长缓慢但却延长了衰败期。由此不难看出，他的研究设计是富有想像力的。说明针灸不仅仅在人体上起作用，同样在植物体上也起着相应的作用,这给未来的研究工作开辟了新的天地!

中医进入 21 世纪是个大转折时期,也是极为严峻的漫长空间。她虽然在历史长河中对中华民族的繁衍做出了不可磨灭的贡献,但时至今天,面对现代医学日新月异发展的竞争,中医学的命运决定于其独特理论的发挥和中医的科学化。《黄帝内经》虽在十三经之外,而它的应用价值,在自然科学领域里却显示出无穷的魅力,它不仅是中医理论的奠基石,也很有可能成为当今世界自然科学理论中的一颗宝贵的明珠。

## 四、中医学的科学化与未来

中医科学化是中医学必由之路,而科学化的概念应包括以下几个方面,即:中医思维的转化,古典理论是上层建筑,而实践是及时接受新事物、新知识、新手段来提炼上层理论,再用以实践,不是改良和修正,而是健美肌体。中医必须掌握现代临床医学的检测手段和理论,拿来为我所用,用来为临床服务,中医必须以科学手段来管理医院。中医科学化的前提是恪守中医的独自理论,用世界通用语言来加以阐述,使理论走出国门,让世界对中医学有所了解、认同,进而展开学术争鸣,从争论中对中医加深认识,便于各学科学者在理论上进行研究,促进中医学的发展。中西医结合是实现中医科学化的一种手段,但不是唯一的途径。欲中医科学化,中药必须科学化,如中药剂型的改革等,事不宜迟。中医之所以不被外国人接受,其最大的阻碍是服法不便,传统的煮沸,有人讽刺谓:中国的咖啡独具特色。中医科学化必须重视经典理论及其应用的研究,从而进一步整理提高。中医科学化必须纠正从中医院校毕业的学生弃中就西的倾向。年轻一代中医弃中就西的倾向若任其发展下去,不但不能弘扬中医,反而会自毁中医,这是极为危险的,应予以高度重视。中医科学化要求中医学术界树立良好的学术风尚,树立科学家的形象。中医科学化要反对商贾观念,应以济世活人为怀。抱残守缺,追求功利,滥用中药和西药等等,只能失去病人对中医的信仰,导致中医的毁灭。中医要生存,只有前进,不能后退,后退就会葬送中医!

# 第二节　初露锋芒荆棘路

在旧时代讲学问讲真才实学,但对从医者来说,虽不必经"乡试"和"殿试",但必须经过患者的考试。合格者可以名噪一时,不合格者沦为走乡串户的郎中。初作医生面对病人如临大敌,因为当时的环境不允许医生询问病情,而是患者考大夫。在诊脉数分钟内,能把病人的病情阐述清楚,患者认为医术精湛,欣然求治。中医只有望闻问切四诊为诊断工具,并不具备理化检查手段,如不能一针见血地指出病之所在,病人飘然而去,这种传统陋习,给中医临证蒙上一层阴影,可知中医从医难。

我曾遇一病人,来诊时干脆地对我说:"我有一种病,号脉对了,治好了有酬谢。如号脉不准,我领来的三位病人都不能看。"她这啼笑皆非的告示,让人无可奈何。当我诊脉时,诊知其脉来平和,唯两关沉伏。观察其表情一派抑郁,双眉紧锁,不时长吁短叹,诊完我执意地说:'你有心病',她蓦地站起来精神失常地说:"大夫我算服你了,我走了很多诊所都未说对,唯你把我心病说对了。"其原因是结婚 4 年未生育,丈夫提出离婚。其实诊为心病是模糊数学判断原理,并不知晓她是不孕患者,也不证明我的医术高明。于是她以恳求的口气向我求治,此际她初来时的傲气已经荡然无存,反倒显得可怜。我当时提出:第一,到西医院妇科检查输卵管是否通畅;第二,男方到西医院化验精子有无病变;第三,将西医检查结果带来后,再进行研究。不久这对夫妇果真执行医嘱,将西医检查结果都带来了。检查结果表明:男女双方均无病,不碍生育。是际余指出:既然双方无病,无碍生育,暂做"理疗"试试。嘱其在性交时变换方位,沉着射精,射精后不能离原有位置。往往因女方子宫后倾,阴道弯曲,精子运动难以达到目的,而引起不育者。运用此种方法,一年后果生一女孩。这对小夫妻喜得千金。为感此事,特地将女孩命名为邹研奇,以资纪念。

# 第三节 毕生为中医事业而奋斗

新中国成立不久,中国共产党领袖毛泽东先生提出:"中医药学是一个伟大的宝库,应当努力发掘,加以提高。"一语定乾坤,于无声处听惊雷。有史以来,中医迎来了第一个春天,全国各地沐浴着阳光雨露,从此中医站了起来。1955年前后,全国各省市相继成立了中医院。辽宁省政府也于1955年决定成立省中医院,责成省卫生厅负责策划。省卫生厅专门成立了"筹建省中医院三人领导小组",厅长责成我负责具体筹划。天降大任,当即领命,于是由医疗走向了卫生行政岗位。回顾七十载中医历程,我做了如下大事:

第一件大事:组织专业人员设计省中医院蓝图。因陋就简,麻雀虽小,五脏俱全,基本符合医院性质和建院要求。建院的核心是中医人才的调配。为此,我走遍了辽宁大地,采风访贤,和老中医促膝谈心,说明成立省中医院的意义,去说服他们来省中医院工作。经礼贤下士的聘请,老中医终于同意前来工作,他们放弃了个人的小康生活,个个兴高采烈地背着行李投奔省中医院而来,心甘情愿的为了中医这个"大家庭"而献身;这是什么精神?是中医精神!先后调来的72名省内名医中,年龄最小的48岁,最大的71岁,南腔北调,流派云集,济济一堂,一同耕耘这块未曾开垦的"处女地",阵容可谓空前。他们各执其说,各行其道,辨证论治,别出心裁。从此中医院的雏形形成了,并于1956年开业。

为了提高中医学术水平,能够系统的学习四大经典,为中医教育培养教师队伍,成立了辽宁省中医进修学校,并在辽南、辽西、辽北建立分校,聘请当地名老中医授课。我除了担任学校领导外兼任讲师,并组织六人小组,以我为组长编写教材,为成立中医院校打下了基础。1958年,省内中医进修学校合并成立了辽宁中医学院。

第二件大事:为了摸清省内中医医疗队伍状况及水平,开展中医普查,制定普查登记表,调动一批人马下乡走访,让各位中医填表。详细登记了省内中医基本信息:基本资料(姓名、性别、年龄、户籍等),健康状况,学历,资历,学术专长等。通过普查,了解了省内中医分布情况,掌握了中医医疗队伍现状,建立了可靠中医档案。

第三件大事:为了使中医后继有人,要求省内有条件的市县成立"徒弟学习班",徒弟班招收高中生或初中生,实行全日制,学制4年,毕业考试合格后,发给行医资格证书,准予开业。这样培养了大批中医后备人才,壮大了中医队伍。

第四件大事:组织在综合医院成立中医科,扩大中医的社会影响力,同时也为患者找中医看病提供方便。这样积累了中医进综合医院的经验,并提高了中医的声望。

第五件大事:为了促进中医学术的交流,加强中医研究的开展,打开中医封闭的大门,学习到更多的新事物。由我提出倡议,每年举办一届"全省中医学术交流大会"。老中医争先恐后地参加学术交流大会,并将有价值的学术论文在大会上宣读,小会上讨论,营造了浓厚的学术氛围,也增强了中医内部的团结。历年大会,我都做一次总结性报告,并将所有论文编辑成册,人手一份。

第六件大事:十年浩劫期间,辽宁中医被肢解,老中医被下放到东部偏远山区改造,待返回时,医院面目全非,医疗器械被破坏,原有职工宿舍被占领。面对荒芜的院落,触目惊心,人心涣散,"只见长安不见家"。当时我被任命为院长,一团乱麻,从何着手?到任未待喘息,就投入战斗,我首先抓民生,解决职工们的住宿问题。当时两手空空,一文没有,只得四方拜佛,八方求援,到处"化斋"。上苍不负苦心人,终于感动了领导,支持辽宁中医的复兴。仅仅2年时间,建成了8300m²的职工宿舍大楼,解决了大部分职工的住房问题。次而抓管理,重质量,重新建立了医院规章制度,开"殿试"考场,对全体医务人员进行摸底考试,以便因才施用。节约每个铜板,引进了一大批医疗器械,恢复医疗秩序。对"文革"期间遣返回家的老中医,我一一登门拜访,恳请他们"回朝"重操旧业,以复兴中医院往昔的名誉。励精图治,卧薪尝胆,重整旗鼓,力争东山再起!经过一整套的管理整顿,终于把中医的业务引向正规轨道。在岗4年,我可以清白的说:两袖清风,一尘不染。退岗后2年,还应学校领导要求,重新"化斋",盖起一栋13 000m² 的9层现代化病房大楼,以资纪念。

第七件大事:多次及时地抢救老中医的学术经验。多次号召各地老中医献方献策,编辑出版了《中医验方》一书。1979年7月,到省中医院上任不久,即隆重举行了辽宁省中医院拜师大会,为16名老中医指派了17名徒弟。1981年11月,由我再次主持当时37名老中医,以组织安排和自动结合的方式配备了45名高徒,并召开了名老中医传代继承大会,省委第一书记郭峰同志等领导亲临现场祝贺,并颁发奖励证书。《辽宁日报》以"名师喜收高徒、中医后继有人"为题报道了此次继承大会的消息。《健康报》和中央人民广播电台分别报道了此次召开名医带徒消息。辽宁中医名声大噪,成为中医院同行之翘楚。

第八件大事:退岗后,旋即组建了脾胃病(胃炎)研究小组,由我担任组长,我的研究生们共同合作,组建了包括临床研究室、胃镜研究室、病理研究室、生化研究室、放射线研究室、胃液分析室、药理药效研究室、电子计算机室、统计分析室等涉及多学科的综合配套研究组。先后承担了国家六五、七五、八五攻关课题,开始了历时20余载的萎缩性胃炎研究。研发出"胃福冲剂"、"养阴清胃冲剂"、"胃命生冲剂"等国家中药新药,总结出了一整套的脾胃病防治规律。通过总结上千病例,我发现通过舌脉合参,可以提前发现恶变,经胃内窥镜和病理对照,符合率达95%以上,这一研究成果,可以诠释中医辨证的真谛!

值得一提的是,在胃炎组研究之初,我的研究生李永明将我治疗脾胃病的经验输入了电子计算机,编出程序,列出菜单,进行诊病。这也是全国首次利用计算机进行看病。

第九件大事:1991年6月,在沈阳召开"辽宁沈阳中医药国际学术会议"。到场的中外学者达786人,其中不乏各地名老中医、知名专家,以及来自法国、马来西亚、日本、韩国、俄罗斯等地的知名学者和国际友人,聘请了英、俄、日、韩多语同声传译,强大阵容可谓空前。大会共收到中医药论文千余篇,编辑成《中医药国际学术会议论文集》,以中、英文两种形式发行,大会受到辽宁省省委高度重视,《辽宁日报·海外专页》全版对大会进行了全程专题报道。大会取得了巨大的成功。

第十件大事:多次应邀参与国内外学术访问。

(1)1989年,应苏联国家卫生部部长邀请,率团前往莫斯科所在苏联国家卫生部官邸举行会谈,参与筹划组建苏联东方疗养院,院中设中国养生馆,当时任我为中国养生馆馆长,但因苏联政治动荡而搁浅。

(2)1991年,应邀出席了在斯里兰卡·科伦坡举行的第24届世界传统医学大会,并作题为《中国传统医学将对人类健康做出贡献》的演讲,赢得了全场喝彩,受邀在主席台上就座。国际医科交流大学(斯里兰卡)授予"传统医学博士"学位,斯里兰卡总统夫人代表总统亲自授予斯里兰卡政府"红宝石"勋章。

(3)1992年,作为访问学者前往美国旧金山,对斯坦福大学中药科学研究中心(PHARMAGENE-SIS)访问。访问期间,该研究中心主任邀请我留下与他们一道开展研究工作。经请示外事部门,答复缓行。

在美国访问期间,得高徒资助,在纽约举行记者招待会,包括《世界日报》社在内的几家大报记者均到场参加,中国驻联合国有关官员也到场。记者们所提出的问题完全是异国风调,而我为了弘扬中国中医文化,一一作了回答。我提出:西方医学不承认中医,这并不奇怪,因为他们不了解中国,不认识中医。中医有它独到的理论体系,它有着3000多年的历史,它为中华民族的繁衍做出了不可磨灭的贡献。它是一门体现天人相应的自然医学科学,它排斥封建,反对迷信,体现的是基于自然科学,根于乡土文化,服务于老百姓的朴素文化,不同于以《十三经》为主导,为皇族帝王服务的黄土文化。这就是传统文化之中医文化！西方医学排斥中医，不承认中医不等于中医不存在。相反，中医不但不反对西方医学，还借助西医的快速发展，为中医的继承提供了有益的供给……。此次记者招待会后，当地报纸争相报道，议论纷纷，《世界日报》还发表了评论文章。此番纽约记者招待会可以说是中国中医第一次在国外举行记者招待会了。

（4）1992年，应韩国明智大学邀请，前往汉城参与筹划成立明智大学中药系事宜。同年7月，应邀率团赴中国台湾做学术访问。

第十一件大事：组织成立中医职称晋级委员会。因为在以往职称晋升时，中、西医混在一起，15人评委中，中医仅有2人，造成13：2的悬殊现象，对于中医不甚公平。鉴于这种不合理现象，经省政府讨论通过，另行成立中医晋升评审委员会，并由我担任中医职称晋级委员会主任委员兼中医组组长。从此，中医聘任职称时，得到了应有的审定，这为省中医人才发展培养铺设了高速公路。

# 第四节　一位名老中医的心声

9月10日，92岁老中医、辽宁中医药大学附属医院李玉奇教授，向前来医院调研的卫生部副部长、国家中医药管理局局长王国强一行，就中医药工作提出了以下10条建议：

## 1. 中医院必须现代化

中医院就应该姓"中"，别无复姓可谈。她的本来面目就应该是"恪守中医本色，发挥中医特色"，沿着中医独立理论体系轨道前进。

中医院不应该排斥西药，但西药应该只在病房根据患者病情需要使用，配合中药，发挥增效作用，而不应把西药视为"拐杖"。西药使用要配合中药，有控制、有节制、有时限，恰到好处。

中医院必须现代化，走现代化的路子不能动摇。现代化是时代发展的需要，现代化的概念是要充分把现代化的一切检测手段拿来为我所用。中医还要精通这些检测手段的理论。今后，中医院应该以崭新的面貌出现，既有创新，又能重现往昔的繁华。

## 2. 重新启用五版教材

建议国家中医药管理局组织人力彻底修改中医院校教材，应该重新启用五版教材。五版教材阐述理论深刻，条理清晰，言简意赅，中西医内容比重得体。教材中对中医基础理论等阐明了真谛，并能深入浅出，所用方歌等多采自《汤头歌诀》等古代著作，学生读后基本能够独立阅读古籍著作，初步认识到中医理法方药辨证体系的重点。相反，现行教材篇幅过大，偏重导向西医，漠视了中医的一面，甚至教材中有的内容自相矛盾。学生们学习抓不住重点，摸不到方向，如身处雾中，何谈重读四大经典？甚至连基本的中医术语都说不出来，是越学越糊涂，越学越远离中医。这样的教材，不知究竟要把学生引向何方？

## 3. 提高教师队伍素质

狠抓全国中医院校教师队伍的建设，提高教师队伍中医功底水平，真正形成一支强有力的中医教师队伍。而现在，有些院校教师队伍充斥着不学无术或者根本没有中医功底、装腔作势的所谓"名师"，特别是有的教师公然在课堂上流露出对中医不信任的情绪，更有甚者利用这个途径一心想着发财致富，中医教师队伍严重混乱，变成了"杂牌军"。因此，对于这些人应果断地加以调整、予以淘汰，让胜任中医教学的后备力量整装上阵。中医教师队伍建设是中医教育的根本，所谓"养不教父之过，教不严师之惰"，不无道理。

## 4. 改变中医院校现有的教学模式

应该把课堂讲授与学生自修、临床实习、小组讨论、学生自行查询相关资料等相结合，不应刻板地限制教学时间。

**5. 请老一辈专家返回医疗和教学岗位**

为了继承发扬老中医学术经验,学校和附属医院应请退休的但身体尚好、头脑清晰的老中医重返临床第一线,坐镇门诊,处理疑难杂症;带教学生,口传心授,讲述一方一药、医案医话等临床经验。

**6. 省市县三级中医机构网络化**

以省中医院为龙头,带动市级中医院,扶持县级中医院,对基层中医院给予物质和精神上的支持。同时省市级中医院要负责县中医院医生的进修,进修及食宿费用应免收,这部分费用的支付,应由国家给予补贴。我们应看到,县级中医院是一把大伞,打开连成一大片,它影响着农村中医的发展与扩大。此外,省卫生厅应定期召开三级中医院业务性会议,制订出一套切实可行的办法来约束管理这个中医网络,使其充分发挥应有作用。

**7. 中医院校毕业生应多到县级中医院工作**

除留校及定向外,中医院校毕业生应集中分配到县级中医院,让他们在基层临床上加以锻炼。县中医院如无力承担这些人的工资,可由国家给予补助 2 年。

**8. 全国中医院校应限制招生名额**

各省应有计划地统计该省范围内医疗机构所需从业人员。虽不是计划招生,但不得不考虑中医院校毕业生的去向等问题。这样能够有效地防止中医毕业生走出校门后改行、失业,甚至宣传对中医有负面影响的言论等。

**9. 恢复中医院传统制剂室**

加强对省市级中医院的中药局的建设,恢复中医院传统制剂室,使其制配丸散膏丹,一应俱全,临床用药自给自足,自行生产,做到"前店后厂"。这样做的好处:可节省购药开支;充分满足本院医生临床用药的要求;阻止"药贩子"释放"糖衣炮弹",腐蚀医生集体健康。

**10. 提倡一专多能的中医师**

国家中医药管理局曾提出,省市中医院要建设专科专病,要承担科研课题。这一方针是正确的,但也必须从双重的角度来认识。重点专科专病建设是从长远着想,是未来发展的方向。但过分强调中医分科、搞专科建设的话,会束缚医生的手脚,限制中医全面发展。尤其对于刚刚走向临床的新手来说,本来就囊空如洗,又被迫分科,其他疾病全然不会,成了名副其实的"专科"大夫了。中医传统是提倡"一专多能"的,这一医疗方式应该保留,便于后来人全面继承发扬。

此外,对于中医院的科研,应以总结个人临床经验、总结临床辨证论治规律为前提。至于更高一层的研究,当是雄关漫道真如铁,还须奋勇前进。

# 第六章 脾胃养生

## 第一节 衰老补脾论

衰老是自然生理过程的重要环节,是不可抗拒的。然而促成早期衰老的因素,自然科学早已引起重视。抗衰老的研究,在理论上和药物方面不断见诸报刊。不难看出促成早期衰老的原因很多,诸如人群的影响,自然环境的困扰,职业的耐受性,经久抑郁,脑力或体力劳动超负荷,营养不良,生活习惯的改变,牙齿早期脱落不加以及时修补,空气、水源、食物的污染,不良嗜好以及遗传基因的影响等。综上所述,促成早期衰老的原因是外在和内在失调导致的结果。抗衰老意味着延缓衰老,而延缓衰老的对策在于能够针对外在和内在因素作不断调整,不能一味凭借药物,特别是补肾兴阳之道。自人类文明以来,寻求长寿延年,不惜遍访仙方名药,炼丹施术者屡见不鲜,但效果适得其反。衰老既然是生理过程的衰败期,因此不可避免。然而古今众多资料表明,延缓衰老是可以做到的。人类的寿命绝不止百岁,而它的最大杀手是疾病,而疾病又多是起源于"人百病之首中风",常常累及各脏腑发病。要维护肝、肾、心、肺、脑、脾的功能,设立保护屏障,使其功能健全,各行其职。首先要做到起居有节,饮食有度,工作有序,情志条达,容忍戒怒,恬淡虚无,其气从之。保持一身正气,正盛可祛邪。少贪膏粱厚味,预防心脑血管疾病的发生;防止寒凉刺激,保护肾脏不致受累;注意勿酗酒,以免酒精中毒祸延肝脏;经常注意预防感冒,避免传肺。目前肿瘤也是威胁生命的最大劲敌,但是只要早期预防,早期发现,早期治疗,延缓生命还是有可能的。

其次就保健治疗而言,延缓衰老盛行从补肾着手,或补肾阳之衰,或补肾阴之虚,金匮肾气丸和大补阴丸是代表的上品方剂。然而实践证明,久补肾阴必伤脾气。致洞泄少食;久补肾阳,日久燥热损及阴液。血熸而筋萎,食少纳呆。前者损其气,后者损其血,过者反为致病。

余通过多年的临床,体会到延缓衰老从调理脾胃入手,其效甚为可喜。方书所言,脾胃为后天之本而主宗气,宗气旺盛,邪不可干。补之于脾,益之于胃,使之有序地化生水谷之精微,使得气血充沛,营养五脏六腑,滋养四肢百骸,筋骨强壮,青春焕发。

补益脾胃首先注意脾胃功能是否失调,诸如胀满嗳气、食少纳呆、呃逆胃痛、泄泻或便秘、灼热或吞酸……。诊其虚实寒热,辨而治之。遇到疑问及时做胃内窥镜检查,做到早期确诊,早期手术治疗。经常服用健脾丸、麻仁滋脾丸、保和丸(小儿)、阻癌胃泰、养阴清胃冲剂,防之于前,治之于后,保持脾胃之气。从补脾胃着手,还必须重视亦药亦食的原则。针对脾胃之虚,或以保健,或以治之,使脾胃之气保持健康状态,这是防止早衰的门户。日常保健药品如山药、莲肉、大枣、小茴香、赤小豆、杏仁、白扁豆、桃仁、薏苡仁、甘草、肉桂、乌梅、砂仁、香橼、茯苓、麦芽、山楂、鸡内金、百合、龙眼肉、生姜、榧子、木瓜,都可以配成小方或者调以大方之中。

补脾胃之说,前提有三:①保护牙齿,如脱落及时修补,因为咀嚼、消化、吸收除唾液腺、酶的分泌,还在于机械的运动,使之胃纳得受,脾之运化,以化生水谷之精微功能正常转运。②经常保持轻松、乐观的情绪,不断地做自我调整,使之胃口大开,纳食有味。③力戒饱食,佳肴不可多贪,慎防损及脾气。延缓衰老的年龄界限,应以50岁开始,70、80、90、100岁为轴线。延缓衰老的标准应该是:精力充沛,头脑清晰,健步徐行,谈吐自如,情绪乐观,兴趣横生,视力不减,鹤发童颜,80岁可以工作,90岁可以看书,百岁与顽童游戏,无疾患于身。

# 第二节 养生三字经

李玉奇教授对于养生自有一番心得,并将他的养生经验编写成三字经,读来朗朗上口,字斟句酌,回味无穷。

岁花甲,老龄期,夜漫漫,路尚远,此境界,气氛变,幕已谢,人欢散,再回首,空眷恋。
论精力,尚有余,后十年,硕果期,不发挥,太可惜。科学界,大有为,再征途,立丰碑。
唯珍惜,重养生,保健好,老青春,超世俗,过神仙。延寿诀,精气神,要养脑,保护心。
忧与思,伤心脾;喜与怒,损精神;悲与恐,伤肾气。有若无,视不见,糊涂点,少为难。
门前雪,当可扫,窗外事,少听好,少介入,防烦恼。有所好,几桩事,可绘画,染江山,
可书法,逸神仙;可操琴,颐心涓;可写作,留青篇;可锻炼,筋骨坚;爱花鸟,亦可选;
耕田园,空气鲜。唯不可,酒与烟,麻将牌,勿贪婪,一圈后,应解散,如恋战,出危险!
人到老,生理变,多疑惑,好猜嫉,易发怒,失落感,易哭啼,痴呆显。若体贴,乃人性,
全社会,应敬老,抗衰老,有妙法,如何做,且看着,就睡前,有程序,枕宜矮,通血脉,
枕过高,滞血脉,颈椎病,不少见。枕宜长,防落枕,枕若硬,伤脑筋,被宜轻,减负压,
被宜软,才保暖,透气棉,应当选。褥宜厚,且要软,防褥疮,别小看,勤晾晒,减汗染。
室内静,要通风,入睡前,应关窗,开窗睡,最危险,邪风入,起病端,脑中风,尤在前。
入睡前,排杂念,右卧位,护心间,腿宜弯,呈弓角,督脉畅,好循环。入睡前,要洗脚,
搓搓面,按摩脑,盘腿坐,伸懒腰,目视鼻,鼻向心,静养功,丹田气,叩叩齿,咽津液,
揉眼球,捏脊背,五分钟,再入睡。防猝死,应提备。醒来后,黄粱梦,神飘逸,精神爽。
晨早起,排二便,养习惯,利循环。户外游,信步行,如慢跑,忌过劳,五禽戏,尚可学,
太极拳,尤练好。多站立,少落坐,利关节,防腿弱,老已至,腿先老,骨疏松,易折断。
步蹒跚,气血滞,户踱步,是绝招。频梳发,能活血,防落发,兜揣梳。老年病,四大敌,
曰中风,曰肿瘤,曰消渴,曰胸痹。唯肿瘤,早确诊,能开刀,不服药;若中风,早预防,
有先兆,要警惕;糖尿病,根难治,药维持,止于此。频感冒,别小看,大病起,由此牵。
急转身,有危险,突低头,尤可戒,脑溢血,屡咎挟。忌暴怒,戒狂笑,和为贵,忍为高。
孙思邈,重养生,他提出,少言语,养内气,戒色欲,养精气,薄滋味,养血气,咽津液,
养脏气,莫激怒,养肝气,节饮食,养胃气,少思虑,养心气,久忧思,伤心脾,太过劳,
伤肾气,诸多法,可借鉴。血压高,勿骤降,波动频,易栓落,塞脑间,命难活。大便秘,
最为忌,用泻药,非根治,补益气,可治愈。讲营养,是条律,超营养,老来忌,低脂肪,
重素食,大豆腐,可补偿。多食酸,少吃辣,酸柔肝,辣生火。多细嚼,慢吞咽,助消化,
益食道。喝热茶,是习惯,茶过热,刺食道,炎性变,惹事端。食亦药,药亦食,食治病,
独称妙。绿豆粥,解热毒;玉米粥,益心脾;莲子粥,补脾肾;百合粥,除烦恼;山药粥,
补脾肾,持久吃,治老斑;栗子粥,补心肺,调大肠;大枣粥,补脾胃,抗衰老;杞子粥,
益肾气,补心脾,增脑力;牛乳粥。最佳食,补虚损,防肿瘤;菜汤粥,治偏食,维生素,
缺乏症。菜宜淡,不宜腻,植物油,最可取。色香味,要讲究,食宜素,少食荤,素养胃,
荤伤脾,素益气,荤生痰,素消痞,荤血溢。果菜类,能治病,品种多,数不清。如大葱,
能发散,通大便,尚安泰;小根菜,名薤白,宽中脘,除胸烦;如大蒜,健脾胃,治心痛,
消肠炎;如木耳,属菌类,其味美,治肿瘤;如山药,宽肠胃,治消渴;如葫芦,能利尿,
瓢与籽,皆为药,糖尿病,疗效高;如丝瓜,能下乳,青嫩炒,泻心火;如芹菜,降血压,
大便秘,最可佳;西红柿,颇多能,既是菜,又是果,维生素,含量多;马铃薯,用途多,
当主食,菜尤可,多食泻,少食补;如榧子,其味美,治厌食,不可少;如山楂,能消食,

降血压,尚通脉。论肉食,种类多,牛羊肉,老年菜,猪脂厚,不宜多,牛骨髓,补气血,内脏菜,要少吃,贪多者,滞血脉,唯羊肝,能明目。日三餐,七分饱,过饱食,伤脾胃。粗细粮,交替做,面食好,少污染,最佳选,按习惯,摄食度,适老年,饥与饱。均应限。老来胖,非福分,胖累心,损肝脑;胖生痰,易中风;胖累脉,易心猝;胖多眩,易头晕;胖好坐,不好动,失条达,气血阻;胖好吃,不择食;胖好睡,卧即着,鼾声起,惹人烦。老来瘦,固然好,若过瘦,气血少,外来病,易干扰,瘦中风,亦不少。瘦勿骄,须调理。养生诀,有几条,有所养,有所戒,有所好,细琢磨,有学问,细切磋,岁百寿,当无疑。余外音,还要讲,外出时,别逞强,靠边走,防车撞,老有伴,当自慰,无人伴,学自强。热闹处,少问津,僻静处,多留连。行路时,脚稍抬,有节奏,强习练。活动表,巧安排,忙半天,闲半天,寻快乐,度晚年。天伦乐,为享受,无此乐,亦别愁。养老金,要积累,勿施舍,防不测。

李老的养生经也可解读为:

# 一、保持平和心态,营造多彩生活

步入老龄后,李老对人生的感悟更为深刻。人到老年,总喜欢回忆过去,无形中平添了许多伤感,如此一来,人只能活在过去,而不能正视未来,倒不如把所有精力用于继续学习知识,不断研究,聪慧自己的头脑,又能为社会多做贡献,正所谓"学无止境"、"学海无涯",直到如今,李老仍保持着每日读书看报的习惯,老人家与我们谈论起国家大事总是侃侃而谈,神采奕奕。李老多才多艺,不仅擅长书法、绘画,而且也通晓音律,李老常说"书画音乐可以怡情,读书看报可以养性。人生多烦恼,不要太过纠缠在一些小事上,快乐是一种心境,修炼一种豁达开朗的性格,才是根本的养生之道。"

# 二、培养良好习惯,遵守规律作息

老人家多年来一直保持着固定的生活习惯,每天晚上9点钟必须上床就寝,早上5点钟定时起床,晨起阅读1小时后,稍作锻炼,洗漱就餐后稍事休息,进入一天的工作状态。午餐后,小憩一会儿,使脾胃、四肢、大脑及眼睛都得到充分的休息,精力瞬时得到补充,人的气色看起来也更加矍铄有神采。中医讲顺四时,应五行。早晨即是阳气生发之时,此时经过一夜的休整,人的精力渐渐开始恢复,头脑也越是清晰,读书背诵都是最佳时期,往往事半而功倍;中午人的阳气达到了一个顶峰后开始出现衰减,进餐后及时补充了损失的营养,却同时增加了脾胃的劳动和负担,使过多的血液积存于胃里用于消化水谷,却造成了眼睛和大脑的缺血缺氧,故此时不宜再看书读报,不仅效率低下,更易耗伤气血;入夜后,此时人体的阳气衰减,大部分的血液都归于肝脏,营气内敛,卫气固外,既提示到了应该休息的时候,也是人体免疫力最弱的时期,所以很多贪图玩乐熬夜上网、饮酒、搓麻的年轻人极易罹患感冒,并出现早衰等症状。肝为刚脏,宜柔宜舒,肝主藏血,血不归经,肝失所养,久之水不涵木,津枯木竭,身体亦随之消亡。故顺时而作,应时而息,只有遵从自然规律,使五脏器官既得到锻炼,又可以得到充分的休养,才能保证机体的正常生命活动。师云:"拥有好习惯,才有好身体,恶习如交恶友,当断不断,必受其乱。"师常云:"养生的大忌就是暴饮暴食,贪杯宿醉,嗜烟好赌,昼伏夜欢,切记切记!"尤其告诫年轻人,"少年不知愁滋味,欢喜随性那堪忧,未到老年病先寻,后悔方知错步迟。"

# 三、重视生活细节,可贵重在坚持

李老平时亦十分注重生活细节。如忌睡高枕及短枕,以防睡姿不正,易患落枕,并影响头部的血供;被褥宜松软,因为过厚过沉的被子压在身上可能影响呼吸,再则板结的被褥还会影响身体的血液循环,严重者可导致压疮;勤晾被,多通风,这样可以减少细菌的污染,并保持室内空气的清新,防止病毒侵害;睡觉时忌开窗,中医讲"虚邪贼风避之宜。"许多疾病都是从感染风邪为始端的,小疾亦可转为大病,不可不防;睡姿应采取右侧卧位,这样有利于保护心脏,双腿保持自然弯曲,使肌肉更为放松,血脉流通更为顺畅;睡前洗脚、搓面、摩脑、静坐及伸腰即可舒筋活血,更有利于提高睡眠质量。此外李老还将五禽戏中的一些招法用来练习养生功,比如梳头、叩齿、吞津液、眨眼、捏背,虽运动量不大,但非常实用,且最适合老年人学习和掌握。以上虽是大家熟知的道理但却又往往容易被人们忽略。其实养生没有秘诀,重要的是贵在坚持。

## 四、注意营养搭配,选择合理膳食

李老在饮食方面比较注重荤素搭配,营养调理。他特别告诫老年人,讲营养配餐值得提倡,但过度营养又是老年饮食之大忌。低脂,以大豆等素食为主既可以有效地补充营养,又有利于老年人消化吸收,故很值得提倡;细嚼慢咽,多食酸,有利于软化血管,忌食辣以防助热生火;多食粥,有益于消化,食补远胜于药补,如绿豆粥、玉米粥、莲子粥、百合粥、山药粥、栗子粥、大枣粥、杞子粥、牛乳粥及菜汤粥对于老年人均较适宜,补而不腻,补而不滞,益心脾,养肝肾,调脾胃,轻身健体,不是灵丹胜似妙药,亦有已病养病,未病防病的作用。此外,做菜提倡多食大葱、大蒜、小根菜、木耳、山药、葫芦、丝瓜、芹菜、西红柿、马铃薯及山楂等,此等菜品药食同源,既可补充各类维生素,且有药用价值,性质温和无刺激,但一餐中不可多食,多食则反受其害而无一利。

## 五、创建和谐家庭,保持乐观心态

人到暮年多少都会有些孤独感,尤其对于丧偶之人更觉凄凉,这就需要亲人的加倍关心及爱护,尊老重老是中华民族的传统美德,儿女应该多体谅老人的心情,关心老人的健康,只有在一种家庭和睦的氛围中才能让老人感到真正的温暖与幸福,使养生长寿成为一种并不奢侈的愿望。李老还劝慰那些独居老人,虽然缺少了天伦之乐,但仍要学会独立、自强,谨慎地处理好自己的每一分钱,积攒足够的养老金,保持积极乐观的心态,努力寻找并创造生活的乐趣及美好,增加户外运动,通过结交朋友,加强沟通与交流,积极参与社区组织的各项活动,就会享受到不一样的生活,寻找到属于自己的快乐,这就是养生的真谛。

# 第三节 脾胃病的养生与预防

(1)盛怒之下不宜进食,因为精神处于激惹状态,肝气横逆而胃气不和,致使神经、血管、肌肉,特别是食管呈现异常反应。需要暂短的松弛过程,否则会引起嗳呛或呕逆。

(2)悲伤泪下之时不宜立即进食。情绪失控,损及心脾。脾为抑郁之气所克,不能为胃行其气,肝胃不和,胃气上逆,常常出现胁痛、背痛、口苦;咽干、舌燥。

(3)疲劳过度之际不宜立即进食和饮水。因为脾主肌肉和四末,过于疲劳损及脾胃之气,即损伤中气。经机体自行调整,待呼吸调匀,心跳正常,汗止,趋于平静肌肉松缓下来,然后进食倍感大胃口而得味,有益健康和长寿。

(4)饭后不宜立即入睡,食物进入胃腔,需要得胃气运作予以腐化。胃气受纳还要借助全身肌肉的运动而增进消化功能。常见幼儿就餐时未待放下筷子而欲要入睡所谓食困,成年人也每有此习惯,均应视为食癖。此外食后也不宜作剧烈运动,如长跑,皆易损及胃气及致胃下垂。

(5)妇女妊娠4个月以后,注意以所需热量为尺度,不宜过多贪食而造成胃膨胀,影响胃气的运作。也能使胃体下移压迫胞宫,不利于胎儿正常发育。

(6) 妇女产期不宜暴饮暴食。由于分娩损及气血,致元气不足,胃气为之虚弱,若过分摄取食物损害脾胃,屡有导致脾虚作泄,经久不愈。东北民间习俗:妇女分娩期以煮鸡蛋为主食,意欲补充营养,孰知蛋白加热不易消化,并由于产期食谱单纯不加考究,往往出现乏乳,乳母过胖或过瘦,经久难以恢复原来体形。

(7) 大病愈后特别是高热退后的1周内,禁止暴饮暴食。病久(高热)伤及阴津,耗伤气血,胃气不足脾阴素虚,有待气机调匀。一旦暴食伤及胃气屡有食后而暴亡,无法予之抢救。

(8) 膏粱厚味不宜奢嗜:特别是动物脂肪,当食之有度,以免身体肥胖。宜以蔬菜为先,多食豆类制品。计算摄取热量适度而止。需知胖乃湿热所积,湿热生痰,痰阻脉络,易致心脑血管疾病。

(9) 过食辛辣易伤脾胃。但地方民俗习食以辣为味而不伤胃气者除外。过食辛辣常见胃脘灼热、口疮舌裂、大便秘结、血压升高、皮肤瘙痒等。

(10) 饮食不节习以为常。素伤脾胃之气。每每出现肢体沉重、足软无力、牙齿早落、皮肤粗糙、面生老斑、脱发、性功能减退或早衰。

(11) 食甜不宜多。甜伤脾,苦伤胃。按一般摄取食物含糖量足以维持正常需要,多食糖制食品易致食欲不振,消化不振,小儿龋齿等。

(12) 品茗为习,能益脑健神,有益于消化。古人习惯饮热茶,沸水沏开胃热而品味,易刺激食道。但也不宜过饮凉茶而伤脾胃,温茶而饮有益于健康。

(13) 冷饮,民族习惯不同,西方人习冷饮,矿泉水加冰块,饮之津津乐道,唯有汉族清晨饮冷,每致胃脘寒痛或剧痛,胃穿孔者亦不鲜见。

(14) 酗酒成癖。酗酒引起诸多疾病。如对肝脏的损害、神经刺激、胃脘痛、脾气改变、嗜睡……,影响工作损及寿命。

在日常生活中,如能保持起居有节,饮食适度,工作有序,处事戒躁。力戒喜、怒、忧、思、悲、恐、惊之过。嗜好有节,保养脾胃,濡养心肾,精神内守,病安从来。否则,每见暴怒而伤神,狂笑而伤心,因抑郁而神失等。《备急千金要方》在养性门中指出:养生有五难:名利不去为一难;喜怒不去为二难;声色不去为三难;滋味不去为四难;神虚精散为五难。养生之道归纳起来不外是:当客观环境变化适应而从之,逆之则不受反为其害,当美酒佳肴垂涎三尺时,勿忘保护脾胃。

# 第四节　脾胃病的饮食与禁忌

如果患了胃炎应如何重视治疗与护理,中国民间有句谚语:"病从口入。"这是对慢性胃炎恰如其分的病因总结。萎缩性胃炎临床诊断为中焦脾胃病,课题组将其认为胃脘痈。慢性胃炎系指浅表性胃炎、浅表萎缩性胃炎、萎缩性胃炎而言。本病的病因并非由传染而来,而多是由于饮食不节、食滞不化、起居无度、抑郁进食、暴饮暴食、过度饥饿、劳倦过度、酗酒、寒凉生冷刺激、过食厚味、湿热内生、职业性因素及生活散漫而无规律。

对本病病因病机的认识:出于多种因素所诱发的胃脘痛,进而发展为胃脘痈,归纳之主要有如下几个方面:

(1) 饮食因素:饮食不节,即暴饮暴食,或因工作原因不能定时就餐、饥饱失调、冷热不均、寒凉、辛辣刺激、生活无规律性等,均能导致胃腑损伤,久而发展成为胃脘痈。

(2) 精神因素:若长期忧思恼怒则必然影响人体气机的升降出入,医谓忧思伤脾、恼怒伤肝,脾伤则运化失调,饮食物不能正常腐熟与运化,停滞于胃中,肝伤则气机不畅,肝郁气滞,克脾犯胃,使脾胃功能失调,可致本病的发生。

(3) 过度劳倦:过劳则伤气、伤血,久则导致气血亏虚,正气不足、脏腑功能减弱,脾胃功能亦必然虚弱,表现为受纳、腐熟水谷功能及运化功能的减弱,此外正气不足,抗病能力不强,亦易招致外邪犯胃损伤已虚的脾胃功能,而加重本病的病情。以上三种因素既可单独致病,又可相互作用、互为因果共同作用于病体,而长期患此病之人,又以复合因素致病居多。

# 一、在饮食方面

在饭前最好休息片刻,使神态安静下来。俗话说:"喘喘气再吃饭。"饭前最好先喝点热水,使胃得以濡养滋润,助长胃气,使食物得以水解,而减轻食物团对胃黏膜的撞击。经口的饭菜应充分地咀嚼,徐徐咽下,尽量避免食物通过食管噎塞,免得刺激食管,顺利通过贲门,这样才算正常完成原料输送。胃腑如建筑用的搅拌机,当食物进入胃腑后,即开始化生水谷精微的作用,即发挥机械动力作用和生理的分泌作用,将食物酿造为乳化状态,送入十二指肠以下吸收,转化为营养物质进入血液,成为能量来维持生命。但是倘若给胃造成意外的负担,如不注意生冷食物或暴饮暴食,或习惯性的饥饿,有的人早晨不吃饭习以为常,或饥饿后暴食猛吞,给胃造成难以消化的负担,因而损伤了胃气,久而发展为胃病。经验证明,酗酒是本病的重要原因之一,因为酒精最能刺激胃黏膜,久而产生炎症。吸烟也是致病的因素,因为烟焦油刺激食道和胃,最好是少饮酒不吸烟为佳。有人问啤酒可不可以喝,啤酒中也含少量酒精,偶尔少喝一点还要注意自觉胃脘是否舒服,北方的冬天绝对禁冷饮。除不良习惯和过度烟酒外,临床也不少见长期服对胃有刺激的药物如水杨酸钠类等,所以一定注意在医生指导下合理用药。

# 二、精神因素方面

当你遇到喜、怒、忧、思、悲、恐、惊等不良情绪,最好把情绪安静下来之后再进餐,勿饱食为好。因为这时的胃受情绪影响处于不舒展状态甚至拒食。俗话说"上火"不想吃东西,不吃也不饿,如果此刻含泪而进食,忧思而进食,抱怨而进食,盛怒而进食,狂笑而进食……尤其是气郁伤肝,气机阻滞,更易损伤胃气,导致消化不良而生胃病。即使患了本病,也应正确对待,精神负担过重,往往影响或干扰有效的治疗,无疑对疾病的防治是不利的。

# 三、培养就餐的兴趣有助于消化

如饭前要洗手、桌面洁净,餐具略略讲究一点,如果再能把收音机放到桌旁的一角,听听音乐助兴,饭菜可口,粗菜细作,细菜略点,纵然一碟酱豆也成佳肴。席间最好莫论人非,以免添加烦恼而影响消化。

# 四、饭后如何安排生活

饭后不宜即刻卧睡,因为食物进入胃后,必然加大能力供血于胃,此际脑部出现一过性的生理缺血状态,表现好困,俗话说"食困"。如果饭后立即入睡并且成为一种习惯是不好的,妨碍了胃的消化,饭后半小时内也不宜看报看书。最好是庭内户外信步徐行半小时左右,不宜跑步以免引起心脏过分负荷,俗话说:"饭后三百步,免得进药铺"。睡前不宜喝茶水,晨起不宜喝凉茶,睡前不宜用冷水冷巾擦背部和胃部。总之,要注意脾胃为仓廪之官,胃主受纳腐熟水谷,脾主运化,输布水谷精微,升清降浊,以和为贵。保持精神舒畅,养成良好的饮食习惯,合理安排生活规律,是自身保健的关键。

当自觉有胃症状时如何注意检查:当您感到胃脘不适时,要及时注意查找以下几个原因:

(1) 平素饮食是否规律,是否有饮食不节史;进食量、体力、大便是否明显的改变。

（2）是否有不良的精神刺激，或过度的寒凉刺激，或过度的疲劳史。

（3）近期是否服用过对胃有刺激性的药物，如水杨酸制剂如阿司匹林、对乙酰氨基酚等，激素类药物如泼尼松、地塞米松等，某些抗生素等。

（4）近期内是否有体重明显下降倾向。

（5）除上述因素外，还宜注意是否有口腔、鼻腔、咽喉等疾病，应及时诊治。

有上述 1~4 的诱因，或无明显诱因而有胃症状者，均宜及时请胃肠科医生诊查。患有胃疾病患者，宜提倡"三早"，即"早期发现、早期诊断、早期治疗"。"三早"对胃病患者的及时防治尤为重要。就目前国内对胃肠疾病的诊断水平，首先推举内镜及病理相结合准确性最高，可达 90% 以上，特殊病例还宜结合细胞学检查等，来提高准确性。

# 第五节　脾胃病推荐食谱

**1. 推荐主食（包括小食品）**

（1）以米饭为主（大米、小米、玉米），如习惯吃面食，可吃干烙饼、面条、面包以及其他不加碱的面食物。

（2）不宜吃黏米类食品（油炸糕、粽子、汤圆）。

（3）不宜食酸菜等酸性高的食物。

**2. 推荐菜单**

木耳、土豆、茄干、番茄、白菜（油菜）、藕笋、萝卜、冬瓜、黄瓜、嫩丝瓜、菜花、洋葱、芹菜、胡荽、粉条、绿豆芽、芋头、菜笋、豆豉等。

**3. 不宜常吃菜类**

菠菜、芸豆、海菜、渍菜（酸菜）、韭菜。

**4. 禁食菜类**

醉蟹、青椒、辣椒面、大蒜、黄豆芽、豆腐（但腐乳除外，因为已发酵过）。

**5. 可食肉蛋类**

猪肉、羊肉、牛肉、鱼肉、鸭肉及各种蛋类。

**6. 不宜食肉类**

驴肉、马肉、香肠、火腿、狗肉、鸡肉、蛇肉、腊肉、猪头肉以及一切腐败变质肉类。

**7. 推荐水果**

橘子、山楂、白梨。

**8. 少食果类**

香蕉（便秘食之，便溏禁食）、苹果、杏子。

**9. 作料肴歌**

米醋当先少食盐，姜丝必备胡椒全，料酒味素适可止，糖放过量脾不安。

**10. 烹调歌**

菜宜清淡汤宜鲜。清炖红烧端在烂。油腻过甚损脾胃，凉菜虽美要少贪。

**11. 口嚼小食品**

陈皮梅、香橄榄、榧子、桂圆。

**12. 代茶饮小偏方**

陈皮 1 片、焦山楂 5 片，炒糊米 1 捻，乌梅 3 个，沏茶代茶饮，以助消化。

# 第七章 用药心法

## 一、回忆随师采药记

历年端午节过后,都要选择风和日丽之日,由恩师率领学子们乘坐一辆马车进山采药。银州距山区三十华里之遥,为长白山脉,海拔 400 多米,森林茂密。远看层林覆被,近视溪水潺湲,鸟语花香,久居市井烦扰,幸得走出藩篱,得以心旷神怡,堪为一时之乐趣。进山后师嘱学子们将裤腿扎好,并令每人折柳条枝代杖,以防蛇咬,并可打草惊蛇。是日采集 30 多种药材,估计超千斤,喜得丰收。午间在溪边野餐,趁休息之际恩师饶有兴趣地上了一堂课。师曰:医乃仁术,不为良相便为良医,医者不可与商贾同流,他们的生命是在于济世活人,古有张仲景、华佗、孙思邈等先辈为借鉴。他们才是真正地先天下之忧而忧,后天下之乐而乐。作为医者只凭精通理论,犀利于辨证,这仅仅做了一半工作,而更重要的是在于运用方药。就中药而言,却是非常复杂。中药讲究道地药材,并有它严格的采集期。比如采集茵陈,谚云:三月茵陈,四月蒿,六、七月过当柴烧。这就指出过了采集期的茵陈,其有效的成分被吸收,变成另外一种植物,非药材了。槐花飞扬落地,应随即扫拾,放于阴干处自然干燥,最忌日光暴晒,以免失去芬芳气味,减低药效;大黄主产于西宁,临床用之,涤荡胃肠,直下甚速,不觉腹病,而非此地出产的大黄,服用后腹部肠鸣,甚则横胀而不泄下;生地黄主产于怀庆,其质纯而柔润,用其滋阴凉血颇利;杭州种植的淡竹叶,利尿颇速;关东人参,名扬国内外;辽东的五味子和细辛颇为上乘;春天采防风、秋季采桔梗,皆不可越时而采。故谓川、广、云、贵药材为道地,意谓多是野生天然药物。近世以来随着中医药的发展和大量的砍伐森林,植被遭破坏,天然药物供不应求,于是大量人工种植药材上市,结果药效大减。重视天然药物并非抱残守缺。因为气候、温湿度、光照时间、土质所含的成分等决定道地药材的属性。

临床辨证正确,只能表示治疗方法的确立,而疗效是通过药物来取得的。药效作用的大小与地道药材和炮制是否合理攸关,如斯错综复杂环节的干扰,用什么方式来换算药量,其疗效就可想而知了。归途在沉思着,作为中医师难啊,难就难在一切居于天然属性当中,他必须具备多门学科常识,生物学、化学、饲养学、种植学、地质学、园艺学……总而言之,是一门复杂学科。

翌日师嘱将采集的药材分门别类地晾晒,并传授炮制方法。

### 1. 就地炮制神曲

原材料:①白面 25kg,麸子 25kg;②红小豆粉 5kg;③青蒿 25kg;④杏仁粉 2.5kg;⑤苍耳(全草)15kg;⑥野蓼(全草)25kg。

制作方法:先将青蒿、野蓼、苍耳洗净,然后切碎放入特大号铁锅内煮沸 50 分钟,将药材捞出弃除,其汁浓缩 20 分钟过滤,再浓缩 10 分钟,继而将白面、面麸、杏仁粉、红小豆粉放入锅内合而搅拌成干粥状取出,做成块状,每块约 2.5kg,用麻叶包裹,放入通风处阴干待其发酵,发酵后的神曲呈黄褐色,过三伏后方可作为药用。师曰:"神曲存放越久效果越佳,其等于陈酿一样。"俗谓"百年酒"、"千年醋",中药材有六陈之说。

### 2. 炮制益母草膏

制作方法:将采集来的益母草(全草)50kg,用水洗净,切碎放入大铁锅内煎煮,煮沸 2 小时,将药材捞出,药汁过滤,然后煎煮浓缩成浓汁状,加入红糖 1kg,膏成放置瓷罐内,成为益母草膏。用于妇女产后气血双亏,并可做敷面去黑斑。

**3. 制酒**

将采来的嫩茵陈洗净,阴干 2 天,以茵陈 1.5kg、纯白酒 10kg 的比例配料,置于瓶内浸泡,2 天后可饮。能清热解毒、健脑益智。治中老年脱发,少寐多梦,为延寿上品。

# 二、药物配伍与量效

临床处方用药,贵乎明察病理,审因辨证之后,确立了理法方药,而方的组成为君、臣、佐、使。所谓君药具有双重涵义:①从药味的特殊作用列为君药,如四君子汤以人参为君药,益气生津;②从药量的重用以期收到较好的疗效,如当归补血汤反而重用黄芪为君药,重在补气,血随气行,气壮者血当充盈。药物用量的配伍,以量的变化以求辨证,临床屡屡应用。可见同一药物组成的处方,常可因为其中某些药味用量增加或减少改变其功能和主治。如小承气汤,厚朴三物汤,厚朴大黄汤,三方同是由大黄、厚朴、枳实三味药组成,但小承气汤用大黄 25g,枳实、厚朴各 15g,目的在于泄热通便,用于热结便秘,故用大黄为君药。而厚朴三物汤用厚朴 25g,枳实、大黄各 15g,目的在于消除胀满,用于气滞腹胀,故用厚朴为君药。厚朴大黄汤用厚朴、大黄各 20g,枳实 10g,目的在于宽胸泄饮,用于治疗水饮停于胸胁,咳引作痛的支饮证,故又以厚朴、大黄二味并列为君药。

由此可见药物随症的量与临床疗效之间有着明显的效随量变的"量效关系"。然而晚近以来临床医生惯用旧规,在处方组成时,不辨病情轻重缓急,不辨性别与职业年龄,不辨季节性,不辨急者治其标、缓者治其本,一律各等分而论之。这诚如一辆马车套上四匹马牵动着车轮滚动,从车行的快慢中无法计算出哪匹马使出的力量大小,这怎能体现出药味君、臣、佐、使作用。应清醒地认识到处方药用量多少,是辨证论治的首要环节,一律各等分既不实际也有违于前辈经验,这是一种弊端,绝对的平均是不存在的。

此外,处方用量又不完全取决于量来改变疾病的态势,它又受到极为复杂的外在条件和因素的影响,诸如地道药材是否地道、采集时间、保管方式等。因此很难得出中药有效的潜在能量。它是基于天然药物,又是天然应用方法,完全处于自然状态而保留至今,这种天然应用方法,中药的有效成分未能完全被释放出来,特别是丸散剂,制作颗粒粗糙很难吸收,有鉴于此,先辈发明煮散以增效。

鉴于天然药物的性能不同,毒副作用不同,先人发明了炮炙工艺,其中包涵了科学原理。炮炙可分为:炒、炭化、煨、醋炙、酒炙、蜜炙、烤、蒸、煮、晒、炸、熘油、榨霜……。上述原始炮炙方法,在理论上提示两方面作用,一是经过炮炙和技术性加工,增强了炮炙前的药效功能,例如,用蛤粉炒阿胶碎块,形成了阿胶珠,吸收了蛤粉所含的微量元素的成分,从而增强了补血止血作用;一是经过炮炙减弱了药味的毒副作用,例如,草乌经过炮炙水解后,即得到毒性较低的乌头原碱,有效成分虽然被水解后,活性略有降低,但毒副作用显著减轻,并不影响疗效。另一方面,某些药味本来无须加工炮制,却也"画蛇添足",诸如用黄土炒白术,意味脾主中土,以土得脾气,益能健脾胃;槟榔无须加工,将槟榔切成薄片后以求美观,将槟榔投入水中浸泡多日,然后再切片,致使有效成分失去大半,故临床用槟榔驱虫量少无效;人工种植的人参,临床应用最合理的是干晒参,但药农和药商为了追求人参的美观和增加人参的重量,从中渔利,竟然违背科学进行商品化加工,将人参投入糖水锅煮沸,为了使糖水进入参体,用竹签排刺,煮后形成胖而美观的人参,致使人参有效成分几乎丧失殆尽。

天然药物也会受到自然灾害的影响,例如干旱、水灾、虫灾、火灾、风灾,尤其是人工栽植不重视道地,而一味追求产量,施以化肥和农药。此外,空气污染、水源污染、水土流失的破坏,都极大地抵消了药物有效成分,甚至带来原本没有的副作用。其他如采集不遵药材生长成熟年限、不遵采集时期等肆意行为。

临床药量与疗效快慢攸关,所谓中药起效慢,并非如此。大量动物试验结果表明:按体表面积换算等效量的给药方法,即动物群体越小,体表面积越大,用药量亦大;人与动物比较体表面积最小,则用药量也小。例如给小鼠口服相当于人用量的 10~20 倍,大鼠口服 5~6 倍的等效量,多数情况下不产生明显的药效作用。由此可见临床如适当增加用药剂量,同样获得起效快,作用强,疗程短的效应。

> 患者石某,男,56 岁,职员。来诊时颜面潮红,脉来洪大,舌质绛,苔黄腻,身体健壮,无心脑血管病史,血压正常,突然大口吐血不止,经用止血药无效,口渴,大便燥结。诊为阳明燥热,病因出自热伤胃络致吐血不止,治以凉血润燥之法。投以:
>
> 生石膏75g　知母25g　藕节50g　茅根50g　沙参30g　生地20g　牡丹皮20g　茯苓40g
> 芦根25g　瓜蒌10g
>
> 水煎服,急煎,每服100ml,4 小时 1 次,服 3 剂后血止。余症调治,1 周痊愈。

| 药味名称 | 有效适量/g | 备注 |
| --- | --- | --- |
| 金银花 | 15~90 | 四妙勇安汤(《验方新编》) |
| 玄参 | 10~20~50 | 四妙勇安汤(《验方新编》) |
| 酸枣仁 | 5~25~50 | 见(《金匮要略》) |
| 瓜蒌仁 | 10~30 | 瓜蒌薤白半夏汤(《金匮要略》) |
| 丹参 | 15~30 | 丹参饮(《医宗金鉴》) |
| 桃仁 | 10~20 | 解毒活血汤(《医林改错》) |
| 黄芪 | 5~15~50~200 | 补阳还五汤(《医林改错》) |
| 石膏 | 15~7~150 | 越婢加味汤(《金匮要略》),又见仙露汤 |
| 葶苈子 | 10~20 | 强心汤(《新中医》) |
| 细辛 | 2.5~5~10 | 增肠汤(《陕西中医》) |
| 人参 | 10~50 | 独参汤(《景岳全书》) |
|  | 15~25~50 | 降糖杨(《福建中医》) |
| 天花粉 | 7.5~15 | 通脉四逆汤(《伤寒论》) |
| 附子 | 10~40 | 常用经验方用量 |
| 冬瓜仁 | 15~50 | 常用经验方用量 |
| 蒲公英 | 15~25 | 常用经验方用量 |
| 威灵仙 | 10~30 | 常用经验方用量 |
| 苦参 | 15~75 | 常用经验方用量 |
| 牡蛎 | 5~12 | 辛夷清肺饮(《医宗金鉴》) |
| 辛夷 | 15~30 | 凉血祛风汤(广州中医药大学陈汉章方) |
| 土茯苓 | 15~25 | 桃花汤 |
| 赤石脂 | 15~25~50 | 常用经验方用量 |
| 白鲜皮 | 7.5~15 | 常用经验方用量 |
| 牡丹皮 | 15~50 | 常用经验方用量 |
| 槐花 | 10~25 | 常用经验方用量 |
| 生赭石 | 15~25~50~300 | 重用山药见薯蓣粥 |
| 生山药 | 5~15~25 | 重用可见《温病条辨》 |

续表

| 药味名称 | 有效适量/g | 备注 |
|---|---|---|
| 大黄 | 15~25~50 | 常用经验方用量 |
| 芦根 | 15~30 | 常用经验方用量 |
| 瓜蒌皮 | 10~15~40 | 常用经验方用量 |
| 桑叶 | 15~50 | 常用经验方用量 |
| 茅根 | 15~50 | 常用经验方用量 |
| 藕节 | 10~15 | 常用经验方用量。有冠心病者忌用,易导致房颤 |
| 枳壳 | 10~15 | 常用经验方用量。多用易引起心肌麻痹 |
| 木通 | 15~25 | 常用经验方用量 |
| 泽泻 | 15~25~50 | 常用经验方用量 |
| 何首乌 | 15~50 | 常用经验方用量 |
| 柴胡 | 10~25~50 | 常用经验方用量 |
| 连翘 | 15~40 | 常用经验方用量 |
| 知母 | 10~15 | 常用经验方用量。水煮去皮,炒用,忌生用 |
| 杏仁 | 5~10 | 常用经验方用量。舌麻感强烈,不宜多用 |
| 蛇床子 | 15~25 | 常用经验方用量 |
| 菟丝子 | 15~75 | 常用经验方用量 |
| 蝉蜕 | 15~50 | 常用经验方用量 |
| 钩藤 | 15~50~100 | 常用经验方用量 |
| 龟板 | 15~50 | 常用经验方用量 |
| 白术 | 7.5~15~100 | 常用经验方用量 |
| 槟榔片 | 7.5~20~50 | 常用经验方用量 |
| 白芍 | 5~15 | 常用经验方用量 |
| 川芎 | 15~25~50 | 常用经验方用量 |
| 茯苓 | 2.5~15 | 常用经验方用量 |
| 五味子 | 15~25 | 常用经验方用量 |
| 薤白 | 15~35 | 既济汤(《医学衷中参西录》) |
| 熟地 | 15~25 | 增液汤(《温病条辨》) |
| 生地 | 15~25 | 常用经验方用量 |
| 麦冬 | 10~25 | 芍药甘草汤(《伤寒论》) |
| 炙甘草 | 15~25~50 | 镇肝息风汤(《医学衷中参西录》) |
| 牛膝 | 15~40 | 常用经验方用量 |
| 当归 | 50~100 | 常用经验方用量。煮汤,用汤煎群药,可治肝硬化 |
| 红小豆 | 15~20~50 | 常用经验方用量 |
| 百合 | 15~25 | 常用经验方用量 |
| 马齿苋 | 15~50 | 常用经验方用量 |
| 冬瓜仁 | 15~50 | 常用经验方用量 |
| 桑枝 | 15~50 | 常用经验方用量 |

| 药味名称 | 有效适量/g | 备注 |
|---|---|---|
| 寄生 | 15~50 | 常用经验方用量 |
| 黑芝麻 | 15~40 | 常用经验方用量 |
| 女贞子 | 15~25 | 常用经验方用量 |
| 枸杞子 | 15~25 | 常用经验方用量 |
| 山萸肉 | 5~15~50 | 常用经验方用量 |
| 猪苓 | 10~20~40 | 常用经验方用量 |
| 乌贼骨 | 15~25 | 常用经验方用量 |
| 石决明 | 15~40 | 常用经验方用量 |
| 沙参 | 15~40 | 常用经验方用量 |
| 远志 | 10~15 | 常用经验方用量。多用反而促致心悸 |
| 黄精 | 15~40 | 常用经验方用量 |
| 白头翁 | 15~25 | 常用经验方用量 |
| 白及 | 15~40 | 常用经验方用量 |
| 地榆 | 15~25 | 常用经验方用量 |
| 白蔹 | 15~25 | 常用经验方用量 |
| 防己 | 10~15 | 常用经验方用量 |
| 茵陈 | 15~25~50~100 | 常用经验方用量 |
| 败酱草 | 20~50 | 常用经验方用量 |
| 大青叶 | 10~25~50 | 常用经验方用量 |
| 虎杖 | 15~40 | 常用经验方用量 |
| 使君子 | 10~15 | 常用经验方用量。君子仁多用引起呃逆不止 |
| 王瓜皮 | 25~50 | 常用经验方用量 |
| 石斛 | 15~40 | 常用经验方用量 |
| 木瓜 | 15~25 | 常用经验方用量 |
| 黄芩 | 10~25 | 常用经验方用量。多用引起腹泻 |
| 黄连 | 10~20 | 常用经验方用量 |

注:以上的常用药最大剂量为作者积50余年的临床经验。在有是病,用是药的情况下,一般不会产生毒副作用。

# 第六篇
# 验案撷英

# 第八章 脾胃病医案

## 早期发现胃癌

### 案 1

*初诊* 患者付某,男,54 岁,沈阳某通信公司职员。以"胃脘胀痛伴嗳气 6 年,加重 1 个月余"为主诉。患者 6 年前无明显诱因出现胃脘胀痛,未予重视,偶服抑酸镇痛药而缓解,1 个月前胃脘胀痛加重,2004 年 5 月 14 日来诊。症见胃脘胀痛伴嗳气,食后尤重,食欲可,口微干,小便正常,大便稀。病来无恶心、呕吐。自述 20 年前行小肠腺瘤切除术,无特殊嗜好。查:面色无华,形体消瘦,腕横纹血脉迟滞,舌体胖,质淡绛,苔薄白,脉沉弦。

因胃乃多气多血之腑,居于阳位,经食道与外界相通,易感寒邪,该患素体脾胃虚弱,饮食不节戕伤胃气,温化腐熟功能失司故胃胀;脾胃互为表里,脾气不升,浊气不降,故时有嗳气;寒邪入里郁久化热,热灼胃津,肉腐脉伤,形成糜烂故胃痛;脾胃气虚故舌胖,质淡绛,苔薄白;患者身体消瘦,腕横纹血脉迟滞均提示胃脘虚寒,气血生化乏源;口干则为虚寒化热之征象。然该患一派虚象,本应触及沉细之脉,但按之三部脉皆弦实,此为脉之逆证,提示预后不良,故嘱其速速预约胃镜探明真相。本证虽以胃脘虚寒为因,但病程日久已表现为气血郁滞化热之征象,故治疗以行气和胃,疏散郁结为原则,而不单单以温胃散寒佐以清热为治疗大法。

中医诊断:胃痛(胃脘虚寒化热证)(恶变待除外?)。

治则:行气和胃,活血散结。

方药:救胃化滞汤:

香附 15g 橘核 20g 茴香 5g 川楝子 15g 当归 20g 桃仁 15g 莪术 10g 苦参 10g 党参 20g 苏子 15g 昆布 20g

6 剂,水煎服。

嘱其服药期间忌寒凉辛辣饮食,慎起居。

*二诊* 患者于辽宁省肿瘤医院做胃镜示:①进展期胃贲门癌(隆起样病变);②慢性浅表萎缩性胃炎;③十二指肠球炎。病理:贲门腺癌。已及时行手术治疗,现于化疗中,症见胃胀,反酸,厌食,大便质稀,日一次。舌胖质淡绛,苔薄白,脉虚数无力。考虑此为术后伤正,邪去正亦虚,胃食管部分切除,胃气大伤,腐熟受纳失司,故见食少纳呆;胃之关口失守,开闭失和,故胃液逆流而上,反酸入口。患者脉象由弦实转为虚数无力亦为邪去正安之象,为脉之顺证。提示暂无生命危险。故治以健脾和胃,化瘀消痛之法,方用救胃延龄汤加减:

苦参 20g 槐花 10g 甘草 15g 藏红花 5g 茯苓 20g 乌贼骨 25g 红豆蔻 15g 败酱草 20g 白蔹 25g 麦芽 15g 扁豆 15g 水红花子 15g 瓦楞子 20g

6 剂,水煎服。

患者共服药半年余,经治疗症状明显改善,现病情比较稳定,食欲可,偶有胃脘胀闷不适感,余皆正常。

**按**　该患为中年男性,以胃脘胀痛、嗳气为主诉就诊,病史已有 6 年余,反复发作,未予重视,积患日久必生他变。且望面色淡黄而无华,肌肉瘦削,体重于近日下降明显,虽自述饭量尚可,与平日无异,但脾胃虚弱之征象彰显,从舌象上看尚未提示恶变,然脉象已呈现弦实之象,三部脉皆然,出现此种脉象,乃由于胃内潜伏恶变或肿瘤,胃气衰败,病邪乘之,邪正相争,出现正虚而邪进之势,李老曰之"李氏排斥脉象"。从现代医学角度来看,因肿瘤及恶变组织为体内非正常细胞,故机体免疫系统对其产生正常生理排斥反应,此种表现即反应于脉上,这是李老从脉象与临床实践相结合中探索出的一大发现。故凭李老多年经验,凡具有洪大弦实之脉象再结合面色无华、消瘦之体征、瘦薄紫绛之舌象三症兼俱者,高度怀疑体内藏有毒瘤,本例经胃镜证实及早行手术切除,现患者一切良好,已存活 1 年余。早期胃癌手术治疗效果非常好,可明显延长患者的生存期,故早期发现胃癌对于疾病预后具有至关重要的意义。李老从医 30 载,临床所见病例不下 12 万人次,经李老诊治的早期胃癌病例 94% 都已得到胃镜证实,此种诊疗方法为李老独创,对于早期发现胃癌,阻止疾病进展,有效延长生命具有深远的现实意义。

## 案 2

**初诊**　患者任某,男,63 岁。以"胃胀不适 7 个月余"为主诉。该患于 2003 年初起自觉胃脘饱胀不适,厌油腻,经多家综合性医院诊治,诊为浅表性胃炎,无明显器质性改变,常规用药后症状无改善。后经人介绍,遂于 2003 年 8 月 11 日前来李老处就医。患者自述胃脘不适,纳呆,偶有胀饱,厌油腻,消瘦,倦怠无力,午后疲劳尤甚,唯近来特别感到睡眠不佳,食欲渐减,出汗,倦怠,寡言,工作精力不如从前。查:面色灰垢无华,精神尚好,谈吐自如。舌体瘦呈香蕉形,舌质紫绛苔黄,舌上 1/2 苔黄而厚腻,舌面无神无根。脉来弦实有力,沉取尤甚。

该患平日工作繁忙,劳累而耗伤脾气,脾虚无力运血,血行郁滞,日久成积,阻于胃脘,故见胃脘不适,纳呆,有胀饱及厌油腻感,郁久化热愈发耗伤气血,故见倦怠无力,午后疲劳尤甚,夜眠欠佳。经进一步征询病人,患者半年内体重下降 5kg 余,近 2 周来未曾感冒,未与人生气,且没有酗酒及吸烟习惯,故认定本病并非外感传来,亦非胃脘气滞,更非平胃散证。根据体征、舌象、脉象三者合参,考虑为胃癌早期?急待做胃镜进一步查明真相。患者从舌脉来看,示胃内有郁热之象,故暂治以清热解毒,去腐生新之法,待胃镜回报后再进行方药调整。

中医诊断:胃痛(胃脘瘀血证)(恶变待除外)。

治则:清燥凉血,益气生津。

方药:橘核 20g　香附 15g　黄连 10g　山药 20g　茯苓 20g　扁豆 15g　麦芽 15g　水红花子 15g 桃仁 15g　莪术 10g　蒲公英 20g　连翘 20g

3 剂,水煎服。

嘱患者事不宜迟,速做胃镜,并查病理(活检取 4~6 块,注意黏膜肌)。

**二诊**　患者已于北京某医院确诊为胃癌,镜下示:浅表性胃炎。病理回报:早期腺癌(中分化)。并于肿瘤医院行手术切除治疗。现自觉周身乏力,毫无食欲。患者本人拒绝化疗。望其面色无华,形体消瘦。舌瘦呈香蕉形,舌质绛,舌根部苔黄而腻,脉沉细。

经胃镜检验进一步证实了李老的推断,患者已于肿瘤医院行胃癌切除术,来诊患者精神虚弱,倦怠,不欲食,此为术后元气大伤所致,诊其舌脉,舌之重腻黄厚苔已消,脉由弦实转为沉细,说明邪已去,正亦虚。然值得注意的是,邪气弥散,难以尽除,如正气衰惫,邪仍有复来之势,故治疗当以扶正为主,但也要兼顾除邪。矛盾转化,已由邪实转为正虚,故调整治疗方案为扶正祛邪。投以救胃延龄汤加减:

苦参 20g　槐花 15g　黄芪 20g　白蔹 20g　山药 15g　扁豆 10g　麦芽 15g　白花蛇舌草 20g 水红花子 15g　茯苓 20g

9 剂,水煎服。

术后 2 年病人健康,恢复良好,无明显不适,现已退职疗养。

**按** 李老特别指出,就诊治脾胃病来看,本病的诊断,特殊价值在于神色症状体征,舌象变异,脉象殊异三者合参,据不完全统计,从医 32 年来临床诊治病例不下 12 万人次,其中约有 2%的病例处于癌前病变及胃癌早期,经上述三联特殊诊断方法在临床上得到证实,并早期发现胃癌,得到及时治疗。李老对此总结了三条规律:

(1)凡属胃癌前病变(重度萎缩性胃炎,活检中发现不典型增生或肠上皮化生改变)均出现了六脉弦实有力或洪大有力之征,出现此种脉象,乃由于胃内潜伏恶变或肿瘤,胃气衰败,病邪乘之,邪正相争,出现正虚而邪进之势,李老曰:"李氏排斥脉象"。因肿瘤及恶变组织为体内非正常细胞,故机体免疫系统对其产生正常生理排斥反应,此种表现即反应于脉上,这是李老从脉象与临床实践相结合中探索出的一大发现。

(2)从舌象观察,舌体羸瘦,舌面无神无根,舌质紫绛,苔呈黄白而腻,层叠峰起,口干而不欲饮水,舌体呈香蕉形、锥体形或板状形,有此舌象多为胃腑积郁化热,与湿毒互结内蕴,灼伤胃津,耗伤脾胃之气,脾胃运化失常,终至胃气衰败所致。

(3)从形体观察,患者体重急剧下降,胃纳欠佳,口干不渴,面色灰垢无华,皆为湿热郁结,成毒为痛,耗伤正气,脾胃腐熟运化功能严重受损之征象。上述三部诊候症见其一,从胃内镜活检提示,屡屡出现浅表性胃炎、浅表萎缩性胃炎、萎缩性胃炎,并发不典型增生(轻、中、重度)或肠上皮化生改变(轻、中、重度),而于临床上很少见到胆汁反流性胃炎及胃溃疡。如三症俱现,每每怀疑胃癌前趋势,若体重骤减,消瘦明显,则进一步怀疑已成恶变,须做胃镜活检证实,及时进行阻断治疗。

三者合参,临床初步诊断率达到 94%,此为长期科研系统病例观察得出之结论。三联特殊诊断方法是李老平生一大发现,几乎无一漏诊。然舌象及脉象学还尚需用现代科学方法进一步加以解释。舌象及脉象的改变,我辈仅学到皮毛,李老集 32 年之总结绝非一朝一夕便可学成,况且还存在个体差异。我们认为这种三联合参诊断疗法开创了中医临床诊断之先河,前无古人后无来者,为此痛感先辈的临床经验确实应该争分夺秒抢救继承下来。

## 顽固性嗳气

**初诊** 患者王某,女,74 岁,患者于 50 年前即时有胃脘胀痛发作,未与系统治疗,2 个月前因生气而症状加重,遂于 2005 年 9 月 19 日来诊。症见胃脘胀痛,空腹尤甚,时嗳气频作,伴反酸、烧心,偶感乏力,食欲佳,喜热饮,睡眠一般,小便正常,大便成形,日 3 次。查:面黄白,皮肤干燥,形体瘦。舌胖质淡绛,苔白剥脱,脉弦实。平时无不良嗜好。

该患因情志不遂,肝气郁结不得疏泄,横逆犯胃则胃痛;克于脾土,土虚而木旺,故大便次数增多,日 3 次;肝失条达,枢机不利,肝胃气逆故胃脘胀痛而嗳气;气机郁滞,胃失和降,脾气不运故而反酸;气郁日久,湿聚化热,故口干口苦。肝郁积热,伤及胃阴,不能蒸腾胃气于舌面故舌呈现剥脱苔。患者脉象弦实,故考虑体内必有肠化,预约胃镜以探明真相。

中医诊断:胃脘痛(胃脘郁热证)。

治则:疏肝解郁。

方药:肝胃调理饮加减:

香附 15g   橘核 20g   沉香 10g   香橼 15g   厚朴 15g   槟榔 15g   砂仁 15g   白豆蔻 15g   防风 15g

6 剂,水煎,日 2 次,口服。

嘱其忌烟酒油腻,调情志。详见忌口单。

**二诊** 症见胃中饱胀时有疼痛,伴嗳气,自述吃了些酸菜馅饺子,还跟儿子生了点气。查舌胖质淡绛,苔白剥脱,脉弦。做胃镜示:慢性浅表性胃炎,胃息肉。病理:轻度浅表胃炎伴灶状肠化,胃底腺息肉。

考虑患者近日因情志不畅,肝失条达,使气机更为郁结,气郁不能运血,血行瘀滞结为息肉,胃黏膜瘀血,腐熟运化功能减弱,故食不易消化之油腻肉食使脾胃劳伤而愈虚。患者初诊表现以肝郁气滞之征象,经服六剂汤药后改善不明显,考虑原因为反复情志刺激所致,故肝郁不解,血行郁滞,日久生瘀,瘀血阻于脉络,使气机怫郁。故治以舒肝和胃,活血散结之法。方用救胃解郁汤加减:

苦参 20g  威灵仙 20g  莪术 10g  莱菔子 15g  沉香 5g  白芥子 15g  柴胡 15g  水红花子 15g  苏子 15g  桃仁 15g  扁豆 15g  麦芽 15g  白蔹 20g  半枝莲 10g

6 剂,水煎,日 2 次,口服。

经治患者现胃脘胀痛症状明显好转,无嗳气,食欲良,二便正常。舌淡红,舌面少苔部分已渐生白苔,脉弦细。建议再服六剂以巩固疗效,忌生气,饮食宜清淡,易消化食物。

**按** 该患胃脘胀、嗳气反复发作 50 余年。追问病史,每每因生气后而诱发,食欲良、胃胀、隐痛、嗳气频作多见于空腹,而非发于进餐及饭后,所以此胃胀不是因脾胃虚弱,食物不得运化停滞中焦所致,而因肝郁气滞,气郁而致中满。气郁化火,消灼津液而易饥欲食,郁热熏蒸,则血败肉腐而成痛。故以苦参清热燥湿,半枝莲清热解毒,利水消痛;白蔹清热解毒,消痛散结,去腐生肌;并配以扁豆、麦芽健脾化湿,消食和胃,助脾胃运化。该患脉来弦大,舌胖质淡绛,苔白而舌面呈花剥苔,从舌脉来看便可知邪郁日久已伤及胃气,邪正交争剧烈,此时若及时给予疏导,扶助正气以化邪,则可使邪去正安,恢复脾胃的正常运化传输功能,若一味以补脾降气为原则,而忽视清热散结消痛,则脾得补则愈胀,瘀不去则不通,虽降气而无功。郁结不散而化热,更伤胃气胃津,病势加重而不愈。

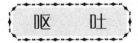

# 呕吐

**(一) 胃脘虚寒证**

**初诊** 患者赵某某,男,17 岁,该患于 3 年前无明显诱因出现食入即吐,伴恶心反酸,就诊于医大一院,做胃镜示:重度浅表性胃炎,胃黏膜脱垂。给予抑酸止呕对症治疗,症状无明显改善,又经多方治疗未果,遂于 2005 年 4 月 8 日来诊。症见食入即吐,恶心、反酸、烧心,食欲不佳,伴胃脘绞痛,无明显规律,乏力,夜眠尚可,小便正常,大便干稀交替,3 日一行。查:发育正常,营养状态尚可。剑突下轻压痛。舌胖质淡绛,苔薄白,脉沉弦。自诉既往于 1997 年行阑尾炎手术。1998 年因术后残留行二次手术。

该患因平素饮食不节,食伤脾胃,胃中阳气受损,受纳失常,故食入即吐,少许食物停滞胃中,脾失运化,形成痰饮,留于胃中,故而反酸烧心,大便时干时稀;脾胃失调不能运化水谷以生气血,故症见乏力;胃气不和气机郁滞所以胃腑时有绞痛。

中医诊断:呕吐(胃脘虚寒证)。

治则:温中化痰,降逆止呕。

方药:救胃返魂汤加减:

藿香 15g  紫苏 15g  陈皮 15g  半夏 15g  干姜 15g  丁香 5g  厚朴 15g  乌贼骨 20g  沉香 5g  砂仁 20g  白豆蔻 15g

6 剂,水煎服,日 2 次。

嘱其忌饮生冷,避风寒,多运动。

**二诊**　患者饭后仍有呕吐,但胃绞痛有所减轻。舌质偏胖色淡绛,苔薄白,脉沉弦。患者胃脘虚寒,胃气上逆,呕吐频频,邪正交争已有化热趋势,故防干姜助热而去干姜,加黄连10g、柿蒂15g增强燥湿和胃,降逆止呕之力。继服6剂,日2次。

该患于服药20剂后症状明显改善,偶有反复,但症状亦明显减轻,后以健脾理气化痰之法治之,共服药3个月,症状全部消失,复如常人。

**按**　该患者年17岁,小时候饮食不节,暴饮暴食,食伤脾胃,9岁时患急性阑尾炎行手术切除,故必有脾胃虚损在先,又见呕吐、反酸、烧心、大便时干时稀等症,患者虽自述无明确诱因,但正虚易招致外感,微感寒邪即可伤及脾胃,造成气机失和。脾失运化,则水湿痰饮阻于中焦,胃气不和,邪郁于内,故表现以邪正交争之食入即吐。所以李老于温中健脾之药中配以行气化湿之品,扶正首当祛邪。方中半夏、乌贼骨专化胃中痰饮以逐邪,乌贼骨兼有抑酸止痛之效,配干姜温胃化痰,使寒痰遇温得行,以除其顽而不化之性;藿香化湿解表以开肺气;紫苏、陈皮行气宽中,调畅中焦气机;厚朴、白豆蔻行肠中气滞,通行下焦;丁香、沉香温肾而纳气,诸药合用调畅三焦气机,郁滞去则呕逆自除。《圣济总录》云:"三焦者,水谷之道路,气之所终始也。三焦调适,气脉平匀,则能宣通水液,行入于经,化而为血,灌溉周身;若三焦气塞,脉道壅闭,则水饮停积,不得宣行,聚成痰饮。"三焦为奇恒之腑,乃水液、元气通行之道路,故调畅三焦则气血畅达,痰饮郁滞自除,体现了腑以通为用之寓意。

## (二)胃脘郁热证

**初诊**　患者徐某某,女,67岁。以"呕吐2年"为主诉。患者于2年前因饮食不慎晚饭后出现呕吐,伴吞酸,此后每于晚饭后即出现呕吐,频繁发作,于辽宁省中医研究院查胃镜示:胃窦浅表萎缩性胃炎、胃黏膜脱垂。病理示:慢性萎缩性胃炎轻度。经用药无明显改善,遂经人介绍于2005年11月28日来李老处就诊。症见:晚饭后食入即吐,伴恶心、胃胀痛、反酸、烧心、口干及汗出。自诉怕热喜凉,食欲尚可,大便干燥,4~5天一行。患者自诉平时喜食油炸烧烤类食物,及白酒,性格急躁。冠心病病史10余年,一直口服丹参片。类风湿关节炎病史30余年。20世纪60年代头受外伤,70年代腿受伤,80年代腰受伤,一直口服阿司匹林10余年。查:面色少华,舌红,少苔,脉弦。

患者既往有长期服用损伤胃黏膜药之病史,毒邪蕴内,化瘀生热,加之饮食不节而诱发,使脾胃气机升降失调,故见饭后食入即吐,伴恶心,胃胀痛,反酸,烧心等症状;邪热郁内,故怕热喜凉,热迫津液外出故汗出;热灼津伤,则口干,大便干燥。舌红少苔为热盛伤津之象,弦脉示内有郁热。

中医诊断:胃脘痛(胃脘郁热证)。

治则:理气和胃,养阴清热。

方药:救胃导滞汤加减:

木香15g　砂仁20g　香附15g　乌贼骨25g　郁金15g　沉香10g　黄连15g　瓦楞子20g　连翘20g　白术15g　柴胡15g　炙甘草15g　茯苓20g　麦冬20g　党参15g　五味子10g

6剂,水煎服。

嘱调情志,节饮食,详见忌口单。

**二诊**　患者自诉恶心呕吐明显好转,仍觉口干,大便干燥有所缓解。舌红,少苔,脉弦。

患者自觉症状好转,气机得以条达,但久吐之后必伤津液,且患者仍有热象,补气恐其胀满,故去党参,加石斛20g养阴清热。

患者间断口服汤药1年余,已无恶心呕吐,偶有烧心,胃胀,余无明显不适。2005年9月23日查胃镜示胃贲门息肉,浅表萎缩性胃炎。病理示:贲门炎性息肉。

**按**　患者平素饮食不节,且长期服用阿司匹林10余年,脾胃受损,毒邪蕴热,阻滞气机故发为呕吐,久吐之后必无完气,且伤耗津液,故治疗以健脾理气,养阴清热为法,阴平阳秘,气顺郁解则呕逆自除。方中柴胡、木香、香附、郁金、沉香疏肝理气解郁,五味药虽同为理气之品,然各司其职,柴胡和解少阳枢机,治疗肝郁,香附行气调经,专治肝胃不和之证,木香顺气通腑,解肠道郁滞,沉香降气温中,温肾纳气,郁金活血行气,凉血破瘀,诸药理气通郁,宣通三焦气机,功同而效不同;乌贼骨、瓦楞子咸涩,制酸镇痛;白术、炙甘草、茯苓、麦冬、五味子、党参健脾益胃养阴,取其益气生津之意,固护胃阴以防邪之深入而传变。

# 血证-吐血

初诊　患者张某某,男,50岁。患者平素饮食不规律,于1987年突发胃穿孔行手术修补术,此后于吻合口处多次发生出血,约11次,量多少不等。经人介绍于2001年5月13日慕名到李老处求医。症见偶有呕吐鲜血,胃脘烧灼样痛,且胀,空腹尤甚,时反酸,烧心,伴嗳气,口干不欲饮,乏力,食欲欠佳,夜眠可,大便正常。查:面色苍白无血色,眼睑指甲色淡,剑突下触之压痛,舌胖大质淡,苔薄白,脉弦细。自述平日嗜酒,日饮半瓶白酒加6瓶啤酒(中度或高度酒)。因工作需要开车在外,饮食不规律,经常吃方便面及香肠,爱吃咸菜。母亲及哥哥均患有胃溃疡。

该患平素饮食不节,食伤脾胃,蕴湿生热,灼伤血络,致血溢脉外;反复吐血,耗气伤津,致气虚乏力且口干,湿邪蕴蓄中焦故不欲饮;气血统摄无权又可反复加重吐血,致食纳欠佳;胃脘中湿热之邪留恋不去故见胃脘灼痛,反酸、烧心;脾气虚,无力推动气机运行,故郁而发胀,空腹时,气血化源匮乏则脾气更虚而愈胀;气机郁滞不通,浊气不降,故频频嗳气。舌脉均提示脾胃气虚之征象。

中医诊断:血证-吐血(湿热内蕴证)。

治则:健脾利湿,清热解毒。

方药:消痈健脾汤加减:

茅根50g　藕节30g　茯苓15g　薏苡仁10g　三七5g　败酱草20g　黄连10g　乌贼骨20g　连翘20g　沉香5g　竹叶15g　麦芽15g

6剂,水煎服。

嘱其忌辛辣坚硬饮食,勿过劳。

二诊　患者自述胃痛胃胀缓解,左胁下微有胀感,食欲大增,但不知饥饱,夜眠时好时坏。查其面白较前略带光泽,舌体胖鱼样,质淡,苔薄白,脉弦细。患者体内湿热之邪渐消,故胃气得复,胃脘不适症状改善,食纳渐增,但因湿热余邪,与正气相争,故不知饥饱。故继续与清热凉血化瘀之法以除邪,并配以疏肝理气之法以解郁,投之山药以扶助脾气。方用:

藕节20g　茅根20g　败酱草20g　乌贼骨20g　黄连10g　香附15g　橘核20g　川楝子15g　沉香5g　三七5g　山药20g　水红子15g

6剂,水煎服。

患者自服用李老汤药5年来未再出现吐血。面色及眼睑渐红润,胃脘不适及乏力症状明显改善,食欲可,二便正常。

按　该患以反复吐血前来就诊,貌似一副虚象,气短乏力,面色苍白,皮肤指甲色淡,为失血后气血匮乏所致。然追寻本因吐血乃为湿热蕴结,日久生瘀,血败肉腐,伤及脉络所致。故仍可见湿热互结之征象,胃脘灼痛,反酸,烧心。故治疗上李老主张先祛邪后扶正之方法,大剂茅根配以公英、败酱、黄连,清热燥湿解毒,使邪去而正安,茯苓、薏苡仁、竹叶健脾利湿,化湿而利小便;藕节、三七化瘀止血,活血而不伤正,止血而不留瘀,此二味药为化瘀之圣药。麦芽、山药、水红子健脾胃,益中气,正所谓"正气存内,邪不可干"。

# 药物损害所致糜烂性胃炎

　　*初诊*　患者赵某某,女,62岁,胃脘痛症状反复发作10年,曾因经常性头痛每天必服索米痛1片半,日3次,已有10余年。2005年4月曾呕吐鲜红血丝。近1周胃痛症状加重,遂于2005年9月5日来诊。症见胃脘隐隐作痛,伴恶心、嗳气、反酸、烧心,咽下哽噎不顺,食欲不振,畏寒,口干,喜热饮,二便正常。查:面色微白,眼睑色淡,剑突下轻压痛,舌体瘦质绛红,无苔,脉沉弦数。患者自述高血压病病史5年,现口服三精司乐平1日1片。2005年4月于某市第一医院做胃镜示:疣状胃炎、充血糜烂性胃炎、食管裂孔疝。

　　究其病因,该患之病起因于久服害胃之药物,伤及脾气及胃阴,毒邪久蕴成痛,故隐隐作痛,郁滞气机,胃气不和则见烧心、反酸、恶心、嗳气、哽噎不顺;胃阴耗伤,不能受纳水谷,则口干,不欲食;药物伤正,损及脾阳,阳气失于温煦故见畏寒喜热饮,虚火灼津耗液故见舌瘦,质红绛,无苔。患者脉沉弦数提示病情进展,与4月所做胃镜比较病情已发生变化,预后不良,李老急嘱患者复查胃镜。

　　中医诊断:胃脘痛(胃脘郁热证)。

　　治则:健脾和胃,清热凉血。

　　方药:救胃润燥汤:

　　黄连10g　乌贼骨20g　蚕沙15g　射干15g　白茅根20g　扁豆15g　麦芽15g　焦山楂15g　水红花子15g

　　6剂,水煎服。

　　嘱其停止服用非甾体类药物,忌寒凉、辛辣饮食。详见忌口单。

　　*二诊*　患者自述反酸、烧心症状稍有好转,食欲渐增。舌瘦质红绛,无苔,脉弦实有力。复查胃镜示:出血糜烂性胃炎(重度)。病理示:浅表萎缩性胃炎伴轻度肠化。从脉象来看患者处于病情进展期,六脉皆弦实有力,轻度肠化不足以解释脉象之弦实有力,故应加强祛邪之药力,阻止癌变。方中宜加大清热解毒之药力,并配以白及、白蔹消痈化积,生肌敛疮。半枝莲,清热解毒,逆转肠化。

　　方用:

　　黄连10g　乌贼骨20g　蚕沙15g　射干15g　茅根20g　水红花子15g　扁豆15g　麦芽15g　焦楂15g　半枝莲10g　白及20g　白蔹20g

　　6剂,水煎服。

　　患者经服药2个月余,偶觉胃脘不适,余症均消失,食欲明显改善。舌色变为淡绛,舌面两侧覆有少量白苔,中部无苔,脉沉弦。身体基本痊愈。

　　**按**　追问患者平日饮食、生活习惯,无不良偏嗜,却因经常性头痛而长期口服去痛片,故病因明确,为毒性药物所致。证属毒邪久聚,耗气伤津,蕴热于内,虚火灼络,动血伤阴,呈现一派虚象。然脉来弦大,正处于邪正交锋之关键时刻,此时脾胃之气久耗渐衰,而邪势更进,如不及时御邪,后果不堪设想。故李老以扁豆、麦芽、水红花子健脾以扶正,黄连、蚕沙、白茅根清热化湿以祛邪,配合半枝莲加强清热解毒之力,再以白及、白蔹生肌敛疮固护正气,做到攻守兼备,攘外亦当安内。

# 食管癌术后转移

　　*初诊*　患者刘某某,男,57岁,以"食管癌术后1年,咽下困难2个月余"为主诉。患者于2004年5月发现食管癌,急予手术切除,术后行化疗,近2个月余,自觉吞咽困难,胃中烧灼感,食少纳呆,

进食胃痛,痛有定处,乏力,体重明显下降,大便 4~5 日一次。查:静息状态下心率:105 次/分,面容枯槁,苍白无华,骨瘦嶙峋,剑突下压痛阳性。舌体胖大,质暗绛,苔黄腻,脉弦数。自述每天 1 包烟。喜食热烫食物,生病前饮食不规律,饥饱失常。既往 1993 年因椎骨管肿瘤压迫不能行走予手术治疗。2004 年行食管癌手术。2005 年 7 月 18 日做胃镜示:残胃肿物,少许破碎鳞癌,癌巢分布于胃黏膜中,分化差,伴坏死。

患者既往偏嗜烟酒,喜食热烫食物,灼伤食道及胃黏膜,积热内蕴,血伤肉腐,形成瘀血,阻滞脉络,故见吞咽困难,胃内烧灼感,胃有瘀血,不通而痛;热邪耗气伤津,受纳失常,故见食少纳呆,乏力;化源不足,则体重骤减,津亏血少,肠失濡润,则大便干结;舌体胖大,质暗绛,苔黄腻为湿热与瘀血互结之征。脉弦而数,结合症状及舌象可断为恶象,体内必有癌变,经胃镜得到证实。

中医诊断:胃脘痛(胃脘瘀血证)。

治则:清热燥湿,活血化瘀。

方药:延龄汤加减:

黄芪 20g　桃仁 15g　黄药子 5g　三七 5g　苦参 25g　槐花 25g　芦根 25g　半枝莲 10g　蚕沙 15g　神曲 15g　麦芽 15g　当归 20g　白花蛇舌草 20g

煎药时加 5 个蚕茧与汤药同熬,6 剂,水煎服。

嘱其忌烟酒、寒凉、辛辣饮食、海鲜,详见忌口单。

二诊　患者自述吞咽困难减轻,但胃部仍痛,食欲差,大便干,每周 1 次。舌胖大质红绛,苔黄微腻,脉弦数。查:静息状态下心率:103 次/分。

患者病久,湿热邪毒积聚较深,正气受损且郁而不达,胃失受纳,脾失健运,故乏力,食欲欠佳,血壅肉腐,瘀滞难除故胃痛;热邪耗劫津液,肠道失润,再加上脾胃运化失常,气机推动无力,故见肠道郁滞不通。患者虽有瘀血内结之象,然正气耗损太过,大剂破气活血之药恐其动血,以致脾气愈虚,收摄无力导致血液妄行,故减其破血之桃仁,加以活血化瘀兼通腑泄热之酒军,大黄以酒煨之,一则可缓其泻下之药性防止峻下伤正,二则又可取其化瘀生新之功效。余法则进一步加强原方中健脾消痛,清热利湿之力。治以清热燥湿,凉血活血之法,方用延龄汤加减:

苦参 20g　槐花 20g　白茅根 20g　芦根 20g　白蔹 20g　地榆 15g　半枝莲 15g　茯苓 20g　沉香 15g　酒军 10g(单包)　薏苡仁 15g

6 剂,水煎,加 5 个蚕茧与汤药同熬。嘱忌海鲜,余同前。

患者服药 1 个月余,吞咽困难及胃痛症状明显减轻,食欲改善,体力渐增,2~3 天排便 1 次,但仍消瘦,面白无华。2005 年 11 月 23 日,家属代其复诊,述其断药 1 周,前阵子状态一直还可以,近日食欲不振,饭后胃痛加重,有堵胀感,连及前胸后背疼痛,咳嗽,咯白色黏痰,不易咳出,大便干燥,排便困难,李老恐其有胃癌转移趋势,但因患者行动不便,未拍胸部 CT。

按　该患食管癌术后 1 年,虽发现时间不长,但已属晚期,平日饮食不节,嗜烟嗜酒,湿热蕴结脾胃,积聚日久,成痛成毒,耗气伤血。方中桃仁活血破瘀,去腐攻邪;黄药子化痰软坚,去湿除痰;三七活血化瘀,消肿定痛;当归养血和血兼以润肠通便;四味药虽以攻邪为主,然性味有刚有柔,以化瘀散瘀为主;苦参、槐花、半枝莲、白花蛇舌草清热燥湿,凉血解毒,荡涤郁滞,助桃仁散血除邪;黄芪、神曲、麦芽健脾益胃,配以蚕沙和中化湿佐之,以复胃气,使邪去而正不虚。本例患者表为虚,实为瘀,毒邪壅滞于中焦,致脾胃失于运化,气血乏源,且运行受阻,不能畅达周身,以致气血失和,阴阳失调表现以种种虚弱疲惫之征,故治疗上首当以攻邪除瘀以畅气血,方用大量清热解毒之品,此所谓邪不去则正难安,瘀不除则血不通;然除邪勿忘固本,李老用药更重视补益后天脾胃,攻邪意为扶正,且脾旺胃充更有利于逐邪,故当彼此兼顾,两者相辅相成,相得益彰。

## 胃癌术后噎膈

初诊　患者王某某,男,53 岁,以"胃癌术后吞咽困难 2 个月"为主诉。患者于 2 个月前不明原因消瘦,体检发现胃癌,急行胃大部(2/3)切除治疗,术后出现食欲不振伴吞咽困难,遂来诊。症见:食少纳呆,吞咽困难,进食哽噎不顺,每日仅进少量流食伴见口干,少眠多梦,大便干结。术前经医院查胃镜示:幽门下部癌,术后做病理示:胃腺癌(中期)。查:面色灰垢无华,身体瘦削。舌绛,苔黄厚而干,脉数。

患者平素工作压力较大,易致肝气郁结,久郁而化热生痈,形成癥瘕结块;术后伤正,湿热困阻脾胃,胃气衰败,胃津不能濡养食道,加之气虚血行无力致瘀,阻于胃脘食道,故见吞咽困难,哽噎不顺。津液匮乏,故见口干,大便干;阴血亏虚,血不养心故少寐而多梦。舌脉示为有湿有热,内有瘀象,胃气胃津耗伤之征。

中医诊断:噎膈(胃脘瘀血证)。

治则:养胃疏导,生津化滞。

方药:养阴清胃饮加减:

莪术 10g　蚕沙 10g　桃仁 15g　威灵仙 25g　香橼 15g　槐花 15g　苦参 10g　半枝莲 10g　芦根 20g　沉香 5g　白茅根 20g

6 剂,水煎服。

嘱其避风寒,调情志,进食易消化之食物,勿劳累,静卧休息。

二诊　患者自诉吞咽时仍有噎感但症状明显改善,食欲良好,大便微干。舌红绛,苔薄黄,脉细数。

患者经服药后,血瘀、热象得清,胃阴得养,胃气得以恢复,故食欲改善,哽噎症状渐轻。急则治标,当以攻邪为主,从舌脉来看,瘀热之征仍较显著,故治疗不可放松,继以清热凉血化瘀为法,加以润肠通便之药味通腑泄热,治以养胃清热,生津润肠之法,前方加用麻子仁 15g、郁李仁 15g 润肠通便,当归 20g 活血化瘀兼以润肠。

以养阴清胃饮方随症加减,治疗 3 年零 6 个月,患者现病情稳定,饮食已恢复正常,体重较初诊时增长近 10kg。精神状态良好,行动自如,噎膈症状完全消失,停药 9 个半月,经多次复查未发现胃癌转移。

按　患者平素体健,自觉 2 个月内明显消瘦,经查发现胃癌,并及时行手术治疗。术后胃气大伤,瘀血湿热互结,胃津不能濡养食道,进而形成噎膈。故治疗当以疏导养胃,生津化滞为法。患者表现以一派虚弱之象,然病灶虽除,毒邪弥漫之势犹存,热邪如不得以遏制则正气难复,补气尤可助热。故当先清其残留之湿热毒邪以图扶正。方用养阴清胃饮加减。其中尤以威灵仙为方之君药,通经络,去痰湿,专治咽喉及食道疾患,现代药理研究显示,威灵仙可明显扩张食道中下段平滑肌,故对于噎膈之症疗效尤为显著。桃仁、莪术破瘀散结,槐花、苦参、半枝莲清热燥湿解毒,芦根、白茅根清热凉血,益胃生津,固护胃阴,诸药合用,攻中带守,除邪即达病所且不伤正,所谓用药之妙恰在于此。李老特别指出:患者胃癌术后 7 年,6 年内坚持口服汤药,现状如常人,一是医者辨证准确,对证施治,二是患者积极配合治疗,坚持不懈。更重要的是胃癌在于早期发现,尽早实施手术治疗,切莫姑息而延误治疗的最佳时机。

## 出血糜烂性胃炎

初诊　患者胡某某,女,74 岁,以"胃脘痛反复发作 50 年,加重 1 个月"为主诉。患者胃脘痛反复发作 50 年,未予系统诊治,1 个月前胃脘连胁疼痛难忍,遂于 2005 年 3 月 18 日来诊。症见胃脘灼痛,无明显规律,伴胃部及两胁部堵胀感,肩背放射痛,时恶心,嗳气频作,无呕吐、反酸及烧心,时有虚汗出,口干不欲饮,口苦,食少纳呆,夜眠差,大便质稀,日 1 次。查:剑突下压痛。舌体薄,质红绛,舌中有裂纹,苔白舌根黄,脉弦数。自述喜食咸菜及素食,平素爱生气。1982 年行十二指肠息肉切除。2003 年因急性阑尾炎行手术治疗。胃镜示:①食管炎;②出血糜烂性胃炎。病理示:胃贲门黏膜慢性炎,局部糜烂伴黏膜鳞状上皮中-重度非典型增生(2005 年 2 月 3 日于铁路医院)。

该患证属情志不调,气郁伤肝,肝木失于疏泄,横逆而犯胃,故见胃及两胁堵胀感,克犯脾土,脾失健运,则大便稀溏;肝气郁结,日久化热,邪热壅遏,故胃脘灼痛,痛势急迫;肝胆互为表里,肝胆经布于两胁,散于肩背,肝热挟胆火上乘,故见口干口苦,肩背放射痛;热壅肉腐,瘀血内停,故渴而不欲饮;气机不利,肝胃气逆,则见恶心、嗳气频作;热邪耗伤胃气,故见食少纳呆;热迫津液外泄,则自汗出;热扰神明,症见夜寐不佳;舌脉亦为肝郁热结之征。

中医诊断:胃脘痛(胃脘瘀血证)。

治则:清热健脾,活血消痈。

方药:去腐消痈汤:

苦参 10g　槐花 20g　白蔹 20g　三七 5g　败酱草 20g　茯苓 20g　薏苡仁 15g　黄连 10g　芦根 20g　白茅根 20g　神曲 10g　麦芽 10g

6 剂,水煎服。

嘱其调情志,忌油腻,详见忌口单。

二诊　患者症见胃脘部仍有堵胀感,右胁肋痛,口苦,但均较前改善,大便仍干,舌薄质绛中有裂纹,苔微黄,脉弦略数。

患者以郁怒伤肝为诱因,肝失条达,胆汁疏泄不利,故引发胁肋胃脘胀满疼痛,痛势急迫,前方以清热健脾,活血消痈之法急则治标,现再以疏肝利胆解郁之法,条理肝气,使郁结得以疏散排泄。患者郁热之征渐消,但仍需乘胜追击,清热消痈,再配以疏肝利胆,润肠通便之药使郁热从大肠而解,治以疏肝利胆,清热消痈之法,方用胁痛汤加减:

黄连 15g　姜黄 15g　郁金 15g　川楝子 15g　白及 20g　白蔹 15g　沉香 5g　半枝莲 10g　莱菔子 15g　苏子 15g　麦芽 15g　水红花子 15g　火麻仁 15g　白花蛇舌草 15g

6 剂,水煎服。

嘱其调情志,节饮食。

三诊　患者前症明显改善,现胃有时隐隐作痛,偶有恶心,大便正常,余无明显不适。2005 年 7 月 29 日于我院查胃镜示:①出血-糜烂性胃炎;②胃黏膜脱垂。病理示浅表性胃炎。

**按**　该患此病因饮食偏嗜,再加之郁怒伤肝而得,情志反复刺激,病情迁延,病程日久,就诊时胃部出血糜烂较重,尤其病理所示已为癌前病变。湿热瘀血阻滞为本,胃脘胁肋疼痛为标,故急需驱邪以固护胃气,待病势和缓再予疏导解郁化滞,方中黄连、苦参清热燥湿解毒,专清肠胃湿热,槐花清热凉血止血,三者相伍共为君药;芦根清热生津除烦,白茅根清热凉血止血,与黄连、苦参、槐花相须为用,加强清热之力,二药性味甘寒,又防苦寒碍胃;败酱清热解毒破瘀排脓,三七止血散瘀,消肿定痛,白蔹清热解毒,生肌散结,三药一破瘀,一散瘀,一生肌,取其去腐生新之意,共为臣药;茯苓、薏米健脾利湿,神曲、麦芽消食化滞,益脾气助胃气,扶正固本以避免寒凉药味太过更伤中气。

## 重度萎缩性胃炎伴重度肠上皮化生

初诊　患者赵某某,女,57 岁,以"胃脘胀痛 4 年"为主诉。患者胃脘胀痛 4 年,于某医院诊断为浅表性胃炎。口服多种药物症状未见改善,遂于 2005 年 4 月 18 日求来诊。症见:胃脘胀痛,嘈杂,食欲欠佳,口干,乏力,时自汗出,夜眠欠佳,小便色黄,大便干,3~4 日 1 次。舌体薄质绛,舌面少苔,脉沉细数。患者自诉 2000 年患甲状腺功能亢进,服用多种药物及甲巯咪唑 3 年。2005 年 4 月于医院做胃镜示:浅表萎缩性胃炎。病理:慢性中重度萎缩性胃炎,表浅糜烂,重度肠上皮化生。

情志郁怒,肝气不疏,横逆乘脾克胃,加之长期药物刺激,邪郁体内,蕴毒成痈,故见胃脘胀痛而嘈杂;热邪耗气伤津,影响脾胃运化,故见食欲不振,乏力、口干;邪热内扰,则夜眠不安,热迫津液外出,故见自汗;脾失运化,湿热互结,下注膀胱,小便黄赤,耗伤津液,大肠失润,传导不利,则见大便干结。舌脉显为热盛伤阴之象。

中医诊断:胃脘痈(胃脘郁热证)。

治则:清热养阴,化瘀解毒。

方药:养阴清胃饮加减:

苦参 15g　槐花 20g　白及 20g　白花蛇舌草 20g　地榆 15g　皂刺 10g　三七 5g　半枝莲 10g　茯苓 20g　石斛 20g　沉香 5g　薏苡仁 20g

6 剂,水煎服,日 2 次。

二诊　患者自述胃脘仍有胀感,但较前改善,食欲欠佳,大便干燥。舌体薄,质淡绛,少苔,脉细略数。

患者胃脘郁热之征象明显,已有成痈成毒且伤阴之趋势,胃阴耗损,不能受纳腐熟水谷,则食欲欠佳;邪毒阻滞,胃气伤耗,气郁可致胃脘胀满,气虚无力推动气机运行亦可致胀满。故此证多为虚实夹杂,偏补及偏泄均过尤而不及。大肠失润,燥结艰涩而难行,故大便干燥,排便困难。茯苓、薏苡仁性味甘淡,健脾而利湿,患者现津亏液少,故去二药,加山药 20g 健脾益气,槟榔 20g、厚朴 15g 行气破滞,以推进肠道蠕动,火麻仁 15g 滋阴润燥,诸药合用,以达到通腑泄热,破滞除郁的效果。

患者经口服汤药 7 个月,自觉症状明显改善,偶有胃胀、口干,食欲、二便均可,舌薄质淡绛,苔薄白,脉沉细。2005 年 10 月 27 日于医院做胃镜示:慢性中度萎缩性胃炎,中度肠化及轻度异型增生,表浅糜烂。

按　该患证属药物及情志所伤,表现为胃脘郁热之征象。故方以苦参、槐花、地榆清热凉血以除郁滞;白花蛇舌草、半枝莲加强清热之力,解毒以消痈;皂刺、三七活血破瘀清瘀毒,白及消肿生肌敛疮,一散一收,收放自如;茯苓、薏苡仁健脾利湿,淡渗消肿,石斛清热养阴润燥,沉香降气以通腑。方中药味以清热解毒之力强,配以消痈散结,调气通腑之品,重在祛瘀生新,疏导气机而绝非峻猛攻逐,这正是李老用药的精粹所在,驱邪莫伤正,脾胃既伤,元气亦损,更妄谈逐邪。

# 胃 脘 痈

## (一) 胃脘郁热证

### 案1

初诊　患者胡某某,男,71 岁。患者于 10 余年前即发作胃脘痛,伴有两胁胀,反酸,嗳气,也曾服中药治疗,症状时轻时重。近 1 年症状加重,于医院做胃镜示:食管裂孔疝,Barrett 食管。病理示:食管重度炎症伴肠化,轻重度异型增生。遂于 2004 年 12 月 13 日再次来诊,症见胃脘烧灼样痛,食后尤重,伴胁肋胀,肩背放射痛,时反酸、烧心,偶有嗳气,食欲良,小便正常,大便质稀,日 1 次。病来无恶心、呕吐。查:面色少华。剑突下轻压痛。舌体稍胖,舌质紫绛,少苔,脉沉弦。自述既往高血压病病史 10 年,现服硝苯地平 10mg,日 3 次。糖尿病病史 3 年,饮食控制,血糖控制良好。冠心病病史 3 年。平素喜食咸菜。

患者 10 余年前即有胃痛病史,时伴有反酸,平日饮食规律,情绪平和,考虑由酸性物质长期刺激,腐蚀胃及食管黏膜,日久生瘀蕴热所致,故见有胃疼胃胀,反酸,烧心,嗳气等症状;郁热蕴内,耗灼水谷津液故能食;胃痛连及两胁及后背,考虑为肝胆经疏泄不利,气血郁滞,故而沿经络走行部位出现胀痛等症;胆主储藏及排泄胆汁,胆汁可助食物消化,然肝胆郁滞,胆汁排泄受阻,直接影响胃肠道的消化吸收,故见稀便。舌紫绛示体内有瘀有热,少苔为胃酸灼伤津液所致,脉沉弦主郁主痛。

中医诊断:胃脘痛(胃脘郁热证)。

治则:疏肝理气,清热化瘀。

方药:救胃解郁汤加减:

威灵仙 20g　射干 15g　苦参 15g　半枝莲 10g　槐花 20g　三棱 10g　莪术 10g　川楝子 15g　香附 15g　沉香 5g　苏子 15g　白芥子 15g　乌贼骨 20g

6 剂,水煎服。

嘱其调情志,饭后不宜躺卧,宜清淡饮食,忌辛辣,具体注意事项详看忌口单。定期复查胃镜。

二诊　患者自述胃疼胃胀较前减轻,仍有反酸、烧心,大便质稀。查:面色微黄,精神状态强于从前。舌质暗绛,少苔,脉沉弦。患者胃火得清,郁热渐消,胀痛等症状明显好转。现已为成痈之势,故当以消痈化滞之法祛邪扶正。消积化痈清热之法不变,可加强力度,加乳香辛温,活血行气,消肿生肌,白蔹辛凉,清热解毒,散结生肌;二药均辛散可消瘀结,且一温一凉,互相为佐,防止寒热偏盛,效可敛疮生肌,实为治疗内痈之良药。方中加山药、莲肉补脾益肾涩肠,一防正气耗损而为邪所乘,二可扶助正气以敛疮,三可佐制乳香制虚人不受易致呕吐之副作用。为防肝气疏泄太过而更伤阴液故原方去川楝、香附。方用:

威灵仙 20g　射干 15g　苦参 15g　槐花 20g　半枝莲 10g　三棱 10g　莪术 10g　沉香 5g　乌贼骨 20g　苏子 15g　乳香 5g　白蔹 20g　白芥子 15g　山药 20g　莲肉 20g

6 剂,水煎服。

患者服药 1 个月余症状明显改善,但胃脘部仍时有隐痛,饭后作胀感,余症皆愈,2005 年 4 月,复查胃镜示:①食管炎;②浅表-糜烂性胃炎(中度)。病理示:①轻度浅表性胃炎;②贲门萎缩性胃炎伴肠化。现仍坚持服药中。

**按**　患者胃脘胀痛病史 10 余年,经胃镜检查示:食管裂孔疝,Barrett 食管病理示:食管重度炎症伴肠化,轻中度异型增生。从现代医学角度来看,此病为癌前病变之一,然从患者面色,体征,及舌脉来看,面虽少华,但神气尤在,食欲可,无明显消瘦,舌有瘀象,脉弦却无盛实之象,说明正可敌邪,暂无生命危险,但嘱患者当引起高度重视,定期复查胃镜,以监测病情变化。患者有反流病史,胃脘连及两胁背部疼痛,长期胃酸刺激引起食管及贲门黏膜糜烂变性。且患者既往有高血压病、冠心病、糖尿病病史,虽然现病情基本控制良好,但不能排除种种因素对胃肠消化道的影响,糖尿病可引起胃肠神经功能紊乱,硝苯地平可使反流加重。故在检测各项指标的前提下,疏利肝胆,清热解郁,调和五脏,方可解其症结。方中威灵仙、射干专治食管咽喉疾患,可消肿化滞,通关除碍;半枝莲、苦参、槐花清热解毒燥湿,逆转肠化,三棱、莪术破血消瘀,攻坚瘤疾,使沉疴得起;反酸乃胃中之痰邪作祟,故以乌贼骨、白芥子、苏子消痰除瘀,配川楝子、香附疏肝解郁,调畅气机,伍沉香降气消痰,引邪出于下焦,使痰随气而走,气运痰自消。

## 案 2

初诊　患者张某某,女,65 岁。以"胃胀痛伴反复呕吐 3 个月"为主诉。患者自诉 3 个月前因情志刺激出现反复呕吐,伴胃胀痛,泛酸,烧心,遂就诊于东塔民航医院,做胃肠超声示:胃贲门、幽门、十二指肠球炎,给予抑酸止吐之药物治疗,症状无明显好转,经人介绍来李老处求医。症见时呕吐,伴泛酸、烧心、胃脘胀痛,连及右胁背,时有嗳气,口干渴,喜冷饮,时头晕头痛,胸闷气短,小便黄,大便正常。既往冠心病病史7年。自服冠心苏合丸7年。平素嗜食辛辣、咸菜,吸烟10余年。查:面色萎黄无华,形体肥胖。舌绛,无苔,脉沉细。于东塔民航医院做胃肠超声示:胃贲门、幽门、十二指肠球炎。

该患因情志不遂,肝气郁怒,气机上逆发为呕吐;肝失条达,克脾犯胃,脾胃运化失常,聚湿生痰,故见胃脘胀痛,泛酸嘈杂;肝气郁结化热,热壅于内,耗液伤津,故见口干渴,喜冷饮;火热炼液为痰,上犯清窍,流于经络,故见头晕头痛,胸闷气短;热邪循经下移,故见小便黄赤;舌脉示为热邪伤津耗液之象。

中医诊断:胃脘痛(胃脘郁热证)。

治则:清热消痈,化痰止呕。

方药:救胃养阴汤:

黄连10g 乌贼骨20g 藿香15g 扁豆15g 柿蒂15g 竹茹15g 半夏15g 茯苓20g 砂仁20g 白豆蔻15g 槐花20g 败酱草20g 当归20g 三七5g

6剂,水煎服。

嘱避风寒,调情志,节饮食,详看忌口单,并预约胃镜。

二诊 患者无恶心,呕吐症状,但纳差。舌绛,无苔,脉沉细。复查胃镜示:①浅表-糜烂性胃炎(重度);②十二指肠球炎(中度)。病理示:重度浅表性胃炎伴灶状肠化及灶状萎缩及急性反应。

经治患者症状明显好转,已无呕吐。胃痛、胃胀、反酸、烧心等症减轻,说明辨证准确,然食欲欠佳,故当加强调理脾胃气机以消食和胃。于原方中去藿香、柿蒂,加沉香5g、威灵仙20g增强理气和胃之功。

复诊 2006年1月11日,患者自诉偶有胃酸胃胀,食欲可,二便正常。查:舌质淡绛,苔薄白,脉沉细。

**按** 患者以呕吐及胃脘胀痛为主诉就诊,详问之发病前有情志刺激因素为诱因,气火郁结,冲逆于上发为呕吐,其火热势盛,病情急迫,已有伤阴之势。故已知传变,上工既治已病更治未病。方用黄连、槐花、败酱清热燥湿,化痈解毒,配以乌贼骨抑酸止痛,急去热邪以存阴;藿香、柿蒂降逆化浊,伍竹茹、半夏清热化痰共奏除邪降逆,化痰止呕之效;茯苓、扁豆健脾化湿,砂仁、白豆蔻温中行气兼以醒脾,使脾气健旺,痰湿可化,胃阴可养;当归活血润燥、三七活血化瘀,解除热邪郁滞所成痈疡,诸药合用既可清又可养,既有收且有散,宣通内外上下,使气血条达,正气复而邪气消。李老云热势已成,余邪难清,故治疗不能浅尝辄止,定当全力逐邪以扶正,使邪去正安。

## 案3

初诊 患者李某某,女,70岁。患者于6个月前无明显诱因出现胃脘胀痛伴烧心、吞酸,遂于沈阳军区总医院做胃镜示慢性浅表性胃炎伴糜烂、胃黏膜脱垂、反流性食管炎。病理示:胃黏膜脱垂伴糜烂。给予抑酸,保护胃黏膜治疗,症状无明显改善,遂来诊。症见:胃脘隐隐胀痛,食后痛甚,伴吞酸、烧心,时有恶心、嗳气,口干喜凉,纳呆,大便干稀交替,日3次。平素喜食青菜厌油腻。查:面色少华,体形偏瘦。舌淡红,苔薄黄,脉沉弦。于沈阳军区总医院做胃镜示慢性浅表性胃炎伴糜烂、胃黏膜脱垂、反流性食管炎。病理示:胃黏膜脱垂伴糜烂。

中医诊断:胃脘痛(胃脘郁热证)。

治则:清热解毒,化瘀消痈。

方药:救胃消痈汤:

黄连15g 乌贼骨20g 连翘20g 红豆蔻15g 蒲公英20g 败酱草20g 苦参10g 槐花20g

三七 5g　白茅根 20g

6 剂,水煎服。

**二诊**　患者自觉饥饿时胃痛,时有盗汗,两目干涩,口干,大便时干时稀,舌淡绛,苔薄黄,脉略弦,面色少华,形体瘦削。

患者年老,本已肝肾阴虚,加之胃脘郁热内蕴,更伤阴液,故见盗汗,目涩,口干之症;肝气郁滞,脾气不舒,故饥时胃痛,大便时干时稀,此为肝郁脾虚之征,可见肝郁不解,则郁热难清。治疗当加以疏肝健脾之药味。加柴胡疏肝解郁,专治妇女郁血不调之证,取其和解少阳之功;用山药补脾健脾,益气以化阴;牡蛎甘咸,滋阴养血,既有收敛制酸止痛之用,又可收涩敛汗,一举而双关。

经服用汤药 1 个月余,患者症状明显改善,现已无烧心吞酸等症状,胃时有胀闷不舒,口干目涩减轻,稀便次数明显减少,现仍于观察治疗中。

**三诊**　患者时觉胃胀,胀连两胁,泛酸烧心症减,大便干稀交替。舌淡绛,苔薄黄,脉沉弦。

患者热象减轻,肝郁症状明显,故应加强疏肝解郁之力,使气畅血调,郁滞得解。治以疏肝理气,活血化瘀之法。方用救胃导滞汤加减:

香附 15g　橘核 20g　川楝子 15g　紫苏梗 15g　延胡索 10g　乳香 5g　三七 5g　山药 20g　当归 20g　檀香 5g　白芥子 15g　莱菔子 15g

6 剂,水煎服,日 2 次。

**按**　患者平日喜素食,胆汁失于疏泄,使肝气郁滞,失于条达而横逆犯胃,出现胃痛胃胀等症状。气郁日久而生热,积热不散,血败肉腐而成痈,故呈现一派郁热之象,治疗当以清热解毒,化瘀消痈为首要,先除其邪,以使邪去正安,切忌过补,以使邪气更为壅滞,加重病情。李老喜用黄连,苦参,槐花除热气,消痈肿积聚;连翘,蒲公英,败酱清热解毒消痈;乌贼骨,红豆蔻制酸止痛,尤以乌贼骨生肌敛疮之特性而取效。三七活血止血为疮家之圣药;白茅根清热凉血,亦可生津。全方以清热消痈为主方,力在除邪,使邪去郁解,虽无补益之药味,但深意更为去邪而扶正。

## 案 4

*初诊*　患者李某某,男,66 岁。以"胃胀食少 3 年余"为主诉。患者于 3 年前出现胃脘胀痛,食少纳呆,虽经当地医院诊治,未见明显好转,遂经人介绍于 2005 年 10 月 19 日来就诊。症见:胃脘胀痛,食后尤甚,食少纳呆,喜热食,消瘦,体重于近 1 年余减轻 20kg,胃无反酸,烧灼感,大便 2~3 日一行。自述平日喜黏食,无烟酒嗜好。查:舌瘦质淡绛,苔薄白中有裂纹,脉弦数。2005 年 10 月 17 日于我院做胃镜示:浅表萎缩性胃炎伴疣状病变,十二指肠球炎(中度)。病理示:胃黏膜上皮轻-中度不典型增生。

患者症见胃脘胀痛明显,食后胃胀尤甚,纳呆,消瘦,便干。舌绛,中有裂纹,薄白苔,为萎缩之舌象,脉来弦数,示内有郁热。患者退休前工作繁忙,加之饮食不节,食伤脾胃,痰食气阻,气机失于条达,郁滞而生热化腐生痈,病已入里,故辨为胃脘郁热证。

中医诊断:胃脘痛(胃脘郁热证)。

治则:清热解毒,化瘀消痈。

方药:养阴清胃饮加减:

苦参 20g　甘草 15g　黄药子 5g　白及 20g　白蔹 20g　当归 20g　地榆 15g　槐花 20g　沉香 10g

6 剂,水煎服。

嘱勿劳累,调情志,节饮食,详见忌口单。

**二诊**　患者仍觉胃胀,但症状较前减轻,纳少,口微干,二便正常。舌淡绛,少苔,脉弦数。

患者服药后症状明显改善,但见口干,舌面少苔,已为热邪伤阴之势,故只有速清其邪方可护胃存阴,沿用前方治则,加强清热消痈之力以除邪。上方加马齿苋15g,清热解毒,散血消肿,即为守前方之意效不更方。

患者连续用药5个月,胃脘胀感显著好转,食欲正常,仅于饱食后胀感明显,体重有所增加,由就诊时的64kg增为68kg。余无不适主诉。舌体淡绛,薄白苔,脉弦。2006年4月17日做胃镜示:慢性浅表萎缩性胃炎伴糜烂性胃炎。病理示:轻度浅表性胃炎(钳取四块胃黏膜组织)。

**按**　患者以胃胀感明显为主诉,食后尤甚,且纳呆,消瘦,便干,一派胃气不振之象,由此可推断病程由来已久,邪已深入。舌绛,中有裂纹,薄白苔,为萎缩之舌象,脉来弦数,示内有郁热,且脉来薄急乃病进之势。患者平素饮食不节,脾胃之气受戕,运化失司,一方面痰食积聚,另一方面生化乏源,故而胃胀不欲食,体重出现明显下降趋势。此为典型的萎缩之象,且包含癌前病变趋势。痰食气阻,日久化瘀,久而变腐,此病虽因郁热而致,但因脾胃喜温运之特性故而表现以饮食喜温恶凉之与热证相异的表现,此既说明尚未达到胃脘瘀血证之表现,也表明了脾胃病独特的生理病理特性,临证时切莫以喜热食之表现而误辨为寒证,用以温热之药只能使邪热更盛,肉腐而血壅。临证当详辨之。且从2006年4月之胃镜表现来看,患者病情已基本痊愈。由此可见应用清热解毒,消痈软坚之法治疗萎缩性胃炎疗效确切,且可逆转肠化,已从上千例病例中得到证实,有明确的胃镜检查作为有力的佐证,此疗法明显优于现代其他中西医治疗,十分具有临床价值,并值得医学同仁研究借鉴。

## 案5

初诊　患者冯某某,女,62岁,以"胃胀吞酸2年"为主诉。患者于近2年出现胃胀、吞酸,未予重视,症状反复加重,并伴有体重明显下降,遂于2004年9月23日来诊。症见:胃脘胀痛,吞酸,食后尤重,伴烧心,口干,消瘦,2个月内体重下降8kg,纳可,大便质干,2~3日一行。病来无恶心及呕吐。患者自述平素饮食不节,饥饱失常,喜食辛辣食物。查:面色少华,形体消瘦,舌薄,质红绛无苔,脉沉细。于本院做胃镜示:浅表萎缩性胃炎、十二指肠球炎。病理示:浅表萎缩性胃炎伴中度肠化。

患者平素饮食不节,脾胃耗伤,运化失司,以致痰食化湿生热,蕴蓄脾胃,尤以食后脾胃更虚,气机失于条达故见胃胀、吞酸、烧心;热灼津液日久而伤阴,则见口干,大便秘结。热邪久稽,消灼水谷,脾胃运化不足故见消瘦。舌象脉象均现热盛伤阴之势。

中医诊断:胃脘痛(胃脘郁热证)。

治则:清热解毒,凉血滋阴。

方药:养阴清胃饮:

苦参15g　黄连10g　焦山栀10g　知母20g　地榆15g　皂角刺10g　莱菔子15g　芦根20g
白花蛇舌草25g　三七5g

6剂,水煎服。

嘱节饮食,调情志,详见忌口单。

二诊　患者自觉胃胀、反酸、烧心症状减轻,但饭后仍有饱胀感,并略觉口干,纳可,二便正常。舌淡绛无苔,脉沉细。

患者经服药后,热证明显减轻,但胃胀仍很明显,故为防止苦寒太过伤胃,去其药味,加大疏肝理气消食化瘀之力,除瘀以和胃。治以活血理气,清热凉血之法,一可清其热势,一可除其郁结,调顺气机,使脏腑安和。

治则:活血理气,清热凉血。

方药:救胃导滞汤加减:

柴胡15g　桃仁15g　莪术10g　当归20g　沉香5g　砂仁15g　槐花15g　川楝子15g　地榆20g　知母20g　白及20g

6剂,水煎服。

患者用药 2 个月后症状明显好转,自行停药。2005 年 3 月因饮食不慎胃脘痛再次发作,遂再次来诊。做胃镜示:慢性出血-糜烂性胃炎(重度)、浅表-萎缩性胃炎伴中度肠化。由原方辨证加减服药 9 个月,现仅见多食后胃胀,偶有胃脘不适,余症均无。2005 年 10 月 20 日查胃镜示:疣状胃炎。病理示:慢性萎缩性胃炎(中度)。

**按** 患者平素饮食不节,嗜食辛辣,易蕴热生痛,且有体重明现下降趋势,舌红无苔,故可推断病情处于中重度,预后不良。然触之脉象沉细,而非洪大弦实之脉,可见病势已缓,尚无短期内病情急进之趋势,暂无大碍。坚持用药,可使病情得以逆转。方用清热解毒,凉血滋阴之法,以固护胃阴为首要,清热凉血以除邪。方中苦参、黄连、地榆清热燥湿凉血,其中地榆用于黏膜表面糜烂出血,及消除肠化疗效独特;焦山栀、知母清三焦热邪,且润肾燥,清其热而养其阴;皂角刺破血除瘀,三七活血化瘀,一攻一散,除邪而不留瘀;白花蛇舌草清热利湿解毒,从现代药理研究发现,独具抗感染、抗肿瘤作用,亦为预防癌变之要药;莱菔子消食理气,芦根养阴清热生津。全方以清热解毒为主,实为固护胃阴,从舌象来看,病势已为热盛伤阴,病位较深,病势较剧,已处于癌前病变期,故治疗上不仅要治已病更应重视未病的防护,重用白花蛇舌草以预防癌变,此乃体现了上工治病之要旨。

## 案 6

*初诊* 患者李某某,男,68 岁。以"胃胀食少 4 年余"为主诉。患者于 4 年前即出现胃胀食少等症,起初未予重视,后患者发现体重逐步下降且胃胀逐渐加重,遂于当地西医院就诊,用药后症状无明显好转,经人介绍求治于李老。症见:胃胀,饭后尤重,食少纳呆,喜热食,消瘦,体重于 2 年内下降 15kg,便微干,2~3 天 1 次。舌瘦质淡绛,少苔,脉弦大。

该患者证属平日饮食不节,胃内蕴湿生热,热腐生痛,郁阻脉络所致胃脘胀满,胃气虚弱,运化无权,故见纳呆,食后胀甚;脾胃运化失职,水谷化源不足故见消瘦。热毒壅聚于内,脾胃阳气不得舒展,冷食更伤阳气,故喜热饮。舌脉均为胃有郁热之象。

中医诊断:胃脘痛(胃脘郁热证)。

治则:清热解毒,消痛软坚。

方药:救胃化腐汤加减:

苦参 20g 甘草 15g 白花蛇舌草 20g 槐花 20g 半枝莲 15g 皂角刺 10g 黄药子 5g 当归 20g 沉香 10g

6 剂,水煎服。

嘱勿劳累,节饮食,详见忌口单。

*二诊* 胃胀症状减轻,食欲改善,大便正常。胃胀症状有所减轻,食欲还可以。舌质淡绛无苔,脉弦数。2001 年 10 月 19 日做胃镜示:浅表萎缩性胃炎伴疣状病变(中度)十二指肠球炎。病理示:胃黏膜上皮中度肠化。

患者胀感减轻,热势渐减,大便通畅,萎缩性胃炎后期往往存在低酸少酸状态,故为加强疗效,加马齿苋清热解毒并纠正低酸助脾胃运化。治疗方案同前,于原方中加马齿苋 15g,12 剂,水煎服。

患者服药 4 个月,胃脘胀痛症状明显好转,仅于多食后感觉饱胀,余无明显不适。

**按** 患者由脾胃虚弱,加之饮食不节而致胃痛。从舌脉可见热毒郁滞之象,故药用苦参、槐花、白花蛇舌草及半枝莲清热凉血解毒;皂角刺、黄药子化痰软坚散结,对于中重度肠化及不典型增生均有明显治疗作用。当归养血活血,补血而生新;沉香降气,理顺脾胃气机;甘草调和诸药兼具补益中气。诸药相合,以清热解毒为主,热消毒解,郁滞可除,则脾胃之正气可逐渐恢复。

## 案 7

*初诊* 患者马某某,男,83 岁。以"胃脘部胀痛不适 4 个月余"为主诉。患者于 4 个月前出现胃

脘部难受,不欲食,多食即胀,于当地医院做胃镜示:慢性浅表性胃炎,病理示:浅度糜烂。为求系统治疗遂于 2004 年 2 月 13 日来诊。症见:胃脘部胀痛,夜间尤甚,食少纳呆,多食即胀,身体消瘦,体重于近半年减轻 10kg 余,大便 6~8 日一行。查:面色晦暗无华,身体消瘦。舌瘦质绛,苔黄,舌尖部剥脱,脉弦实有力。

患者症见食欲不振,胃脘不适、胀满,大便干燥,舌瘦质绛,苔黄前部有剥脱,均为内有郁热伤阴之象,且患者面色无华,体重明显下降,诊之脉来弦实有力,虽胃镜检查示为:慢性浅表性胃炎,但从其脉象及体征合而参之高度怀疑体内存有恶变,故嘱其密切观察病情变化,必要时复查胃镜。

中医诊断:胃脘痛(胃脘郁热证)(恶变待除外)。

治则:清热润燥。

方药:养阴清胃饮加减:

槐花 20g 苦参 10g 火麻仁 15g 桑椹子 20g 茯苓 20g 败酱草 20g 草决明 15g 郁李仁 10g 薏苡仁 15g

6 剂,水煎服。

嘱避风寒,注意休息,饮食详见忌口单。

二诊 2 月 27 日,患者仍觉胃脘不适,纳差,偶有咳嗽,大便 4~5 天一行。查:舌瘦质绛,苔黄剥脱,脉弦实有力。

患者精神不振,食欲欠佳,诊其脉象仍是弦大有力,考虑定有毒瘤潜藏体内不可小视,故嘱其做进一步检查以明确诊断。暂于上方中加健脾消食之药物以扶助胃气,上方加神曲 20g、麦芽 20g、白扁豆 15g。

嘱饮食详见忌口单,复查胃镜,拍胸片以排除肺部疾患。

三诊 3 月 15 日,患者自诉胃胀痛不适,入夜尤甚,伴右胸部疼痛,便干,3~5 日一行。舌瘦质绛,苔黄有剥脱,脉弦实有力。胃镜示:①胃糜烂性病变;②十二指肠球炎。病理示:轻度浅表性胃炎伴糜烂。省肿瘤医院做肺 CT 示:右肺下叶肺癌,纵隔淋巴结转移。患者已行放疗术。因患者体内毒邪炽盛,且有化疗药物极易损伤正气,故治以健脾益气,清热解毒之法。方药:

茯苓 20g 薏苡仁 15g 莪术 10g 当归 20g 三七 5g 乳香 5g 百合 20g 白花蛇舌草 20g 水红花子 15g 麦芽 15g 沙参 20g 苦参 20g 甘草 15g 紫菀 15g

6 剂,水煎服。

四诊 5 月 16 日,患者放疗 1 个疗程后,现感觉食后胃堵胀感,食欲不振,时有咳嗽、咯痰,大便基本正常。舌瘦质绛,苔白,脉弦实有力。此时邪正矛盾已明确,毒邪由肺而来,故当健脾气以养后天之本,解毒邪以润肺燥。治以清热解毒,健脾润肺之法。方药:

枇杷叶 20g 百合 20g 半枝莲 10g 山药 20g 苦参 20g 甘草 15g 沉香 5g 白花蛇舌草 25g

9 剂,水煎服。

患者用药后胃胀、胸闷之症状明显改善,直至一年后病故,不仅有效地延长了生存期,且大大改善了生存质量。

**按** 患者以胃脘不适、胀满为主诉就诊,症见食欲不振,大便干燥,形体消瘦,面色无华,一副虚羸之象,虽胃镜检查示为:慢性浅表性胃炎,然诊其脉却弦实有力,与病症十分不符,故结合体征高度怀疑体内存有恶变,密切观察病情变化。用药后患者大便较前通畅,然胃脘不适及食欲没有明显改善,且诊其脉仍为弦实有力之脉象,故愈发怀疑体内藏有恶变。经进一步详查确诊为肺癌,并有纵隔转移。针对肺疾为致病之源,给予解毒润肺健脾之法治疗有效地延长了患者的生存期,并改善了生活质量。由此病例我们可以得到这样的启示:凡脉症不相符者,应当审慎之,详查病情以明确诊断,不应浅尝辄止,而其中能够提示诊断的要点莫过于脉象的表现。李老经过多年的临床研究发现,久病虚羸之人,每遇洪大弦实之脉象多提示恶变之象,而此法确已多次在临床上建功,为许多易为人们所忽视的病症提供了早期诊断的可靠依据。

## 案 8

**初诊** 患者鲁某,男,57 岁。以"胃脘疼痛不适、伴逐渐消瘦 5 年"为主诉。患者于 5 年前即时有胃脘痛,服用一些抑酸镇痛之药物症状时缓解。近年来胃脘痛症状加重并伴有明显消瘦故于 2005 年 8 月 29 日来诊。症见:胃脘不适,灼热感,食少纳呆,口苦,乏力,消瘦,夜眠欠佳,大便微干,2 日 1 次。既往:高血压病病史 5 年,冠心病病史 3 年。查:面色无华,形体消瘦。舌瘦质淡绛,无苔,脉弦实有力。2005 年 4 月 14 日于北京协和医院做胃镜示:食管裂孔功能障碍,慢性浅表-萎缩性胃炎。HP(+)。

患者以胃脘不适为主诉,胀、痛均不很明显,伴胃内烧灼感,口干苦,身体消瘦,故可辨为郁热壅于胃脘,消灼水谷津液所致胃脘痛。患者瘦舌,质淡绛,无苔完全符合萎缩性胃炎之征象,脉弦实有力,为病进之势,急需胃镜进一步详查以明确诊断。

中医诊断:胃脘痛(胃脘郁热证)。

治则:清热消痈。

方药:救胃化腐汤加减:

黄芪 20g 苦参 10g 白及 20g 白花蛇舌草 20g 沉香 5g 地榆 15g 槐花 20g 蒲公英 20g 半枝莲 10g

6 剂,水煎服。

嘱调情志,节饮食,详见忌口单,复查胃镜。

**二诊** 患者仍觉胃中灼热感,纳差。查舌瘦质绛,无苔,脉弦实有力。于本院做胃镜示:①浅表-萎缩性胃炎;②十二指肠球炎。病理示:浅表-萎缩性胃炎伴中度肠化。患者病程较长,病势较重,病已深入血分,故须加大清热凉血解毒之力度,方可直达病所。于原方中加藏红花 1g,清热凉血。

**三诊** 2005 年 9 月 7 日,患者自觉食后胃灼热感,体重仍在下降,时恶心,食少纳呆。舌瘦质绛,无苔,脉弦大。其脉弦大,则预示病进之势,邪势较盛,正气亦虚。故予清热健脾消痈之法扶正祛邪。方用养阴清胃饮加减:

苦参 15g 地榆 20g 败酱草 20g 桃仁 15g 莪术 10g 黄芪 10g 蚕沙 15g 射干 15g 水红花子 15g 扁豆 15g 麦芽 15g 白及 20g 白花蛇舌草 20g

6 剂,水煎服。

患者用药 1 个月余,体重保持稳定,未有下降,时有胃堵胀感。共服药 1 年,现患者胃堵胀感明显减轻,食欲良好,偶感乏力,体重已增长 3kg。查舌绛前 1/2 无苔,后 1/2 黄腻苔,脉沉弦有力。仍于服药调节中。

**按** 该患者为典型之胃脘郁热证。往往患者以胃脘不适为主诉,胀、痛均不很明显,伴胃内烧灼感,口干苦,且身体消瘦,热灼水谷津液,耗伤胃气故致胃脘痛。患者之舌象为萎缩性胃炎之特征舌象。脉弦实有力,为邪盛病进之势,经胃镜查明显示中度肠化。然从其脉象来看,病邪势头不减,故体重继续下降,病情发展至顶峰方有回落趋势。病在血分,给予清热凉血之法直达病所,使病邪峰势提前,得以保存胃气。待正气衰愈,邪势渐缓再予扶正祛邪之法使病势得以逆转,热势渐消,正气得以恢复而邪无所依,病无鸱张。

## 案 9

**初诊** 患者王某某,女,49 岁。以"胃脘胀痛 1 年余"为主诉。患者于 1 年前无明显诱因出现胃脘胀痛,虽经口服药物治疗症状无明显改善,今为求中医治疗于 2005 年 11 月 28 日来诊。症见:胃脘胀痛,饭后尤重,伴有胃内灼热感,善饥易食,嗳气,口干,二便尚可。查:舌淡绛,少苔,脉沉细。

2005年4月27日做胃镜示:①浅表糜烂性胃炎;②十二指肠球部霜斑样溃疡。病理示:浅表萎缩性胃炎伴轻度肠化。

患者以胃脘胀感明显为主诉,伴有轻度疼痛,多预示寒已化热;饭后尤重,伴胃内灼热感,且善饥易食,口干,均为郁热消耗水谷津液,热壅肉腐、阻滞气机所致。舌淡绛,少苔为热邪伤阴之势。

中医诊断:胃脘痛(胃脘郁热证)。

治则:行气解郁,清热消痈。

方药:救胃养阴汤加减:

黄连10g 乌贼骨20g 香附15g 白及20g 白蔹20g 槐花15g 苏子15g 山药20g 败酱草20g 石斛20g

6剂,水煎服。

嘱调情志,节饮食,详见忌口单。

二诊 患者自述胃胀感,烧灼感减轻,无饥饿感,二便基本正常,舌淡绛,苔薄白,脉沉细。胃镜示:①慢性浅表性胃炎;②十二指肠球炎。病理示:浅表萎缩性胃炎伴轻度肠化。

患者服药症减,故效不更方,继用行气解郁,清热消痈之法,加槟榔20g、厚朴15g,加强行气解郁之力。

患者现胃脘胀痛症状明显减轻,偶于饮食失节时胀感明显。余无不适。

**按** 患者为典型的胃脘郁热证。胀感重于痛感,胃内烧灼样,善饥而易食均为热邪郁于胃脘之征。口干且舌绛少苔为热邪伤阴之势,故治疗首当清热以固护胃阴,阴存则胃气乃存,病势方有转机。治以清热消痈兼以行气化滞之法,患者热邪虽盛,然并无瘀血内结之象,故清热消痈以止痛,行气通腑以除胀,黄连、乌贼骨、槐花、香附、苏子均为治疗本病之要药;且加石斛、山药固胃养阴,体现了治病固本之基本指导思想。

## 案10

*初诊* 患者商某某,男,78岁。以"胃脘胀痛伴嗳气3年"为主诉。患者于3年前因胃脘胀痛不适于医院检查发现胃癌,急予手术切除,术后仍时觉胃脘不适,胀闷,食欲不振,为求中医治疗遂于2005年10月12日来诊。症见:胃脘胀闷不适,时嗳气,食欲可,大便干,4~5日一次,无恶心及呕吐。查:面色少华,形体消瘦。舌淡红,舌面有裂纹及少量津液,苔薄白,脉细数。

患者于3年前因胃癌行胃大部切除术,脾胃之气因此而大大受损,运化失司,食物过早进入肠道,且无幽门之开闭功能,食物易于反流而上以致出现胃脘胀满不适及嗳气。虽毒瘤已除,然病久成郁,故从其舌脉可见胃气尚存,胃脘郁气化热,热腐生痈之征。

中医诊断:胃脘痛(胃脘郁热证)。

治则:行气活血,化瘀消痈。

方药:救胃化瘀汤加减:

苦参20g 香橼15g 桃仁15g 莪术10g 砂仁20g 沉香5g 郁李仁10g 芦根25g 黄芪20g

6剂,水煎服。

嘱避风寒,勿过劳,少食多餐,食后1小时内切忌平卧,可喝羊肉汤,忌食牛奶。

二诊 患者胃胀、嗳气症状减轻,大便略干。舌淡红,舌面有裂纹,苔薄白,脉细略数。

患者症状好转,正气未衰,故继续治以行气活血,化瘀消痈之法。继服前方。嘱避风寒,勿过劳,少食多餐,食后1小时内切忌平卧。

患者目前病情稳定,胃脘胀闷不适及嗳气均较前有明显好转,食欲可,二便正常。

**按** 3年前患者因胃癌行胃大部切除术,共切除2/3,脾胃之气受损,运化失司,水谷精微化源不足,不能充养五脏,故见疲累之态;食物未经消化而进入肠道,且无幽门之开合,食物易于冲逆而上出现胃脘胀满不适及嗳气。虽手术已将大部毒瘤切除,然毒邪散漫于气血,久病而致瘀,故仍需除邪以救气血。从其舌脉可见胃气尚存,正气未衰,故除邪并无大碍。方中苦参清热解毒凉血必不可少;桃仁、莪术活血行气,破瘀散结,对于疾病后期伴有瘀滞者多选用之;香橼、沉香行气降气解郁;黄芪、砂仁益气健脾,化湿和胃;郁李仁润燥通便,芦根清热生津,益养胃阴。全方以解毒化瘀,调和脾胃为主,气血调和,正气充盛则邪不可侮。

## 案11

初诊　患者张某某,女,70岁。以"胃胀1年余"为主诉。患者于近1年出现胃脘胀痛,于某医院做胃镜示:萎缩性胃炎、十二指肠球炎。病理示:慢性重度萎缩性胃炎,表浅伴糜烂,轻度肠上皮化生。口服抑酸镇痛之药症状不见好转,为求中医治疗,遂于2005年9月23日来诊。症见:胃胀,烧心,乏力,口干,食欲可,二便正常。既往:7年前诊断为干燥综合征。平日易怒善激。舌薄质绛,无苔,脉沉细。

患者平日易怒善激,每遇情志刺激而致肝气郁结不畅,气郁化火伤阴,加之患者本为阴虚体质,患干燥综合征7年,故肾阴已伤,则胃阴必虚。患者以胃胀为主诉,烧心、口干、舌绛、沉细脉均为郁热于内之征,壮火食气,故乏力,无苔为胃气受损,胃阴已伤之象。

中医诊断:胃脘痛(胃脘郁热证)。

治则:健脾清热消痞。

方药:救胃养阴汤加减:

苦参20g　白术15g　茯苓20g　薏苡仁15g　黄连10g　败酱草20g　白扁豆15g　水红花子15g　麦芽15g　鸡内金15g　黄药子5g　白花蛇舌草20g　苏子15g

6剂,水煎服。

嘱调情志,节饮食,详见忌口单。

二诊　患者自觉胃胀及乏力减轻,仍觉口眼干涩。查:面色无华,干燥面容,形体消瘦。舌绛,无苔,脉沉细。

患者经治郁热得清,脾胃得以运养,逐渐恢复运化功能,故胀感减轻。但胃阴已伤,则病在血分,难于短期恢复,故应加强养阴益胃之力,补益后天以养先天。治疗仍以健脾益胃,清热养阴为法,固护胃阴方为治病之根本。治以健脾益胃,清热养阴之法,方用:

石斛20g　天冬20g　知母15g　芦根20g　白及20g　沉香10g　水红花子15g　白花蛇舌草20g　白扁豆15g　麦芽15g　苦参20g

6剂,水煎服。

患者共来诊三次,胃胀,乏力,口干症状明显好转,余无明显不适。绛舌转淡,舌面无苔。患者要返回杭州,故嘱其继服汤药2个月余,病情变化可经电话咨询。

按　患者之胃脘郁热证兼挟肝肾阴虚所致胃气、胃阴受损。干燥综合征与慢性萎缩性胃炎相兼为患,两者既互为因果,又可相互影响,但最终之结果都表现以燥热伤阴之本质。故本证之治疗当益气养阴,固护脾胃,润燥以救脾,清热消痞除郁以解困。方中白术、茯苓、薏苡仁、白扁豆益气健脾,淡渗清热;麦芽、内金消食健胃,磨谷以助运化;苦参、黄连、败酱、白花蛇舌草清热解毒消痞,除郁热以养胃气;黄药子、水红花子化痰消积,可清胃之肌层痰瘀积滞,深入皮里膜外逆转肠化;苏子降气消郁。本方以扶正为主,且以健运脾胃之法益气养阴,而非直取生津之药以救胃阴,意在气为一身之本,气可生血,气可生津,气之所存则阴阳俱生。这正是李老固护脾胃重在调气之思想体现。待脾胃之气恢复,再与滋阴润燥之品益胃生津效果尤佳,这正如长途跋涉之大渴之人,先坐以缓气再与水以润之才不致形成水气互结之虚痞之证。故此法李老称之为"先救气而后止渴也"。

## 案 12

*初诊*　患者位某某,女,61岁。以"胃脘胀痛2年余"为主诉。患者于2年前无明显诱因出现胃脘胀痛,遂于吉林市中心医院做胃镜示:胃息肉、浅表-萎缩性胃炎伴糜烂。予抑酸镇痛之药物口服症状未见明显好转,遂于2005年7月11日来诊。症见胃脘胀痛,时恶心,无反酸、烧心,食欲尚可,消瘦,大便干。既往:高血压病病史8年。冠心病病史6年。舌薄质淡绛,苔薄黄,脉弦数。

该患具体病因不详,从胃脘胀痛,时恶心,伴消瘦,便干,可推断胃中有郁热内结,消灼水谷津液而致。舌薄质淡绛,苔薄黄,脉弦数为典型之胃脘郁热证象。

中医诊断:胃脘痛(胃脘郁热证)。

治则:清热解郁消痛。

方药:清热化腐汤:

苦参10g　槐花20g　蚕沙15g　射干15g　地榆15g　白及20g　白蔹20g　防风15g　厚朴15g　槟榔20g　白豆蔻15g

6剂,水煎服。

嘱勿劳累,节饮食,详见忌口单。

*二诊*　患者自述胃疼、胃胀均明显减轻,大便微干,体重无变化。舌薄质淡绛,苔薄白,脉弦数。

患者症减故效不更方。继续治以清热解郁消痛之法,因大便仍干,故加当归20g,活血通便。

患者共服药半年余,胃胀痛均明显减轻,现无恶心、反酸及烧心,余皆正常。

**按**　患者以胃脘胀痛为主诉,痛为黏膜糜烂胃酸及食物刺激所致,胀为胃内郁热痰食气结而生。此舌脉、体征为典型之胃脘郁热证。经吉林市中心医院做胃镜示:胃息肉、浅表-萎缩性胃炎伴糜烂。胃镜所见与舌脉辨证相符,胃中息肉为痰郁所致,恶心、胀痛亦可由此而引发。患者虽未做病理,然从其症状、体征及用药后症状改善情况来看,体重没有继续下降趋势,故可推断此为良性息肉。治以清热解郁消痛之法可使症状明显得到改善,有些息肉、隆起性病变亦可消散于无形。由此可见,只有辨证准确方可投以效验之方。而清热解郁消痛之法治疗萎缩性胃炎,无论形式变化多端,只要符合病症病型用之皆可获效。

## 案 13

*初诊*　患者唐某,女,40岁。以"胃脘胀痛1年"为主诉。患者于1年前无明显诱因出现胃脘胀痛,伴食少纳呆,未经系统治疗。近日上症加重,遂于2004年6月2日来诊。症见:胃脘胀痛,夜间尤甚,伴烧心,口干,食少纳呆,厌油腻,夜眠欠佳,大便干燥。自述平时爱生气,无烟酒等嗜好。舌薄质淡绛,苔白,弦细兼数。

患者症见胃脘胀痛,伴烧心,口干,厌油腻,为郁热蕴于胃脘,影响脾胃运化所致。胃脘痛夜间尤甚,夜眠欠佳,大便干燥为燥热伤及营血及津液之表现;食少纳呆乃壮火食气,脾胃气耗之征象。脉象弦细兼数为内有郁热。

中医诊断:胃脘痛(胃脘郁热证)。

治则:清热解毒,健脾消痛。

方药:救胃化腐汤加减:

黄连10g　连翘20g　败酱草20g　火麻仁15g　郁李仁15g　草决明20g　当归20g　槟榔20g　沉香5g　神曲15g　麦芽15g　莱菔子15g　厚朴15g

6剂,水煎服。

嘱调情志,节饮食,详见忌口单。

*二诊*　患者自述胃脘胀痛减轻,食欲改善,大便基本恢复正常。舌薄质淡绛苔薄白,脉弦细略数。

胃镜示:慢性浅表性胃炎。病理示:中度浅表性胃炎伴轻度肠化。

患者服药症减,热势渐消,正气渐复,故继用前法加白及20g、白蔹20g,加强胃黏膜修复作用。

患者服药半年余,无明显胃胀、胃痛症状,食欲及口干均改善,大便时有郁滞,现已不用服用任何药物而自行排便。

**按** 患者以"胃脘胀痛1年"为主诉。从口干,大便干燥,脉细数便可看出胃脘郁热之证,且有食少纳呆,厌油腻之症,大便干结艰涩难下为郁热耗伤胃气,津液营血受伤之表现。此为二病合一,既有胃脘郁热之痛证,亦有脾虚肠燥之脾约便秘之征,胃肠疾病常相互影响,相兼为患,故治疗亦当兼顾清热消痛与健脾润肠双效合一,方可使腑气通畅,肠胃虚实交替,水谷得以运化疏通。方中取麻子仁丸之方意,去掉峻下之大黄,代之以黄连、连翘、败酱清热消痛,又加以神曲、麦芽健脾消食为辅,共奏润肠泄热,行气通便之效。去大黄意在患者本有热邪伤阴,恐峻下更伤津液,此举足以体现了李老治病当先固护脾胃之治疗思想。

## 案14

*初诊* 患者佟某某,女,78岁。以"胃脘不适、烧心半年余"为主诉。患者于半年前无明显诱因出现胃脘不适,伴烧心,经多家医院治疗症状无明显改善,为求中医治疗遂于2005年9月30日来诊。现症见:胃脘不适,烧心,反酸,有灼热感,口干苦,食纳不佳,大便干燥。既往:冠心病病史半年余。查:面色少华,形体肥胖。舌红绛,苔薄黄,脉弦细。胃镜示:①浅表-糜烂性胃炎伴胆汁反流;②十二指肠球炎。病理示:浅表性胃炎伴灶状肠化。

患者胃脘不适,伴烧灼感,口干苦,大便干燥均为胃内郁热内结之典型征象;烧心,反酸,舌红绛苔薄黄为湿热蕴结之征,热腐成痛,气血壅滞故见胃脘不适。故治以清热解毒,化痛消瘀之法。

中医诊断:胃脘痛(胃脘郁热证)。

治则:清热解毒,化痛消瘀。

方药:救胃化腐汤:

黄连15g 乌贼骨20g 连翘20g 败酱草20g 瓜蒌20g 蒲公英20g 半枝莲10g 三七5g 石斛20g 知母15g 丹参15g 酒军5g

6剂,水煎服。

嘱避风寒,调情志,节饮食,详见忌口单。

*二诊* 患者自述胃脘烧灼、反酸减轻,但仍有胃隐痛,口微干,时有头晕,耳鸣,心悸,夜眠欠佳。舌红绛,苔薄黄,脉弦细。

患者服药症减,胃热减轻,但有热伤阴血之征,阴虚于下,心火独亢于上,故见头晕,耳鸣,心悸,测血压190/110mmHg。故当清热养阴之法。患者以胃脘郁热为主证,热邪伤脾,子盗母气,心火独亢,此火乃为虚火,故泻心火,养胃阴亦取虚者补其母之意,法当养阴清热。治以养阴清热之法,方用导赤散化裁:

黄连10g 草决明15g 海螵蛸20g 石斛20g 芦根20g 莲子心15g 酸枣仁15g 茯苓20g 牛膝15g 川楝子15g 沉香5g 竹叶15g 火麻仁15g

6剂,水煎服。

患者服药20剂,胃脘不适及烧心、反酸症状基本痊愈。

**按** 一般来说,伴有胆汁反流病变患者多有烧心及胃内烧灼感等症状,有的口苦,有的不苦,有的能食有的不能食,甚者伴有精神症状,抑郁而不能眠。此证以胃脘郁热为主要病机,胃热消谷,则善饥欲食;气机受阻而气逆则见口苦、胃脘作胀;邪热耗伤气阴则见胃虚而胀且不欲食,临床一病而见证多端,故当详辨之,然病机本质实为郁热所致,故当治以清热解毒,化瘀消痛之法。黄连、乌贼骨清热制酸;连翘、败酱草、蒲公英、半枝莲清热解毒,解除郁热;石斛、知母养阴清热,益胃生津;丹参、

三七、瓜蒌活血除瘀,配酒军荡涤肠热,活血通脉,祛瘀生新。至二诊,患者脾胃气虚,阴虚不能制阳,心火独亢于上,故治以养阴清热之法,方以导赤散化裁,以黄连清心火除胃热,茯苓淡渗利湿,合牛膝引热下行,莲子心、竹叶清热利小便,配合滋阴养血,行气润燥之品调和气血,可使阴不竭于下,阳不越于上,阴阳调和以自愈。

## 案 15

*初诊*　患者王某某,女,77岁。以"胃脘胀痛2个月"为主诉。患者于2个月前无明显诱因出现胃脘胀痛,厌食,经多家医院诊治症状改善不明显,遂于1989年4月11日来诊。症见:胃脘胀痛,恶心,无呕吐及反酸,自觉胸膺后及胃脘烧灼感,喜冷饮,厌食,口干微苦,夜眠欠佳,大便干燥。既往:冠心病病史15年。糖尿病病史2年。查:面色少华,形体微胖。舌薄质淡绛,苔薄白,脉弦细。钡餐透视:胃憩室。胃下垂。

患者胃脘胀痛伴有烧灼感,喜冷饮,口干口苦,为胃脘郁热所致。恶心,厌食,大便干燥为热邪耗气伤津所致脾胃气虚,肠燥津亏之征。舌脉所示郁热病情尚浅。

中医诊断:胃脘痛(胃脘郁热证)。

治则:清热健脾。

方药:救胃健脾汤:

茯苓15g　薏苡仁15g　黄连15g　知母15g　乌贼骨20g　草果仁15g　白术15g　威灵仙15g　莪术15g　甘草15g

6剂,水煎服。

嘱调情志,节饮食,详见忌口单。

*二诊*　患者自觉仍有胃脘胀痛,但烧灼感减轻,食欲较前改善,大便微干。舌薄质淡绛,苔薄黄,脉弦细。

患者胃脘郁热,脾胃气虚之征明显,经用药,食欲明显改善,然胀痛明显,大便仍干,故考虑为热壅血瘀所致胀痛,加强清热活血之力以消痛止痛,除其燥热且可清肠使大便通畅。

继用前方加五灵脂15g,活血化瘀,连翘20g,蒲公英20g,清热解毒以消痈。

患者服药12剂症减,继服汤药3个月余无明显不适主诉,故停药观察。10余年内症状无反复。后因患者长期口服多种降糖药,于2004年胃病再度发作,复来诊。

**按**　患者就诊时病史尚短,胃脘郁热,脾胃气耗病症明显,短时间内尚未表现于舌脉,然从其胃脘胀痛伴有烧灼感,喜冷饮,口干苦,大便燥等症即可推断为胃脘郁热证。素体脾胃气虚,加之热耗气阴,出现恶心,厌食,口干,大便燥结等症,故治疗当以清热健脾为法,清热以救困,健脾以生津增液,通润肠腑。病久多瘀,气血不行则作痛,故二诊加以五灵脂活血化瘀,连翘、蒲公英清热解毒加强祛邪力度使毒热速去以解胃气壅困干涸之势,健脾以行津液,胃燥得濡,津液得养,病去而正复。

## 案 16

*初诊*　患者韩某某,男,65岁。以"胃脘胀痛2年,加重1个月余"为主诉。该患于2年前即自觉胃脘胀痛不适,未予重视,近1个月上症加重,遂于2005年9月14日来诊。症见:胃脘胀痛,食少纳呆,时有嗳气,无反酸及烧心,夜眠可,消瘦,便秘。舌淡绛,中有裂纹,苔黄微腻,脉沉细。胃镜示:浅表性胃炎。病理示:浅表萎缩性胃炎伴轻度肠化。

湿热蕴结胃脘,气机郁滞不通故见胃脘胀痛;湿热困脾,脾失运化故见乏力,食少纳呆;湿热郁滞大肠,腑气不通故见便秘。舌脉均示湿热蕴结之象。

中医诊断:胃脘痛(胃脘郁热证)。

治则:清热利湿,行气化瘀。

方药:救胃解郁汤加减:

苦参 15g  槐花 15g  茯苓 20g  薏苡仁 15g  香附 15g  橘核 20g  桃仁 15g  莪术 10g  沉香 5g  莱菔子 15g  元明粉 5g  白花蛇舌草 20g

6 剂,水煎服。

嘱避风寒,调情志,节饮食,详见忌口单。

**二诊**  患者自觉胃脘疼痛明显,但胀感减轻,偶有嗳气,纳差,大便微干。舌淡绛无神,苔腻微黄,脉沉细。复查胃镜示:浅表萎缩性胃炎。病理示:浅表萎缩性胃炎伴轻度肠化。

患者病情由胀转疼,说明郁势得解,热毒未散;没有食欲,食后作胀,此乃久病胃气衰败所致。故当行气健脾消食以助运化。胃镜虽示为浅表萎缩性胃炎伴轻度肠化,但从舌脉来看,李老认为该患病症不止于此,病势已有变化,治疗尚须以时日。热毒虽盛然正气已衰,此时强力攻邪定当重伤正气,故治以健脾扶正之法以助正气御邪。予救胃健脾汤加减:

厚朴 15g  川楝子 15g  蚕沙 15g  射干 15g  黄药子 5g  茯苓 20g  水红花子 15g  白扁豆 15g  麦芽 15g  神曲 15g  沉香 5g  白及 20g  白蔹 20g

6 剂,水煎服。

患者间断用药半年,胃脘胀痛明显减轻,仅偶于饥饿时疼痛,食欲及二便均恢复正常。舌淡红,苔薄滑润,脉沉细。

**按**  患者平日工作压力较重,考虑乃由情志因素所致脾胃阳气不升,水湿不化,湿气化热,壅遏胃肠所致胃胀,食少,便秘。运用清热利湿,行气化瘀之法使郁结得解,腑气得通,故胃胀便秘减轻。然病久,脾胃本为湿气所困而日显乏力,加之清热之品寒凉更伤胃气,故见胃气衰败之厌食,食后腹胀之象。及时调整方药,健脾消食以助胃气,使后天之本运化有权,方可再投以清热解毒之品以逐邪。临床上经常可见脉证与化验检查不相符之情形,正如此例患者胃镜所示为"浅表萎缩性胃炎伴轻度肠化",然舌绛苔黄腻之征已表明湿气化热,蕴蓄已久,加之体重有下降趋势更可确信萎缩性胃炎伴有肠化之趋势,且此肠化应在中度以上。故治疗不可仅投以轻剂,药不足不可以除邪。当对于病情有了正确的判断与估计,方可在治疗用药上不失其法度,药到而病除。

## 案 17

**初诊**  患者马某某,女,66 岁。以"胃脘不适 1 年余"为主诉。患者自觉胃脘不适 1 年余,未予重视,近来伴见食少纳呆,体重明显下降,为求系统诊治遂于 2005 年 9 月 12 日来诊。症见:胃脘不适,食少纳呆,口干苦,消瘦,大便尚可。查:面色少华,形体消瘦。舌红绛,苔薄黄,脉弦数。胃镜示:胃息肉,浅表萎缩性胃炎。病理示:息肉伴腺体肠化。

该患证属胃脘郁热,脾胃运化失司,气血生化乏源所致胃脘痛。以胃脘不适,胀、痛均不明显为主诉,伴见口干口苦,食少纳呆,明显消瘦。舌脉均已显现胃脘郁热之征。既有毒邪蕴热,亦有正气耗伤。故当兼顾扶正去邪。

中医诊断:胃脘痛(胃脘郁热证)。

治则:清热解毒,健脾消痞。

方药:救胃健脾汤:

槐花 15g  半枝莲 10g  蚕沙 15g  桃仁 15g  莪术 10g  白蔹 20g  射干 15g  白花蛇舌草 20g  莱菔子 15g  茯苓 20g  薏苡仁 15g

6 剂,水煎服。

**二诊**  患者自述两胁肋胀痛,口微苦,大便 4~5 日一次,质不干。舌红,苔黄厚,脉弦微数。

患者肝气不舒,失于条达,故见两胁肋胀痛;气郁化热,耗气伤津,影响腑气通降故见口苦口干,大便 4~5 日一行。故治疗当行气解郁,救胃养阴以缓急。治以行气解郁之法,郁解则热势自消。方用养阴清胃饮加减：

厚朴 15g　莱菔子 15g　川楝子 15g　石斛 20g　麦门冬 20g　知母 20g　芦根 20g　茯苓 20g　白及 20g　半枝莲 10g

6剂,水煎服。

患者服药5个月,胃脘无明显不适,偶因饮食过饱或情志郁怒而自觉胃脘胀闷,饮食二便均正常。

**按**　患者症见胃脘不适,非痛非胀,并见口干苦,食少,纳呆消瘦等症,见此表现判断为胃黏膜肠化或伴有不典型增生确信无疑。清热解郁自是无可厚非,然亦当观察其正气之衰亡,正虚不能敌邪者,苦寒攻伐恐其更伤正气,故当兼顾健脾养胃之法,正气足则可攘外。该患经胃镜查实为胃息肉,浅表萎缩性胃炎。息肉之病理表现从中医讲即为痰瘀互结所致,它可引起多种临床表现,如胃脘不舒,或胀或痛,大便不调等。从某种意义上来说,它既是致病的原因又是一种疾病发展到一定阶段所产生的病理结果,此即为内痛凸现于表之所见,故而清热解毒,化瘀消痛即是李老对于"萎缩性胃炎以痛论治"之根本治疗法则之体现,临床用药无不应验。

## 案 18

*初诊*　患者李某某,女,53岁。以"胃脘胀满半年,加重2周"为主诉。患者于半年前因与他人争吵后出现胃脘胀满,伴嗳气频频,且进食后加重,经多处投医,用药后症状暂时缓解,继而胀满复来。于某市级医院做胃镜示:食道息肉,浅表性胃炎。2周前复因情志郁怒上症加重,于某医院复查胃镜与前大致相同。为求中医治疗遂于1999年10月9日来诊。症见:胃脘胀闷,食后尤甚,伴嗳气,食少,口干口苦,大便干燥,3~4天1次。既往:高血压病病史10余年,冠心病病史5年。查:面色晦暗,形体消瘦。舌瘦质绛,黄腻苔,脉沉细。

患者因情志郁怒而胃胀反复发作,症见胀满不欲食,口干口苦,大便干结。舌绛,苔黄腻均为胃脘郁热之征。

中医诊断:胃脘痛(胃脘郁热证)。

治则:清热解郁,凉血消痛。

方药:救胃解郁汤加减:

三棱 10g　莪术 10g　威灵仙 15g　苦参 10g　马齿苋 10g　白茅根 20g　槐花 15g　地榆 10g

6剂,水煎服。

嘱调情志,节饮食,详见忌口单。

*二诊*　患者自觉腹胀减轻,食欲改善,大便干结缓解。舌红绛,苔黄稍腻,脉沉细。

药用清热凉血,郁热得清,则热胀即减,故效不更方继用前法加强清热消痛之力。

患者间断服药5个月余,胃胀明显减轻,饮食、二便均恢复正常。

**按**　患者虽自诉病史不长,然临证之表现为典型之胃脘郁热证。胃镜检查未做病理,然从舌脉分析,考虑体内已有轻度或灶状肠化,故治疗当以清热解郁,凉血消痛之法速去热毒以安正。药用槐花、地榆清热凉血既清胃内郁热又清肠内燥结,对于胃肠蕴热具有特殊疗效;白茅根凉血清热,养阴生津以救胃燥,苦参凉血解毒,清热燥湿以救脾困;三棱、莪术破血消积,逐瘀生新。诸药合用去邪扶正消痛逐瘀,实为治疗热胀之良方。

## 案 19

*初诊*　患者冯某,男,54岁。以"胃脘堵胀感1年余"为主诉。患者于1年前无明显诱因出现胃脘堵胀感,自觉压气,虽用药不见好转,经人介绍2006年3月1日来诊。症见:胃脘堵胀,气短,善饥易食,口干,消瘦,夜眠及二便均可。查:面色晦暗,形体消瘦,舌紫,苔白腻,脉弦大。

患者证属平素饮食不节,脾胃受损,水谷运化失司,气血郁滞化热,阴火内生所致胃脘郁热证。此热邪非实邪乘袭而来,乃为虚火,故治疗当疏肝健脾、调理脾胃气机以助运化。患者舌色紫为内有郁热之征,苔白腻为脾胃阳虚,水液运化失司之表现;脉弦提示毒邪较盛,病进之势,故应引起足够重视,嘱患者速查胃镜以明确诊断。

中医诊断:胃脘痛(胃脘郁热证)。

治则:疏肝健脾,益胃养阴。

方药:救胃解郁汤加减:

茯苓20g　山药20g　黄连15g　蚕沙15g　射干15g　川楝子15g　香橼15g　香附15g　石斛20g

6剂,水煎服。

嘱调情志,节饮食,详见忌口单。忌烟酒。速查胃镜,注意活检。

二诊　患者自觉饥饿时胃脘堵胀感明显,但症状较前减轻,略感胸闷,食欲可,大便微干。舌紫绛,苔白腻,脉弦大。理化检查:胃镜示慢性浅表糜烂性胃炎(重度)。病理示:浅表萎缩性胃炎伴中度肠化。

患者堵胀减轻为脾胃阳气恢复之征,气血得运,饥饿时胃痛明显此时郁火已由里出表,热邪与阳气交争,耗气伤津故呈现便干之症状。胸闷乃为阳气不得舒展,痰浊阻络所致。故当治以清热化痰,活血消瘀之法再佐以益气之品更有助于扶正除邪。方用瓜蒌薤白散加减:

瓜蒌20g　薤白15g　地榆15g　白及20g　黄芪10g　桃仁15g　莪术10g　白花蛇舌草20g　皂角刺15g

6剂,水煎服。

患者共服药1个月,胸闷胃脘不适症状均明显减轻,只于吃偏硬食物后自觉胃脘不舒,略感乏力,大便基本恢复正常。考虑脾胃尚虚,故于原方加减调理脾胃以巩固治疗。

**按**　该患之病由饮食不节而来,脾胃虚弱而招致阴火内生,邪势渐涨,消耗正气而致脾胃更虚,两者相因为病。正气为邪所困,虽予攻邪,然其正气太虚,恐攻逐之品愈发伤正而致两败俱伤,正气不得以复,故当先审查正气之强弱再制定克敌之方略,投以偏攻或偏补之方剂。恪守攘外必先安内之原则扶正以去邪。患者初诊之时善饥而欲食,为脾虚胃热之征,而脉象弦大,提示体内蕴有更强之毒瘤,如不及时给予疏导则正气速亡,可陷于不治。首方先投以轻剂,缓和毒邪与虚弱之正气,待正气渐复,胃镜回报查明真相后再予清热活血以逐邪,从临床治疗效果来看果是药到而病消,疗效即可说明一切。

## 案20

*初诊*　患者王某,女,56岁。以"胃脘胀痛1年余,加重3个月"为主诉。患者于1年前无明显诱因出现胃脘胀痛,食后尤重,曾口服多种药物症状时轻时重,近3个月上症加重,并自觉体重明显下降,故为求系统治疗于2006年3月1日来诊。症见:胃脘胀痛,食后尤重,伴反酸,嗳气,食欲不振,消瘦,大便干燥。查:面色少华,形体偏瘦。舌薄质淡绛,无苔,脉弦数。2006年2月8日做胃镜示:慢性浅表-糜烂性胃炎(重度),十二指肠球炎(轻度)。病理示:轻度浅表性胃炎伴轻度肠化。

患者证属劳累伤脾,运化失司,气血郁滞不行,久积化热,热腐生瘤所致胃脘胀痛,郁热致浊气上逆故见反酸、嗳气等症;脾虚失于运化,津液不能上承故而食欲不振,消瘦,大便干燥。舌脉均示郁热耗伤胃津之象。

中医诊断:胃脘痛(胃脘郁热证)。

治则:清热解毒,健脾消瘤。

方药:救胃润燥汤:

茯苓 20g　薏苡仁 15g　地榆 15g　黄连 10g　连翘 20g　扁豆 15g　麦芽 15g　莱菔子 15g　香橼 15g　三七 5g　槐花 15g　蒲公英 15g　败酱草 15g

6 剂,水煎服。

嘱调情志,勿过劳,节饮食,详见忌口单。

**二诊**　患者自觉胃痛减轻,仍有食后胃胀,时有吐酸,烧心,食欲改善,大便三日一行。舌薄质绛,无苔,脉弦数。

患者用药后食欲改善,胃阳渐升,但脾气尚未恢复,胃内郁热毒邪势盛渐达高峰,故现郁热似有加重之势,吐酸、烧心并重。待脾胃阳气渐渐恢复,气血运行调畅则郁可解、热自除,嘱患者不必担忧。患者胀痛明显,且见吞酸嘈杂,故以左金丸为底方辨证加减清热解郁。

吴茱萸 5g　黄连 15g　红豆蔻 15g　蚕沙 15g　射干 15g　乌贼骨 20g　水红花子 15g　扁豆 15g　麦芽 15g　火麻仁 15g

患者现服药 2 个月,胃胀痛明显减轻,偶有反酸烧心,食欲及大便恢复正常。故予辨证加减继服汤药治疗。

**按**　患者此病从劳累而得,必先伤及脾气,虽胀痛较剧,邪势明显,然亦当先调其脾胃,恢复脾胃之运化,则可使阳气升而阴火降。方中茯苓、薏苡仁健脾清热利湿,补脾而不滞脾;扁豆、麦芽健脾消食,助胃腐熟消导;配地榆、槐花、黄连清热燥湿,连翘、蒲公英、败酱草解毒消痈共清热毒以救困解郁。从症状判断,患者之病势正处于进展期,故虽加以药物干预热毒之势仍不减,这一点医生首先要做到心中有数,这并非指药不对证,而是提前将病情拖进邪正相持阶段。故嘱患者坚持用药病情即可发生逆转。李老治疗萎缩性胃炎以清热消痈见长,但这并不意味着有热即排斥温补之药物,李老擅以寒温相佐,调其偏胜与不足,且尊崇经方而不泥古,取左金丸之方意,根据患者病情调整黄连与吴茱萸之用量,治疗胃火郁热吞酸嘈杂之症临床疗效十分显著。左金丸本用于肝火犯胃之证,《医宗金鉴》云:“然必本气实而土不虚者,庶可相宜。”患者胃气不降已引动肝火,脾虽本虚,然食欲尚已恢复,加之方内佐以扁豆、麦芽、水红花子之健脾消积之药味辅佐胃气故无可顾忌。这正是用方之妙,妙在变通其法而宗其意。

## (二)脾虚胃热证

**初诊**　患者于某某,女,53 岁,以“胃脘胀痛连胁 3 个月余”为主诉。于 2005 年 9 月 5 日初诊。症见胃脘胀痛连及右胁,食后尤重,伴乏力、肩背放射痛,时有呕吐,烧心,反酸,嗳气,消谷善饥,口干口苦,喜热饮,夜眠尚可,二便正常。查:面色少华,形体适中。舌薄质红,苔黄微腻,脉沉弦。2005 年 8 月 18 日于医院做胃镜示:浅表性胃炎伴胆汁反流。自诉易怒善激,很少吃肉食。

患者多由情志失调,肝郁气滞,以致肝气横逆犯胃,木旺而乘克脾土,脾气不舒,故每于食后胃胀加重并伴见乏力,肝经布于两胁,散于肩背,故痛连两胁,放射至肩背;肝气郁滞,胃气不和而上冲,故见呕吐、反酸、烧心;胃气郁而化热,消灼水谷,脾虚气血化源不足,欲多食以自救,故见消谷善饥;肝失条达,胆汁疏泄失常,逆流于胃,反流入口,故见口干口苦;气得温则行,遇寒则凝,冷饮可加重气滞使胃痛更甚,故喜食热饮;舌脉均为肝气不舒,肝胃郁热之征象。

中医诊断:胃脘痛(脾虚胃热证)。

治则:疏肝行气,健脾和胃。

方药:救胃化滞汤加减:

香附 15g　橘核 20g　黄连 15g　乌贼骨 20g　桃仁 15g　莪术 10g　当归 20g　防风 15g　槟榔 20g　厚朴 15g　白扁豆 15g　水红花子 15g　麦芽 15g　山药 20g

6 剂,水煎服,日 2 次。

**二诊**　症见两胁痛,胃仍有胀感,烧心。舌薄质红,苔薄黄,脉沉弦。

　　患者肝气不舒,复感情志刺激,胆汁反流加重,蕴湿生热,已有成痈成毒趋势,故宜加大清热解毒之力,化瘀消痈。为避免破血伤血太重,更耗脾气,故减桃仁、莪术,组以清热健脾,解毒消痈之方剂。方用清热救胃汤:

　　黄连15g　连翘20g　蒲公英20g　乌贼骨20g　败酱草20g　香附15g　沉香5g　川楝子15g　扁豆15g　麦芽15g　水红花子15g

　　6剂,水煎服,1日2次。

　　患者经服药2个月,症状明显改善,无呕吐,反酸,烧心,2005年11月30日复诊自诉舌尖麻疼,胃偶有胀痛,余无明显不适。舌薄,质淡红,舌尖红赤,苔薄白,脉微弦。

　　**按**　病人平日易怒而善激,反复的情志刺激使气机升降乖戾,时而郁滞不通,时而疏泄太过,郁阻时,气不下行而逆于上,故见胆汁反流入胃,灼伤胃之黏膜血络,呈现呕吐、烧心、反酸等症状,疏泄太过之时,克脾犯胃,脾虚化精不足至肾气亦虚,胃虚津少,相火偏旺,又见多食易饥。方中黄连清胃火,扁豆、麦芽、山药健脾化湿,补脾益肾,一补一泄调和肝脾以治饥;香附、橘核、防风抑肝扶脾;桃仁、莪术、当归活血通瘀;槟榔、厚朴利水而行腑气,疏通上下,气畅则肝自舒。但患者二诊时,由于复感情志刺激,病情发生了变化,李老遂调整治疗方案加强了清热解毒的力度,以达到去腐消痈的目的。李老特别强调指出:任何一种疾病的病机看似简单,却纷繁复杂,多虚实互参,寒热并见。如临床中常见胃脘郁热之征,但喜食热饮,切不可妄投温补以助邪,或因惧怕损伤胃阳,而不敢使用清热之品,这种做法只能敛邪留瘀,临证当仔细辨证分析。

### (三)胃脘虚寒证

#### 案1

　　*初诊*　患者韩某某,女,50岁。以"胃脘胀痛1年,加重半个月余"为主诉。患者于1年前无明显诱因出现胃脘胀痛,于医院做胃镜示:食管息肉,予电切治疗,未予特殊用药。近半个月余症状加重,遂于2005年10月27日来诊。症见胃脘胀痛,空腹尤甚,伴反酸,嗳气,无恶心,呕吐,时汗出,乏力,口苦易饥,喜热饮,小便正常,大便质稀,日3～4次,便中无黏液脓血。舌质淡,薄白苔,脉沉细。2005年10月12日于医院做胃镜示:浅表萎缩性胃炎。病理示:慢性重度胃炎、表浅糜烂、上皮轻度异型增生。自诉喜食油炸、辛辣、腌制食品,三餐不规律,自觉工作压力大,平时经常因小事生气。

　　该患平素饮食不节,加之情志郁怒伤肝,肝气不舒,克脾伤胃,致脾胃虚寒,故乏力,胃虚而胀痛;肝胃不和,胃气上逆,故见反酸,嗳气;邪郁少阳,少阳枢机不利,则见时而汗出,口苦;肝之疏泄太过,耗气而易饥,戕伤脾胃之气,故多食而自救;脾胃虚寒,气血郁滞,遇寒则凝,得温则行,故喜热饮;肝气乘脾,脾失运化,则大便稀溏。舌脉均为胃脘虚寒之征象。

　　中医诊断:胃痛(胃脘虚寒证)。

　　治则:疏肝解郁,温中健脾。

　　方药:救胃导滞汤加减:

　　香附15g　苏子15g　小茴香5g　白豆蔻15g　厚朴15g　桃仁15g　砂仁20g　乌贼骨20g　沉香5g　山药20g　莲肉20g　吴茱萸5g　黄连10g

　　6剂,水煎服,日2次。

　　嘱其调情志,忌寒凉伤胃,详见忌口单,并详查肠镜。

　　*二诊*　患者自述胃胀痛明显好转,略感乏力,大便日一次,成形。舌薄质淡绛,苔薄白,脉弦细。

　　经疏肝理气,温胃健脾治疗,肝气得以条达,通则不痛,诸症已减,脾气恢复还需以时日,故略感乏力。患者由脉来沉细,转为脉弦细,暗示郁证已解,邪毒即出,已有化热趋势,故不可过于温补以助邪,用药当以除邪安正为法。吴茱萸,辛苦,温,有小毒,故见症减当除之,加以槐花10g清热凉血,散郁解毒。

患者服药 1 个月,偶有胃脘胀痛,无反酸,嗳气,食欲正常,体力恢复,大便正常。舌淡红,苔薄白,脉沉细。

**按**　患者素有饮食不节的习惯,食伤脾胃,脾胃阳虚而致寒,气血涩滞而成郁,故温中行气可化之郁结;然患者平时易怒善激,肝气疏泄失常,又易于郁滞化热。故当先暖脾温胃,散其寒邪,行其郁滞,以通利气机而除胀,待脾胃之气渐充,正常行使运化之能,务当除邪,莫闭邪留寇,一味温补,助邪而错失驱邪良机。胃脘虚寒证多病势表浅,然患者胃镜示已出现上皮轻度异型增生,故邪在里,乃为虚寒郁遏所致,所以虚寒已解,必当以清除郁热为要务,尽早阻断病势的发展及蔓延。方中黄连,厚肠止利,配以吴茱萸,小茴香既可温中散寒行气,又可佐其寒凉之药性,黄连与吴茱萸药量比为 2∶1,本意出于左金丸,但本方中取其肝气犯胃,热为寒遏之证,此为李老对于左金丸新的领悟。

## 案 2

**初诊**　患者刘某某,女,48 岁。以"胃脘痞满 3 个月"为主诉。患者于 3 个月前出现胃脘痞满,食管堵塞感,于医院做胃镜示:胃窦隆起性病变。病理示:慢性浅表性胃炎(重度),经口服助消化药及胃动力药未见改善,遂经人介绍求治于李老。症见:胃脘痞满,食管堵塞感,偶有泛酸,无恶心呕吐,无口干口苦,畏寒,喜热饮,纳可,大便干,2~3 日 1 行。查:舌薄,质淡绛,少苔,脉沉细。2005 年7 月 18 日于医院做胃镜示:胃窦隆起性病变。病理示:慢性浅表性胃炎(重度)。

患者素有脾胃虚寒,加之情志郁怒,肝气横逆犯胃,脾气不升,痰气结于咽喉及胃腑,故痞满而不畅,脾阳虚失于温煦,则畏寒,喜热饮。气结于腑中,脾虚推动无力故便干,排便不畅。舌淡绛少苔均为胃脘虚寒之征象。

中医诊断:胃脘痛(胃脘虚寒证)。

治则:理气温中,化痰和胃。

方药:温胃化痰汤:

香附 15g　白芥子 15g　苏子 15g　小茴香 10g　白豆蔻 15g　桃仁 15g　砂仁 20g　威灵仙 15g　莪术 10g　沉香 5g　厚朴 15g

6 剂,水煎服。

**二诊**　患者自述胃堵胀感较以前明显改善,咽部有异物感,大便干燥症减。查:舌瘦,质淡绛,舌面覆有少量白苔,脉沉细。

患者咽部异物感,与胃部痞满相兼为病,恰似中医之"梅核气证",此为肝气乘脾,脾失健运,聚湿生痰,痰气郁结于胸膈所致。前方即已见效,故可于原方中参半夏厚朴汤之法加减用之。原方中加射干利咽化痰。蚕沙化湿和胃,两者寒温相配一化结,一散结共奏解郁之效。

患者服药 1 个月余,食管及胃脘部仍有轻微堵胀感,但较之初诊时明显减轻,现无泛酸,二便正常。舌淡红,苔薄,脉沉细。前方稍做调整,嘱其继服 6 剂,以观后效。

**按**　该患者以食管及胃脘堵塞痞满为主诉。本源于脾胃虚寒,脾虚运化失职,痰湿内蕴,加之郁怒伤肝,气机郁滞,痰气互结所致。证属脾胃虚寒兼有气郁挟痰,因尚未见其化热之征象,故李老将这一类病势较为表浅之病证归为脾胃虚寒证。方用小茴香,性味辛温,温肾暖胃,助命门之火以化寒伏之气滞;威灵仙,性味咸温,咸能软坚,温能散结,通经络,化痰郁,专治咽喉食管之疾患;桃仁、莪术功能破血散结,峻以除瘀尤其肠腑久燥必瘀,故以其补充理气药药力之缓所难于触及之瘀结,配以香附疏肝理气,以利枢机;白芥子、苏子温中化痰,降气快膈;白豆蔻、砂仁行气宽中,醒脾化湿;厚朴温中下气,以通肠腑,沉香温肾纳气,助胃气通降,诸药相配,通利三焦,气畅无阻。见诸此证,遇寒当温,但重在调气则是李老治疗脾胃病一贯坚持的宗旨。

## 案 3

*初诊* 患者郑某某,女,42岁。以"胃脘痛2年,加重1年"为主诉。2年前患者时发胃脘痛,未予重视,近1年加重,也曾口服多种中西药物未见明显好转,遂求治于李老。症见:胃脘绞痛,空腹尤甚,痛连肩背,口微干,畏寒,喜暖,夜眠欠佳,大便不成形,日3次。平素厌油腻,喜食咸菜。查:舌瘦质淡,苔薄白,脉沉弦兼短。

患者素体脾胃虚弱,肝胆枢机不利,横逆犯胃故见胃脘绞痛,并痛连肩背;脾胃虚寒,阳气失于温运,故畏寒,喜暖;脾气虚,津不上承,则口干;阳虚相火偏盛,虚火内扰则心神不安,夜不能寐;脾气虚弱,运化失司,水谷不分,故便不成形,便次增多;舌瘦,脉沉弦兼短,为气血不足之征象,舌淡苔薄白为虚而有寒。

中医诊断:胃痛(胃脘虚寒证)。

治则:健脾行气,养心安神。

方药:救胃导滞汤加减:

香附15g 苏子15g 厚朴15g 白豆蔻15g 砂仁15g 小茴香5g 白扁豆15g 麦芽15g 神曲15g 合欢20g 酸枣仁15g

6剂,水煎服。

嘱避风寒,忌寒凉饮食,调情志。

*二诊* 患者胃痛,肩背痛减轻,夜眠改善,大便质稀。舌瘦质淡绛,苔薄白,脉沉细。

患者背部放射性疼痛,加之大便频多,不成形,平时厌油腻,考虑与胆经疏泄不利有关,胆汁有助于饮食物的消化,胆汁排泄不畅,故排不消化食物,肝胆同气连枝,胆失疏泄亦可乘克脾气,故见大便频次增多。故治疗以疏肝利胆,健脾宁心之法,于上方中加橘核20g、川楝子15g,疏肝利胆;乳香5g,活血止痛,使郁滞随气行而动;山药20g、党参20g、大枣10g,健脾益气,补益后天之本。

患者经口服12剂汤药后,症状明显改善,2005年11月30日来诊,自诉偶有胃脘胀感,余症均消失,饮食夜眠良,二便正常。舌淡红,苔薄白,脉弦细。

**按** 该患者以脾胃虚寒为根本病因,土虚木旺可乘之,故见胃痛连及肩背,大便质稀;胃不和则卧不安,虚邪贼火内生,热扰神明,故夜眠不实;脾胃阳气不振,运化失司,故畏寒喜暖。临床辨证虽以虚寒为主,实为寒热错杂之证,李老特别指出附子理中丸、八宝瑞生丹等辛温燥热之品应为禁忌,因为过于辛温燥热易伤胃津,治疗当温中行气健脾以扶正祛邪,清心解郁安神以除相火。故方用白扁豆、麦芽、神曲消食健脾以扶正;少佐小茴香温胃以助阳;香附疏肝气,苏子理中气,厚朴行腑气,行气以解郁除邪;白豆蔻、砂仁温中行气,化湿醒脾;合欢、酸枣仁清心解郁除烦,佐制相火以安神。李老云:脾胃虚寒之证,肝木易乘之,而致虚邪贼火滋生,故治疗当清温双补,行气以除邪,兼顾其寒热错杂之特性调整药味。

## 案 4

*初诊* 患者戚某,女,19岁。以"胃脘胀痛半年余"为主诉。患者于近半年来反复出现胃脘胀痛,自服法莫替丁等药物症状时好时坏。为求中医治疗2005年9月16日来诊。症见:胃脘胀痛,时有嗳气、恶心、反酸,饮食尚可,喜热饮,大便日1~2次。自诉平素饥饱失常,饮食不规律。查:身体瘦削,面色少华。舌尖红,质淡绛,苔薄白,脉弦细。

患者平素饮食不节损伤胃气,寒邪来犯,伤及胃阳以致胃脘虚寒,寒气不散,凝结腹中所致胃脘胀痛。结合舌脉四诊合参,该患病程尚短,病情轻浅,预后良好。

中医诊断:胃痛(胃脘虚寒证)。

治则:温胃散寒,行气止痛。

方药:救胃导滞汤:

山药 20g　橘核 20g　香附 15g　当归 20g　白芍 20g　藿香 15g　白扁豆 15g　柿蒂 15g　沉香 5g　小茴香 5g　黄连 5g

6剂,水煎服。

嘱避风寒,节饮食,勿贪凉饮冷,详见忌口单。

**二诊**　患者自述晚间仍有胃脘胀痛,偶有烧心,无恶心、呕吐,二便正常。舌质淡绛,舌尖红,苔薄白,脉弦细。

患者恶心症状消失,说明寒邪减轻,夜间胃胀痛仍为胃中阳气不足所致。故继守前法行气止痛,温胃散寒。因寒邪极易化热,故治疗以行气通腑为主,少佐温胃之品以散寒邪,切莫过于温燥以助热邪生痛。方药:

香附 15g　橘核 20g　川楝子 15g　丹参 20g　三七 5g　延胡索 15g　砂仁 20g　防风 15g　厚朴 15g　槟榔 20g　莱菔子 15g　小茴香 5g　黄连 5g

6剂,水煎服。

患者共来诊三次,胃脘已无明显胀痛症状,饮食、二便均可。嘱其节饮食,勿食寒凉以养胃气。

**按**　患者以胃脘胀痛为主诉,时有恶心、返酸、嗳气,从其舌脉来看为寒邪凝聚胃脘而见胃胀,胃黏膜轻度水肿故见胃痛,寒邪郁内,胃阳与之相争,胃气上逆而致恶心、反酸、嗳气。以李老 30 余年诊治脾胃病的经验,凡见舌尖红赤者均为十二指肠球炎的表现,此发现已经多例胃镜证实。治疗中故当温胃散寒,但李老对于温中药的剂量使用非常谨慎,多以 5g,小茴香或吴茱萸温散寒邪以免助热,并用 5g 黄连反佐之,胃脘虚寒证虽尚未致痛,但此用法亦体现了以痛论治的思想。

## 案5

**初诊**　患者张某,男,22 岁。以"胃脘胀痛 6 年"为主诉。患者从事长跑运动 10 余年,6 年前即出现胃脘胀闷不适,但患者未予重视,此番为迎接 2006 年残疾人奥运会进行集中高强度训练,自觉胃脘胀痛难忍,已影响正常训练及生活。故于 2006 年 4 月 24 日来诊。症见:胃脘胀痛,伴反酸厌食,偶有恶心,无呕吐,喜热食,仅有微弱的视力且斜视,大便正常。查:身形瘦削,视力欠佳,面色少华。舌淡绛,苔薄白,脉沉细。

患者素体脾胃虚弱,加之劳累,饮食不节而致脾胃受寒,阳气受损,脾阳不得舒展,浊气不降所致胃脘胀痛,伴反酸厌食,可归为胃脘痛之轻证。舌脉均示为胃脘虚寒之象。

中医诊断:胃脘痛(胃脘虚寒证)。

治则:温胃行气化湿。

方药:救胃导滞汤:

香附 15g　小茴香 5g　苏子 15g　白芥子 15g　砂仁 15g　白豆蔻 15g　厚朴 15g　密蒙花 20g　莪术 10g

6剂,水煎服。

嘱调节运动强度,注意劳逸结合,合理分配饮食时间,忌生冷饮食,详见忌口单。

**二诊**　患者仍自觉胃胀难受,易饥,食欲欠佳,无吐酸,时有头痛,眼睛干涩。舌淡绛,苔薄白,脉沉细。

患者由于训练强度较大,体力消耗,胃气未得以恢复,阴火上炎故见易饥;患者先天目瞑,肝肾阴血不足,然气伤阴血亦耗,故见头痛眼干,遂治以补肝肾以养胃阴,活血散郁之法。药用:

射干 15g　桃仁 15g　莪术 10g　密蒙花 15g　党参 15g　枸杞子 20g　石斛 20g　麦芽 15g　水红花子 15g　蚕沙 15g

6剂,水煎服。

患者服药 1 个月余,胃脘胀症状消失,无明显不适主诉,遂嘱其停药观察。

**三诊**　患者自觉胃脘胀痛症减,食欲明显改善,但饭后易饥,眼仍觉干涩。二便正常。舌淡绛,苔薄白,脉沉细。患者脾气渐复,但仍表现以脾虚胃热,阴血不足之象,遂于原方中加山药补脾胃、生气血以养阴。

**按**　该患者天生患有眼疾,双目仅有微弱视力,眼睛干涩,表现以肝肾阴血不足之证。从事长跑运动 10 余年,平日体能训练强度较大,饮食无规律,易耗伤中气,使脾胃运化失常,加之长时间强体力户外运动冒风感寒故出现胃脘胀痛,反酸厌食之症。治以温胃行气化湿之法患者症状改善不明显,为寒邪急速化热所致,因比赛日益临近,患者仍坚持每日进行长跑训练,脾气未复,化源不足,阴血不充,故胃胀、目涩不缓解。此时,热象尚不明显,但阴气已伤,故予滋肾养肝,活血益胃之法补先天以养后天。方中枸杞子、石斛、密蒙花滋肾清肝明目,党参、麦芽、水红花子健脾消食,补中益气;桃仁、莪术活血散结消痛;射干清热解毒,蚕沙化湿和胃。诸药合用热痛得散,气阴双补,先天后天得养则正气复而邪气除。李老指出:寒热转化只在朝夕之间,切不可拘泥于一证,应随时注意证型转化之表现给予辨证施治。且对于原有肝肾不足者出现气阴两伤之表现,当兼顾先天与后天以补益气阴,肝肾精血充沛则胃阴得养,后天运化健旺则肝肾阴血充足。两者相辅相成,相得益彰。

## (四) 胃脘虚寒化热证

### 案 1

**初诊**　患者梁某某,女,48 岁。以"胃脘胀痛 20 余年,加重 2 个月余"为主诉。患者胃脘痛 20 余年,1996 年做肝胆脾 B 超示:胆囊泥沙样结石。钡餐透视为:慢性胃炎。未予系统治疗,症状时好时坏。近 2 个月胃脘胀痛加重,虽自行用药症状未见好转,遂于 2004 年 12 月 10 日来诊。症见:胃脘胀痛,空腹尤重,伴肩背放射痛,嗳气,烧心,口干喜热饮,易饥,纳少,大便干,4~5 日一行。自述平日很少吃肉食,爱生气,育有 1 子,46 岁闭经。查:面黄无华,形体偏瘦。剑突下轻压痛。舌淡苔薄黄,脉沉细。2004 年 11 月 6 日于本院查胃镜示:浅表性胃炎伴胆汁反流。病理示:浅表萎缩性胃炎伴重度肠化。

患者平素饮食偏嗜,肝胆疏泄失职,胆汁排泄不畅,形成郁滞,肝气横逆故见胃胀胃痛,烧心,嗳气等症;少阳经郁滞不通故见肩背放射痛;患者脾胃素虚,脾虚不能上乘津液,故见纳少,口干喜热饮;气机郁久化热,消灼水谷故而易饥;热耗津液,加之气郁推动无力,则见大便干,4~5 日一行。脉示有寒,舌示有热,此为寒热错杂之症。

中医诊断:胃脘痛(胃脘虚寒化热证)。

治则:疏肝健脾,清热润燥。

方药:救胃解郁汤加减:

苦参 10g　槐花 20g　党参 20g　山药 30g　黄连 15g　茯苓 20g　香附 15g　乌贼骨 20g　橘核 20g　白及 20g　桃仁 15g　火麻仁 15g

6 剂,水煎服。

嘱调情志,忌肉腻饮食,详见忌口单。

**二诊**　自述仍有食后胃胀,但症状较前减轻,时有烧心,纳可,大便 2~3 日一次。舌淡红,苔薄微黄,脉沉细。

患者服药后症状明显改善,气郁得解,郁热渐轻,胃气尚未恢复,方药既效,原则不变,可进一步加强去腐消痛之力,并加强调理脾胃之运化功能。

守前方,加连翘解毒清热,败酱去瘀消痛,意为现代医学之抗感染,蚕沙去湿化浊和胃以扶正。治则:疏肝健脾,清热润燥消痛。方药:救胃解郁汤加减,上方加连翘 20g、败酱草 20g、蚕沙 15g。

6剂,水煎服。

患者经服药5个月,胃脘胀痛之症已不明显,自觉饥饿时偶有胃脘不适,或于情志刺激后胃脘有胀感,余皆正常。

**按**　患者平日喜素食,胆汁失于疏泄而郁滞于内,阻滞气机,肝气不疏,以致气机横逆犯胃出现一系列胃脘不适之症状。患者脾胃素虚,然郁滞化热,故结为寒热错杂之症,治疗当调其寒热,疏肝解郁以调畅周身气血之运化。方中苦参、槐花、黄连凉血消痈以攻邪;党参、山药、茯苓健脾益气以补虚;乌贼骨、白及敛疮生肌;香附、橘核、桃仁疏肝解郁,活血化滞,助以火麻仁兼以润肠,使气机上下通利,内外条达,郁滞除而气血充。李老云:此病源于肝胆郁滞,"疏利肝胆,化解郁滞"为其大法,然病积日久,郁滞亦深,治疗须以时日,分阶段应四时之变化辨证加减,切莫泥守一方以致沉疴不起。

## 案2

*初诊*　患者朱某某,女,50岁。以"胃脘不适4个月余"为主诉。患者于4个月前即出现胃脘不适症状,未予重视,今为求系统治疗遂于2003年10月10日来诊。症见:胃脘不适,莫可名状,嗳气则舒,无反酸烧心,食纳欠佳,二便正常。2003年6月24日查胃镜示:食管炎、萎缩性胃炎。舌淡绛,苔薄黄,脉弦细。

患者以胃脘不适为主诉,胀痛不显,嗳气得舒,故可辨为肝气不舒,胃气郁滞,久郁化热所致胃脘痛,兼见饮食喜凉且畏凉,故可见寒热错杂之症,辨为虚寒化热之证。苔薄黄示有热象,脉弦细为气机郁滞之象。

中医诊断:胃脘痛(胃脘虚寒化热证)。

治则:疏肝解郁,消食和胃。

方药:救胃化滞汤:

香附15g　橘核20g　白芥子15g　莱菔子15g　桃仁15g　莪术10g　白芍20g　白蔹20g　神曲15g　麦芽15g　檀香5g　蚕沙15g　射干15g

6剂,水煎服。

嘱勿过劳,调情志,详见忌口单。

*二诊*　患者自觉胃脘部隐隐作痛,症状较前改善,食欲改善,二便正常。舌淡绛,苔薄白,根部黄腻苔,脉沉细。复查胃镜示:浅表萎缩性胃炎,病理示:慢性中重度胃炎伴局部萎缩。

患者气滞症状减轻,郁热明显,且出现胃部隐痛症状,说明病情已由郁生痛,故当清热敛疮,扶正祛邪。以苦参、芦根加强清热之力,白及、白蔹敛疮生肌。治以疏肝解郁,清热消痈之法,方用救胃化滞汤加减:

苦参15g　芦根20g　槐花20g　蚕沙15g　射干15g　桃仁15g　当归20g　白及20g　白蔹20g　三七5g　香附15g　橘核20g　檀香5g

6剂,水煎服。

患者服药20剂,患者无明显不适主诉,嘱其再服6剂可停药。

**按**　患者以胃脘不适为主诉,胀、痛均不明显,嗳气得舒,故可辨为肝气郁滞之证,气郁化热,久而致痛,故随病势发展热象亦显。胃部无痛感多提示少酸,胃黏膜出现萎缩之征象,故当服用6剂药后患者出现胃脘隐痛之征,多为内壅之邪得以表散外出,病趋向愈,示为顺证,莫之病进之势。

## 案3

*初诊*　患者严某某,女,24岁。以"胃脘胀闷1年,加重伴恶心2个月余"为主诉。患者于1年前无明显诱因出现胃胀痛、堵闷感,于当地医院查肝胆脾B超示:胆囊结石,并行胆囊摘除治疗。术后患者仍时觉胃脘胀闷不适,近2个月加重并伴有恶心,食欲不振,经多方用药治疗效果不明显,遂

于 2006 年 4 月 17 日来诊。症见:胃脘堵闷、胀痛,时恶心,口吐清涎,烧心,伴嗳气,食少纳呆,肠鸣,腹泻,日 2 次。查:形体瘦小,面色少华,舌淡绛,苔白,脉弦数。2006 年 3 月 2 日于某医院做胃镜示:浅表性胃炎伴胆汁反流。

患者形瘦而体弱,加之 1 年前行胆囊切除术,伤损元气,脾阳不足,失于温煦运化,故见寒痰凝滞之征,可见胃胀、恶心、口吐清水痰涎,食欲不振,肠鸣、腹泻等症;肝胆疏泄失司,胆汁上逆郁而生热,故时见烧心,打嗝,故为虚寒蕴热之证。

中医诊断:胃脘痛(胃脘虚寒化热证)。

治则:疏肝健脾,化痰解郁。

方药:救胃化滞汤加减:

苏子 15g　白芥子 15g　藿香 15g　砂仁 20g　香附 15g　川楝子 15g　厚朴 15g　桃仁 10g　黄连 10g　海螵蛸 20g　山药 20g　莲肉 20g

6 剂,水煎服。

嘱避风寒,调情志,节饮食,详见忌口单。

二诊　患者自述胃脘堵闷减轻,伴胃胀,嗳气,手脚心湿冷,后背酸痛,无汗出。舌淡红,苔白,脉弦细。

患者胃中堵闷减轻,痰浊得化,然脾阳未振,少阳经气不舒,故见胃胀,后背酸痛,手脚心汗出,故治以温经通阳,行气通腑之法以和解少阳枢机。患者兼有脾阳虚及少阳疏经不力之征,故以桂枝汤加减行气温经。药用:

柴胡 15g　桂枝 10g　槟榔片 20g　厚朴 15g　莱菔子 15g　山药 20g　黄连 10g　竹叶 15g　生姜 3 片

6 剂,水煎服。

患者二诊后,胃胀已不明显,手足汗出减轻,食欲、二便均恢复正常,但时有反酸,故于首方加减行气降逆化痰加强疗效。

按　患者胃胀堵闷 1 年,加重伴恶心 2 个月余。因其为年轻育龄女性,故首当排除妊娠之可能。患者形瘦,可见脾胃素虚,加之 1 年前曾诊断为胆囊结石,已行手术切除,术后必损元气,故脾胃阳虚之症亦显。症见恶心,口吐清水痰涎,食欲不振,肠鸣、腹泻等。李老云:症见呕者,多气逆为患,且以寒呕居多,温化痰饮,行气导滞则呕恶自除;方中每用藿香、砂仁、白芥子温胃化痰,香附、苏子、厚朴、沉香行气导滞以降逆,临床每用必效。若见热呕者多伴有高热神昏,目赤鼻煽等症,见此症方可用清热凉血之品先清其毒,再予降逆止呕,临床当详辨之。患者既往患有胆囊结石,虽已予胆囊切除,但肝气尚未条达,瘀滞未清,故治疗仍要兼顾疏利肝胆,调和少阳枢机,郁滞除则气血通达,既无不通之痛,亦无不通之气逆呕恶。

## 案 4

初诊　患者侯某某,女,50 岁。以"胃脘胀痛 5 年,加重 2 个月"为主诉。患者于 5 年前因生气后出现胃脘部胀痛,此后每于情志刺激或饮食失节即自觉胃脘胀痛不适。2 个月前患者因急上火胃脘痛加重故于 2005 年 9 月 12 日来诊。症见:胃脘胀痛,伴反酸,嗳气,不欲食,平日喜热饮,怕凉,大便干燥。自诉平时生活及工作压力较大。查:面色少华,形体适中。舌绛,苔白,脉弦细。胃镜示:慢性浅表萎缩性胃炎(中度)、十二指肠球炎(重度)。

患者病从肝郁气滞而来,气郁化火,胃胀痛,反酸,嗳气喜凉饮且畏寒均为从寒化热之象。舌绛苔白,脉弦细为气滞之征,热象尚不明显。

中医诊断:胃脘痛(胃脘虚寒化热证)。

治则:行气解郁。

方药:救胃化滞汤加减:

黄连 10g　苏子 15g　莱菔子 15g　白芥子 15g　厚朴 15g　槟榔 20g　海螵蛸 20g　白豆蔻 15g　桃仁 15g

6 剂,加 3 片生姜水煎服。

嘱调情志,节饮食,详见忌口单。

**二诊**　患者自述嗳气、反酸均减轻,但每遇劳累后症状即加重,食欲改善,排便基本恢复正常。舌淡绛,苔白,脉弦细。

患者经治症状明显好转,劳累后多有加重,考虑为脾胃为肝气所乘,胃气虚弱所致。故沿用前方加吴茱萸温胃、降逆下气,佐黄连苦寒之性;加砂仁化湿行气以助脾胃运化。原方中将黄连改为 15g,加吴茱萸 5g、砂仁 20g,行气和胃降逆。

患者间断服药 2 个月胃脘胀痛症状不显,仅于劳累、生气上火后胃胀明显,无反酸,饮食二便正常。

**按**　患者本病因肝郁气滞而起,反复情志刺激以致肝气横逆犯胃,化火生郁。气火灼痰,痰随气逆,故见反酸、嗳气;肝郁化火故喜凉饮以清火,而脾胃本虚故又畏寒,此正为胃脘虚寒化热之特征表现。故四诊合参将其辨为胃脘虚寒化热之证。治疗以行气解郁为法,方从左金丸及三子养亲汤化裁,既可清肝火降气开郁,且可降逆化痰。总之全方以疏理气机为主,清火降逆为辅,共奏行气开郁之效。

## 案 5

*初诊*　患者杜某某,女,40 岁。以"胃痛、恶心半年余"为主诉。患者于半年前无明显诱因出现胃痛、恶心,给予对症治疗,症状无明显改善,遂于 2004 年 7 月 15 日来诊。症见:胃脘疼痛,伴恶心,食少纳呆,夜眠欠佳,大便日 1 次,但排便不畅。查:面色萎黄,体形消瘦,舌体胖质淡绛,苔薄黄,脉沉弦。

患者症见胃脘疼痛,伴恶心,排便不畅,预示胃肠湿热郁滞,然从其舌脉来看病势尚浅,故辨为胃脘虚寒化热之证。

中医诊断:胃脘痛(胃脘虚寒化热证)。

治则:清热燥湿,健脾行气。

方药:救胃化滞汤加减:

槐花 20g　当归 30g　黄连 10g　薏苡仁 15g　茯苓 20g　陈皮 15g　竹茹 15g　白芥子 15g　柿蒂 15g　桃仁 10g

6 剂,水煎服。

嘱调情志,节饮食,忌冷饮,详见忌口单。

**二诊**　患者自述胃痛、恶心症状减轻,但仍觉食欲欠佳,大便较前通畅。舌胖质淡绛,苔薄白,脉沉弦。

患者服药症减,食欲尚未恢复,说明胃气为邪所伤,脾胃气虚,故当健脾胃,调正气。

于原方中加苍术 10g、槟榔片 20g 行气化滞,神曲 15g、麦芽 15g 健脾消食助脾胃运化。

患者二诊后症状明显减轻,然因平时不注意节制饮食,时过饱,时饮冷,后病情又有反复,后又连续服药 4 个月症状基本痊愈。嘱其严格忌口。

**按**　患者初诊时从其舌脉来看病势尚浅,为虚寒化热所致,胃疼伴恶心乃为痰湿留于胃脘,阻滞气机为患,故以槐花、黄连清热燥湿,茯苓、薏苡仁健脾利湿;白芥子、陈皮、竹茹、柿蒂降气化痰;诸药合用既清利又健脾,故可降逆止痛。然大便黏腻不爽恐有湿气化热,加之患者饮食不慎,寒温失节更伤脾气故病势复来而不愈。故李老在治病过程中为每位胃病患者都发放一张饮食忌口单,告知饮食注意事项,以配合药物治疗。然此患者未能严格按要求约束自己,或过食或饮冷而损伤胃气致疾病复发,这恰恰说明了饮食调理之重要性,亦为疾病治疗之重要一环。这也更体现了李老不仅精于治病更注重疾病后期的调养,体现了固护脾胃之思想。这说明作为一名高明的医生,对于疾病的预防、治疗要有一种整体性的认识,不能只着眼于局部,应系统而全面的掌握知识,这样才能不失为一代名医。

## 案 6

*初诊* 患者张某某,女,50 岁。以"胃脘连胁胀痛 8 个月"为主诉。患者于 8 个月前无明显诱因出现胃脘连胁胀痛,经多方诊治效果不显遂于 2005 年 10 月 17 日来诊。症见:胃脘胀痛连及胁肋,半夜尤重,消瘦,食欲及二便尚可。查:面色萎黄,身体消瘦。舌薄质绛,少苔,脉沉弦。

该证为肝气不舒横逆犯胃,加之患者本为脾胃虚寒之体质,气郁化热所致胃脘连胁胀痛,此为由寒化热之阶段,故热势不显,表现以脾胃寒郁化热之征。

中医诊断:胃脘痛(胃脘虚寒化热证)。

治则:行气解郁。

方药:救胃化滞汤加减:

香附 15g 苏子 15g 小茴香 5g 砂仁 20g 白豆蔻 15g 厚朴 15g 桃仁 15g 黄连 10g 白及 20g 白蔹 20g 沉香 5g

6 剂,水煎服。

嘱调情志,避风寒,节饮食,详见忌口单。

*二诊* 患者自觉胃脘不舒连及两胁及后背,但症状较前改善,食欲及大便均正常。舌淡红,中间少苔,脉滑。

患者舌中无苔为缺少胃气,脉滑示胃中有痰湿之邪。故治以清热燥湿益胃养阴之法。原方中加乌贼骨 20g,苍术 15g,燥湿化痰,白茅根 20g,三七 5g,凉血活血。

患者共服药 5 个月,仅于饮食硬物后自觉胃脘不适,余皆如常人。

**按** 患者本为脾胃寒之体质,肝胆疏泄失常致肝气横逆犯胃,故见之胃脘连胁胀痛,气郁由寒化热,故寒热错杂,热势尚不明显,无口干,胃脘灼热,大便干燥等症。脾胃气虚,运化失司,加之郁热中伤胃气故气血生化乏源而见消瘦,夜间阳气更虚而致痛甚。治疗寒热错杂之证,以行气解郁为主,黄连清热可使郁解,少佐小茴香温胃以运气散寒化郁,药性虽不同,寒温并用,各行其道,异法而功同,此恰为治疗寒热错杂之证的妙用所在。

## 案 7

*初诊* 患者宋某某,女,37 岁。以"胃胀痛 8 个月余"为主诉。患者于 8 个月前自觉胃胀痛不适,于某医院做胃镜示:胃底息肉,浅表性胃炎。病理示:胃底腺息肉。口服抑酸镇痛之药物症状无明显好转,为求中医治疗于 2006 年 4 月 10 日来诊。症见:右胁下胃脘胀痛,遇温则舒,食少纳呆,口干,偶有嗳气,乏力,大便质稀,排便困难。查:面色萎黄无华,形体适中。舌淡红,苔薄白,脉细数。

患者平素工作压力较大,考虑为肝气不舒,气机郁结,脾失健运,水湿不化,虚寒化热所致胃肠黏膜水肿糜烂,故症见胃痛胃胀,食少纳呆,大便质稀。舌脉为虚而有热之象。

中医诊断:胃脘痛(胃脘虚寒化热证)。

治则:疏肝解郁,清热消痈。

方药:肝胃调理饮加减:

香附 15g 橘核 20g 川楝子 15g 桃仁 15g 莪术 10g 蚕沙 15g 射干 15g 防风 15g 细辛 5g 酸枣仁 15g 柏子仁 15g 沉香 5g

6剂,水煎服。

嘱调情志,节饮食,详见忌口单。

**二诊** 患者自觉胃脘及右胁下不舒,嗳气减轻,夜眠差,大便黏腻不爽,并自觉左小腿发凉。舌淡红,苔薄白,脉虚数。2006年4月12日查胃镜示:①慢性浅表性胃炎;②胃息肉(Ⅰ型);③十二指肠球炎。病理示:轻度浅表性胃炎。

患者仍有胃脘及右胁肋不适,但嗳气症状明显改善,说明气机得降,然胃肠郁滞未除,肝气尚未条达,且外感寒湿之邪,郁阻脉络而又症见小腿发凉,故治以温经通络,行气化湿之法。治以温经通络,行气化湿之法,以桂枝5g,温经通阳,驱散寒邪,加生姜以助药力;麦芽15g、甘草15g,补益气血,调和阴阳。

患者共服药18剂,自觉胃脘及胁下偶有不适,食欲良,二便正常。

**按** 该患病症由情志不舒及精神压力所致,肝气不舒,气机郁结,脾胃失于运化调养,素体虚寒郁而化热,气血郁滞故见胃肠黏膜水肿糜烂之症,胃痛胃胀,食少纳呆,大便质稀,排便不爽。故治以疏肝解郁,清热消痛之法,方用香附、橘核、川楝子行气解郁;桃仁、莪术活血化瘀;蚕沙、射干清热解毒化湿和胃,专治胃脘莫可名状之不适证候;防风、细辛祛风散寒,解郁止痛,对于胃中虚寒之证尤为适合;酸枣仁、柏子仁养血安神,为佐使之剂;沉香温肾纳气,通一身之元气。至二诊患者再感寒邪,气血为寒所遏,阳气温运失调至小腿发凉,故加以桂枝、生姜温阳行气,通经络以调阴阳。总之,治疗脾胃疾病重在调和,气血调畅则郁能解,寒自散,湿可化,痛必除。

## 案8

**初诊** 患者汪某,男,20岁。以"胃脘痛反复发作5年,加重1周"为主诉。患者于5年前因情志不舒发作胃脘痛,伴有反酸、烧心、嗳气,疼痛于夜间及进食后加重,曾口服多种中西药物,虽可暂时缓解,但胃脘痛仍时作时止。半月前于丹东市二院查胃镜示:糜烂性胃炎。近1周又因情志刺激胃脘痛加重而于1998年11月22日来诊。症见:胃脘痛,有烧灼感,进食后加重,伴反酸、嗳气,大便质稀。查:面色萎黄少华,剑突下轻压痛。舌淡红,苔白,脉沉弦细。

患者平素饮食偏嗜寒凉,胃中阳气受损,加之情志郁怒,久而由寒化热,形成寒热错杂之证,反酸、烧心为寒痰与相火相兼为患所致;症见胃脘痛,饭后及夜间尤重,为胃黏膜糜烂充血成痛成瘀而致不通则痛。稀便为胃中阳气受损之表现。舌脉所示病邪尚表浅。故治以清热健脾,化瘀消痛之法。

中医诊断:胃脘痛(胃脘虚寒化热证)。

治则:清热健脾,化瘀消痛。

方药:救胃化滞汤加减:

党参10g 苦参10g 海螵蛸20g 甘草10g 白蔹20g 白及20g 小茴香5g 三七5g 茯苓20g 薏苡仁15g 生蒲黄10g 沉香5g 桃仁10g

6剂,水煎服。

嘱调情志,忌生冷饮食,详见忌口单。

**二诊** 患者自觉胃痛及反酸均减轻,大便不成形,舌淡红,苔薄白,脉沉弦。

患者服药症减,脾胃得运,阳气舒展则寒气消;瘀血清,郁滞除则热势减,故继以前方加山药20g、莲肉20g,强健脾胃,益本固肠。

患者共服药12剂后胃痛、烧灼、反酸等症全消,大便正常,但多食仍觉胃脘不舒,故嘱其节饮食,再服6剂以巩固疗效。

**按** 患者该病由饮食不节及情志郁怒而来。平素饮食偏嗜寒凉,久则渐损胃中阳气,脾胃运化失职,故水湿痰饮停于胃脘,每遇情志恼怒,气郁极化火,相火燔灼胃脘,炼液为痰,郁结气血而成痛,饭后脾胃运化不利,夜间痰火偏旺均致胃痛加剧。故治以清热健脾,化瘀消痛之法,以和解寒热,通利止痛。而对于稀便之症,李老并不急于止泻,先清其热势,健脾消痛,给邪以出路,再以健脾益气之药物调补中气。此亦为通因通用之法,恰为李老以痛论治之体现。

### 案 9

**初诊**  患者刘某某,女,73 岁。以"胃脘胀满 1 年余"为主诉。患者于 1 年前即自觉胃胀满不舒,食后尤重,虽经多处投医症状改善不明显,经人介绍于 2000 年 3 月 15 日来诊。症见胃脘胀满不舒,食后尤重,嗳气频频,食欲可,喜热食,口干渴,大便干燥。既往:高血压病病史 20 年,冠心病病史 15 年。5 年前行直肠瘤手术治疗(病理为良性)。查:面白少华,形体微胖。舌质绛,苔黄,脉弦紧。

患者素体脾胃虚弱,加之情志失调,肝气不舒,横逆犯胃而致胃气更伤,阴火内生,脾虚失于运化所致脾虚胃热之胃脘胀满之症。喜热食为脾胃阳气本虚之征;口干为气不化津,便干为脾胃气虚阴火耗伤津液所致;舌脉均示气郁蕴热之象。

中医诊断:胃脘痈(胃脘虚寒化热证)。

治则:行气疏肝,和胃生津。

方药:救胃解郁汤加减:

柴胡 15g  香附 15g  姜黄 15g  川楝子 15g  白芥子 15g  橘核 15g  荔枝核 15g  川芎 15g  葛根 10g  石斛 20g  知母 15g  桃仁 15g  砂仁 15g  白豆蔻 15g

6 剂,水煎服。

嘱调情志,勿过劳,节饮食,详见忌口单。

**二诊**  患者自觉胃胀减轻,伴头晕头痛,头颤,脸上肌肉瞤动,夜眠欠佳,大便微干。舌绛,苔微黄,脉弦紧。

患者素体脾胃虚弱,加之年老肝肾阴虚,阴虚阳亢而致头晕、头痛;少阳、阳明经受邪致经脉失养而蠕动,故治以疏风活血,行气化湿之法,既可疏肝养胃以滋气血生化之源,又可祛风行血,通经活络。前方去姜黄之温热,石斛、知母之凉润,加蔓荆子、细辛疏风止痛;僵虫祛风、活血、通经;合欢、酸枣仁养血安神;郁李仁润肠通便。方用:

柴胡 15g  香附 15g  蔓荆子 15g  细辛 5g  川楝子 15g  僵虫 15g  白芥子 15g  橘核 15g  川芎 15g  葛根 10g  砂仁 15g  白豆蔻 15g  合欢 20g  酸枣仁 20g  莱菔子 15g  郁李仁 5g

6 剂,水煎服。

患者共服药 12 剂,上症均明显减轻。自觉胃轻度胀感,无明显头晕、头痛,饮食二便正常,夜眠改善。后予随症加减,患者间断服药 4 个月,无不适主诉。

**按**  患者素体脾胃虚弱,每遇情志刺激而引动肝火致气机郁滞于胃脘,使脾胃之气更伤,阴火内生而现虚寒化热之征。故见胃脘胀满、喜热食、口干、便结等症。至二诊,患者自诉头晕、头痛、面部肌肉抽搐,考虑为年老肝肾阴虚、阴虚阳亢,少阳、阳明经受邪所致。且患者既往高血压病病史 20 年,冠心病病史 15 年,有阴虚之本质,肝失濡养,反复情志刺激易使肝气暴戾而生风。故再治以疏风活血,行气化湿之法,既可疏肝养胃调血,又可祛风活络而通经。方中蔓荆子、细辛祛风散寒止痛;僵虫搜风除邪配川芎活血通络;合欢、酸枣仁养血安神;葛根祛风散寒、止阳明头痛且主润宗筋,为治疗面肌瞤动之要药;又以柴胡、香附、川楝子疏肝解郁;砂仁、白豆蔻、白芥子、莱菔子化湿行气,和胃安中;郁李仁润燥通便。李老重在祛风,急则治标,又不忘疏肝和胃以固本,滋气血生化之源以养肝肾、润宗筋,实为治病求本之法。意在补后天以养先天矣。

### 案 10

**初诊**  患者张某某,女,46 岁。以"食管哽噎不顺 1 年余"为主诉。患者于 1 年前无明显诱因出现食管哽噎不顺,食管及胃脘堵胀感,曾口服多种中西医药物治疗症状未见明显好转,经人介绍于2006 年 4 月 7 日来诊。症见:进食哽噎不顺,食道及胃脘堵胀感,胃脘疼痛不适,伴反酸、烧心、嗳气、咽干、食管烧灼感,喜冷饮,大便日 3 次,后 2 次不成形。查:面色少华,焦虑面容,舌质淡红,苔薄白,脉弦。2005 年 10 月 11 日于沈阳医院查胃镜示:①食管炎;②慢性浅表性胃炎;③十二指肠球炎。心电图示:大致正常心电图。

患者食管及胃脘堵闷不适,伴有反酸、烧心、喜冷饮,似是一派胃脘郁热之征象,然大便质稀而频,舌淡苔薄白并无热势炽张之表现,故可辨为从寒化热之证以揭示寒热错杂之本质。

中医诊断:胃脘痛(胃脘虚寒化热证)。

治则:疏肝健脾,化痰解郁。

方药:瓜蒌薤白白酒汤加减:

柴胡 15g　丹参 15g　瓜蒌 20g　薤白 15g　山药 20g　莲肉 20g　威灵仙 20g　蚕沙 15g　射干 15g　黄连 10g

6 剂,水煎服。

嘱注意情志调节,勿过劳,详见忌口单。复查胃镜。

二诊　患者自诉食管噎感减轻,但仍觉胃脘及食管不舒,反酸、烧心均明显减轻,大便不成形,色黑。舌淡红,苔薄白,脉弦略数。

患者服药后反酸烧心明显减轻,说明热势已得以控制。上方以瓜蒌、薤白化痰解郁,开胸散结,食管噎感虽得解但仍感不适,考虑为气血郁滞所致,故以桃仁、莪术活血行气,化瘀消癥以加强解郁力度。患者脉来兼数为内有邪热之象,虽症减,亦有毒邪蓄而待发之势,故加黄连、苦参、地榆清热解毒,凉血化瘀,佐桔梗宣发肺胃之气,引清气上行。方用救胃化滞汤加减:

威灵仙 20g　地榆 15g　苦参 10g　黄连 10g　蚕沙 15g　射干 15g　桃仁 10g　莪术 10g　山药 20g　莲肉 20g　桔梗 15g

6 剂,水煎服。

患者服药 18 剂,胃、食管噎感明显减轻,偶有不适,饮食、二便正常。查:舌淡红,苔薄白,脉象沉弦。嘱继续服药观察,病情变化随诊。

**按**　患者从初诊时即表现以脾虚痰阻,郁热互结之证。食道及胃脘堵闷不适,伴反酸、烧心、喜冷饮,为痰热结于胸脘,表现以烦闷之象;而询问之大便质稀而频,查:其舌象淡红兼薄白苔,热势不著,中气不足、运化失司之脾虚之象彰显。此为寒热错杂为患,恰逢中年女子多伴有气血失调之证,而该患多虑善忧,故治以疏肝健脾,化痰解郁之法,一方而双解。李老强调指出:胸骨后与胃脘痛常可掩盖真心痛之症状,故临床应细心排除该证再予辨证施治以免贻误病情。尤其值得引起医者重视的是,患者复查胃镜示:贲门部可见隆起糜烂性病变,虽性质暂定为浅表糜烂,然凭李老多年诊疗经验所见,隆起性病变多藏有癌变,故应引起足够重视,且见脉来弦细兼数,乃邪势躁动不安之象,此时切莫姑息养奸,投以和缓之剂既不动邪亦无伤正,以为相安无事则已,实则邪不除则势必涨而反来伤正,脉来数即为邪起病进之征,防危而杜渐实为上工不治已病治未病之体现。临床证明投以大剂清热解毒,活血消癥之方果收奇效,邪势减而正安,及时遏制毒邪于萌芽之中。此正所谓"辨证中见机巧,投方中显神奇。"

## 案 11

*初诊*　患者马某,男,45 岁。以"胃痛反复发作 2 年"为主诉。患者于近 2 年稍有饮食不慎即发作胃脘痛,呈持续性疼痛,自服抑酸镇痛之药物症状暂可缓解,今胃痛加重,为求系统治疗于 2006 年 3 月 15 日来诊。症见:胃脘灼痛,食后尤甚,呈持续性,无反酸、嗳气,食欲不佳,大便正常。自述平素少量饮酒及吸烟。工作比较烦劳。查:形体消瘦,面色萎黄无华。舌红,中有裂纹,苔薄白,脉

沉弦。

患者以胃脘灼痛为主诉,食后尤甚,说明胃中郁火已灼伤胃内黏膜,胃黏膜呈不同程度的糜烂;且毫无食欲,预示胃气已伤,黏膜水肿,运化失司;大便正常,舌红,脉弦,说明胃中郁热由虚而致,尚未化火,故辨为虚寒化热之证。

中医诊断:胃脘痛(胃脘虚寒化热证)。

治则:行气健脾,清热消痈。

方药:救胃化滞汤加减:

苦参 10g　黄连 15g　乌贼骨 20g　甘草 15g　当归 20g　黄芪 10g　三七 5g　乳香 5g　元胡 15g　沉香 5g　薏苡仁 15g　川楝子 15g　生姜 3 片

6 剂,水煎服。

嘱勿过劳,调情志,节饮食,详见忌口单。

二诊　患者仍觉进食后胃痛,但症状较前减轻,无反酸烧心,食欲改善,大便正常。

舌红有裂纹,苔薄白,脉微弦。

患者热势已消,脾胃虚寒之象已转化为主要矛盾,故治以温胃行气化滞之法,温运脾胃阳气,恢复脾胃运化之能,使虚寒得散,郁滞得解,损伤之胃黏膜得以修复。从症状、舌脉来看,现病情已有转化,故可按胃脘虚寒辨证治以温中行气,化瘀消痈之法。方用救胃导滞汤加减:

香附 15g　小茴香 5g　白芥子 15g　苏子 15g　砂仁 15g　白豆蔻 15g　厚朴 15g　桃仁 15g　乳香 5g　当归 20g　三七 5g　沉香 5g　乌贼骨 20g　生姜 3 片

6 剂,水煎服。

患者服药 2 个月后来诊,自诉胃脘偶有不适,余皆正常。按前方加减嘱其再服 6 付可停药。

**按**　患者胃脘痛反复发作 2 年,自诉与饮食劳累有关,说明脾胃劳损在先,后胃内出现烧灼样疼痛,实为虚火灼络,阴火上炎而致,故辨为虚寒化热之证。胃脘疼痛,食欲不振,说明胃气已伤,胃黏膜出现糜烂、充血、水肿之病变,故治疗不仅要清虚火,更要扶脾气以助运化,滋气血生化之源方可奏淡渗消肿,生肌敛疮之效。方中苦参、黄连清热燥湿,降阴火;乌贼骨收涩敛疮,配合黄芪、甘草、薏苡仁健脾益气,淡渗利湿;三七、乳香、当归活血化瘀,生新血,祛瘀血共奏生肌敛疮之效;佐元胡、沉香、川楝子行气疏肝解郁化滞。全方攻补兼施意在祛瘀生新。二诊患者病势转化,热势已不明显,本有脾胃虚寒在先,若再以苦寒治之恐伤正气,故改投温中行气,化瘀消痈之法,恢复脾胃之阳气,助运化之所能,益气生血,敛疮生肌,消肿定痛。煎药时加三片生姜非解表之用,而是取其性温可发散阳气,解脾胃虚寒之功。李老详观病情变化,注重辨证施治,全方药简而力宏,补中行气化瘀兼备,意在去瘀生新,消痈散结,临床灵活用药,效验不凡。

### (五) 胃脘瘀血证

### 案 1

初诊　患者王某某,男,73 岁。以"胃脘隐痛伴消瘦 2 年余"为主诉。患者于 2 年前出现胃脘不适,胃隐痛,于某医院做胃镜示:食管痉挛、慢性浅表萎缩性胃炎。给予保护胃黏膜等对症治疗,症状无明显改善,且体重逐渐下降,为求系统治疗遂于 2005 年 3 月 30 日来诊。症见:胃脘隐痛,伴恶心,口干,无呕吐,时有烧心,身体消瘦,食纳不佳,二便尚可。查:面色无华,形体消瘦。舌体胖大质绛,少苔,脉弦实有力兼数。

从四诊来看,患者有胃脘隐痛,恶心,食纳不佳,舌胖大等脾胃气虚的表现;从舌质脉象来看,舌绛为内有郁热瘀血之征,脉弦实有力兼数既有热象且暗含毒邪郁内之表现;身体消瘦更为邪盛而正虚,豪夺津液之象。从其弦实有力之脉象不排除体内藏有恶变。

中医诊断:胃脘痛(恶变待除外)(胃脘瘀血证)。

治则:清热健脾,解毒消痈。

方药:救胃化瘀汤加减:

苦参10g　白及20g　白蔹20g　半枝莲15g　地榆15g　扁豆15g　麦芽15g　柿蒂15g　蒲公英20g

6剂,水煎服。

嘱调情志,节饮食,详见忌口单,复查胃镜。

**二诊**　患者自述仍有胃脘疼痛,无恶心,反酸,烧心,食欲改善。查:舌胖质绛,少苔,脉弦实有力略数。胃镜示:①胃窦部隆起性病变;②浅表性胃炎;③十二指肠球炎。病理示:①浅表性胃炎;②胃增生性息肉。

患者服药症减,经胃镜检查示为浅表性胃炎,胃增生性息肉,虽未证实恶性增生,但仍不可放松警惕,一为活检取材不够,再者增生性息肉亦可转化为恶性病变,故治疗仍要重拳出击,大剂清热除邪,方可使病势停止进展,正气逐渐得以恢复。治疗仍以清热健脾,解毒消痈为法,速去毒邪以利于正气的恢复。上方加黄连10g。

患者间断服药半年余,已无胃部不适症状,仅于饮食不适之时自觉胃脘不舒,现饮食二便正常,病情基本痊愈。查:舌红绛,薄白苔,脉弦,已恢复从容和缓之象。

**按**　从症状及舌脉来看,患者既有脾胃虚弱之征,又有邪毒瘀结之象,尤从脉诊来看,患者脉象弦实有力兼数,已预示内有壅积之征,故为免贻误病情,要求患者速做胃镜以明确诊断。经胃镜检查示为浅表性胃炎,胃增生性息肉,虽未证实恶性增生,但仍存在不可预知之情况:①活检取材不够,可能遗漏病变组织;②增生性息肉极易转化为恶性病变,故治疗上不可轻视。在此情形下,李老主张重用大剂清热解毒之品以速去瘀邪,方可尽快恢复胃气,如邪不除,无论怎样健脾益胃扶助正气亦为枉然,且补益之法亦可助热,使邪势更甚,结果只能是正不敌邪而不治。李老应用清热解毒消瘀之法治疗重症胃炎每用必效。此疗法实为抓住疾病之要害而为之,攻无不克,战无不胜。

## 案2

**初诊**　患者陶某某,男,70岁。以"胃脘胀痛1个月"为主诉。患者1个月前于某医科大学附属医院查出胃癌(胃镜示:溃疡性胃癌。病理示:胃溃疡型中分化腺癌大小4cm×4cm),并行手术治疗,为求中医诊治于2005年9月28日来诊。症见:胃脘胀闷不适,时嗳气,乏力,口干,食欲尚可,大便微干。查:面色萎黄少华,形体消瘦。舌红绛,苔黄腻,脉沉弦。

患者于胃癌术后1个月,毒瘤虽已切除,然从其舌红绛,苔黄腻,脉沉弦可见毒邪仍在,蕴毒生热,故见胃脘堵胀,时嗳气,口干,便干;而此时正气已虚,故见乏力。四诊合参,本证辨为热毒郁内,血伤肉腐,瘀血内结之证。病在血分,余邪未清,正气亦虚故当扶正祛邪。

中医诊断:胃脘痛(胃脘瘀血证)。

治则:清热活血,益气消痈。

方药:延龄汤加减:

苦参20g　芦根20g　白茅根20g　三棱10g　莪术10g　白及20g　白蔹20g　半枝莲15g　黄芪20g　甘草15g　沉香5g　马齿苋20g

6剂,水煎服。

嘱调情志,节饮食,勿劳累。

**二诊**　患者自觉胃脘胀闷及嗳气减轻,食欲良,二便正常。舌红绛,苔黄微腻,脉沉弦。

患者胃胀及嗳气症状减轻,且食欲及二便良好,说明正气未虚,邪不可侮,故效不更方,继服上方以消痈除邪。

患者现为术后 8 个月,已服药 7 个月,现胃脘胀闷不适症状已不明显,偶有嗳气,余皆如常人。

**按**　该患者为胃癌术后且病理已发现淋巴结转移,故可推之预后不良。来诊时症见胃脘胀闷不适,时嗳气,乏力,口干,但食欲尚可,且无恶心、呕吐之症,面虽无华,然精神状态尚可。由此可见尚未出现正邪格拒之象。李老治疗胃癌、肠癌术后之病例颇有一番心得,此类患者如术后未经化疗,正气尚实,并坚持服药 2 年内病情趋于稳定,则可维持相当一段时间,如正不敌邪,病势急剧恶化,则再无回天之力,圣者亦不能医也。术后 2 年为此病之分水岭,一方面要靠药物的协助,另一方面也要看正气恢复的强弱。嘱患者乐观向上,随性而为之,不必强求忌口,愉悦心情方可增加战胜疾厄之筹码。而在药物治疗上,清热解毒,活血消痈亦为必不可少之良佐,毒邪虽有残留之势,然将其扼杀于正气之下则邪亦无所作为,病情因此可以得到很好的控制。

### 案 3

*初诊*　患者张某某,男,74 岁。以"胸膺后隐痛不适 7 个月"为主诉。患者于 7 个月前出现胸膺后隐痛不适,吞咽噎感,于某医院就诊,诊为早期贲门癌,遂予手术切除,现复查胃镜示吻合口轻度炎症,残胃炎,病理示不典型增生,为求中医治疗遂于 2001 年 7 月 15 日来诊。症见:胃及食管不适,隐痛,伴噎感,食少纳呆,大便正常。查:面色少华,形体消瘦。舌薄质淡,苔白,脉沉细。

患者于 7 个月前已行手术切除胃癌病灶治疗。现胃及食管不适,隐痛,伴噎感,食少纳呆,为胃脘瘀血,气血运行受阻所致。舌脉亦显术后气血亏虚之征。

中医诊断:胃脘痛(胃脘瘀血证)。

治则:凉血化瘀,健脾消痈。

方药:延龄汤加减:

莪术 10g　三七 5g　天门冬 20g　知母 20g　射干 15g　半枝莲 10g　槐花 20g　桃仁 15g　茯苓 20g　薏苡仁 20g　芦根 25g　白茅根 20g　藏红花 2g　沉香 10g　山药 10g

6 剂,水煎服。

嘱勿过劳,调情志,节饮食,详见忌口单。

*二诊*　患者自述胃脘部隐痛及噎感明显改善。舌淡红,苔薄白,脉沉细。

患者服药症减,胃气稍复,然湿热瘀血未清,故治以清热解毒,活血行气之法。调整方药,治以清热解毒,活血化瘀之法。方用延龄汤加减:

苦参 10g　威灵仙 20g　射干 15g　蚕沙 15g　芦根 20g　三棱 10g　莪术 10g　桃仁 15g　半枝莲 15g　甘草 15g　沉香 5g　白花蛇舌草 20g

6 剂,水煎服。

患者服药 1 个月余,胃食道不适症状均明显减轻,饮食、二便恢复正常。嘱其坚持服药,病情变化随诊。

**按**　患者于 7 个月前发现胃癌,诊断为早期贲门癌。由于发现较早,手术及时,故病情尚可挽救。患者胃脘郁热瘀血尚轻。经手术治疗,胃吻合口留有轻度炎症水肿,故出现胃脘食管不适,吞咽噎感;术后伤正,胃气受损,故见食少纳呆。方用延龄汤活血化瘀,清热养阴,胃阴得养则胃气可复。方中莪术、桃仁、三七活血行气,可消瘀止痛;天门冬、知母、芦根、白茅根清热养阴;茯苓、薏苡仁健脾淡渗,利水消肿;射干、半枝莲、槐花清热解毒。全方除邪与养阴扶正并进,因正气未衰,故以除邪为主,攻补兼施,虽意在攻邪,但旨在固护胃气胃阴,胃气存则生,胃气无则亡,所以固护脾胃是李老一贯奉行之原则,也因其对后天脾胃的重视,方能灵活运用攻补之方,临床上每每收获起死回生之效。

### 案 4

*初诊*　患者蔡某某,男,54 岁。以"胃、食管堵胀感 1 年余"为主诉。患者于 1 年前无明显诱因

出现胃、食管堵胀感并伴有频频嗳气,虽经服多种中西药物症状均未见明显好转,经人介绍于2005年10月24日来诊。症见:胃脘及食道堵胀,伴嗳气,口干不渴,食欲良,胃内无烧灼、反酸等症,大便正常,日1次。查:面灰垢无华,形体壮实。舌薄质淡,苔白微腻,脉弦细。2005年10月15日于医院做胃镜示:浅表萎缩性胃炎。病理示:胃窦黏膜重度肠化伴中度炎症。

患者平时饮食不节,食伤脾胃,饮食积滞而蕴湿生热,化腐生痈故见胃胀堵闷;瘀血内停故口干而不渴;郁热消灼水谷,脾胃之气虽伤而未见衰败之象,故食欲及大便基本正常。舌薄质淡,苔白微腻为脾虚而湿滞之象,脉沉细为瘀血内阻、血行不畅之表现。

中医诊断:胃脘痈(胃脘瘀血证)。

治则:清热燥湿,活血消痈。

方药:救胃消痈汤加减:

威灵仙20g　苦参20g　黄药子5g　白及20g　白蔹20g　半枝莲10g　桃仁15g　莪术10g　地榆20g　沉香5g

6剂,水煎服。

二诊　患者自觉食管中段仍有噎感,大便成形。舌薄质淡绛,苔白,脉沉细。

患者服药症减,食管处有噎感,无明显热象,从舌脉来看,故考虑为痰气食阻所致。为避免过于寒凉害胃,故调整方药,治以疏肝行气,开胸散结之法以消除痰郁。方用瓜蒌薤白散加减:

瓜蒌20g　薤白15g　檀香10g　枳壳15g　白芥子15g　苏子15g　槐花15g　桃仁10g　蚕沙15g　川楝子15g

患者间断服药3个月,胃脘及食管堵胀感症状均消失,食欲及二便正常,无明显不适主诉。

**按**　患者初诊时胃脘及食道堵胀明显,伴嗳气,口干。望其形体壮实,面色灰垢无华,询问之既往有暴饮暴食史,无明显消瘦,诊其舌脉表现以脾虚湿滞、瘀血阻络之象。从胃镜显示来看,镜下所见为浅表-萎缩性胃炎,而病理提示胃窦黏膜重度肠化伴中度炎症。由此可见,患者脾胃受损由来已久又伴见急性炎症反应。现热象虽不明显,但仍有毒邪郁热于内,瘀阻脉络致脾胃运化失司表现以痰食气阻之征,故当治以活血化瘀、凉血解毒之品以清热毒、消瘀滞。苦参、地榆清热凉血,配半枝莲解毒化瘀,专清血分热毒;威灵仙祛风化痰,为食管疾患之引经要药;桃仁、莪术活血消癥,破血除瘀;白及、白蔹敛疮生肌,修复受损之胃黏膜及组织;黄药子凉血降火,消瘿解毒,为疗毒解痈、逆转肠化之重剂,而此重剂非指药量而言乃指药效而论,李老特别指出,此药凉血消癥,无往而不利,既要重任之,又不可轻视之,往往药专力宏之品用之病可解,久用之亦可反戕正气,临床上有久服可致肝衰竭之报道,但亦与个人体质密切相关,李老根据患者个体禀赋不同而选用适宜之剂量,配合诸药,临床疗效优势明显,每起沉疴。

## 案5

初诊　患者张某某,女,63岁。以"胃脘堵胀感1年余"为主诉。患者于1年前即出现胃脘堵胀,隐痛,食后不舒,未与系统治疗,2003年11月21日经人介绍来诊。症见:食后胃脘堵胀,隐痛,食少纳呆,口干而不欲饮,体重明显下降,1年内体重减轻10kg余,无恶心呕吐,二便尚可。既往冠心病病史10余年。查:面色萎黄,形体消瘦。舌瘦质绛,苔白,脉弦数。

患者病史1年余,以胃脘堵胀为主诉,痛不明显,食欲欠佳,身体明显消瘦,且口干而不欲饮,面色萎黄无华,表现以一副消耗状态,诊之脉来弦数,故推断体内必有瘀血积聚阻滞气机,影响气血运行,故气血不荣,肌肤失养,邪正相争,脉来薄急。辨为胃脘瘀血证。

中医诊断:胃脘痈(恶变待除外)(胃脘瘀血证)。

治则:清热消痈。

方药:救胃化瘀汤加减:

苦参 10g　槐花 20g　威灵仙 15g　白及 20g　白蔹 20g　香附 15g　山药 20g　沉香 5g

6 剂,水煎服。

嘱调情志,节饮食,详见忌口单。建议详查胃镜以明确诊断(但因患者心脏疾患无法完成检查)。

**二诊**　患者自觉胃脘堵胀感减轻,但仍有隐隐作痛,口微干,食欲欠佳。查:面色萎黄无华,舌瘦质绛,苔白,脉弦数。

采用清热消痈疗法,郁结得解,气机得以条达,故堵胀减轻,但顽疾日深月久,故须以时日。治法同前,为助以清热化瘀,行气宽中之力,加地榆 20g、苏子 15g,继服 6 剂以增强疗效。

**三诊**　患者胃脘堵胀明显减轻,食欲改善,但食少,食多即胀,仍自觉口干,二便正常。舌瘦质淡绛,少苔,脉弦,热势耗伤脾气,亦灼胃阴,故治以养阴清热,健脾消食之法养后天之本以固护胃气。方用养阴清胃饮加减:

石斛 20g　天冬 20g　知母 20g　苦参 10g　桃仁 15g　莪术 10g　白及 20g　白蔹 20g　神曲 15g
麦芽 15g　白扁豆 15g

9 剂,水煎服。

患者共服药 2 个月,胃脘堵胀症状明显好转,食欲大大改善,体重未有下降趋势,故嘱其继续用药以巩固治疗。

**按**　患者以胃脘堵胀为主诉,痛不明显,食欲欠佳,身体明显消瘦,面色萎黄无华,望之舌瘦质绛苔白,诊之脉来弦数,四诊合参,故推断体内必有瘀血积聚阻滞气血运行,气机不通,痰食气阻,故胃胀堵闷;脾胃运化失司,气血不充,且郁滞而不能畅达,失于濡养,则见食少纳呆而消瘦;尤其脉象暴露病情之浅深,弦而急数,为郁热瘀血内结,正气与之相争,既为机体的一种保护性反应,又是病情深重之表现。患者因心脏疾患未能查胃镜以明确诊断,然经过服药后,胃堵胀症状明显好转,且食欲改善,体重保持未降,即已证明病情趋于稳定,尚有转机,遵胃脘瘀血之辨证,治以清热消痈之法疗效确切,每每于临床中收获逆转狂澜之效。

## (六) 脾气虚弱证

**初诊**　患者李某,男,19 岁。以"胃痛 1 年余"为主诉。患者于 1 年前无明显诱因出现胃痛,自服气滞胃痛冲剂等症状不见好转,经人介绍来诊。症见胃脘隐隐作痛,无明显规律,厌食,无恶心、呕吐,大便微干。查:面色略显疲惫,形体微胖,舌瘦质淡绛,舌尖红,苔薄白,脉弦滑。

患者在外地独自生活学习,饮食不规律,加之既往有暴饮暴食习惯,日久食伤脾胃,脾胃阳气不升,阴火上炎所致胃痛,舌瘦尖红为虚火上炎之表现,脉弦滑为痰食不化之象。

中医诊断:胃脘痛(脾气虚弱证)。

治则:健脾消食化痰。

方药:二陈汤加减:

苦参 15g　山药 20g　茯苓 20g　郁金 15g　水红花子 15g　麦芽 15g　沉香 5g　陈皮 15g　竹茹
15g　扁豆 15g　生姜 3 片

6 剂,水煎服。

嘱调情志,节饮食,详见忌口单。

**二诊**　患者自觉胃脘隐痛,食欲明显改善,舌淡绛,尖红,薄白苔,脉弦略滑。

患者食欲改善,胃气渐复,仍觉胃脘痛,考虑与精神情志因素关系密切,故加以疏肝理气之药物以行胃气。原方中去苦参、竹茹等,加香附 15g、橘核 20g,以疏肝,胡黄连清虚热,砂仁 15g、白豆蔻15g,化湿行气,加 2 片姜。

6 剂,水煎服。

患者共服药12剂,胃脘痛症状消失,食欲恢复正常,夜眠、二便均可,无不适主诉,病告痊愈。

**按** 患者为典型之饮食不节,食伤脾胃所致胃痛,加之生活不规律,精神学习压力较大极易出现消化系统症状。该患舌瘦质淡绛,尖红赤,为脾胃气虚,阴火上炎之征,胃气虚极易滋生相火,此火为虚火,故不可重用寒凉伤胃,当以健脾益气为主调节脾胃运化,使胃气健旺则阴火自除。李东垣之补中益气汤方则正有此义。而李老运用其法,选用山药、麦芽健脾升阳;茯苓、扁豆淡渗利湿且可清热;郁金、沉香、陈皮、竹茹则可行气化痰,消除胃脘积滞。诸药相佐益气升阳,以补虚之法消其由虚而生之相火,此为审病询因、从因而治也。

# 胃脘痛并发风湿痹证

**初诊** 患者李某,女,54岁。以"胃脘不适伴四肢关节疼痛1年"为主诉。患者于2年前因口干、眼干于北京某大医院查出干燥综合征,遂给予口服激素治疗,现已用药1年余,症见胃脘不适,食少纳呆,伴四肢关节疼痛,为求系统治疗,经人介绍于2005年9月14日来诊。症见:胃脘不适,胀、痛均不明显,食少纳呆,四肢关节游走性疼痛,以下肢为重,时低热,头汗出,大便可。既往:患风湿性关节炎5年。干燥综合征2年。查:面色无华,眼圈发黑。舌质绛如牛肉舌面无苔,脉沉细。

患者患风湿5年,风寒湿邪不得宣散,郁而化热,本为肝肾阴亏之体质,热耗阴血津液,故发为干燥综合征。经激素治疗,更助邪热,胃脘为邪所郁,久郁化热,热腐生痛,故辨为胃脘郁热证。且有风寒湿邪相兼为患,舌暗质绛,无苔,乃胃内热邪伤阴化燥之势,脉沉细则为风寒湿邪郁遏阳气所致,故此患为寒热错杂之征,治当详审寒热虚实而治之。

中医诊断:胃脘痛(胃脘郁热证)并发风湿痹证。

治则:清热消痛,祛风活血。

方药:黄连10g 连翘20g 蒲公英20g 地肤子10g 泽泻15g 地龙10g 当归20g 威灵仙20g 牛膝15g 苦参10g 败酱20g 防风15g 炮山甲10g

6剂,水煎服。

嘱避风寒,节饮食,忌鸡肉,详见忌口单。

**二诊** 患者自觉胃脘不适症状减轻,但仍有胃脘堵闷感,口干,食欲改善,关节活动较前灵活,时有头汗出。查:舌质绛如牛肉,无苔,脉沉细。

患者服药后症状明显改善,头汗出与激素分泌水平下降,阴阳不调有关;而风寒湿邪性缠绵难去,故加秦艽助其去风湿止痹痛之效;热壅胃肠,脾胃气虚,运化失司,故加麦芽消食健胃;石斛养阴润燥,即可解燥热又可救胃阴,诸药相辅以调阴阳。继续给以清热消痛,祛风活血治疗,效不更方,继用前法。上方加秦艽20g、麦芽15g、石斛20g。加3片生姜与汤药同煎,9剂,水煎服。

患者因急于赶回北京,未再来取药。但通过电话描述,患者用药后胃脘不适症状明显改善,关节痛也明显减轻,仅于阴雨及寒冷天气症状又有反复。口干汗出均减轻。

**按** 患者既往患风湿5年,诊为干燥综合征2年,证属寒湿兼夹郁热为患,病情复杂而多变,既有风邪善行,又有气血积聚;既有寒湿束表,又有郁热在里;患者素体肝肾阴虚,津亏而血燥,经激素治疗,症状有所控制,然此虽为治疗药物,对胃病来讲亦为致病药物,易助邪热,胃脘为邪所郁,日久则热腐生痛,病情已演化至胃脘郁热证。患者经常性头汗出,结合患者目前年龄,加之激素类药物干预,考虑为阴阳失调,激素分泌水平紊乱所致。治疗采用清热消痛,祛风活血之法,意在清其胃腑之邪热,尽快恢复脾胃之运化功能,以养阴生津润燥,疏散表邪,通经活络,以解寒邪郁滞,振奋阳气。方中苦参、黄连、连翘、公英、败酱清热解毒消痛;地肤子、防风、威灵仙祛风除湿;当归、牛膝活血通经,引经下行;炮山甲、地龙搜风除邪且可除经络之湿,诸药用之取其治风先治血,血行风自灭之含义,血流通畅则阳气可通达体表驱邪而建功。全方寒热兼顾,表里双清,实为调节阴阳。无论病机多么复杂,调节机体阴阳平衡方为治则所在。

## 呃 逆

**初诊** 患者陈某,女,44岁。以"呃逆反复发作1个月"为主诉。患者于1个月前因情志不舒出现呃逆,曾口服中药及进行针灸治疗,症状虽可暂时缓解,但仍时作时止。经人介绍于1998年5月21日来诊。症见呃呃连声,声短而频,进食后加重,伴见反酸,食管堵塞感,胸闷,胃脘有烧灼感,大便正常。查:面色泛黄少华,痛苦面容。舌暗红,苔白腻,脉沉弦。

中医诊断:呃逆(气滞痰阻证)。

治则:行气解郁,降气化痰。

方药:行气导滞汤加减:

柴胡15g 威灵仙20g 桃仁15g 莪术10g 莱菔子15g 薤白15g 小茴香5g 甘草10g 黄连10g 细辛5g 川楝子15g

6剂,水煎服。

嘱调情志,节饮食,详见忌口单。

**二诊** 患者自觉呃呃声频率减少,胸闷症状改善,食欲增加。舌红绛,苔白稍腻,脉象沉弦。

患者服药症减,故效不更方,继治以行气解郁,降气化痰之法。服前方6剂以加强疗效。

患者服药12剂后已无呃逆症状,胃脘堵闷症状明显减轻,食欲及二便均正常。以上方随症加减嘱其再服6剂以巩固疗效。

**按** 该患以呃逆为主诉就诊,症见呃呃连声,声短而频,且询问病史得知发病前有情志诱因,且平素即极易发怒,故可知此病由肝郁气滞而来,肝气犯脾,脾失运化,痰食郁滞胃脘,气机不能畅达,胃气上逆动膈所致。故治以行气解郁,降气化痰之法。气机调畅则肝郁可解,胃以通降为顺,痰食得以运化,胃脘及胸部胀闷之症得以消除。全方行气化痰开郁,行气即为降逆,气无所阻,则气逆自消。临证时当详辨虚实之证,实证以声高而频为特征,虚证以声低,气短不得以续为表现,气虚气实均可见呃,如虚者过用理气之品则可致脾胃更虚而不欲食,故能食与不能食为疾病治疗对证与否之关键,临床可细细参详之。

## 胃 心 痛

**初诊** 患者关某某,男,76岁。以"胃堵闷、胀痛1个月余"为主诉。患者于1个月前无明显诱因出现胃脘堵闷、胀痛,未予重视。为求系统治疗遂于2005年9月23日来诊。症见:胃脘胸口堵闷、胀痛,食后尤重,厌食,伴见后头痛,大便不成形。既往:高血压病病史5年,冠心病病史6年,糖尿病病史5年。查:愁苦面容,面色少华,形体偏瘦。舌淡绛,苔白微腻,脉沉弦。

该患证属胃脘虚寒,痰食气阻所致胃堵闷、胀痛。脾气虚不能温阳化气,运化水湿故见大便质稀,气血生化乏源,阴血亏虚,不能上荣故见头痛不适。舌绛苔白腻均为痰浊内阻之征。

中医诊断:胃心痛(胃脘虚寒证)。

治则:健脾行气化痰。

方药:救胃导滞汤加减:

黄连10g 蚕沙15g 白豆蔻15g 砂仁20g 山药20g 扁豆15g 麦芽15g 丹参20g 瓜蒌20g 草决明15g 冬瓜仁15g

6剂,水煎服。

嘱调情志,勿过劳,饮食详见忌口单。

**二诊** 患者自觉胃脘堵闷感明显减轻,但仍有饭后饱胀,食欲改善,无烧心及胸闷胸痛,大便略不成形。舌淡绛,苔白微腻,脉沉弦。

患者服药症减,故效不更方,继治以健脾行气化湿之法巩固疗效。嘱其继服9剂观察疗效。

**三诊** 患者自诉胃胀明显减轻,饭后及夜间胃脘难受,偶嗳气,口干,食欲良,大便成形。舌淡红,苔白,脉弦细。患者现为痰郁化热、寒热错杂之证,故治以化痰行气解郁之法。方用瓜蒌薤白散加减:

丹参15g 瓜蒌20g 薤白15g 威灵仙15g 姜黄15g 川楝子15g 苏子15g 黄连10g 海螵蛸20g 沉香5g

患者间断服药半年余,仅偶于夜间自觉胃脘不适,无头疼胸闷,饮食、二便均正常。

**按** 患者以胃脘堵闷为主诉,表现以痰浊内阻,阴血不足之象。胃脘虚寒,痰浊不化,故见胃脘堵闷;脾虚阴血化源不足,不能贯心胸、荣头目故而胸闷、头痛;因患者既往有高血压、冠心病、糖尿病病史,故虽主诉为胃脘疼痛,但应考虑到胃在心下,胃脘痛之症状病人很难将之与心痛准确分开,万不可草率处之,而忽略了心病之急变。故诊为胃心痛。因心病与胃病同出于痰浊郁阻为患,故治疗以健脾行气化痰为法既可消胃脘之痰食气滞,又可解胸中之痰瘀阻络。药用丹参、瓜蒌活血化痰解郁,开胸散结为君;蚕沙、白豆蔻、砂仁行气化湿;山药、扁豆、麦芽健脾益气共为臣使,使脾健痰消郁滞并除。此为双病归一,异病而同治矣。

# 便　秘

## (一) 大肠郁滞证

### 案1

**初诊** 患者刘某某,女,26岁。以"便秘4年"为主诉。患者于4年前即反复出现便秘症状,自服芦荟胶囊症状得以缓解。近来上症加重,为求系统治疗遂于2006年4月10日来诊。症见:大便秘结,黏腻不爽,腹胀痛,食欲尚可,但食少嗳气,夜眠尚可。查:面色萎黄无华,形体瘦削。舌淡红,苔白,脉沉细。

患者由于年幼时饮食不节,食伤脾胃,脾胃运化失司,湿浊蕴蓄肠道,阻滞气机,腑气不通所致便秘。舌淡脉沉细为脾肾气虚之征象。故治以补肾健脾润肠通便之法以行郁滞。

中医诊断:便秘(大肠郁滞证)。

治则:补肾健脾,润肠通便。

方药:麻子仁丸加减:

苦参10g 黑芝麻15g 桑椹子15g 草决明15g 白扁豆15g 当归20g 桃仁15g 沉香5g 火麻仁15g 郁李仁15g 莱菔子15g 苏子15g

6剂,水煎服。

嘱调情志,节饮食,忌冷饮及过饱,详见忌口单。

**二诊** 患者服药后自觉大便较前通畅,但觉腹胀。查:面色萎黄,精神状态较好。舌淡红,苔白,脉沉细。

患者脾气渐苏,肠道得润故便秘缓解,然郁滞未除故仍见腹胀。治疗当通腑行气,按原方加减。

上方加槟榔片 20g 通腑行气,利水消肿以解郁。

患者服药 1 个月余,大便基本恢复正常,仍时觉腹胀,余皆正常。

**按**　患者由幼时饮食不节,食伤脾胃而至脾胃失调,运化失司,肾气亦相对不足,精血津液虚少,肠道失润,腑气不通所致便秘、腹胀、腹痛。此时当以调养脾胃缓其燥结为主,而不宜峻下,因峻下恐更伤脾胃使疾病更加难治而不愈。

方以麻子仁丸为底方加减。加黑芝麻、桑椹子、草决明以助润肠,苦参清无名虚火;白扁豆健脾化湿;当归、桃仁活血除瘀;沉香、莱菔子、苏子行气通腑。诸药力主通下而不燥,势缓而解急。李老特别指出:大肠郁滞亦有因虚因实所致,实则急攻,虚则润下,切莫急功近利妄投峻下之品,虽得便通,亦有伤正之弊,临床当审慎之。

## 案 2

**初诊**　患者陈某某,男,17 岁。以"腹胀便秘 1 个月余"为主诉。患者因中考学习繁忙,半月未排便,自觉腹胀难忍,遂就诊于某医院,钡透示:肠内积气较多,未见液平面。予 2 瓶甘露醇灌肠,排便出,症状略缓解,然此后又无排便,且腹胀加重,遂于 2004 年 6 月 7 日来诊。症见腹胀,无明显疼痛,偶有排气,无恶心呕吐,伴反酸、嗳气,食少纳呆,口干、乏力、喜冷饮,夜眠少但睡眠质量尚可,小便正常。查:形体偏瘦,营养状态欠佳。舌薄质淡绛,苔白,脉沉弦。自诉经常不吃早餐,喜辛辣饮食,经常吃方便面喝碳酸饮料。

患者平素喜食方便面及碳酸饮料,且不吃早饭,长期饮食不节,损伤脾胃,脾胃虚弱,再加压力所致,肝气郁结,失于条达,气结于肠胃,大肠传导失职,则出现便秘;脾虚津液不能上乘,故见口干;肝郁化热,故喜冷饮;气机郁滞不通,胃失受纳,故腹胀,食少纳呆;肝胃气逆,则反酸、嗳气;热邪郁内,阳气闭郁,不能布散周身则见乏力;舌脉均为气机郁滞之征象。

中医诊断:便秘(大肠郁滞证)。

治则:消食健脾,活血行气。

方药:洄溪汤加减:

桃仁 15g　当归 15g　厚朴 15g　槟榔 15g　莱菔子 15g　火麻仁 15g　郁李仁 5g　酒军 5g　沉香 5g　神曲 15g　麦芽 15g　扁豆 15g　桑椹子 20g　草决明 20g

6 剂,水煎服。

嘱其调情志,忌油腻,方便面及碳酸饮料,详见忌口单。

**二诊**　患者自述大便 4~5 天 1 次,时有便意,但排便不畅,多食则胀。舌瘦质淡绛,苔薄白,脉沉弦。

患者大便已通,但热邪郁滞于内,耗气伤津,阻滞气机,肠道传导功能一时间难以恢复,故仍有腹胀,排便困难。此时当以调畅气机,养阴润肠为主。原方中除去桃仁、沉香、神曲、麦芽及扁豆,加之理气解郁之香附,润燥滑肠之肉苁蓉,以加强养阴润燥之力,此亦寓有增水行舟之意。故治以行气解郁,润肠通便之法。上方去桃仁、沉香、神曲、麦芽及扁豆,加香附 15g、肉苁蓉 10g,6 剂,水煎服。

现患者排便基本恢复正常,1~2 天排便 1 次,但停药及学习压力增大时,排便时日延长,故一直坚持服药以增强胃肠调节功能,巩固疗效。

**按**　该患者大便燥结半月未行前来就诊,患者未述明确病因,考虑与学习压力有关,患者舌脉虽无明显热象,但肠内燥结已成,口干喜冷饮。肠内郁滞日久,耗气伤津,加之于外院用甘露醇灌肠,本为强力脱水之剂,更伤津液,使燥结愈甚。李老采用解郁通腑,润肠通便的方法进行疏导,而不采用大承气汤之类峻下恐其伤正。方中桃仁、火麻仁、郁李仁润肠通便,滑利肠道;厚朴、槟榔、莱菔子、沉香行腑中气滞,调畅三焦,推动糟粕下行;当归、酒军既活血散结除瘀,又可润燥滑肠,方用酒军,重在活血化瘀,而取其缓泄之作用;桑椹子补肝益肾以滋液,草决明清肝热以通便;神曲、麦芽、扁豆消食化滞,健脾和胃,防其疏导太过以伤正。从此病例中可看出,大肠腑气不通,急下本意是为存阴,故遣方用药更不可选用耗液伤津之品,以犯虚虚实实之戒。

### 案3

初诊　患者邹某,男,48岁。以"排便困难8年余,加重1个月"为主诉。患者习惯性便秘8年余,经常服用泻下药及使用开塞露以求缓解症状。近1个月,患者自觉便意频频,排便困难加重,腹中胀痛,用开塞露日排稀便2次,不用药则不能自行排便,求治于西医毫无良策,遂于2002年6月11日经人介绍来李老处就诊。症见:便意频频,因排便异常困难而坐立不安,伴腹胀,排气增多,肛门灼热,并自诉口中多涎,时恶心,伴低热,食欲欠佳。患者自诉平素喜食膏粱厚味,饮酒量多,易着急上火。查:面色无华,形体肥胖,全腹无压痛。舌红绛,苔薄黄,脉弦数。证属久食膏粱厚味,蕴湿生热,结于胃肠,传化失常,故见排便困难,时泻溏便;食物积存肠内发酵产气增多,故频频排气;湿与热结,蕴蓄肠道,则伴肛门灼热,壮火食气,湿热困脾,影响脾胃运化,耗伤脾气,故食欲欠佳,便意频频;热邪久蕴,灼津伤液,阴血内耗,相火偏旺故见低热;涎为脾之液,湿热蕴脾,胃脾不和,故而多涎;舌脉均示体内蕴湿生热之象。

中医诊断:便秘(大肠郁滞证)。

治则:凉血通幽。

方药:通肠一效煎:

苦参15g　甘草20g　枳壳15g　槐花40g　当归40g　防风10g　厚朴15g　薏苡仁20g　沉香5g　木香10g　桃仁15g　槟榔片20g

6剂,水煎服。

嘱其禁食辛辣刺激食物,严格遵守作息时间,调情志,避免精神过度紧张及情绪激动。

二诊　患者自诉腹胀减轻,但仍有排便困难,肠道及肛门有灼热感,食欲欠佳。舌红苔黄微腻,脉弦滑略数。

患者腑气得通,故腹胀症减,然湿热胶着黏滞,缠绵难去,故仍见排便困难,便后不爽;脾胃为湿浊所困,脾气不得舒展,则见食欲不振,故当加大清热燥湿凉血之力度以逐邪,速速恢复正气。去理气破气之枳壳、木香、沉香及防风,将苦参、槐花加量,配以清热凉血解毒之白头翁以增强清热燥湿凉血之力,加用威灵仙化湿,通利气道;内金消积化滞,山药健脾益气,莱菔子消痰食气滞,共助脾胃运化,扶后天之正气以除邪。治以清热凉血,行气活血之法。通肠一效煎加减:

苦参25g　甘草25g　槐花50g　槟榔片25g　厚朴15g　当归40g　桃仁15g　威灵仙10g　山药25g　内金20g　白头翁20g　莱菔子20g

3剂,水煎服。

患者共服药2个月余,症状明显改善,大便调,无腹痛腹胀,食欲恢复正常。舌淡红,苔薄白,脉弦滑。为巩固疗效,嘱其继服6剂汤药后可停药,但嘱其规律性饮食及生活,注意调整情绪。病情变化随诊。

按　该患习惯性排便困难8年,长期口服泻下药及外用开塞露以缓急,迫使食物过早进入大肠,积于肠道而发酵,产生气体而胀满,腹痛并有里急后重感。考虑病因为长期饮酒,湿热内蕴,加之生活不规律,外受情志刺激,使郁滞更甚而不通。湿热之邪盘踞于内,阻滞气机,耗气伤津,故邪不除则脾不舒;患者虽有排气,然腹胀不减,大便不通,故仍需理气以行郁,通腑行气,调畅三焦,给邪以出路。患者虽湿热之征俱现,然久用泻下之剂,已然呈现阴虚血耗之象,证属火盛水亏,故李老采用凉血通幽之法,以求从清热凉血通腑行气中除满通幽。方中选用苦参、槐花清热燥湿凉血为君,桃仁、当归活血逐瘀,且当归和血润燥,意在通幽,防风解肝郁,木香、枳壳破气开结,解中焦气滞,槟榔片、厚朴行气利水,专治肠腑积滞,沉香降气以归元,诸药合用,三焦气畅,郁滞可解共为臣使;甘草缓急,调和诸药,并佐苦参、槐花寒凉之性。全方以清热燥湿凉血为主导,兼以养血润燥通腑行气,意在攻邪,且保存津液以行舟,并谨遵"腑以通为用"之要义,以调畅气机来达到通腑泻浊之目的,而不采用承气汤、麻子仁丸一类方剂,因其药味中均有大黄,性猛而力着,恐其重伤阴液使肠愈燥而津愈枯,选用性味柔和之当归活血润燥通幽,势虽缓,意在调,使胃肠道逐渐恢复正常的吸收传导功能,此恰为李老用药的独到之处。

## 案4

**初诊**　患者田某某,女,43岁。以"排便不畅10余年,加重1年"为主诉。患者排便不畅10余年,平日自服泻药以助排便,但症状始终得不到改善,近1年症状加重,于某医院做肠镜示:全肠结膜未见明显异常,结肠运动功能过缓,乙状结肠冗长。为求系统治疗遂于2005年8月5日来诊。症见:时有便意,临厕努挣,便后不爽,便中夹有黏液,无脓血,日1次,无腹痛。食欲尚佳,时有胃脘胀闷,无恶心呕吐。平素喜冷饮,嗜食辛辣,爱生气。查:舌胖质淡绛,舌面无苔,脉弦细。

患者平素嗜食肥甘,易蕴湿生热,湿热蕴结胃肠,郁滞气机,使热势更甚,耗伤脾气,肠道推动无力,故见排便困难,临厕努挣,便挟黏液而不爽;肠道气机郁滞,腑气不通故见胃脘胀满;热盛伤津,日久亦伤及阴血,则舌淡绛无苔,脉弦细,脾气虚损,湿邪蕴内故见舌胖大。

中医诊断:便秘(大肠郁滞证)。

治则:清热利湿,行气通腑。

方药:洄溪汤加减:

苦参15g　槐花20g　当归20g　莱菔子15g　槟榔20g　厚朴15g　茯苓20g　薏苡仁15g　郁李仁10g　元明粉5g(单包)

6剂,水煎服。

嘱勿过劳,调情志,忌辛辣油腻,详见忌口单。

**二诊**　患者自觉排便仍有些费力,伴有轻微腹痛,体力改善。查:舌淡绛舌体偏胖,舌面少苔,脉沉细微弦。患者排便虽然欠畅,但体力已有所恢复,故效不更方,沿用前方继观疗效。患者便时腹痛,与气血不调有关,加用白芍20g养血润燥,缓急止痛。继口服6剂水煎。

**三诊**　患者排便已恢复正常,未见便中黏液,胃胀腹痛等症也明显好转。查:舌红淡绛,脉沉弦。改以疏肝健脾之方药,香附15g、橘核20g、茯苓20g、薏苡仁15g、厚朴15g、水红花子15g、扁豆15g、山药20g、黄连10g,继服9剂,巩固治疗。

**按**　该患又是一例典型的大肠郁滞证患者,病因起源于饮食不节,嗜食肥甘,湿热蕴结胃肠,再加久用泄利之药物,使阴血伤,而肠管水肿,气机郁滞,湿热胶结,易聚而难散,耗气伤津,久致大肠津亏,传导运化失司而致排便无力,便而不爽。洄溪汤以清热利湿,行气通腑为组方原则,方中苦参、槐花清热燥湿以除邪;莱菔子、槟榔、厚朴通腑行气以除郁;茯苓、薏苡仁健脾利湿,助脾胃运化,扶正益气,推动大肠传导下行;当归活血润燥,郁李仁润肠通便,利水消肿,元明粉泄热通便,润下软坚,荡涤胃肠,三药力沉而非峻猛,尤以元明粉为方之导引,软坚泄热,消除肠管水肿,除郁导滞,功专效良。李老不主张用大黄泄热通便,因其性峻猛,而易伤正气,且患者已有耗气伤脾之征象,更防虚虚之戒,故选性缓软坚之元明粉,这正是李老深究药性,独用其功之真正体现。

### (二)脾约证

**初诊**　患者王某某,女,73岁。以"不能自行排便4年"为主诉。患者已有4年不能自行排便,每次均靠口服或外用药物以助排便,于多方治疗未见好转,经人介绍遂来诊。症见:排便困难,腹胀,无腹痛,自觉乏力,食欲夜眠尚可。无呕吐,发热等症状。于沈阳市肛肠医院做排粪造影报告:直肠前突Ⅲ°,直肠黏膜脱垂。查:形体消瘦,面色萎黄少华。舌淡绛,苔白腻,脉弦细。

患者年老脾肾两虚,阴亏血燥,脾不能为胃行其津液,肠失濡润,故排便困难;腑气不通,清气不升,浊气不降,故见腹胀,乏力。舌脉均示脾肾两虚,阴血不足之证。

中医诊断:便秘(脾约证)。

治则:滋肾养血,润肠通便。

方药:麻子仁丸加减:

柴胡15g　当归25g　陈皮15g　桑椹子20g　厚朴15g　槟榔20g　莱菔子15g　草决明20g　沉香5g　火麻仁15g　郁李仁10g(单包)

6剂,水煎服。

嘱吃易消化食物,注意饭后运动。

**二诊**　患者服药后三天排便一次,排便略感困难,便质先干后稀,腹微胀。舌淡绛,苔薄白,脉弦细。

患者排便有所缓解,但仍觉腹胀,排便困难,便下先干后稀。此为津亏血燥,气虚失于濡润推动,且脾虚失于运化,感寒而食滞不化,停蓄胃肠所致。便难须缓泄之而不可急于峻下,以使津液愈亏耗伤正气而病愈发难治。宜加强通腑之力以行气润肠。治以行气润肠之法。方用麻子仁丸加减:

苦槐10g　槟榔20g　厚朴15g　莱菔子15g　当归25g　火麻仁15g　橘核20g　荔枝核20g　防风15g　细辛5g　桃仁15g　酒军5g

6剂,水煎服。

**三诊**　服药1个月余后,患者基本保持1~2天排便1次,腹胀症减,时有便不尽之感,遂又以补中益气汤加减,服用3个月而病愈。

**按**　该患为一老年患者,肝肾阴血不足,血燥而阴亏,肠失濡润传导失常,故见便秘、腹胀等症。患者不能自主排便,大便干结,此证与排便时间延长,排黏滞稀便,便后不爽之便秘当鉴别。此为阴虚血燥,气机推动无力所致,而后者为湿热蕴脾,结于肠间,影响运化传导所致,证不同,治疗亦有所区别。后者当清热利湿,通腑泄浊;而本证当以滋肾养肝,润肠通便为主。前方治疗可清可下,而本证治疗当润当缓。方以麻子仁丸为底方加减,行气润肠。又辅以滋肾养肝之桑椹子、草决明、当归,润肝肾之燥兼具通便之功。至三诊,患者便已通,但略感排便不畅,血亏得补,然气虚易乏,故此时恰为调整治疗方案之时机,治以升阳健脾,养血润燥之法,换用补中益气汤加减。因此时便结虽通,然仍有余邪留滞肠间,而正气虚耗,故便难不解,故采用益气升提之法,使清气升而浊气降,清气走五脏,浊气归六腑,使正气得以扶,邪气得以除,故而脏腑安和,各得其所。

# 泄　泻

## (一)湿热蕴结证

*初诊*　患者杨某,男,30岁。以"脓血便2个月余"为主诉。患者于2个月前因过量饮酒后睡凉炕出现脓血便。在外院多方诊治无效,遂来诊。症见:排稀软便,日6~7次,便中带有少量黏液及脓血,便前腹痛肠鸣,便后不爽,伴乏力,口干不渴,食欲尚可。患者平素饮食不规律,有过量饮酒史。查:面色灰垢,形体适中。脐旁轻微压痛。于当地医院做肠镜示:溃疡性结肠炎。

患者平日饮食不节,蕴湿于内,郁而化热,湿困脾土,脾阳不运,复感寒邪,脾阳受遏,故见排稀便,日6~7次;湿热下注于肠,化腐生痈,郁滞气机,故可见便中带有少量黏液及脓血,便前腹痛肠鸣,便后不爽;脾虚湿蕴,津不上乘,故见乏力,口干不渴。舌脉均示内有湿热蕴结之象。

中医诊断:泄泻(湿热蕴结证)。

治则:清热利湿,行气通腑。

方药:泅溪汤加减:

苦参15g　甘草20g　槐花20g　白头翁20g　秦皮20g　葛根10g　当归20g　厚朴15g　茯苓20g　薏苡仁20g　沉香5g　芡实15g　黄连15g　槟榔片15g

6剂,水煎服。

嘱忌酒及辛辣饮食,勿过劳,避寒凉,详见忌口单。

**二诊**　患者自述大便干稀不调,脓血及黏液都较前减少,伴有肠鸣,舌红,苔腻微黄,脉弦滑。患者服药后,湿热症减,但郁滞未除,故予行气解郁,通腑泄热。此证多湿热夹杂为患,病势缠绵,故治疗应始终坚持清热利湿之原则,再以随症加减。前方中加防风,去肠风而止利,木香顺气,行气而化滞。6剂,水煎服。

患者服药3个月,排便完全恢复正常,无黏液脓血便,无腹胀腹痛等症状,面色渐露光泽,体重略微增加。未复查肠镜。随访病情无复发,嘱其注意起居饮食。

**按**　本例患者年纪尚轻,因酒后着凉而发作腹泻,便黏液脓血。患者素体蕴热,有饮酒史,从症状上来看,大便黏滞而不爽,口干不渴,面色灰垢,舌红,苔白腻,脉弦数,均为体内湿热蕴结之征。结合现代医学之诊断,溃疡性结肠炎多为一种炎症反应,肉眼可见黏膜弥漫性充血、水肿,表面呈细颗粒状,脆性增加,糜烂及溃疡,病理可见大量中性粒细胞浸润。从西医角度来讲,其病理过程可释放大量的炎性介质,是一种产热反应;从中医学理论来讲,它是一种内痈的表现,血败肉腐,化热生疮,两种理论殊途而同归,故治疗用药当以清热利湿,行气化滞为原则,且根据其病势缠绵难愈之特征,清热利湿之原则当贯彻始终。待湿邪渐清,热无所倚,则势不可张,再予健脾利湿之法扶正,进一步铲除余邪,以达到治愈之目的。

## (二) 脾虚泻

### 案1

*初诊*　患者韩某某,女,50岁。以"大便质稀1年余,加重1周"为主诉。患者于1年前出现排稀便,未予重视,症状时有反复,近一周排稀便,日4~5次,伴胃脘胀痛,为求系统治疗遂来诊。症见:大便质稀,不成形,伴胃脘胀痛,空腹时尤重,泛酸烧心,口苦易饥,食欲良,喜热饮。平素喜食肉类,油炸食品,辛辣及咸菜。平日情绪易激,爱生气。查:舌淡,苔白,脉弦细。2005年10月12日于医院做胃镜示:浅表萎缩性胃炎,病理示慢性重度胃炎表浅糜烂,上皮轻度异型增生。

该患脾胃虚弱,运化无权,水谷不化,清浊不分,故见大便溏泄;情志郁怒,肝失调达,横逆犯胃,故见胃脘胀痛;肝气郁热,灼津生痰,故见口苦,泛酸烧心;相火食气,脾气被耗而愈虚,故多食以自救;舌脉均示脾胃气虚之征象。

中医诊断:泄泻(脾虚泻)。

治则:温胃健脾,化痰行气。

方药:救胃导滞汤加减:

茴香5g　香附15g　厚朴15g　沉香5g　砂仁15g　苏子15g　白芥子15g　白豆蔻15g　黄连10g　吴茱萸5g　乌贼骨20g　山药20g　莲肉20g　桃仁15g

6剂,水煎服。

嘱忌辛辣寒凉饮食,调情志,详见忌口单,预约肠镜。

**二诊**　患者大便不成形,日1次,胃痛减轻,偶有泛酸烧心,乏力。舌薄质淡绛,苔薄白,脉沉细。查:肠镜未见明显异常。

化痰行气,肝气条达,恢复气机正常运行故气胀、嘈杂等症减,然气结易散,郁滞难消,余热未清,故应适当佐用清热凉血之药以扩大战果。肝火渐清,故去黄连、吴茱萸,加用槐花 15g,清热凉血以除余邪。

嘱忌辛辣寒凉饮食,调情志,详见忌口单。

患者现偶有胃胀,无反酸烧心,体力恢复,大便时有不成形,日 1 次。舌淡,苔薄白,脉弦细。

**按** 患者先天脾胃虚弱,加之情志郁怒出现腹泻,胃脘胀痛等一系列症状,虽以胃脘虚寒,脾胃阳气不足为根本,但肝气郁久化热,易成瘀成痈,闭阻经络而生痛。李老主张以左金丸清肝泻火,苏子、白芥子消其痰食气滞,伍用小茴香温胃化痰;砂仁、乌贼骨醒脾化湿,抑酸镇痛;香附、厚朴、沉香、白豆蔻温肾暖脾,行三焦气滞;山药、莲肉健脾止泄;桃仁活血通络,消郁滞以助邪热清。李老善用左金丸化裁治疗肝火犯胃之胃痛,而此患虽以腹泻为主诉,仍属肝火犯胃之证,故亦可用之。《丹溪心法》中黄连与吴茱萸的药量比为 6:1,而本证所见,火热不甚,且有脾胃虚寒之象,故采用 2:1 之药量,以茱萸佐黄连之苦寒药性,临床用之得心应手,每遇类似症候用之皆效。

## 案 2

*初诊* 患者王某某,男,48 岁。以"腹泻 8 年,加重 20 天"为主诉。患者于 8 年前即时常出现腹泻,未予重视,去年 5 月突发右下腹疼痛,诊为阑尾炎行手术切除,此后,腹痛时有发作,伴胃脘不舒,大便质稀,1 个月前于朝阳市中心医院做肠镜示:结肠癌,行手术切除。术后腹痛加剧,排稀便,日 1~2 次,为求中医治疗遂于 1998 年 1 月 14 日来诊。症见:排稀便,日 1~2 次,便中无黏液脓血,伴右腹部疼痛,便后腹痛不缓解,胃脘不舒,食少纳呆,乏力,口干。查:面色晦暗,形体消瘦。舌胖质绛,无苔,脉沉细。

患者平日嗜酒,蕴湿生热,耗伤胃气,经查为结肠癌,经历了两次手术,故正气大伤,脾胃之气更虚,故见排稀便,腹痛,胃脘不舒,食少,乏力等症。舌脉为湿热邪毒伤阴耗气之象。

中医诊断:泄泻(脾虚泻)。

治则:清热解毒,健脾利湿。

方药:延龄汤加减:

苦参 20g 白花蛇舌草 20g 皂角刺 15g 薏苡仁 20g 黄芪 25g 山药 20g 莲肉 25g 白术 15g 葛根 15g 沉香 5g 白蔹 20g 败酱 20g 甘草 20g

6 剂,水煎服。

嘱勿过劳,调情志,节饮食,忌烟酒。

*二诊* 患者自述大便现已成型,1 天 1 次,食欲改善,腹部微胀,舌红绛,无苔,脉沉细。

方中清热解毒意为除邪扶脾,脾气渐苏,郁滞未除,故加水红花子 10g、藏红花 5g,消积化滞。继治以清热解毒,健脾化瘀之法。

患者共服药 2 个月余,腹泻症状消失,偶有腹胀,食欲夜眠均良。嘱其继观病情变化。

**按** 患者平日嗜酒,日久湿热邪毒蕴积为患,热腐生痈故发为阑尾炎,术后余毒未清,郁而成积发为结肠癌,使毒势愈发蔓延,虽予手术切除,使毒势大减,然正气亦消,故见排稀便、腹痛、胃脘不舒、食少及乏力等症。因患者食欲不振说明正气已虚,故不可强力攻邪,当以扶正祛邪兼顾而为之,扶正使攻邪不致邪毒内陷,去邪则可解被困之正气,使阳气舒展发挥正气存内御邪于外之能。故治疗当伺机而行,只有在最恰当的时机运用最适宜的疗法,方能无往不利,马到而功成。

## 案 3

*初诊* 患者冯某,女,41 岁。该患于 10 年前饮冰啤酒及吃凉香肠后出现稀便,每于晨起时便 1~2 次,持续至今,未予治疗,今慕名求治于李老,2005 年 11 月 21 日来诊。症见:晨起后排稀水样便,便前肠鸣,无腹痛,便中无黏液脓血。偶伴有恶心、呕吐及反酸,食后嗳气,兼有乏力,畏寒,食欲、

夜眠良,小便正常。舌薄质淡绛,少苔而润,脉沉细。

患者脾胃虚弱,运化无权,水谷不化,清浊不分,故大便溏泄;肾阳不能温煦脾阳,黎明之前阳气未振,阴寒较盛,故腹中肠鸣即泄;形寒下肢发凉、乏力均为脾肾阳虚之征;脾胃虚弱,每遇情志不遂,肝气横逆而乘之,胃气升降失常,故而见恶心、呕吐、反酸及食后嗳气。舌淡绛少苔而润,脉沉细均为脾肾阳气不足之征。

中医诊断:泄泻(脾虚泻)。

治则:健脾益气,升阳止泻。

方药:补中益气汤加减。

白术 15g　防风 10g　山药 20g　莲肉 20g　诃子 15g　芡实 20g　砂仁 20g　桔梗 10g　茯苓 20g　薏苡仁 15g

6 剂,水煎服。

嘱其避风寒,调情志,忌生冷饮食。

二诊　患者自述大便质稀,伴肠鸣,无恶心,体力改善。舌淡,少苔而润,脉沉细。

患者肠鸣腹泻症状无明显改善,示脾阳虚日久累及肾阳,阳气不足,失于运化,水湿蕴于肠间,清浊不分,混杂而下;舌淡少苔而润为体内有寒有湿。前方以健脾益气化湿为主,意在升提脾气,补益后天以养先天,至二诊加以肉豆蔻,温脾固肠,《本草纲目》云:"肉豆蔻可暖脾胃,固大肠。"五味子酸温,滋肾而涩精;车前子利水除湿,取其利小便而实大便之意,三药合用,暖脾固精,分清泌浊,以达成止泄之目的。

6 剂,水煎服。

1 周后复诊,患者服药后仍为晨起 1 次稀便,伴有肠鸣,余无明显不适。后中断治疗。

**按**　该患者肠鸣腹泻 10 余年,每于晨起排稀水样便 1~2 次,畏寒,下肢不温,舌淡而润,一派脾阳虚兼有肾气不足之象。此为黎明之际,阴阳交替之时,人体阴气极盛,阳气萌发之际,当至而不至,阴气极而下行发为泄泻。李老主张治疗此类病症以健脾益气,升举阳气为法,见之久泻,佐以涩精固肠之品,以收敛精气;因泄泻虽源于脾肾阳虚,但却是湿邪为患,病程日久易化湿生热,且腑以通为用,故不宜从一开始便给予补肾助阳之品,以防助热敛邪更伤阴液,代之以补益后天以养先天之补中益气汤加减,升阳举陷,脾运则水湿得化,泻痛可止。然此病根于脾,病位在肠,因于湿邪为患,故难以速愈,治疗须以时日,当嘱患者切莫心急,宜坚持服药。方中白术、山药、莲肉健脾益气,补气以助阳;诃子涩肠下气,芡实补脾止泻,二药虽同为收涩之药,然诃子苦涩,苦善泻而涩善纳,苦以破其壅滞,使上无所格而下无所碍,涩以益其收敛,固其滑脱,芡实补中去湿,性又不燥,故不必担心有敛邪之弊;茯苓、薏苡仁淡渗利湿,给邪以出路,从小便而走;配砂仁醒脾化湿,行气调中,加以桔梗、升麻、防风升阳调气,助其运化,使湿随气化,气运湿行。至二诊加以益肾固肠,利水除湿之品以加强疗效,然患者未能配合,李老叹曰:"冰冻千尺,非一日之寒,病于千日,又岂可急于速效焉?"

## 食 㑊

**初诊**　患者陈某某,男,20 岁。患者自诉经常有饥饿感 2 年余,多处求医未与明确诊断,后为求中医治疗遂来诊。病患苦诉饥饿难忍,食后旋即复饿,余无明显不适。查:舌红,少苔,脉微弦。

患者体格壮实,平日嗜食膏粱厚味,日久积热内蕴,胃火独旺而消谷善饥;舌红示胃有郁火,无苔为热灼伤津;脉弦亦为有郁有热之象。

中医诊断:食㑊(脾热证)。

治则:滋阴,清热,健脾。

方药:清热健脾汤:

石斛 20g　天门冬 20g　知母 20g　山药 35g　黄连 15g

6 剂,水煎服。

**二诊**　患者自觉饥饿感减轻,余无明显不适,舌红,少苔,脉弦。

患者症状减轻,但仍有热盛伤阴之象,故应加强清热养阴力度,兼以扶脾益气养阴润燥。方中苦参、槐花清热凉血,血清则郁热可解;黄连苦寒,除烦清热,调胃厚肠,山药健脾固胃益精。方用清热健脾方加减:

百合 20g　藕节 20g　枇杷叶 20g　山药 30g　黄连 10g　苦参 10g　槐花 20g　莲肉 20g　芦根 20g

患者服用 12 剂药后,饥饿感明显消失,饮食生活均恢复正常。

**按**　本病于临床时有发现,多由大肠郁热移于胃,或因胃中伏火或因肾水匮亏而诱发,脾为自救而欲饱食,病人皆咎于饮食不节而伤脾胃。该患善饥而欲食,食之无度,故以脾胃郁热为主,古人谓之曰:"心下热。"舌红而少苔示为热已伤阴,肾水不足,肾火偏旺之征。故治以清热健脾滋阴之法。方中黄连苦寒,除烦清热,调胃厚肠,山药甘平,健脾固胃益精,二药相伍清补双施,专治脾胃郁热善饥欲食之症,共为君药;知母滋阴降火润燥,李杲谓之曰:"知母,其用有四,泄无根之肾火,疗有汗之骨蒸,止虚劳之热,滋化源之阴。"此作用皆源于其降肾火之功,列为方中之臣;天冬、石斛养阴清热,益胃生津,以调顺"胃喜润而恶燥"之性,助其腐熟消化水谷,为方中之佐使。李老曰:脾胃之伏火郁热,当清之,当润之,火邪消之,则饥饿可除;相火食气,脾胃气虚,当健之,当补之,脾胃得以充养健运,则无虚以自救,饮食无度之症自解。李老惯用黄连山药为伍治疗饥饿无度之症,二药一性寒一性平,一补一泻,一阴一阳,主辅相佐,阴阳相济,颇得制方之妙,所以有成功而无偏盛之害。

## 溃疡性直肠炎

**初诊**　患者姚某某,男,36 岁。以"腹痛伴便溏 3 个月"为主诉。患者近 3 个月来出现少腹痛伴肠鸣,腹泻,胃脘胀痛,遂就诊于医院,查肠镜示:①直肠息肉(山田Ⅰ型,炎性?);②直肠、乙状结肠黏膜伴糜烂。病理示:炎性息肉。胃镜示:浅表性胃炎伴胃窦萎缩性胃炎。给予口服麦滋林,替普瑞酮等症状未见明显改善,遂于 2005 年 12 月 16 日来我院求治于李老。症见:腹痛,肠鸣腹泻,日 1~2 次,便中可见黏液,无脓血,伴见胃脘胀痛连胁,偶有吞酸嗳气,纳差,四肢不温,小便频色黄,自诉 2 个月内体重下降 10kg,平素饮食及生活不规律,无烟酒嗜好。2005 年 12 月 5 日于辽宁中医大学附属医院查肠镜示:溃疡性直肠炎。望其面色晦暗,形体消瘦。舌质红,苔白腻,右手脉沉弦,左手脉濡。全腹无压痛,肝脾肋下未及。

患者以拉脚运输为生,平日在田间务农,经常感受寒湿之邪,邪伤脾胃,水湿蕴结肠间,郁而化热,热灼脂络,成痈成脓,故见腹痛,排黏液稀便;湿热阻滞气机,肝气不疏,故见胃脘胀痛连胁,伴吞酸嗳气;湿邪蕴结于内,阳气被郁,故脾虚失于运化则见纳差,四肢不温;湿热蕴结膀胱,则小便色黄而频;舌红苔白腻,脉濡均为湿盛之征象。

中医诊断:腹痛(大肠郁滞型)。

治则:清热健脾化湿。

方药:清肠化痈汤:

威灵仙 20g　苦参 10g　槐花 20g　茯苓 20g　薏苡仁 15g　厚朴 15g　扁豆 15g　麦芽 15g　槟榔片 20g　秦皮 10g　黄连 10g　白头翁 20g　桑白皮 10g　水红花子 15g

6 剂,水煎服。

嘱其调情志,忌寒凉辛辣饮食。

**二诊**　患者自诉仍觉腹痛,胃胀及两胁,食欲欠佳,大便1天1~2次,先干后稀。查:舌淡绛,苔白腻,脉弦细。

患者虽以湿热蕴结于里为主症,然亦有脾胃阳虚之征,患者现胃脘连胁胀痛不解,故当消积理气以通郁,温阳活血以运气,气行则血行,瘀滞可解。治以清热健脾,行气化湿之法。前方加莱菔子15g,消食除胀,降气化痰;檀香5g,温中开胃;姜黄15g,破血行气,通经止痛。

**三诊**　患者大便基本恢复正常,质软成型,无黏液,无明显胃痛。腹部时有隐痛,伴肠鸣,食欲明显改善。查:舌淡绛,苔白腻,脉弦细数。

大便恢复正常,黏液消失说明湿热渐清,胃气逐渐恢复,然肠鸣腹痛仍在,郁滞难解,故应继续给以清热利湿,行气除瘀之品。方中白头翁、秦皮、苦参清热燥湿;槟榔片、厚朴燥湿消痰,下气除满;防风清热利湿,行气化瘀。方用:

苦参15g　防风15g　厚朴15g　槟榔片15g　白芍25g　秦皮20g　三七5g　白头翁20g　莱菔子15g　乌贼骨20g

6剂,水煎服。

患者经口服汤药20余剂后,腹痛症状基本消失,大便成形,无黏液。胁肋及胃脘偶有胀感,饮食小便均正常。舌淡绛,苔白微腻,脉细微弦。

**按**　患者以腹痛伴见黏液稀便为主诉,其病机本质为湿热内蕴,郁滞肠道。然从临床症状来看,既可见胃脘胀痛连胁,伴有吞酸嗳气等肝气郁滞之症,又有纳差,四肢不温等脾胃阳虚之候,故实为寒热错杂之征,治当清热健脾除湿,使湿去,热清,郁解,脏腑和,经脉通。方中苦参、槐花、黄连、白头翁、秦皮清热燥湿,凉血解毒,化裁于白头翁汤,用于治疗厥阴热利,热毒深陷厥阴血分,气血与热毒相搏,下迫大肠,而见黏液脓血等;茯苓、薏苡仁淡渗利湿,使湿邪从小便而出,给邪以出路;扁豆、麦芽健脾化湿扶正而不滋腻;厚朴、槟榔片行气利水,二药合用,除痰饮,去结水,破宿血,温胃气,消化水谷而止痛;水红花子消瘀破积,健脾利湿,消中有补,补中带消,通络除瘀,用于虚而有积之人疗效非比寻常;威灵仙性辛温,祛风湿,通经络,佐诸药之寒凉。李老云:但见便脓血者,纵有虚寒之象,也切忌温补,当以清热利湿为先。因虚寒往往是其假象,肠络脂血一出,必有热邪入于血分,如湿邪较盛,往往阳气被郁而呈现一派寒象,如若大剂温补,必助邪使病情更加恶化。而湿性黏滞,与痰水同出一源而变化多端,故李老用药取燥湿之法以厚肠,淡渗之法以利小便,健脾之法以运化,利水之法以消肿,辛温之法以表散,总之使湿邪无处可藏,表里内外皆有所出,而湿去热邪亦无所依,病情由此而解。

# 结核性腹膜炎

*初诊*　患者关某某,女,33岁,以"腹胀腹痛伴排便困难2个月余"为主诉。患者于2个月前出现进食后腹胀腹痛且多日未便,后经某省第十人民医院检查确诊为"结核性腹膜炎,不完全性肠梗阻",经治疗大便虽通,但始终排便困难且腹胀腹痛不缓解,患者为求中医治疗遂于2005年3月16日来诊。症见:胃腹胀满疼痛,进食后尤重,肠鸣,排便困难,伴乏力,口干口苦,消瘦,盗汗,无发热,双下肢浮肿。查:面黄虚浮,双下肢浮肿。右下腹轻压痛。舌薄质淡绛,苔白少津,脉细略数。

患者证属阴虚感邪,湿热蕴结胃肠,日久血伤肉腐,气机为之壅滞,故见胃腹胀痛,进食后尤重且排便困难;阴虚火旺,热迫津液外泄,故而盗汗;津液不足,则口干口苦;热邪耗气,消灼水谷则见乏力,消瘦;湿热阻滞三焦,影响水液代谢,水聚下焦故见双下肢浮肿。舌脉均示为阴虚火旺,湿热内蕴之象。

中医诊断:腹痛(阴虚兼湿热型)。

治则:养阴清热,行气化瘀。

方药:百合知母汤加减:

柴胡 15g　百合 20g　当归 20g　茯苓 20g　苦参 15g　桑白皮 20g　藕节 25g　白花蛇舌草 20g　厚朴 15g　知母 20g

嘱其卧床休息,勿劳累,调情志,食易消化之食物,少吃多餐。

**二诊**　腹痛明显减轻,但仍觉饭后腹胀,排便较通畅。舌淡绛,苔白微润,弦细数。双下肢指压痕阳性。

瘀热得清,无灼阴之弊,故阴津得养;瘀血散,郁滞清,腑气渐畅,故痛减;然下肢浮肿未消,可见脾气未振,湿邪未去,尚需健脾利湿,以调畅气机,俾合阴阳,上方加苏梗 15g,调畅中焦气滞,加薏苡仁 20g,健脾益气,清利湿浊。

患者经治疗 3 个月症状明显改善,时有轻度腹痛腹胀,无低热及双下肢浮肿,饮食、二便正常。

**按**　患者本为阴虚体质,寒邪袭表,首先犯肺,邪气由表入里,由寒化热,热与湿结,弥漫三焦,致胃腹胀痛;热邪郁滞日久,血败肉腐而成痈,阻塞肠道而致排便困难。热邪熏蒸,迫津外泄,一方面可致津亏液耗,另一方面湿热阻滞三焦水道,水液失于运化,泛于肌表,停聚下焦发为水肿。此证既有阴亏又有湿阻,故治疗应兼顾养阴及利湿,既不可滋阴太过而助湿,又不可利水太猛而竭阴,药到中病而止,不可偏妄。方中苦参清热燥湿,《本草衍义补遗》云:"苦参,能峻补阴气",取其味苦坚阴之效,配合知母滋阴降火,益阴、清火、燥湿一举而兼得。百合甘苦性平,既可清痰湿,又可润肺燥,桑白皮清泄肺热,利水而消肿,二药相伍亦寓有提壶揭盖之意,使肺气得宣,便秘得解。茯苓健脾利湿,淡渗消肿;性平而不伤阳。白花蛇舌草清热解毒;藕节和血活血,祛瘀生新;柴胡,厚朴行气解郁,调和枢机。李老特别指出:辨证中遇到治疗矛盾的时候不可偏尽其一,任一方的偏胜偏衰都可加重病情,医者若能熟识药性,精选相宜之药味,即可救困于水火,药到而病除。

## 肠癌术后

*初诊*　患者吴某某,男,58 岁,患者既往健康,于 3 年前体检时无意中发现肠道肿瘤,及时予手术切除,2002 年初复查时再次发现病灶,行二次手术治疗,并予术后化疗,此后,患者大便始终黏腻不爽,精神日渐委靡,丧失劳动能力,并出现恶心厌食,腹痛,乏力,为求中医治疗于 2002 年 2 月 25 日来诊。症见大便黏腻,便前腹痛,便后不爽,日 5~6 次,周身乏力,厌食,时恶心,偶反酸、烧心,无呕吐,口干,喜热饮,虚汗出,夜眠差,小便正常。病来无发热,便中无黏液脓血。查:精神委靡,面色无华,身体微胖。舌体偏瘦,质紫绛,舌面无苔,脉弦紧。1999 年经某医科大学附属医院做肠镜示:肠癌,病理示:①结肠多发中分化腺癌侵及深肌层;②肠系膜淋巴结未见转移癌。

患者因术后损伤正气,脾气亦虚,水液运化不利,湿聚肠间,郁而生热,湿热内蕴故大便黏腻不爽,壅滞气机,腑气不通,故便前腹痛;湿邪困脾,脾不升清,故乏力、厌食、时恶心;胃气不降,食物积存胃内而失于传导,故时而反酸烧心;湿热蕴蓄体内既可耗伤津液致口干又可迫津液外泄而自汗出。患者脾气受损,更怕寒凉伤胃故喜热饮。所以即便是喜热饮也无法掩盖脾虚而湿热内蕴的本质。舌脉均为湿热内盛伤及阴津的表现。

中医诊断:肠痈(湿热内蕴证)。

治则:健脾燥湿,清热消痈。

方药:清肠消痈汤:

侧柏叶 20g　槐花 25g　香橼 15g　皂角刺 15g　防风 15g　白及 20g　白蔹 20g　茯苓 20g　薏

苡仁 15g　苦参 15g　地榆 20g　白花蛇舌草 20g　山药 20g　黄芪 25g

6 剂,水煎服。

嘱其忌生冷辛辣腌制食品,食易消化食物,定期复查肠镜,密切注意病情变化。

**二诊**　患者感觉食欲较以前有所改善,但时有嗳气,大便质稀,1 天 3~4 次。舌体偏瘦色紫暗,少苔,脉弦略数。

服用 6 剂汤药后,湿热浊邪得以清肃,腑气通利故食欲改善,症状略减。然湿热之邪黏滞难去,加之化疗药物助邪生热,故邪易留,病难去。两次手术使肠道较正常人明显缩短,大肠吸收传导功能失常,故见排稀便;湿热邪毒壅滞于内,阻滞气机,胃气上逆,故时见嗳气。湿热浊邪盘踞于内,湿困脾土,则脾阳不升,脾失健运;热邪不散则耗气伤津,肉腐生痈,故调整治疗方案加强清热凉血,益气升阳之力。方中加黄芪用于病久正虚,久虚致瘀之证,为益气升阳之要药;紫草清热解毒,凉血活血,化瘀而不伤正。治以健脾燥湿,益气升阳之法,于上方加紫草 15g、黄芪 40g。

6 剂,水煎服。

2005 年 11 月患者因时有腹痛前来就诊。其精神饱满,身体无消瘦,食欲良,无反酸、烧心,无恶心、呕吐,二便正常。术后 6 年身体状态良好,嘱其复查肠镜,病情变化随诊。

**按**　该患于 1999 年体检时意外发现肠癌,并经病理证实,及早发现并予以手术切除,术后第 3 年,经肠镜检查再发癌变,并行 2 次手术。术后一般状态欠佳,正气大伤,以致出现厌食、恶心、神疲、乏力,大便黏腻等症状。表现为脾胃气虚为本,湿热蕴结为标。然该证之脾胃气虚因术后伤正,更是由于湿热之邪日盛,郁遏脾阳,使阳气不得舒展而愈虚,故李老采用急则治标的办法健脾清热燥湿,待邪气渐消再重用黄芪以益气升阳,扶助脾气。但由于湿性黏滞,缠绵难去,故扶正亦勿忘祛邪,切不可因担心伤正而避之清热燥湿之药,导致闭门留寇,病势愈发缠绵。李老正是抓住了病机本质,对症下药,力挽正气衰微之颓势,救生命于一线。

## 食管贲门失迟缓症

**初诊**　患者陈某某,女,30 岁。2006 年 8 月 3 日初诊,主诉:进食哽噎不顺 1 年,加重 1 周。患者自述 1 年前开始出现进食哽噎不顺,以汤水送服可缓解,但日久症状加重,进而出现吞咽困难不欲进食,患者就诊于沈阳军区总医院经查诊为"食管贲门失迟缓症",3 个月前给予球囊扩张术治疗症状得以缓解。然近日症状再次反复,患者经人介绍来诊。症见吞咽进食哽噎不顺,伴纳差,胸中烦闷,4~5 天排便 1 次。舌薄,质淡红,花剥苔,脉弦细兼数。望面色少华,形瘦,精神尚可。

从症候来看,患者尚属疾病早期,此乃痰气互结为患,痰气交阻,郁结上、中二焦,胃失和降,故见此证。

中医诊断:噎膈(痰气郁阻证)。

治则:行气,化痰,解郁。

方药:小柴胡汤加减:

柴胡 15g　西洋参 10g　半夏 10g　黄芩 15g　生姜 15g　大枣 15g　郁李仁 10g　甘草 15g　沉香 10g　桃仁 15g　蚕沙 15g

6 剂,水煎服。

**二诊**　患者自述吞咽进食较顺畅,时伴有嗳气,排便 3 日一次。查:舌淡红,花剥苔,脉弦细。前方去甘草,加昆布 15g、苏梗 15g,以加强行气解郁之功。

12 剂汤药后,患者无吞咽困难,纳食改善,二便恢复正常,病情基本痊愈。

**按**　本方以小柴胡汤组方,柴胡与黄芩相配,一为疏泄胆气,一为清泄胆热,二药相配一疏一清和解少阳郁热,使气郁得达,火郁得发,为方中主药;半夏配生姜和胃降逆,化痰散结行气滞之郁;西洋参伍大枣、甘草健脾益气,生津润燥,助食物下行,润滑食道;蚕沙祛风除湿,活血解痉以利通降;桃仁活血破瘀,通关散结,与郁李仁相伍润肠通便,配合沉香降气归原,通利三焦。李老选用此方治疗食管贲门失迟缓症其含义有二:其一,从病位来说,本病病在食道,属胃气所主,与肝脾相关。上开口于咽喉,下通于胃肠,为表里交界之通道,故食管病变恰归属于半表半里之位。其二,患者以胸中苦满,吞咽困难,嘿嘿不欲饮食,胸中烦而不呕,大便秘结为主症。少阳经布于胸胁,胆气郁结则嘿嘿,气郁化火则扰心,且见胸中烦闷,此为少阳经腧之证。淡红舌,弦细脉为肝郁之征,脉象兼数为痰火内结;花剥苔乃胃气受损,阴液耗伤之象。正所谓有柴胡证,但见一证便是,不必悉具。这恰是领悟经方的精髓所在。

# 第九章 杂病医案

## 不育症

初诊 患者卞某某,男,32岁。患者结婚6年未采取避孕措施至今无子。经检查妻子健康,患者精子畸形,数量不足。经多方诊治无效,通过熟人介绍1968年4月7日来诊。症见四肢厥冷,时有健忘,乏力,食欲一般,二便正常。查:舌淡绛少苔,脉沉细,尺脉尤弱。

患者由于先天不足,后天虚损,加之工作压力较大,所致精子缺陷畸形而不育。肾精不足,髓海空虚故健忘,精亏血不荣,作强不能,故见乏力。舌脉乃精亏之象。

中医诊断:不育(肾精不足证)。

治则:补肾益精。

方药:海狗肾加味丸:

海狗肾4具 桑螵蛸50g 砂仁50g 菟丝子50g 淫羊藿50g 桃仁30g

做成丸剂口服,一次2丸,一日3次。

嘱调情志,放松心情,减轻工作压力,勿过劳,清淡饮食。

二诊 患者自觉精力较前充沛,查:舌淡绛,苔薄白,脉沉细。服药后患者精气益充,尚需时日,效不更方,嘱其坚持服药,注意工作及情绪调节。原方案继服3个月。

患者服药半年后,其妻有孕,后产下一健康男婴。患者状如常人,无不适主诉。

按 该患为一年轻男性,平素体健,经查为精子畸形,数量不足,考虑由先天不足,后天虚损所致,加之工作压力较大,机体免疫低下,正常生理功能受到遏制而致不育。故指导其进行生活及情绪调节辅以药物治疗多可收获奇效。患者有肾精亏损之健忘、乏力等症候,亦有肾阳不足之四肢厥冷,然此肾火不足多由郁所致,阳气被遏,不达四末故见手足不温,精冷而不育。故当与年老久病之肾阳衰惫相鉴别,切忌过于温补,化燥伤津,使精液更为干涸。故李老采用海狗肾,此乃为血肉有情之品,以形补形,暖肾壮阳,益精填髓;淫羊藿益肾助阳,补肝肾之虚损;菟丝子益精髓,兼补肝脾肾三脏,《本草经疏》云:"菟丝子,为补脾肾肝三经之要药,主续绝伤,补不足,益气力、肥健者,三经俱实,则绝伤续而不足补矣。"三味药补而不峻,温而不燥,足可见李老用药之匠心独运;桑螵蛸固肾涩精止遗,三药有补有收,固精于内减少外泄;砂仁行气温中,化解脾胃气滞以助运化,补益后天;桃仁活血通络,逐散郁结,使气血运化畅行无阻,元气亦可通达周身。李老特别指出:经云补不足,损有余,然对于年轻人而言,切忌峻补,以免助火而精液妄动更损肾精,过尤而不及。

## 水肿

### 案1

初诊 患者张某某,女,70岁。患者于7个月前出现颜面及周身浮肿,自己并未在意,但肿势日渐加重,遂前往某市八院就诊,血尿常规均未现明显异常。为求中医治疗遂于2005年10月14日来诊。症见颜面、周身均浮肿,皮肤绷急,身体困重,时头晕头痛,胸闷,食欲可,口干,喜冷饮,小便短少,大便3~4日一行。病来无发热无汗出,无恶心、呕吐。否认高血压、冠心病、糖尿病、肾脏疾病等病史。自述嗜白酒40余年,每天玩麻将4小时左右。查:面目虚浮,色㿠白无华,肢体皮肤绷急,双下肢压之凹陷,舌瘦质淡绛苔白,舌面有苔但无神,脉浮大弦数。实验室检查:尿常规:RBC:0~2/HP WBC:10~13/HP。肾功能正常。血糖正常。

该患素有饮酒习惯,易聚湿生痰,蕴蓄脾胃,正值天气变化,寒邪袭于肺卫,肺失宣肃,津液不得布散,水湿泛溢肌表,发为肤肿;水湿浸渍肌肤,壅滞不行,故肢体困重;三焦决渎失司,膀胱气化失常,故小便短少;脾为湿困,痰浊中阻,故头晕、头痛、胸闷;湿积日久,且平素即为嗜酒之人,更易致化湿生热,故而见口干、喜冷饮。舌脉均示湿而有热之象。

中医诊断:皮水(湿热内蕴证)。

治则:清热利湿。

方药:通渠汤:

白鲜皮20g 防风15g 薏苡仁15g 地肤子15g 黄连10g 石斛20g 知母20g 苍术20g 当归20g 竹叶15g 沉香5g 五倍子15g 冬瓜仁20g 桃仁10g

6剂,水煎服。

嘱其避风寒,戒酒,忌生冷食物,勿过劳。

二诊 患者自述腿及手背浮肿渐消,脸上仍有紧绷感,周身乏力,食欲尚可,但胃中有堵胀感,口干,烦热,小便色黄,尿量渐增。查:面目浮肿,面色无华。舌瘦质淡绛,苔薄腻微黄,脉沉细略数。考虑患者乏力、潮热、胃脘胀闷,小便短赤均为湿热内蕴,水热互结之征。湿热困阻脾土,运化失司,则湿邪愈发停而不去。水湿不化,性为阴邪而趋下,故蕴蓄膀胱形成水热互结之势。治当健脾以化湿,清热以逐水,通利膀胱,方可给邪以出路,方用猪苓汤加减:

茯苓20g 薏苡仁15g 猪苓20g 冬瓜仁20g 黄连10g 地肤子15g 当归20g 泽泻15g 知母20g 白鲜皮20g 沉香5g

6剂,水煎服。

患者经服20剂汤药后肢肿全消,面目仍略有虚浮感,胃胀不适及口干症减,二便均正常。嘱其继服汤药10剂,以观疗效。后因李老患病未能出诊,患者断药2个月余,病情出现反复加重,经检查确诊为"硬皮病"。

按 该患口干渴,喜凉饮,伴头晕,乏力,身体困重,小便短赤,大便干,均为湿热内蕴之征象。本证系因伤寒之邪传经入里,化而为热,与水相搏,水热互结,蕴蓄膀胱,所致小便不利,水液泛溢肌肤发为水肿。且郁热积而不化,有愈演愈烈之趋势,患者初诊时食欲尚可,但日久湿热之邪必伤及胃阴,遂李老先投以清热利湿之汤剂急下存阴,意为不治已病而治未病也。方中黄连、知母、石斛清热益胃存阴,尤其知母取其清肺热以通调水道之功,宣发上焦,配以防风、地肤子解表祛风,使湿邪散于肌肤;方中白鲜皮、苍术清热健脾燥湿,助中焦脾胃运化;薏苡仁、冬瓜仁、竹叶淡渗利湿,引热出于小便;当归、桃仁活血养血而破瘀结,去陈莝,洁净府,通利下焦。李老特别指出:水肿日久,小便不利,多由瘀血为患,故方中喜用桃仁活血破瘀,打通膀胱水道以利尿消肿,临床每获奇效。至二诊,患者食欲良,胃气得以保存,再以利水清热养阴之猪苓汤加减,清热逐水扩大战果,以增强疗效。

## 案2

初诊 患者文某某,女,50岁,患者于2个月前出现双下肢肿,且肿势不断加重,于当地医院查尿常规示:WBC:5~7/HP,PRO:1+。2005年11月19日经人介绍来诊。症见双下肢肿胀,活动困难,食少纳呆,口干不欲饮,尿频量多,大便干,3~4日一行。病来无恶寒发热,无恶心呕吐。查:面目虚浮,无华无神。双下肢压之凹陷。舌胖质淡红,苔薄白而润,脉沉细。自述高血压病病史2年,服硝苯地平恶心,并因经济原因,故一直未用降压药物。脑梗死病史 2 年余。

该患平素即为肝肾阴虚体质,肝风内动发为脑中风;肾虚邪之所凑,风寒湿邪直中三阴经,脾不能化湿,肺不能宣散,肾不能制水,水液蕴蓄膀胱,泛溢肌肤,湿性重浊而趋下,故见双下肢肿;脾不能为胃行其津液,胃失受纳而食少纳呆;肾气虚失于固摄,故尿频而多;湿气化热蕴蓄膀胱,膀胱气化失司,故见口干而不欲饮;热伤阴液,肠道津液匮乏,故便干。舌脉均示为肾虚湿浊停聚之征。

中医诊断:水肿(肾虚兼湿热证)。

治则:益肾养阴,清热化湿。

方药:黄连阿胶汤加减:

黄连 15g　阿胶 10g　土茯苓 20g　当归 20g　藿香 25g　竹茹 15g　泽泻 15g　地肤子 15g

6 剂,水煎服。

嘱其避风寒,勿过劳,忌食鸡肉和鱼。

二诊　患者下肢水肿渐消,食欲较前改善,尿量 24h 内 1500ml 左右。查:面色无华,舌胖质淡红,苔薄白,脉沉细。患者浮肿渐轻,食欲改善,胃气来复,可见清热化湿之法已显效,尿量虽然尚可,但对于重度浮肿之人还远远不够。故加以化浊利小便之药味以祛邪。方中加以猪苓 15g、车前子 15g,配以泽泻、阿胶,取猪苓汤利水清热养阴之功,加用萆薢 15g,通利湿浊,用防风 15g,以散肌表风邪,又除经络之湿。再服 6 剂。

患者坚持服药 3 个月余,症状明显改善,双下肢浮肿减轻,食欲可,二便正常。仍略感肢体困重,余无明显不适。

**按**　患者既往有脑中风和高血压病史,因不慎感寒,双下肢逐渐浮肿加重,而非一夜之间突发水肿,且两肢对称,故暂排除栓塞所致下腔静脉回流受阻。肾虚感寒,失于温化,必累及肺气通调水道及脾气转输水液,致水液停聚,湿气化热,蕴蓄膀胱,形成水热互结之证。故以猪苓汤化裁,利水清热,滋养肾水以消阴翳,而不以惯用之六味丸、八味丸组方,源于此类水肿多由湿热蕴蓄膀胱所致,湿热不除,投以温药化湿则可助热,投以补药养阴则可助湿,故于临床中均难以收到奇效。而本方中内有黄连、土茯苓燥湿清热解毒,配以泽泻清泄肾火而利水,竹茹清化痰火而散郁;外有藿香、地肤子解表祛风以除湿,使湿邪从表而散;当归、阿胶养阴润燥,防利水太过而伤阴液。本方内外双清,消补并进,利水而不伤阴,滋阴而不敛邪,使湿去、热清,阴津来复,诸证自除。

# 胁　痛

*初诊*　患者王某某,女,59 岁。2004 年年末出现右胁肋隐隐作痛,3 个月前右胁肋疼痛加重如刀割样,并伴有发热,体温 38.5℃,未服用任何药物,2 日后热退,并出现右胁肋疼痛阵发性加重,放射至右肩背,经人介绍于 2005 年 8 月 27 日来诊。症见右胁肋连及右肩背放射性疼痛,阵发性加重,伴见乏力、恶心、口干、口苦,无反酸、呕吐,小便色黄,大便质稀,日一次。查:面色㿠白,巩膜无黄染,舌薄质淡绛,苔薄微黄,脉沉弦。于抚顺市中心医院做肝胆脾彩超示:脂肪肝,胆囊炎。自述平日爱吃青菜,很少吃肉食。母亲 60 岁时死于胆癌。

患者平日很少吃脂肪类食物,致使胆汁排泄不畅,郁滞于内,影响肝之条达,肝脉布于两胁,与胆经相伴而行,肝气不舒故两胁攻窜疼痛,并放射至肩背。肝气乘脾,故乏力,大便质稀;肝郁化热,胆汁泛溢,正气与之相争,症见恶心,口干口苦。舌脉均为肝郁有热之征象。

中医诊断:胁痛(肝气郁结证)。

治则:疏肝解郁,清热活血。

方药:疏肝利胆汤加减:

柴胡 15g　姜黄 15g　金钱草 15g　香附 15g　桃仁 15g　郁金 15g　川楝子 15g　三七 5g　乳香 5g　黄连 10g　草决明 20g　当归 20g　青皮 5g

6剂,水煎服,1日2次。

嘱其忌辛辣酒食,调情志。

**二诊**　患者自述胁痛明显改善,偶有发作,大便质稀。查:舌薄,质淡绛,苔薄白,脉沉弦。正所谓不通则痛,肝胆疏泄不利,郁滞胆道,蕴湿生热,故宜清相火,利肝胆,化瘀滞以疏导;肝气条达,胆液排泄通畅,诸郁得解,则通亦不痛。原方加以黄连 15g,重在清热燥湿,防风 15g,抑肝扶脾,实大便,沉香降气疏导,治以祛邪为要务。

患者经服药30剂,症状全消,舌薄,质淡绛,苔白,脉弦细。故于原方中加山药 15g,以健脾气,嘱其再服6剂巩固疗效。

**按**　该患为急性胆囊炎发作,迁延未愈,日久郁而化热,影响肝胆疏泄,引发一系列临床症候,虽外在热象并不明显,但从症状及舌脉上已呈现肝胆郁热于内之征,如不清热除郁,则症不可解,故用以黄连清热泻火疗效颇佳;对于郁滞难缠,病程日久者,更需投以破血通瘀之桃仁,其味苦,入心肝血分,活血祛瘀力强,为破血之要药;方中姜黄、郁金、金钱草活血行气,利胆止痛,治疗肝胆瘀痛更是必不可少。故见诸此证必以通利疏导为先,续以扶正以观后效。

## 气 瘿

*初诊*　患者姜某某,女,41岁,以"颈部肿大2个月"为主诉,患者于2个月前生气后出现颈部肿大,如鸡蛋大小,质软不痛,颈部发胀,伴压迫感,遂于2005年7月20日急来就诊。症见颈部肿大,左侧为重,颈部发胀并有压迫感,触之颈软,伴见心悸,气短,胸闷,易怒,善太息,胃脘胀,嘈杂,善饥易食,反酸,烧心,夜眠差,小便色黄,大便干。病来无恶心,呕吐。查:触之两侧颈部均有肿大,以左侧为重,质软,2度大,未触及结节,无突眼。舌瘦质淡绛,苔微黄,脉弦滑数。2005年5月于鞍钢医院查甲状腺功能均正常。2005年7月查甲状腺B超:左叶甲状腺囊肿,右叶甲状腺不均质结节。自述平日爱生气,工作压力较大。

该患证属情志不遂,气机郁滞,痰浊壅阻颈部发为颈肿,压迫气道,则闷胀气短;肝失条达,肝气郁滞,则胸闷,易怒,善太息;肝气横逆犯胃,气郁而不行,故胃胀;日久肝胃郁热,则消谷善饥,逆而上冲,则见嘈杂、反酸、烧心;肝乘脾气,脾失运化,痰饮上凌于心见心悸,郁热下移膀胱,故见小便黄赤,伤津耗气,大肠失润故而大便干燥。舌脉均为气郁夹痰蕴热之征象。

中医诊断:瘿病(气郁痰阻证)。

治则:理气舒郁,化痰消瘿。

方药:四海舒郁丸加减:

柴胡 15g　苦参 15g　昆布 20g　莪术 10g　牡蛎 30g　黄连 10g　香附 15g　橘核 20g　海藻 20g　乌贼骨 20g　白豆蔻 15g

6剂,水煎服,1日2次

**二诊**　患者自述脖颈部还有压气感、异物感、堵闷感,但较以前减轻一些。胃胀烧心症状明显减轻,时有心悸,大便干燥。舌瘦质淡绛,苔薄黄,脉略弦。触之左侧颈肿略微减轻,质软,2度大。

痰气郁结,阻滞咽喉及食管,故咽部不适有异物感,堵闷感;气郁化火,灼伤血脉,瘀阻脉络,心失所养,不能藏神,故时心悸。服用12剂汤药后,患者症状缓解,故继用理气化痰解郁之法,配合兼证,分别治之,故选用射干 15g,解毒散血消痰,利咽喉;合欢花 20g,理气解郁,宁心活络,使火清,郁解,痰消,心神得养。

患者服药 3 个月余，颈肿消失，胃脘部症状亦明显减轻。患者自行断药半月，又遇情志刺激，2005 年 11 月 30 日再次就诊，患者左颈部明显肿大，质软，自觉心烦易怒，夜眠欠佳。舌薄，质淡绛，苔薄白，脉弦略数。遂于原方加减，嘱其再服六剂以观后效。

**按** 患者突发颈肿 2 个月余，平时易怒善激，今次亦由情志所诱发，故可推断颈肿乃气机郁结，痰湿不化，停饮于颈部所致。方用柴胡、香附、橘核理气疏肝以散瘀为使；郁结易聚而难散，理气之药仅能触其皮毛而难动其根，故方用昆布、海藻、牡蛎软坚而散结共为君，三药皆性味咸寒，咸能软坚，且利水气，消痰郁，于方中起到斩关夺门之功效；配伍苦参、黄连清热燥湿；乌贼骨抑酸止痛；莪术活血消瘀；白豆蔻行气化湿辅助君药治疗胃脘不适之兼证，共为臣使。李老特别指出：海藻昆布为治瘿要药，但其散结消肿之功效远不止于此，胃脘瘀痛难消，久治不愈，亦可尝试用之，临床每获良效。

## 滑 胎

**初诊** 患者全某某，女，26 岁，该患者婚后 4 年连续流产 3 次，经多家妇科专科医院治疗均无效，也服用过多种中药仍未见起色，经妇科系统检查，除习惯性流产外，未发现其他器质性病变，经专科医院检查结果认定，此病并非生理上的缺陷，乃是临床一般流产，但却使临床医生大为挠头，找不到一种真正行之有效的良策。经人介绍多方辗转找到李老。1976 年 4 月初诊，患者已有孕 40 余天，尚未见胎漏。查：其神色正常，略带紧张，体重 50kg 上下。自述既往健康，现时有腰酸，大便燥结，夜眠可，胃纳一般，余无明显不适。舌淡，苔薄白，脉来弦滑有力。

本病起因多是由于冲任不固，胞宫蕴热，或过食膏粱厚味，致体胖生痰、湿痰化热、热伤胚胎或滑胎之后，再受孕时精神过度紧张而损及胎元。患者已有 3 次流产史，考虑为脾肾两虚所致，肾气虚不养腰府，故见腰酸，脾气虚固摄无权，则胎元不固易致滑胎；血聚于胞胎，阴虚血少，肠道失润则见大便干燥，从舌象上看胞胎得养，尚未见恶象，预后良，脉弦滑有力示其内有蕴热，但尚不明显。

中医诊断：滑胎（脾肾两虚证）。

治则：健脾益肾。

方药：补中益气汤加减：

人参 5g　白术 10g　知母 10g　桑寄生 20g　竹茹 5g　陈皮 10g　杜仲 5g　菟丝子 10g　黄芩 5g　山药 10g　川贝 10g　益智仁 10g

水煎服，连服 9 剂，1 日 2 次。

**二诊** 之后又以随症加减，续服 6 剂。患者于怀孕 3 个月时出现胎漏，就诊时神情异常紧张，询问之出血量不是很多，查：舌淡红，苔薄白，脉弦滑有力。此症虽有脾肾两虚为本，但胎漏动血乃由胞宫蕴热虚火妄动所致。故需加用凉血止血之药物以安胎。嘱其不必惊慌，遂于原方中改杜仲为杜仲炭 25g，加生地炭 30g，莲房炭 25g，续服 6 剂。药后未见出血，故再与辨证加减，患者服药 7 个月后停药，足月产下一健康女婴，母女平安。

**按** 李老曰之：根据其毕生在妇科领域的治疗经验，就妇女婚后妊娠、小产而言，此乃为滑胎。病因在于任冲二脉不固，肾气虚微，主张从气治而不从血治，用补中益气汤化裁加以滋补肾气之品，以利胎元。他不赞成从血论治，即通常惯用以四物汤或胶艾四物汤为基础组方，往往于临床中收效甚微，因四物汤既不止血又不能养胎安胎，而李老主张从气治而不从血治，意在孕妇滑胎本已伤血动血，故切不可再用补血和血药动其经血，而采取补气调经之法静养胎元。从理论上讲，气能生血，气行则血亦行，补气等于补血，又何须动血犯胎，妊娠一旦漏血，用补血法治之，临床经验证明成功率低，往往以失败而告终。李老曰：凡遇此种病例或类似此种病例均用补气法治疗疗效甚好。治疗中 1～3 个月为安胎，方用：

人参 5g　白术 10g　知母 10g　陈皮 10g　桑寄生 20g　杜仲 5g　菟丝子 10g　益智仁 10g　山药 10g　川贝 10g

随症加减,水煎服。待到 4~6 个月以补胎为主,杜仲可加至 10g,菟丝子加至 15g,以利于胎儿快快长大成熟。7~9 个月,以养胎为主,续断、益智仁均加至 15g。李老特别指出:如用药后仍见少量流血,不必担忧,可将杜仲改为杜仲炭 25g,如血见较多,先检查胎元,如胎元尚好,可加用生地炭 30g、莲房炭 25g,止血而不留瘀,临床每每奏效。此方由补中益气汤化裁,却并非照搬原方,而是利用其法理滋补肾气以养经血,生地苦寒,炒炭性温,入手足少阴经,配以莲房炭,性苦涩而温,入足厥阴血分,两者止血安胎,养胎而不动胎,确为治疗滑胎、小产之要药。李老治疗本病改变了以往见血必当补血之原则,不沿袭前辈循规蹈矩、按部就班之作风,另辟蹊径,与其说李老不拘于经典句下,倒不如说李老在中医大杂院里另烧一把火,用的是中医理,药选四百味,青烟直上九重霄,将中医之光辉散落及后辈。

# 消 渴

## 案 1

**初诊**　患者张某某,男,47 岁,以"多饮多食多尿 1 年余,加重 2 个月"为主诉。该患 1 年前无明显诱因出现口干舌燥,烦渴多饮,日饮水量约 4000ml,多食易饥,饮食量倍增,尿频而量多,日尿量约 3500ml。空腹血糖为 11.76mmol/L(210mg/dl),尿糖(++++),经某医院诊为糖尿病。口服多种中西药,病情时轻时重。近 2 个月来自觉症状加重,身体逐渐消瘦,周身乏力,大便干燥。遂于 1987 年 9 月 10 日来诊。查:面色无华,形体较瘦。舌红绛,苔少而黄,脉数有力。否认家族性遗传病史。

四诊合参证系嗜食肥甘厚味,蕴积生热,肺热炽盛,耗液伤津,故口干舌燥,烦渴多饮;燥热伤肺,治节失职,水不化津,直趋于下,故尿频量多;胃火炽盛,腐熟水谷力强,故多食易饥;阳明热盛,耗伤津血,无以充养肌肤,故形体消瘦且感乏力;胃津不足,大肠失其濡润,故大便干燥。舌脉均为肺胃热盛之征象。

中医诊断:消渴(肺胃热盛证)。

治则:清胃泻火养阴。

方药:消渴增液汤:

槐花 40g　黄连 10g　花粉 20g　葛根 15g　胡黄连 20g　苦参 20g　黄柏 15g　知母 25g　白术 25g　山药 20g　甘草 15g

6 剂,水煎服。

嘱其糖尿病饮食,三餐定量,注意餐后运动。

**二诊**　患者自觉口渴易饥症状有所改善,大便通畅。查:舌红绛,薄黄苔,脉沉弦。

患者食欲亢进,烦渴,多尿等症明显减轻,周身困乏亦明显好转,仍时觉口干,此乃肺胃之热大减而阴液未复所致,既然热势已减,再以苦寒为之恐伤及正气,故酌减苦寒药味,增以甘寒清热益胃生津之品,盖以扶正。仍续上方去黄连、滑石,加石斛 15g。

连服 20 余剂后患者多食善饥、口渴喜饮、尿频诸症基本消失,自觉体力倍增,唯略感口干。舌红苔白,上覆少量津液。空腹血糖:8mmol/L 尿糖定性(±)。肺胃之热已除,阴液渐复,续以健脾养阴和胃之剂口服以巩固疗效。

**按**　糖尿病早期主要病在肺胃,该患呈现一派肺胃热盛之征象,且已现耗气伤阴之势,故选方用药当以养阴清热为主。方中首选味苦性寒清热凉血的槐花,意在出奇制胜,速清血内蕴积的燥热以存津液,辅以胡黄连、苦参以助槐花清热凉血之力;清肺胃积热,生津润燥的天花粉与止烦渴、散肺胃郁火之葛根同用,兼顾清热及养阴之功效;知母辛苦寒凉,下润肾燥而滋阴,上清肺金而泻火;黄柏苦寒,既可除肠胃中结热而存津,又可泻肾经之相火而坚阴;佐白术、山药健脾益胃,补肺益精,既能润其中土又滋肺肾,同时其甘温之性又可制诸药苦寒之弊。甘草为使,调和诸药。李老用药精良,配伍独特。立法用药意在清阳明燥热以润中焦匮乏之津液;清肺肃金除上焦郁热,以图津液可布;坚肾阴滋肾水,以充下焦津液之源,因此可使燥热清而津液生,气血复而消渴除。本方针对上中下三消而采用的立法、处方充分反映出李老临证主次分明,方与证合,药随证用的学术特点,因而每获良效。

### 案2

**初诊** 患者孟某,男,51岁。以"多饮多食多尿4年"为主诉。该患于4年前出现多饮多食多尿,经查诊为"2型糖尿病",曾用胰岛素治疗,后来产生胰岛素抵抗而停药,改服苯乙双胍等药物,血糖虽有所下降,但多饮,多尿,饥饿感并未减轻。于1998年10月14日来我院检查:尿糖(++),空腹血糖:12mmol/L。症见:病患身体消瘦,有明显脱水症状,皮肤干燥,口唇干裂,呼吸迫促,自诉口干渴,饮水多,尿多依然如故,唯饥饿感尚不明显,大便总是干燥。舌质绛,苔黄燥,脉来弦实。

该患体肥多湿,平素嗜食肥甘厚味,易蕴积生热,肺热炽盛,耗液伤津,故口干渴而欲饮;胃火炽盛,腐熟水谷力强,故多食易饥,日久燥热伤阴,胃失濡养,则饥饿之征不显;肺为水之上源,肾为主水之脏,久病及肾,肾虚无以约束小便,故尿频量多;燥热伤阴,耗伤津血,无以充养肌肤,故形体消瘦;阴津被灼,大肠失其濡润,故大便干燥。舌脉均为燥热伤阴之征象。

**中医诊断:**消渴(燥热伤阴证)。

**治则:**清燥凉血,益气生津。

**方药:**清燥饮子:

牡丹皮20g 山药50g 胡连10g 黄连10g 天花粉15g 茯苓20g 葛根15g 乌梅15g 冬瓜仁25g 槐花25g 文蛤25g 桃仁15g

9剂,水煎服,日3次,每次100ml。山药(另用纱布包好,置药壶内)服汤药后,可将山药捞出食用。

**二诊** 患者自觉口干口渴减轻,排便困难缓解。舌绛,苔燥微黄,脉弦。

患者燥热伤阴症状明显,阴易伤而津难复,现症状已有减轻之趋势,故可乘胜追击,继续予清热润燥凉血滋阴之法除其燥,清其热,复其津,养其血。方药同前。

嘱患者糖尿病饮食,三餐定量,注意餐后运动。

服药2个月后,三多症状明显减少,体力逐渐恢复。舌红绛,苔白有少量津液,脉沉弦。经化验室检查:尿糖(-),餐后血糖10mmol/L。遂嘱其停药,严格糖尿病饮食,后患者间歇服药至今,空腹血糖约为6mmol/L,餐后血糖水平基本控制在10mmol/L以内。

**按** 糖尿病的病机为阴虚燥热,肺胃虽呈现一派热象,但皆为虚火内炽,耗气伤阴为其病邪本质,故选方用药当以养阴清热,益气生津为主。养阴即为固护津液,清热即为养阴,实为以凉血之法去其虚火而润燥;益气,一为健脾气,取气能生津,气能生血之意,二为益肾气,养肾阴以润肺胃之燥,肾气足则固摄有权,保存津液,减轻小便频多之症。方中首选味苦性寒清热凉血的槐花,取其轻凉之性,速清血内蕴积的燥热以存津液,辅以胡黄连、黄连、牡丹皮凉血清虚热以助槐花清其燥热;天花粉与葛根同用,清肺胃郁火,配以冬瓜仁润肺生津,止烦渴,兼顾清热及养阴之功效;方中茯苓、山药健脾益胃,以助气化,文蛤补肺益肾,同养先天与后天,补气生津育其本源,同时取其甘温之性又可制诸药苦寒之弊。乌梅味酸生津止渴,敛涩津液,伍之为佐。李老用药精良,配伍独特。即有清虚火以为其存阴,又有润肺以救燥,健脾以生津,补肾以固摄;方药针对消渴病病及上中下三焦之特点而立法,攻补兼施,使难除之痼疾迎刃而解。

# 臌 胀

**初诊** 患者朱某,男,48岁,以"腹胀3年,加重1个月余。"为主诉。该患者患慢性肝炎已3年,于1998年初经某大医院确诊为脾大性肝硬化。自觉腹胀明显,多次出现腹水,经服药(具体用药不详)腹水时消时长,反复无常。近1个月加重遂来诊。1998年10月5日来诊。症见:腹胀,腹大如鼓,食少纳呆,干呕欲吐,口干渴又不欲饮下,失眠,肢体逐渐消瘦,午后低热,尿频而短,大便偏溏。查:面垢无华,神态憔悴,身体瘦弱。腹部坚满,腹壁静脉显露。触之无压痛,反跳痛及肌紧张,移动性浊音(+),双下肢指压痕(+),双手可见肝掌,颈胸可见蜘蛛痣。舌质淡,苔灰白而厚腻,脉弦实有力,沉取而涩。

湿邪蕴脾,脾失运化,津液不能输布,水液停聚,阻滞气机,血液运行迟滞,日久脉络瘀阻,故见腹胀,腹大如鼓,脉络显露且小便短少;湿浊阻于中焦,影响脾胃运化及气机升降,故干呕欲吐,食少纳呆,肢体逐渐消瘦,大便时溏;热伤津液又兼挟湿浊为患,故口干而不欲饮;湿热互结,邪热内扰,故时见午后低热且失眠;舌淡红苔灰白而厚,说明湿邪较盛,而脉弦实有力,沉取而涩则为湿与热结,瘀阻脉络之证。

中医诊断:臌胀(湿热蕴结证)。

治则:柔肝软坚,渗利存阴。

方药:柔肝醒脾汤(自拟):

黄芪50g 昆布25g 海藻25g 土茯苓20g 知母25g 鳖甲25g 当归40g 旱莲草20g 生地20g 黄柏10g 茯苓20g 黄瓜皮40g 槟榔20g 党参20g 苍术20g 鸡内金15g 柴胡10g 牡蛎20g

6剂,水煎服。昆布、海藻宜水洗后再煎煮。

医嘱:

(1)保持低脂肪高蛋白饮食。勿饱食、注意调整大便。

(2)主食:最适于米类,少食面。

(3)菜肴:宜吃豆腐、鱼类、鲜山药、鲜丝瓜、苦瓜、菠菜、土豆、米醋、羊肉。禁食辣椒、香菜、大蒜;鸡肉、狗肉、兔肉、驴肉。

(4)生活起居:①绝对禁止吸烟、酗酒、过性生活、打麻将、玩牌、过量体力劳动、户外长跑和野浴。②慎防感冒;时时不忘制怒;少参加宴会;保持8小时睡眠,多则无益。③服药遵医嘱,在医生监护下治疗,慎用偏方和按摩。

**二诊** 患者自觉腹胀减轻,尿量有所增加,仍时有低热。查:舌淡红,苔白腻,脉沉弦。

汤药以软坚散结,健脾利湿为组方,患者服后症状有所改善,脾气渐旺,故效不更方,嘱其继服9剂。嘱其将牛筋熬成浓汤去表面浮油,每日喝1碗,以增加营养。

患者服药3个月,脾肿大明显好转,腹水已全消,精神状态良好,食欲大增。嘱其继服汤药巩固疗效,定期复查,病情变化及时就诊。

**按** 《内经》云:"诸腹胀大,皆属于热;诸病有声,鼓之如鼓,皆属于热;诸湿肿满,皆属于脾。"可见肝脾既病皆为热因,而热并非风热乃为湿热。肝受湿热所羁而致郁,肝失调达而气结,因而肝经脉络受阻,致肝血瘀阻日久而变硬。脾主运化,湿热困脾,水湿不运,渍于脐腹,致水肿大,最终导致肝脾同病。李老曰:若见腹水一味逐水、利水而消肿,病因未除而水易复来。须知肝硬化腹水是肝气虚极,脾津不布而生,水乃阴津,反复利水过伤津液,戕伤肝气,肝体失柔,更易加速肝功衰竭。且用药不宜过用活血化瘀和行气之品,如三棱、莪术、商陆、二丑等。治疗应肝脾兼顾,清利湿热以护脾,益气和血以保肝。方中以黄芪为君药是针对病久当虚,虚极而必生瘀,气亏血滞,故用黄芪补虚而兼化瘀，并辅以党参、茯苓健脾益气化湿，鸡内金消食和胃以助脾气；昆布、海藻性咸寒，咸能软坚，寒能除热，尤其利尿可通十二经水道，并可解黄芪之甘温，平抑其温阳之气而益阴。佐以牡蛎化痰软坚，清热除湿，仲景"牡蛎泽泻散"治大病瘥后腰以下有水气，利水而不伤阴液。使以鳖甲补阴血、软坚祛瘀，合以诸药可起益阴柔肝，清热利尿之效。配当归活血通瘀，和血而不伤血；生地、知母、黄柏清热凉血，伍旱莲草补肾益阴，通利膀胱，行水而不伤阴津。土茯苓、苍术、黄瓜皮清热解毒除湿，消散水气；柴胡、槟榔行气利水。全方无逐水峻下之剂，但以健脾行气而扶正，软坚散结以通络，清热化湿以逐邪，取其破瘀结而不动血，除水湿而不伤阴之功效，临床用之收效显著。

# 发　热

## 案 1

初诊　患者宋某某，女，11 岁。以"反复发热 2 个月余"为主诉。患儿 2 个月前感冒后烧退，继而上学，突然高热大汗出，自服解热药，高热仍不退而汗出愈烈，病情逐渐加重。来沈阳某医院住院治疗，经胸透、骨穿、血液化验均无异常改变，唯血色素偏低。诊为无名热，住院 21 天，治疗不见好转，病情反而加重。继来我院住院治疗，复查结果与外院相同，经诊所见：病孩面垢少荣，面容苦楚，精神不振，拒食，嗜睡，多从午后发热，热从 37～38.2～40℃，高热持续 3 小时，继而大汗出，汗出如雨，湿透衣襟，汗出后身凉，患者勉强支撑，下地活动，少量进食，精神一时得以恢复。间日后症状同前，反复发病。临床辨证用药，认为风寒未解，邪入于里，给以疏风解热治疗，住院 18 天病情不见好转。遂请李老会诊，症见：病孩面色苍白，唇干舌燥，食少纳呆，周身乏力酸痛，尿黄便干。查舌红绛，苔黄，脉洪大有力，沉取稍减。

患儿感邪后，毒邪未清，羁留阴分，时与营卫相争，则见发热汗出，邪伏则热止；邪毒蕴内生热，流注下焦，则小便色黄；热伤津液，故唇干舌燥，大便干结；壮火食气，症见乏力，食少纳呆，邪正交争伤及气血营卫，以致汗出不畅，周身酸痛；舌脉均为热伏于内之征象。

中医诊断：发热（阴虚发热证）。

治则：解表清里，养阴透热。

方药：青蒿鳖甲汤加减：

柴胡 40g　常山 10g　鳖甲 25g　青蒿 20g　桃仁 15g　地骨皮 20g　胡连 15g　牡蛎 25g　生地 15g　甘草 10g

3 剂，水煎服。

嘱避风寒，调情志，勿贪凉饮冷。

二诊　患儿体温稍退，最高 38℃，仍有汗出，但较前症减，纳增，二便可。舌绛，苔微黄，脉弦实有力。

服药 5 天后高热减至 38.2℃，而汗出也渐减。脉来由洪大变为弦实有力。患者精神状态良好，食欲渐增，说明正气处于恢复阶段，但邪热仍羁留不去，故加大清热凉血之力度以除邪。给予疏风清热，凉血养阴治疗。方以：

柴胡 45g　鳖甲 25g　牡蛎 40g　甘草 20g　知母 20g　乌梅 10g　秦艽 15g　桃仁 10g　桔梗 10g　牡丹皮 20g

4 剂，水煎服。

共服药 10 剂后，病情显著好转，体温减至 37.3℃，病患可以下地自由活动，精神状态良好，唯时有小汗出和低热。经诊所见：脉来弦细，舌质绛，尺肤稍热，余热尚燔阴分。遂改方为：

柴胡 45g　鳖甲 25g　生地 15g　牡丹皮 15g　牡蛎 30g　甘草 20g　泽兰叶 10g

水煎服,7天后病已除,患者乐而出院。

**按**　该患病症乃由于感受寒邪,入里化热,经用药余邪未清,邪伏于半表半里之间,内侵五脏,外搏营卫,正与邪争,虚实更作,阴阳相移所致。此时,若汗之但无表证的恶寒;若滋阴徒伤脾胃而洞泄;若温补而损阴津;若活血化瘀而伤气血。而李老用青蒿鳖甲汤化裁治疗本病,屡试屡验。鳖甲入阴分,滋阴退热,入络搜邪;青蒿芳香,清热透络,引邪外出,有先入后出之妙;柴胡和解少阳,为少阳之引经药;胡黄连、地骨皮、生地清热凉血,上清肺中浮火,下去肝肾虚热;牡蛎入肝肾经,敛阴止汗。常山除痰截疟,桃仁散结化瘀,润肠通便;甘草伍之调和诸药,并解常山之毒。李老善于活用时方,以透邪外出之法清其久羁阴分之邪热,喜得异曲同工之妙。

## 案2

**初诊**　患者邹某某,男,19岁,以"反复低热4个月"为主诉。患者于2002年3月份曾因感寒后出现高热,体温40℃,并持续半月余,热势不减,在沈阳军区总医院按脑膜炎治疗,使用激素后热退,并做骨穿、腰穿均未见异常。此后,患者出现间断性低热,午后尤甚,体温在37~38.2℃中波动,服索米痛片热可暂退,4~5小时后热旋起并伴见头痛,后背闷热,盗汗,纳呆,口干,小便黄赤,大便2~3日一行。2002年7月30日来诊。查:精神不振,面色萎黄无华。血常规:大致正常。血沉正常。舌淡红苔白,脉细数。

该患者为感邪后邪热传经入里,邪伏阴分,每至午后及入夜阴气偏盛,阳与之争,故而发热;郁热于内,逼迫津液外泄,故见盗汗;津液耗伤则口干;相火食气,故而纳呆;邪热循经上行则头痛。舌脉均示阴虚有热之象。

中医诊断:发热(阴虚发热证)。

治则:滋阴清热。

方药:青蒿鳖甲汤加减:

柴胡 30g　鳖甲 20g　青蒿 20g　地骨皮 15g　桃仁 15g　知母 20g　当归 15g　紫草 10g　甘草15g　山药 20g　生地 15g　莲子心 15g　乌梅 15g

6剂,水煎服。

避风寒,勿劳累,服易消化食物。

**二诊**　患者体温大致恢复正常,偶有午后自觉发热,伴轻微头痛,食欲改善,夜眠欠佳。舌淡红,苔薄白,脉沉细。

热邪自阴分而出,邪去正虚,故热减;少阳经气未解,余邪仍滞留头部,且阴血已伤,故见头痛,夜眠欠佳。进一步加强养阴退热,清心宁神之功能。加藏红花清心凉血解毒,合欢、枣仁养心安神,葛根解阳明少阳之枢机。治以清热宁心之法。方以:

银柴胡 15g　莲子心 15g　山药 15g　胡黄连 10g　鳖甲 10g　合欢 20g　枣仁 20g　葛根 10g　藏红花 1g　沉香 5g　知母 20g　青蒿 15g　茯苓 20g　白茅根 20g

6剂,水煎服。

患者口服12剂汤药后,热势全消,头痛症状明显缓解,饮食睡眠均可。此后上症未有发作。

**按**　患者证属外感寒邪,传经入里,邪入阳明少阳之枢,入阳明则见高热不解,燔灼阴液。邪退后,余邪未尽,伏于阴分而不解,出入于少阳表里之间。入于血分,则热扰神明而不寐,出于阳分,则正邪交争而发热,故因邪气深藏,难于令其从汗出而解,故当以养阴透热之法引邪外出,方为上策。方中青蒿鳖甲,一出一入,清热透络,且独具引邪外出之功;柴胡和解枢机,调节经气;地骨皮、知母、生地、莲子心养阴清热宁心神,既具凉血之效,亦可养阴,配以乌梅酸甘敛阴;山药、甘草健脾益气,养阴生津;桃仁、当归、紫草活血和血,凉血化瘀。全方以养阴凉血透热为法,意在清热又不伤阴,此乃治疗本病的关键所在。至二诊,热势虽退,然余邪难尽,故当加强清虚热之力,扫清余邪,并以柏子仁、枣仁养血安神使阴血静,则热亦平,以避免正虚诱使热势卷土重来。

### 案3

患者于2年前经常性出现低热,乏力,自服消炎药症状无明显好转,于一年前做肝胆脾彩超示:脾大,12.5cm×5.0cm,为求系统治疗遂来诊。症见:经常性低热,面部潮红,体温在36.7~36.8℃,午后明显,伴乏力,大便秘,余无明显不适。诊为余邪未清热入血室,邪伏阴分所致低热。治以养阴清热之法,方用青蒿鳖甲汤加减。患者间断服药3个月,已无低热症状,复查肝胆脾彩超示:脾脏面积明显缩小,脾脏为4.2cm×12.0cm,血常规示:WBC:4.5×10⁹/L。

初诊　患者王某某,女,23岁。以"低热2年"为主诉。患者于2年前经常性出现低热,乏力,自服消炎药症状无明显好转,于1年前做肝胆脾彩超示:脾大,12.5cm×5.0cm。为求系统治疗遂来诊。症见:经常性低热,面部潮红,体温在36.7~36.8℃,午后明显,伴乏力,大便秘,余无明显不适。查:形体偏瘦,面色少华。舌薄质淡绛,苔白,脉沉弦。血常规示:WBC:3.4×10⁹/L。

患者此病乃为感冒后,余邪未清热入血室,邪伏阴分而不出,每至阴阳交替之时邪正相争而发热,从舌脉来看病势尚表浅,故预后良好。

中医诊断:内伤发热(热入血室证)。

治则:养阴清热。

方药:青蒿鳖甲汤加减:

当归20g　鳖甲20g　桃仁15g　胡黄连10g　青蒿20g　槐花10g　知母20g　地骨皮15g　茯苓20g　沉香10g　甘草15g　银柴胡25g　乌梅5g

6剂,水煎服。

二诊　低热、乏力症状减轻。大便基本正常。舌薄质淡绛,苔白,脉沉细。

患者自觉低热症状减轻,说明养阴清热之法有效,可守原方继服。继以养阴清热之法治疗加丹皮15g,清热凉血。

患者间断服药3个月。2006年4月5日来诊自诉已无低热症状,饮食二便正常。复查肝胆脾彩超示:脾脏面积明显缩小,脾脏为4.2cm×12.0cm。血常规示:WBC:4.5×10⁹/L。原方加连翘20g,嘱其继服6剂即可停药。

按　患者反复低热已有2年余,每于入夜时分热势明显,伴乏力,经多项检查亦无法确诊,从中医来讲亦将之归于无名热类,李老临证60年,见此类病例不下50余例,对此病之诊断治疗独有一番体会。此证多见于年轻女性,每于感冒后余邪未清热入血室,邪伏阴分而不出,每至阴阳交替之时邪正相争而出现发热症状。此证从病之起因、发展、演变过程来看恰似《温病条辨》之青蒿鳖甲汤证,临床用之每每必效。

**痉　症**

初诊　患者吴某,男,17岁,以"癫痫反复发作2年"为主诉。该患于2年前首次发作癫痫,此后时有发作,久经中西医治疗无效。来诊时追问其病史,据称感冒发高热后,连续头痛、少寐、大便秘结,继而出现抽搐,角弓反张,手足挛急,烦躁,意识不清,于西医院检查确诊为癫痫,服用镇静安神之药物,现上症仍时有发作,伴头痛,口苦,胸闷,少寐,大便秘结,3~4天一行。望其精神委靡不振,不欲言语,愁眉不展,面垢少华。舌质绛,无苔,脉来浮大。

该患证属邪热熏蒸阳明气分,宿滞中焦,阳明燥热内结,气血运行不周,故头痛,腑气不通,则大便秘结;热灼津液成痰,留滞经脉,故胸闷;热盛伤津,则口干;筋脉失养,则角弓反张,手足挛急。热扰神明,故心烦急躁,意识不清。舌脉均为热盛伤阴之象。

中医诊断:痉症(热甚发痉)。

治则:和解清里,化痰行气。

方药:大柴胡汤化裁:

柴胡30g 大黄10g 半夏15g 钩藤25g 石菖蒲15g 桃仁15g 香橼15g 僵蚕5g 蝉蜕25g 琥珀10g 明矾2g 熊胆2g(另服) 甘草10g 莲子心10g

6剂,水煎用汤药冲服熊胆,1日2次口服。

嘱其勿情志刺激,注意饮食调整,避风寒。

二诊 患者自述头痛减轻,时有抽搐但较前症状好转。舌红绛,少苔,脉弦微洪。患者体内仍有蕴热,但从舌脉来看,正气尚存,津液渐复,邪去则正自安,故效不更方,继服9剂。

经服15剂后,患者由5~7天抽搐1次,延长为半月发作1次,抽搐显著好转。予前方加减继服药治疗,已1个月未见复发,只是中途偶有情绪激动,略发作瞬间而止。

**按** 该患证属外邪传里,化热生风,热扰神明,伤津耗液所致痉症。总体来说,阴阳失调,阳动而阴不濡为其病机。患者既有少阳之郁,又有阳明里热之实证,故李老采用大柴胡汤化裁,解其邪热郁滞,临床疗效显著。方中柴胡和解退热;半夏、菖蒲化痰郁,配莲子心,清心开窍;大黄通腑泄热兼活血化瘀,虽逐邪力强然尤不伤正;僵蚕、蝉蜕化痰散结,祛风解痉,为止痉要药;琥珀甘平,入手少阴心及足厥阴肝经,熊胆苦寒,内含重金属盐,两者相伍,清热镇静,安神止痉,除邪热内扰。诸药合用,使阴阳平调,五脏安和,故症状日减。安神止痉,李老喜用动物及虫类药,搜风除邪效果非常神奇,我辈当可借鉴之。

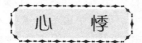

心 悸

**(一)心肾阳虚证**

*初诊* 王某医生,男,65岁。以"心悸反复发作5年"为主诉。素患冠心病房颤,自觉心悸,经用中医活血化瘀,西药对症治疗,病情始终不得缓解,房颤得不到纠正,颇感苦楚遂来就诊。症见:心悸不安,胸闷气短,面白肢冷,少寐,大便秘结。查:面白,体胖。舌体胖,质淡绛,苔白微腻,脉促沉细而涩。心电图提示:快速房颤。

该患冠心病病史20余年,久病体虚,损伤心阳,心失温养故心悸不安;患者体胖,为多痰多湿之体质,心阳虚,母病及子,脾失运化,痰浊中阻,故胸闷气短;患者年老体衰,心阳虚久而累及命门之火,肾阳不足,血液运行迟缓,肢体失于温煦,故形寒肢冷,面色苍白;心阳心气虚衰,血不养心,故少寐;舌脉均为心肾阳虚挟痰挟湿之象。

中医诊断:心悸(心肾阳虚证)。

治则:益肾养心,化痰除湿。

方药:三圣饮子:

苦参20g 丹参15g 人参15g 陈皮15g 肉桂5g 淫羊藿10g 生地20g 川芎10g 茯苓20g 夜交藤20g 五味子10g 炙甘草20g

3剂,水煎服。

嘱调情志,少食多餐,勿过劳。

二诊 患者自述心悸症状明显减轻,体力改善。查:舌体胖,质淡绛,薄白苔,脉结,沉细。心电图提示:房颤心率有所改善。

二诊病情明显改善,心悸减轻,心率减慢,无明显胸闷,活动后自觉气短,二便通畅。效不更方,继服前方以观后效。

服药后,心电图提示:房颤有明显的改善。胸闷气短得以纠正。病虽骤减,但某教授对此法此方尚有疑问,随即将上方中的苦参、淫羊藿减去,又加桃仁、红花,连服12剂观察,心电图提示:房颤加重,心率增快。因而又减去桃仁、红花,原方继服12剂,房颤症状又有所改善。于是嘱患者继服首方以巩固疗效。

**按**　本案,患者年老体胖,心肾阳虚兼挟痰瘀,故李老治以益气养心,化痰除湿之法。方中人参、苦参、丹参同用,为治心病之三圣药。人参益气,丹参通脉,古有记载。唯苦参用于心病并不多见,只是在《肘后方》中提及苦参合苦酒治中恶心痛。徐洄溪的《本草经百种录》论苦参以味为治,指出苦入心,寒除火,治心中之火。李老受《肘后方》的启迪,从20世纪60年代起使用苦参为方治疗100例冠心病房颤,均收到显著效果。据现代中药药理研究,苦参可对抗心律失常,增加冠脉流量,保护心肌,预防缺血。进一步为苦参应用于临床提供了佐证。李老认为心与肾连,心舍脉于肾,不以其克,反以相使,肾气不足,而不融于心,故言心肾不交,而不言水火相克。故治疗当以益肾养心。生地、淫羊藿滋肾阴,养肾气;肉桂温助肾气以益火之源;茯苓、夜交藤、五味子养血安神;川芎、陈皮行气活血,气行则血行。诸药合用,心肾得养,脉络畅通,水火即济,阴平阳秘则身正体安,房颤自除。

## (二) 心肾不交证

**初诊**　患者岳某某,女,68岁。以"胸闷、心悸5年,加重半年"为主诉。患者于5年前即出现胸闷、心悸症状,于某医院做心电图示:心肌缺血。并先后口服多种改善心肌供血之药物,症状时轻时重。近半年症状加重,2006年3月20日做动态心电图示:①窦性心律;②偶发房早,短阵房速;③频发室早,三、四联律,成对室早,ST-T改变。为求中医治疗遂于2006年4月3日来诊。症见:胸闷、心悸,善太息,语声低微,行动迟缓,时汗出,四肢乏力,不欲食,少寐多梦,尿量时多时少,大便困难。既往:高血压病病史6年。冠心病病史5年。查:面白少华,形体微胖,语声低微,行动迟缓,需搀扶行走。舌淡绛边有齿痕,苔白,脉沉细。

患者年老肾气本虚,加之心气不足,气无所主,心气鼓动无力发为心悸。肾不纳气,肺气亦虚,故时咳,汗出;肾虚及脾,脾失运化肌肉无以充养,故见四肢无力,食纳不佳;心气虚,虚火浮于上,肾水不能上济于心,故少寐而多梦,尿量时多时少。

中医诊断:心悸(心肾不交证)。

治则:养肾补心,交通心肾。

方药:三圣饮子:

丹参20g　苦参20g　西洋参5g　何首乌10g　淫羊藿5g　生地10g　麦冬15g　茯苓20g　竹叶5g　槐花20g　薤白15g

6剂,水煎服。

嘱注意休息,勿过劳,勿惊吓,调情志,节饮食。

**二诊**　患者自觉胸闷、心悸略减轻,但仍觉头晕,乏力,口干而烦热,时有嗳气,夜眠欠佳,便干。舌淡红边有齿痕,苔白干,脉细数脉较前有力。

患者服药后症状略有减轻,但却表现以热扰营血,肝阳上亢之征,故治疗避免应用生脉之药物以避免血压过高而出现意外。治疗以清热凉血,养心安神之剂。方药:

苦参10g　丹参15g　西洋参5g　川芎15g　槐花20g　黄连10g　薤白15g　瓜蒌20g　合欢15g　酸枣仁15g　柏子仁15g　白豆蔻15g　石斛20g　知母20g　青葙子6g

6剂,水煎服。

患者服药2个月余,症状均明显好转。因患者爱生气,故每于情志刺激后出现胸闷不适,时有头晕,无嗳气,夜眠明显改善,饮食二便尚可。

**按** 患者为老年女性,平时易怒而善激,故本有肝肾阴虚于内,阴损及阳,阳气亦虚,心血不足,失之肾阳之温煦,故见心阳鼓动无力,气无所主,发为心悸。患者面色苍白无华,语声低微,且行动迟缓,一派肾阴阳俱虚之表现。肾为一身阴阳之根本,肾虚则五脏受累。肾不纳气,肺气亦虚,故时咳,汗出;肾虚及脾,脾失运化肌肉无以充养,故见四肢无力,食纳不佳;心气虚,虚火浮于上,肾水不能上济于心,故少寐而多梦,尿量时多时少。治以补肾养心之法则心悸可止。李老用此法治愈数十例患者,每方必效。然患者情绪易于激动,则阴火骤生,阴愈虚而阳愈亢。二诊时测得血压140/100mmHg,遂调整用药,治以清热养阴,宁心安神之法,用三圣饮为底方去补肾生脉之药味,加槐花、青葙子清热凉血降压,合欢、枣仁、柏子仁养心血安心神,并配以石斛、知母滋阴清热以消除阴火,使阴火消,则营血得以安宁。

## (三)心气虚证

*初诊* 患者董某某,男,39岁。以"心悸10余年,加重半年"为主诉。患者于10年前因惊吓而出现心悸,后每遇较大响动则心悸不止,夜眠不实,近半年症状加重,经人介绍遂于2006年3月9日来诊。症见:心悸,偶尔胸闷,时咳,虚汗出,皮肤瘙痒,夜眠不实,大便日一次。患者自述25年前因睡凉地而出现荨麻疹,间断口服适迪,2天1片。无烟酒嗜好。因工作需要,每日凌晨3点起床,无法保证正常睡眠。查:面色少华,目赤,形体适中。舌红,苔薄白,脉沉细。

患者因惊吓过度,肾气失藏,故心中惕惕,不得安卧,心气因而涣散不收。肾气虚失于摄纳,故见肺气上逆而咳;肺虚加之感受风邪,肌表不固,则时时自汗出并出现风疹。总体呈现出以心气虚为主要表现之五脏之气俱虚之象。

中医诊断:心悸(心气虚证)。

治则:养心安神,祛风止痒。

方药:养心汤合祛风散:

莲子心15g 竹茹15g 龙骨20g 珍珠母20g 人参10g 桔梗15g 杏仁20g 柏子仁15g 白鲜皮15g 防风10g 紫草10g

6剂,水煎服。

嘱避风寒,忌鸡肉,尽量保证足够睡眠时间。

*二诊* 患者自觉心悸症状改善,自汗减轻,皮肤瘙痒减轻。舌淡红,苔薄白,脉沉细触之较前有力。

患者经服药后症状改善较明显,故继用前法少佐益肾之品以补心气。原方中加肉苁蓉15g,补肾益心;苦参10g,宁神定志、除相火。

患者服用汤药12剂症状明显改善,无心慌,心悸,皮肤瘙痒明显减轻,饮食、睡眠、二便均良。嘱其继服以巩固疗效。

**按** 患者心悸可推溯至10年前,有明确诱因为惊吓所致,此后又因反复惊吓而加重病情。由此可知本病源于肾气失藏,导致心气亏虚,心气散乱,鼓动无力所致心悸。心气推动血液运行,朝百脉而汇聚于肺,心血不足,则肺气亦虚,故见咳嗽,虚汗出。患者本有心气虚,加之生活不规律,夜眠不足,血不养心,故症状逐渐加重。而风疹既以当初感受风邪羁留不去为因,又与肺气虚主司皮毛功能减弱有关,故缠绵而不去。所以李老针对患者心、肺、肾三脏俱虚之表现治以养心安神,祛风止痒之法,一方而兼顾。李老虽以养心汤化裁却并不取用黄芪,因患者为久虚之体,虚不受补脉必大。采用重坠之龙骨、珍珠母走心肾,镇惊安神,莲子心清心,酸枣仁、柏子仁养血宁心既清又补,调和心气。李老特别强调,对于镇惊最有疗效之磁石此方之中万不可用,因磁石质重,药沉,入肝肾经,心气本已涣散不收,再以重石猛击之,则愈发伤及心气使病情加重而不治。

# 病毒性心肌炎

**初诊**　患者王某某,男,23岁。以"胸闷、气短1个月"为主诉。1个月前感冒发烧,伴胸闷气短,经住院诊为病毒性心肌炎,经治疗不见好转出院,遂于2000年8月12日来诊。症见:胸闷,气短,心悸,活动后汗出,食欲减退,倦怠乏力,少寐,二便正常。不恶寒,微恶热。查:面色少华。舌质紫暗,苔薄白,脉来弦数而细。理化检查:一周前胸透:心脏稍增大。心电图提示:ST段下移,偶发室早。

外邪传里,伤及心气,胸阳不运,气机痹阻,血行郁滞,故胸闷,气短,心悸;心气虚伤及脾气,脾运不健,故食欲减退,倦怠乏力;本已气虚,劳累耗气,故见活动后汗出;邪热传经,加之气虚,阴火内生,热扰神明,故少寐,不恶寒,微恶热,舌象示为里有邪热郁内,脉象则为邪已耗气伤正。

中医诊断:胸痹(心气不足证)。

治则:益气通络,化瘀清热。

方药:心肌活命饮:

柴胡10g　黄芪10g　苦参10g　丹参20g　桃仁15g　当归25g　黄连10g　瓜蒌15g　莲子心15g

6剂,水煎服。

嘱注意休息,避风寒,调情志。

**二诊**　患者自觉胸闷、乏力、心悸等症状明显好转。舌绛,苔薄白,脉沉细。经治疗痰瘀得解,毒热得清,心气畅通,故沿用前方继服9剂,以观察疗效。患者连服汤药1个月,无胸闷,心悸等症,亦无其他明显不适,查舌淡绛,苔薄白,脉沉弦,宣布治愈,遂嘱其停药。

**按**　《素问·五脏生成》指出:"赤脉之至也,喘而坚,诊曰:有积气在中,时害于食,名曰心痹。得之外疾思虑而心虚,故邪从之。"提示心痹为病,发于内伤外感而来。患者外感1个月余,表邪未净而入里,阻滞气血运行,耗气伤血,故李老采用益气通络,化瘀清热之法,柴胡引邪外出,使邪气走表而解,黄芪、莲子心益心气,宁心神,推动血行;黄连、苦参清心火,解邪热郁滞;丹参、桃仁、当归活血通脉,行血中气滞,瓜蒌化痰散结,宽胸理气,方中有清热之品以祛邪,活血行气之品以逐邪,还有通经之品以引邪,药味虽不很多,但确为治病良方。

# 脾　水

**初诊**　患者王某,男,8岁。以"肝脾肿大6年"为主诉。6年前病起原因不明,曾患高热,而后患儿逐渐消瘦,于当地医院查出肝脾肿大(原因待查)。1994年中国医科大学第二附属医院确诊为:脾大,肝硬化腹水。1997年于北京儿童医院专家门诊诊断同前,主张立即行摘脾手术,家属拒绝。为求中医治疗于1999年1月来诊,血小板70×10$^9$/L;B超显示:脾肋下8.3cm,肋间长14.9cm,厚4.5cm,门静脉1.1cm,盆腔液体性暗区2.7cm。症见:患儿精神状态不振,面容少华,四肢乏力,腹微胀,食少纳呆,口干不欲饮,消瘦,低热,肝大肋下3cm,小便频短,大便正常。查:舌质紫绛,少苔,脉来弦数。腕横纹血流迟滞。

该患儿发病原因不明,考虑为食伤脾胃,脾虚运化失职,湿浊蕴蓄中焦,加之外感邪毒,蕴而化热,湿热胶着,日久凝滞血脉,蕴结肝脾,结为瘀血,血流不畅,发为肝脾肿大,证属瘀血为患,实为湿热邪毒蕴蓄肝胆所致。脾气虚,气血运化乏源,不能荣养头面四肢,故见患儿精神委靡,面容少华,四肢乏力,消瘦;脾失运化,水液泛溢,流于腹腔,阻滞三焦,瘀血阻于胃肠故腹微胀,食少纳呆;湿热邪毒伏于五脏,每于午后或正气渐衰之时潜出,正邪相争故而低热;湿热瘀血阻滞经脉,水道不畅则小便频短,气化失司则口干而不欲饮。舌紫绛少苔为瘀血内结之征,脉弦数示内有郁热。

中医诊断:脾水(脾脏瘀血证)。

治则:化瘀软坚,行气利水。

方药:通利一效饮加减:

柴胡 10g　槟榔片 10g　常山 5g　桃仁 10g　牡蛎 40g　使君子 15g　知母 20g　莪术 10g　黄芪 20g　黄瓜皮 40g　当归 15g　榧子 15g　内金 20g　茯苓 20g

6剂,水煎服。

嘱其食易消化之食品,避风寒,卧床休息,勿劳累。

**二诊**　仍自觉乏力,腹胀,还有低热,食欲比以前改善,尿量有所增加。望其面色无华,倦怠。舌红绛,少苔,弦微数。患者湿热瘀血蕴蓄日久,不能速去,食欲改善,说明脾胃运化功能可渐渐恢复,尿量渐增,水道通,湿可除。效不更方,继服前方9剂水煎。

患儿服药3个月后,腹水明显消失,脾大明显回缩,1999年4月27日化验血小板为98×10⁹/L,B超显示:脾肋下8.0cm,肋间长13.1cm,厚4.6cm,盆腔无液体性暗区。嘱其坚持服药,密切观察病情变化。

**按**　该患年龄尚幼,但肝脾肿大病史已有6年,并确诊为肝硬化,脾大。此病在儿童时期发病并不多见,具体发病机制不明,从中医角度辨证来看,当属小儿疳积合并脾水,病在脾胃而后影响及肝,故治疗上当从消疳除积入手,兼以行气利水,化瘀软坚之法,经用药观察已取得明显疗效,但从症状体征及舌脉分析可推测之预后不良。方中使君子、榧子健脾消积杀虫,专治小儿疳积,脾胃运化不良者;黄芪、茯苓、黄瓜皮同用,尤取茯苓、黄瓜皮淡渗利水而不伤阴,并辅以黄芪益气生津,使水湿去而阴津得养;柴胡解少阳枢机不利,寒热时作,兼以疏利肝胆与槟榔片伍用行气以利水,通调水道;知母清三焦虚火,尤适于湿热邪毒久蕴,阴火偏旺者,配以常山除痰截疟,治疗寒热往来,独辟蹊径;桃仁、莪术、当归活血和血以除瘀,配以牡蛎软坚散结,消除瘀滞积血,佐用内金,一可健脾消食,二可消磨积滞,诸药相配共奏软肝消肿之效。现代临床医学对于脾大,肝硬化腹水的治疗,不惜摘脾以救肝,以达到减轻门脉压力之作用,并减少脾脏对血小板的破坏。从中医角度来看实为饮鸩止渴,切脾救肝固然挽救病人于一时,或者会延长一段生存期,但李老也特别指出,脾脏在现代医学的认识中比之心肝肺肾显得无足轻重,故而并不受到西医学的重视,然从中医角度来讲,脾乃后天之本,气血生化之源泉,人体的疾病及许多异常反应都与脾脏的运化功能失常息息相关。须知脾气旺则血荣而津润,脾气弱则血枯而形衰,脾气虚则运化滞涩而病由此生。李老云:由小儿脾胃运化失常所致慢性脾瘀血致脾水,脾肿大,多与小儿疳积之证密切相关,故应除疳调理脾胃为先,病程日久,腹水一旦形成,徒若一再利水,必伤阴津,损伤正气。故法应重在益气生津实脾,切不可恣意峻下,八正散、十枣汤类应慎用。采用行气利水,化瘀软坚之法,气行则水行,瘀结得散,肿满自消。

# 肾　结　石

**初诊**　患者陈某,男,52岁。腰痛1年余,加重2天。该患于1年前无明显诱因出现腰痛,时作时止,未与重视。2天前,腰痛剧烈,经B超和X线诊断为肾结石,结石大如黄豆粒,位于输尿管上端。病人自诉腰部灼痛难以忍受,午后轻微发热,尿短涩黄赤。望其面部轻微浮肿。舌胖质淡绛,苔白腻微黄,脉弦紧。

该患证属湿热蕴于腰间,煎熬尿液结为沙石,阻滞尿路,使尿液排泄不畅,更加蕴湿生热,故小便短涩,热赤,时有低热;腰部为湿热所困筋脉迟缓,经气不通,故腰部灼痛。舌质舌苔为湿气化热之征象,脉弦紧则主痛剧。

中医诊断:腰痛(湿热证)。

治则:通淋利湿,化热疏导。

方药:通淋利石汤:

白茅根 25g    桑白皮 20g    黄柏 10g    当归 20g    海金沙 20g    海浮石 15g    草薢 15g    甘草 10g

6 剂,水煎服。

嘱其避风寒,多饮水,痛缓时可于原地轻轻跳跃。

**二诊**    患者时有腰痛,热感减轻,时有尿痛,食欲改善,大便质稀。舌胖质淡绛,苔白腻,脉弦。

患者腰痛热感减轻,说明利湿除热有效。胃纳渐进,为邪退正进之势;大便偏溏,为湿热所致。故守前方再加以利湿通淋行气之药味。前方加大黄 5g、瞿麦 25g、灯心草 10g、檀香 10g

6 剂,水煎服。

嘱其第三次服药后,再做肾脏、输尿管、膀胱彩超检查。

**三诊**    从肾脏彩超提示看到结石体积渐小。病人自诉过去的腰部灼痛转为腰酸,腹部下坠感,排尿短涩疼痛,肉眼可见排出结石颗粒,偶有午后低热。经四诊所查,可见面部浮肿已消,舌苔渐退,脉来弦细。嘱其连服 12 剂观察。

**四诊**    病人自诉腰痛不明显,唯觉腹胀,尿短,余无症状,四诊所见同前。按原方加生蒲黄 10g、石韦 15g、卷柏 15g、王不留行 15g,水煎服,连服 12 剂观察。

**五诊**    病人自诉尿短,下腹部胀痛明显,口渴,大便偏溏,气虚无力,四肢麻胀,脉来弦细,舌质绛少苔。考虑为结石下移,肾气受损,当益气行气,迫使结石排出。重新调整方剂:

黄芪 40g    党参 25g    茯苓 20g    凤眼草 20g    桃仁 15g    沉香 10g    卷柏 15g    王不留行 15g
当归 20g    木通 10g    甘草 20g    红豆蔻 15g

连服 12 剂。

经过 3 个月的治疗,经彩超检查:肾及输尿管已无结石。患者亦无症状而治愈。

**按**    肾脏结石多为湿热煎灼尿液日久所致,起病隐匿,发病急剧,痛势虽甚,但多半不伴有器质性病变,故嘱患者不要恐慌。李老曰:治疗此病,首先当判断结石大小,如直径不超过 1cm,可经汤药排石,如结石过大,不要强力而为之,以免造成嵌顿形成梗阻,如不影响正常生活,可不必处置,如嵌顿于某处疼痛剧烈导致梗阻则急需手术治疗,切不可延误治疗造成急性肾衰,后果不堪设想。对于本病,因结石活动于体内,与脏器相互摩擦,且阻塞尿路,势必生湿生热,故多采用清热除湿利尿通淋之法。黄柏苦寒,清热燥湿,泻火解毒,为方之君药,《汤液本草经》云:"足太阳经引经药,足少阴经之剂"实为治疗下焦湿热之要药。白茅根凉血清热利尿,配以桑白皮清热利水,热消则郁滞可解;海金沙清热利水,通淋排石,海浮石咸寒软坚通淋消石,配草薢利水湿、止淋浊,化石排石,三者一攻坚,一软化,一利浊,攻邪、化邪,逐邪一气呵成;当归养血和血,防止寒凉攻下伤及血络,加甘草甘缓调和药性共为佐药。本方药味不多,然各司其职,此正为李老用药精妙之所在。

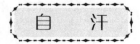

# 自 汗

## (一) 营卫不和证

**初诊**    患者蒋某,女,20 岁。以"颜面半侧汗出 2 年"为主诉,患者于 2 年前因感冒病愈后,发现面部从鼻中央至额顶发际半侧出汗,晨起汗出,入睡汗止,经多方求医治之无效。遂于 1999 年 8 月 25 日来诊。症见:半侧面部汗出,颜面潮红,汗流如珠,另侧面皮肤苍白无华而干燥。两侧汗出时有交替,食欲欠佳,夜眠不实。舌质淡苔白,脉弦细。

本证多见于体弱,失眠,阴阳失调,表虚或微受风邪的患者。荣卫失和,邪凑半侧束闭经脉而无汗,对侧腠理不密而汗出。白天阳气出于表,本应护于外,使皮肤腠理开闭有节,然时时汗出,加之食纳欠佳,故可考虑为阳虚卫外不固所致。舌脉均示风邪在表。

中医诊断:自汗(营卫不和证)。

治则:疏通营卫。

方药:桂枝汤化裁:

桂枝 10g　芍药 20g　甘草 20g　僵蚕 15g　当归 20g　黄芪 20g　细辛 5g　防风 10g　红花 10g

6 剂,水煎服。

嘱其调情志,适当运动,汗出后避风寒。

**二诊**　患者自诉汗出减轻,仍觉半边脸发热,食欲改善,余无明显不适。舌质淡,苔薄白,脉弦细。

风气除,邪郁得解;营卫调,气血通达则汗出自止。食欲健旺,脾气得养则肺气充,表汗可收。守原方加大枣 5 枚同煎,继服 9 剂。

患者经服药 4 周而病愈,无汗出及明显不适。故嘱其停药。

**按**　局部汗出多为体质虚弱之人感受风邪,闭阻局部经脉,营卫失调,气血运行不畅所致,该患者表证不明显,脾肺气虚,经脉郁滞不通为其本因。故治疗当以调和营卫健脾益肺为原则。伤寒论中桂枝汤调和营卫治感寒而汗出者首当其冲,故采用之,以桂枝温经解肌,白芍和营敛阴,二药合用,一散一收,调和营卫;加以大枣甘草健脾助其调和营卫;细辛,防风发表散风,配以僵蚕搜风除邪,疏通经络;红花,当归活血通络,养血和血,红花质轻走气于表,当归性柔,无动血伤血之弊;黄芪补气升阳,益气固表,为治疗表虚自汗,气虚外感之圣药,并与防风相伍取玉屏风散之意益气固表而敛汗。李老用此法先后治愈同类患者 5 例,百用百验。

## (二) 心气虚证

**初诊**　患者孙某某,女,52 岁。以"胸闷气短 9 年余,加重伴虚汗出 2 个月"为主诉。患者于 9 年前经查发现"病窦综合征",于沈阳军区总医院安装起搏器治疗。自觉胸闷气短,一直于李老处口服汤药调节,症状得以缓解。近 2 个月患者因劳累后胸闷气短加重,并伴有汗出、乏力等症,遂于 2006 年 3 月 24 日来诊。症见:胸闷气短,乏力,汗出,胃中堵胀、烧心,大便干结。查:面色淡白少华。舌淡绛,苔薄白,脉沉细。

患者面色淡白,乏力,汗出,触之脉象极为沉细,由此即可辨为心气虚之胃心痛及自汗证。此胃脘、胸口堵闷,烧心之症乃由心阳不振,不能鼓舞气血运行,气血虚滞,胃气失和所致;自汗亦为阴气偏盛,心阳虚衰,阳气不能密腠理,固护肌表所致。故治疗以振奋心阳,消瘀化滞为法。

中医诊断:自汗(心气虚证)。

治则:振奋心阳,消瘀化滞。

方药:桂枝甘草龙骨牡蛎汤加减:

柴胡 15g　桂枝 10g　龙骨 20g　牡蛎 25g　甘草 15g　乌贼骨 20g　蚕沙 15g　射干 15g　败酱草 20g　黄连 10g　火麻仁 15g

6 剂,水煎服。

嘱调情志,节饮食,避风寒。

**二诊**　患者自述汗出减少,微有气短,胸闷,胃脘胀痛减轻,口微干。查:舌淡绛,苔薄白,脉沉细。

运用振奋心阳之法治疗阳虚自汗效果十分明显,虽患者已无汗出,但阳气未实,故继用前法巩固治疗。患者因心肌缺血导致胃部疾患多年,故继续治以振奋心阳,消瘀化滞之法,佐加石斛 20g、知母 20g,益胃养阴以生津。

患者心气本虚,于李老处间断服药 9 年,症状控制良好,今之劳累后出现胸闷、气短、大汗出,服药 6 剂而愈,可见桂枝甘草龙骨牡蛎汤实为对症之良药。

**按** 患者于 9 年前即出现胸闷、气短之征,经诊断为"病窦综合征"而行安起搏器治疗。虽有起搏器支持心律,然心气本虚鼓动无力,故见胸闷、气短;胃府本为多气多血之脏,气血运行不周,脾胃失养,故见胃脘胀闷不适,烧心嗳气等症。此为母病及子,故当补虚以救子;患者今乃由劳累后出现胸闷、气短、大汗出,面色淡白,乏力,且为沉细之脉,由此可辨为心气虚之胃心痛及自汗证。故治疗亦当从此入手,振奋心阳,固表而止汗;消瘀化滞解心气之虚。李老特别指出:桂枝甘草龙骨牡蛎汤证之自汗与玉屏风散之自汗有所区别。玉屏风散症之自汗虽也有正虚为本,然风邪郁凑肌表亦为其主要病因,表邪占致病因素之 2/3,故治疗正虚风邪外感之自汗尤佳,而如此证之因心气不足所致之自汗则法当运用桂枝甘草龙骨牡蛎汤。李老亦用桂枝汤治疗 2 例半侧颜面汗出之病例,不出 3 剂即效。尤可见李老辨证之准确,用药之精巧。

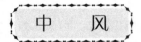

# 中 风

患者于某,女,63 岁,1998 年 2 月来诊,症见神态委靡不振,身体肥胖,头痛,流涎水,舌强语謇,语无伦次,状若呆傻,咽下时有逆反,胃纳不佳,遗尿,尿频,走路蹒跚,生活不能自理,舌体胖,少有白苔,脉来弦细兼数。于医院做头部磁共振示"多发腔隙性脑梗死"。

中医诊断:中风(痰浊闭阻证)。

治则:通络祛风,豁痰行气。

天麻 15g　地龙 15g　天竺黄 10g　竹沥 10g　天南星 15g　青皮 15g　钩藤 15g　大黄 10g　蝉蜕 10g

加服安宫牛黄丸配以真麝香及水蛭。连续治疗 3 年,后经磁共振复查脑梗死灶恢复良好,患者已行动自如,语言正常,生活基本自理。但近 2 年来患者由于疗养不善,生活不加注意,时动肝火,病情复发,查头磁共振示"脑梗死灶新发扩大",出现偏瘫,语言不清,二便失禁,吞咽困难,以鼻饲维持生命,家人继续以安宫牛黄丸喂服,但未配用真麝香及汤药,患者神志尚清楚,经住院 1 个月余未见明显好转,遂再次来诊,沿用前方,经治 2 个月病势有所好转,神志渐清,思维尚可,头痛减轻,二便可以控制。

**按** 患者虽未见高热烦躁,神昏谵语,却可见头痛,流涎水,舌强语謇,语无伦次,状若呆傻等痰浊蒙蔽清窍之征,凡见此征,不必悉俱,用之亦效。李老曰:安宫牛黄丸凉肝息风,加上真麝香通行十二经,取其独特的芳香开窍,散瘀通络的作用,临床中疗效甚佳,但因其制作成本昂贵,成药中药味剂量难于精确,有的因药物含量不足,故药效很难保证,故嘱其自购真麝香,混入药丸内以确保疗效,配以平肝潜阳,豁痰解痉之汤剂和水蛭同服,开窍逐痰,通经活络,于临床中每建起死回生之功。水蛭吮血,祛瘀血化瘀通络而不伤血,在另外一例蛛网膜下隙出血的病例中李老大胆采用水蛭入药去瘀生新同样取得惊人的疗效。

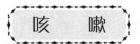

# 咳 嗽

**初诊** 患者洪某,男,25 岁。以"咳喘,胸闷,气短反复发作半年余"为主诉。患者于半年前感冒后出现咳嗽、喘促,感冒病愈后仍时有发作咳嗽,伴胸闷气短,于医大做肺 CT 检查未见异常征象,查过敏源示真菌及花粉过敏,被诊断为呼吸道高反应,予抗过敏,缓解支气管痉挛等药物治疗,症状暂时得以缓解,然发作日渐频繁,故于 2004 年 3 月 17 日来诊。症见:咳嗽微喘,咯痰,痰黏色白,量不多,伴胸闷,气短,汗出,面赤,鼻煽,二便正常。查:痛苦面容,面微赤,呼吸略促。舌红,苔薄白,脉弦滑。

患者感冒风寒后,邪袭于肺,肺失宣肃,水液聚而为痰,随气逆而发为咳;胸阳被寒所遏,阳气不振,痰饮不化,留于膜原之上,每遇外感而牵动伏饮,痰随气升,壅塞气道,致肺气郁闭故见胸闷、喘息、气短之征;咳喘耗伤肺津,久而肺燥,故痰黏量少;肺气不得宣发,故见面红,鼻煽,迫津外泄,则见汗出。舌红示内有郁热,薄白苔示病邪尚浅,脉弦滑主痰气郁结。

中医诊断:咳嗽(肺气郁闭证)。

治则:开郁降气,化痰平喘。

方药:瓜蒌薤白白酒汤加减:

枇杷叶 15g   白前 15g   瓜蒌 20g   薤白 15g   桃仁 15g   黄连 10g   甘草 10g   杏仁 10g   白酒 1 盅

6 剂,水煎服。

嘱避免去公共场所及密闭的房间,经常通风,忌生冷海鲜,调情志,勿过劳。

二诊   患者自觉憋闷感好一些,时有咳嗽,痰量减少,色白,睡眠欠佳。舌淡红,苔薄白,脉弦滑。患者咳喘之症已有改善,然顽痰难化,郁热难除,热扰心神,则夜卧不安。故治疗应加强清肺化痰之力。治以清热化痰,行气解郁之法。使痰火得清,痰饮得化,痰气得降,痰郁得解。加用苏子、白芥子降气化痰,海藻软坚散结,通行水气,桑白皮清肺卫气分之热邪,诸药散郁行气化痰,药不同而功效如出一辙。治以清热化痰,行气解郁之法,方用瓜蒌薤白白酒汤加减:

瓜蒌 25g   半夏 15g   薤白 15g   黄连 15g   桃仁 15g   茯苓 20g   桑白皮 20g   海藻 20g(单包) 苏子 15g   白芥子 15g   酸枣仁 20g

6 剂,水煎服。

三诊   时患者精神焕发,一如常人,偶咳,无喘促,气短,胸闷等症。遂嘱其按上方继服 6 剂以巩固疗效,铲除余邪。

按   患者年龄尚轻,感冒后出现咳喘、胸闷、气急等症,并无肺肾亏虚之征,考虑为乃诸阳受气于胸中,胸阳不振,津液不得输布,凝聚为痰,外邪内扰伏痰,痰气阻于气道所致肺气郁闭之证。痰气结于胸中,气机郁滞故见胸闷。虽为气郁,实为痰阻,故当化痰以平喘,降气以开郁。痰遇温则行,得气则运,瓜蒌理气宽胸,涤痰散解;薤白温通滑利,行气解郁;佐以辛散温通之白酒行气活血,共奏通阳散结,行气去痰之功。枇杷叶性苦微寒,清肺化痰,降逆止咳,白前辛苦微温,降气化痰,二药寒温相佐,取其降气之功;黄连清上焦肺热,桃仁、杏仁润肺止咳平喘,且桃仁兼有活血通瘀之能,更可助血行气畅,有利于肺气宣降条达。甘草益气补中,去痰止咳,兼具调和诸药之性,使寒温调,气血调,缓急而平息。全方药味不多,然化痰行气之药味正中其要,直达病所,方小而功效,实取决于辨证之精准,药味选用之优良,方取得事半功倍之疗效。

# 赤 游 风

初诊   患者白某某,男,21 岁,以"头面部反复皮疹脱屑 4 年"为主诉。2004 年 11 月 17 日初诊。患者于 4 年前出现头面部皮疹,伴脱屑、瘙痒,症状时轻时重,经多家诊治未见明显疗效,经人介绍遂来诊。症见:头面部皮疹,基底潮红,上伴脱屑,瘙痒,面部灼热感,遇热加重,饮食二便正常。查:面红微赤,形体适中。舌薄质淡绛,苔白,脉沉细。

患者头面部突发皮疹,时轻时重,且皮损部瘙痒,与风之善行而数变的特性相一致;风为百病之长,与湿热合邪为病,故见皮损基底部潮红,局部灼热感,风邪化燥,故伴见脱屑。舌脉示病势尚浅。

中医诊断:赤游风(血热风燥证)。

治则:祛风清热,凉血化瘀。

方药:祛风解毒汤:

白鲜皮20g 丹皮15g 蝉蜕10g 僵虫5g 连翘20g 生地10g 大青叶15g 防风10g 紫草15g 甘草10g 苦参10g

6剂,水煎服。

嘱其忌辛辣酒食、海鲜、鸡肉,调情志,勿抓搔患处。

二诊 面色微赤,皮疹处有多量白屑,基底部潮红减轻,皮损无扩大趋势,自觉皮肤瘙痒。舌红绛,苔薄根部微黄,脉沉细。

从舌脉来看示有热象,且皮肤瘙痒不解,为风邪在表,风不去,则湿热毒邪随之走窜,且湿性黏滞,缠绵而难愈。治疗当加强清热解毒燥湿之力,祛风搜络以逐邪,清其血毒,风湿热邪无穴居之所,故病自除。治以清热燥湿,疏风凉血之法,方用:

苦参10g 槐花20g 丹皮15g 大青叶15g 紫草15g 蝉蜕10g 僵蚕5g 地骨皮15g 黄柏10g 地肤子10g 沉香5g 青葙子15g 荷叶15g

6剂,水煎服。

患者共服药1年时间,脸上皮损基本痊愈,仅有少量脱屑。现已完全恢复正常且无复发。

**按** 患者无明显诱因出现红色皮疹伴脱屑、瘙痒,此乃血蕴湿热毒邪,外感风邪相兼为病之典型表现。风性轻扬开泄,易袭阳位,故皮疹发于头面部,风性善行而数变,故病情时轻时重,皮肤瘙痒;湿热毒邪蕴于血分,故见皮肤潮红,病势缠绵。古人云:"治风先治血,血行风自灭。"故治疗当祛风清热,凉血化瘀。方中丹皮、生地、苦参清热燥湿,凉血活血;连翘、大青叶清热解毒消斑;紫草凉血解毒,活血散瘀,一药而多得;防风发散风邪,胜湿止痒,配以蝉蜕、僵虫搜风通络,活血通瘀,在治疗风疹,斑疹等皮肤病症中功不可没;甘草性缓,调和诸药。全方药味以寒凉为主,意在凉血解毒,且贯彻始终,由此看来,此证虽以风、湿、热邪相兼为患,然风为外风,湿为表湿,而热为血毒,病在里且较为深入,故清其血毒乃为治疗之根本,毒血清则风、湿、热邪随之消散,这亦为治病求本之法。

# 淋 证

患者于1年前出现排尿不畅,尿频,尿痛,伴见腰部酸痛,经查尿常规示:WBC:10~15/HP,虽经治疗症状仍反复发作。来诊症见:排尿不畅,尿频,尿痛,尿少,排尿时伴有灼热感,色黄,兼见腰膝酸软,胸闷气短,胃脘嘈杂,少寐多梦,食欲可,大便正常。诊为气郁湿热为患,给予行气解郁,利湿通淋之法治疗,服药3个月而病愈。

*初诊* 患者张某某,女,50岁,以"排尿不畅1年"为主诉。患者于1年前出现排尿不畅,尿频,尿痛,伴见腰部酸痛,经沈阳市七院检查,尿常规示:WBC:10~15/HP,诊断为尿路感染,给予口服诺氟沙星治疗,症状有所改善。此后上症反复发作,多次复查肾脏彩超未见尿路结石。今为求系统治疗遂来诊。症见:排尿不畅,尿频,尿痛,尿少,排尿时伴有灼热感,色黄,兼见腰膝酸软,胸闷气短,胃脘嘈杂,少寐多梦,食欲可,大便正常。自诉喜食酸,平日工作压力较大。冠心病病史1年。曾因产后大出血输血2次。查:面白无华,眼睑轻度浮肿,双下肢指压痕(+)。舌淡红,少苔,脉沉弦细。

患者情志不畅,肝气郁结胸中,水液代谢失常,不能宣发而结为痰饮,不能下注膀胱而化为尿液,故见胸闷气短,胃脘嘈杂,小便短少;郁久化热,湿热互结于膀胱,膀胱气化失司,故见排尿不畅,尿频,尿痛,尿热赤;患者素体肾气本虚,加之产后大出血,而使肾阴愈亏,故见腰膝酸软;阴虚而火旺,则见少寐多梦。舌脉均示气郁血行不畅,阴血不足之征。此证气郁为因,湿热为本故将其归为热淋之证。

中医诊断:淋证(热淋)。

治则:行气解郁,利湿通淋。

方药:通淋汤:

柴胡10g　瓜蒌20g　薤白15g　丹参15g　香附15g　橘核20g　萆薢15g　石韦10g　当归20g

茴香5g　黄连10g　苦槐10g　海金沙15g

6剂,水煎服。

嘱勿劳累,调情志,忌辛辣食物,多饮水。

二诊　患者自诉排尿较前通畅,尿量增多,胸闷气短及胃部不适症状明显好转,但仍有腰酸、乏力等症,夜眠欠佳。查:面白色淡,舌淡红,少苔,脉沉细。复查尿常规:WBC:5~8个/HP。

肝郁得解,肝气得舒,则水道通利,排尿不畅之症缓解,清热通淋,湿热得利,则通则不痛。肾水不足,而心火独旺,心肾不交故见少寐。故补肾养肝兼以清利湿热方能除邪且安和五脏。治以清热利湿,养肾益肝之法,方用栀子豉汤合二妙散加减:

柴胡10g　当归20g　泽泻15g　黄柏15g　苍术15g　地肤子10g　杜仲20g　桑寄生15g　焦山栀15g　豆豉15g　丹参15g　竹叶10g

6剂,水煎服。

患者共服药3个月,随症加减,排尿不畅症状完全消失,腰酸之症也明显改善,睡眠可,时有心烦,考虑与更年期症状有关,嘱其注意精神调节。

按　患者为一中年女性,恰处于绝经前后,肝肾阴血不足,故见腰酸少寐等症;每于情志郁怒而排尿不畅加重,症见尿频,尿痛,尿少而黄,实为心火引动肝郁之火而起,郁滞气机,水液代谢失常,郁久化热,湿热互结所致;郁则生痰,痰气互结于胸中,则见胸闷气短,三焦水道受阻,则湿聚而不化,郁者更郁,二者互为因果。故气郁为因,湿热蕴结为本,只有行气解郁,清热利湿方可通利水道而使病解。瓜蒌、薤白行气化痰,开胸散结,配合香附橘核疏肝,丹参活血实为解郁之良药;柴胡当归养血调肝,黄连、苦槐清湿热且坚肾阴,补中有泻,泻中有补;萆薢、石韦、海金沙兼具清热利湿通淋之作用,然各司其职,萆薢善于利浊,石韦偏于凉血,海金沙重在清热,三者配伍互为佐使又有协同作用;小茴香佐制前方药味之寒凉,避其伤正。二诊时患者肝郁得解,湿热未清,故当继续加强清热利湿之效,然肾阴不足之症愈显,此时又面临滋阴与利湿之间的矛盾,杜仲配桑寄生即可除湿又可益肝肾为其治疗另辟了一条蹊径。肝肾得养,虚火可灭,湿热可除,无虑伤阴之弊,实见李老心思之灵巧,用药之精妙。李老特别指出:对于更年期妇女,用药一定兼顾调养肝肾,如忽视调整阴阳则用药实难取效。

## 拘　挛　证

患儿于6个月时洗澡后受风出现感冒发热,体温达38℃,继而出现右下肢弯曲,不能伸直,挛缩,已半年之久,现患儿1岁有余仍不能直立行走。诊为寒湿中络,气血运行不周所致,给予祛风除湿,通经活络之法治疗,用药物熏洗2个月余,患儿已能独自行走,右腿微有拘紧,弯曲,余皆正常。

初诊　患者杜某,女,1岁。以"右下肢弯曲半年余"为主诉。患儿于6个月时洗澡后受风出现感冒发热,体温达38℃,继而出现右下肢弯曲,不能伸直,挛缩,至今半年之久,虽经多方求治亦未见明显疗效,经人介绍来诊。症见:腿软,右下肢向内弯曲,肌肉松弛,不能站立行走,饮食、二便正常。查:精神尚可,右下肢弯曲、挛缩,肌肉松弛无力,上肢肌力尚可。舌淡红,薄白苔,指纹淡紫,脉至风关。

患儿曾因沐浴后感寒,寒邪挟湿,入中经络,经脉痹阻,所致右腿拘挛;气血运行不周,经脉肌肉失却濡养故见肌肉松弛无力;邪气入中尚表浅,从舌象指纹可看出未伤及营血,故可从表散而解。

中医诊断:拘挛证(寒湿中络)。

治则:祛风除湿,通经活络。

方药:祛风除痹汤:

地肤子 25g 僵虫 15g 蝉蜕 20g 独活 20g 防风 20g 当归 25g 沉香 10g 附子 5g 甘草 15g

每剂熬水 1 升,温热时外洗,揉搓下肢至皮肤发红。嘱加强肢体锻炼,勿食生冷。

**二诊** 患儿精神状态良,右下肢弯曲,不能行走,舌淡红,苔薄白,指纹淡紫,脉至风关。家长诉其怕冷,不爱出汗,用药后无不良反应。

患儿一般状态尚可,无汗出,怕冷,考虑为阳气不足,寒湿之邪不能表散,故加桂枝 15g,温阳化气,通经活络,配千年健 20g、地枫 20g、细辛 5g,祛风散寒行痹。

患儿共用药物熏洗 2 个月余,已能独自行走,右腿尚有些拘禁,弯曲,余皆正常。嘱其坚持用药直到病情完全恢复,且要加强肢体锻炼,避风寒,注意保暖。

**按** 患儿由洗澡后感受风寒湿邪,邪中经络以致气血不畅所致筋脉拘急。属中医之中经络范畴,亦可归属于中医之痹证。究其病因主要为风、寒、湿邪作祟,然从其舌象及指纹分析可断之邪尚表浅,束之肌表,故当以解表祛风除邪为首务,因风为百病之长,风邪可挟寒湿为患,风不除则寒湿相长,故发散风邪则寒湿亦可随风而解;寒湿均为阴邪,易凝滞气血,阻痹经络,故而,温经通阳使寒湿易化,气血畅通则筋脉得养。方用地肤子、独活、防风祛风除湿,每投必效;僵虫、蝉蜕搜风除邪,通经活络,李老每遇之痹证必用虫类药以搜经络之风以达疏通气血之功能,效果颇为显著;当归养血活血;沉香行气血,纳肾气,除痹证。《药品化义》云:"沉香,纯阳而升,体重而沉,味辛走散,气雄横行,故有通天彻地之功,治胸背四肢诸痛及皮肤作痒。且香能温养脏腑,保和卫气。若寒湿滞于下部,以之佐舒经药,善驱逐邪气。"附子辛温大热,温经通阳而止痹痛;甘草调和诸药,并佐制附子之毒。全方以祛风除湿为先导,配以温经散寒、通经活络之品意在除邪,且以熏洗为法,故当用温水助阳以使诸邪从表而发散。

# 多发性硬化症

**初诊** 患者富某某,女,36 岁。以"四肢麻木伴视物不清半年"为主诉。患者于近半年出现进行性四肢麻木,伴视物不清,以左眼为重,遂前往医院就诊,诊为多发性硬化症,并予激素治疗,病情得以缓解。为求进一步治疗,遂于 2005 年 5 月 16 日来诊。症见:四肢麻木,右侧肢体偏重,视物不清,左眼尤甚,两目干涩,乏力,食欲尚可,二便正常。查:满月面容,形体适中。舌薄质淡绛,无苔,脉弦数。

证属肝血不足,阴虚血燥,血不上承,目失濡养,故见视物模糊;风寒入中,阻滞经络,筋脉失养,故见肢麻;目受血则可视,筋得养则可动,血脉受邪,运行郁滞,而不能濡养头面、四肢、脏腑,故为中医之血痹范畴,养血通血为其方,祛风除邪,解其经脉郁滞则为其法。

中医诊断:痹证(血痹)。

治则:滋阴养血,搜风通络。

方药:通痹汤:

黄芪 30g 玉竹 15g 僵蚕 15g(单包) 蝉蜕 15g 桃仁 15g 石斛 20g 防风 15g 全虫 2.5g 当归 25g 甘草 15g 炙川乌 5g 地骨皮 15g

**二诊** 患者仍觉四肢麻木,重着,乏力,视物不清,手足厥逆,遇冷症状加重。舌薄质淡绛,少苔,脉弦微数。

患者肢麻、重着,乏力,手足厥逆,且遇寒加重,为风邪挟寒湿相兼为患,为寒性凝滞,湿性黏腻,血络不通,闭阻经脉所致,故在滋养阴血之基础上适当加以温经通阳,祛风除湿之药味,散血中寒凝,经络之湿,方可解其痹痛。原方中加千年健15g、地枫15g、威灵仙20g,祛风除湿,加少量附子温通血脉,散寒除湿,温运气化以行血。9剂,久煎。

**三诊** 患者自诉四肢麻凉减轻,右下肢无力,眼干目涩,心烦胸闷。舌淡红,薄白苔,脉沉细。考虑为肝经风火上扰头目胸膈所致。治以祛风除湿,平肝潜阳之法。方以:

黄芪25g 蝉蜕15g 秦艽15g 全虫2.5g 石斛20g 密蒙花15g 防风15g 炙川乌5g 地肤子10g 白鲜皮15g 石决明20g 天麻15g 当归20g

患者中间停药3个月,共服药5个月,肢麻症状好转,视物不清症状无继续发展,余无明显不适。

**按** 该患素体肝血不足,外感风寒湿邪,入中经络而为病,病势隐袭,然进展迅速,风之善行而数变,兼挟寒湿为患,故病势缠绵易于变化发展而预后不良。风不除,则寒湿因风势而相长,故师善用僵蚕、蝉蜕、全虫搜络剔风,以之虫类善行血中气滞与风乃无形之气,性情相应而取其长。防风、炙川乌疏风解表,善解寒湿痹痛;黄芪、甘草补虚,益气生血;玉竹、石斛滋阴润燥,药性四百味且云,石斛能壮骨补虚,善驱冷痹。当归、桃仁和血活血以通瘀;因患者配合口服激素治疗,表现以阴虚火旺之势,故加以地骨皮滋阴清热凉血,调节激素分泌。全方取意为祛风除痹,养阴荣筋。激素逐渐减量至3个月后停药,患者坚持以汤药治疗。伴随激素作用的消减,阳虚征象渐渐明显,且寒湿重着之性而愈盛,故见肢麻、重着,四肢厥逆,遇寒而加重等症状。李老加用5g附子回阳,并配以千年健、地枫、威灵仙祛风散寒取得明显效果。《本草正义》云:附子本是辛温大热,其性善走,故为通行十二经纯阳之要药,外则达皮毛而除表寒,里则达下元而温痼冷,彻内彻外,凡三焦经络,诸脏诸腑,果有真寒,无不可治。李老特别指出:附子回阳,治疗诸般虚冷无往而不利,乃为良剂,然附子辛温大热,且有毒,恐其耗伤阴血以助虚火故不可久用,以四肢温而不凉为度,且入汤剂宜久煎以减轻其毒性。医者善用药者必熟知药性,方可于遣药中收放自如,不失其度。

## 脏躁

**初诊** 患者吴某某,女,51岁。以"胃脘堵胀、嗳气20余年"为主诉。患者于20年前因生气后饮凉水出现胃胀、堵闷,频频嗳气,未与系统治疗,自服一些疏肝理气之药症状略有缓解。此后上症每遇情志不遂或饮食不慎而发作,且症状逐渐加重。虽经多家大医院诊治未予明确诊断。为求中医诊治于2006年3月31日来诊。症见:胃脘堵胀,无明显疼痛,排气觉舒,嗳气频频,心烦易怒而善哭,易饥而不欲食,四肢不温,胃脘喜温喜按,大便质稀。自述平素爱生气,无烟酒嗜好,已绝经。查:面色萎黄无华,形体消瘦。舌瘦质淡,少苔,脉沉弦。

患者女性,年约50岁,20年前因生气后饮冷出现胃脘堵胀,嗳气频频,心烦易怒而善哭,胃脘喜温喜按,大便质稀。故可辨为肝郁气滞化火,热伤营血,终至气血失调所致脏躁及胃脘不适。

中医诊断:脏躁(气血失调证)。

治则:清热疏肝,健脾安神。

方药:甘麦大枣汤加减:

甘草20g 麦芽20g 大枣15g 香附15g 橘核20g 黄连10g 乌贼骨20g 蒲公英20g 沉香5g 泽泻15g

6剂,水煎服。

嘱调情志,节饮食,详见忌口单。

　　二诊　患者仍觉胃脘轻微堵胀,症状较前减轻,食欲可,排便正常。查:舌瘦质淡绛,少苔,脉微弦。

　　患者症状明显减轻,效不更方,原方中加白芥子、苏子加强降气解郁之力。

　　患者共来诊3次,胃已无明显堵胀感,偶有嗳气,余皆正常。嘱其饮食及情志调节。

　　**按**　患者乃为中年女性,恰逢更年期前后。又因20年前生气后饮冷出现胃脘堵胀,每遇情志刺激而加重,嗳气频频,心烦易怒而善哭,胃脘喜温喜按,大便质稀。此为肝郁气滞,肝失条达而横逆犯胃,所致胃脘胀满。且中年女性本已肝肾阴虚,加之气郁日久化火,热伤营血,使营血更亏,不养心神所致气血失调之征。故清热疏肝,健脾安神,调节气血方为治病之本。方用甘麦大枣汤加减。方中甘草、麦芽、大枣、香附、橘核补养心阴,调和肝气;黄连、乌贼骨、蒲公英清热解毒燥湿,既可调理脾胃,又可厚肠止利;泽泻,泻心肾之火,配沉香纳气归元。诸药以甘麦大枣汤为主方,兼有清利胃肠之用,治疗妇女脏躁,气血失调之证药简而效宏。